Haug

# Das große Praxisbuch der Schüßlertherapie

## Erfolgreich behandeln mit Mineralsalzen

Eveline Tichy, Klaus Tichy

3., überarbeitete Auflage

15 Abbildungen
32 Tabellen

Karl F. Haug Verlag · Stuttgart

Bibliografische Information Der Deutschen Nationalbibilothek

Die Deutsche Nationalbibliothek verzeichnet diese Publikation in der Deutschen Nationalbibliografie; detaillierte bibliografische Daten sind im Internet über http://dnb.d-nb.de abrufbar.

Anschrift der Autoren:

Eveline und Klaus Tichy
Raschenbergstr. 24a
5020 Salzburg
Österreich

1. Auflage 2001, Sonntag Verlag
2. Auflage 2006, Sonntag Verlag

**Wichtiger Hinweis:** Wie jede Wissenschaft ist die Medizin ständigen Entwicklungen unterworfen. Forschung und klinische Erfahrung erweitern unsere Erkenntnisse, insbesondere was Behandlung und medikamentöse Therapie anbelangt. Soweit in diesem Werk eine Dosierung oder eine Applikation erwähnt wird, darf der Leser zwar darauf vertrauen, dass Autoren, Herausgeber und Verlag große Sorgfalt darauf verwandt haben, dass diese Angabe **dem Wissensstand bei Fertigstellung des Werkes** entspricht.
Für Angaben über Dosierungsanweisungen und Applikationsformen kann vom Verlag jedoch keine Gewähr übernommen werden. **Jeder Benutzer ist angehalten**, durch sorgfältige Prüfung der Beipackzettel der verwendeten Präparate und gegebenenfalls nach Konsultation eines Spezialisten festzustellen, ob die dort gegebene Empfehlung für Dosierungen oder die Beachtung von Kontraindikationen gegenüber der Angabe in diesem Buch abweicht. Eine solche Prüfung ist besonders wichtig bei selten verwendeten Präparaten oder solchen, die neu auf den Markt gebracht worden sind. **Jede Dosierung oder Applikation erfolgt auf eigene Gefahr des Benutzers.** Autoren und Verlag appellieren an jeden Benutzer, ihm etwa auffallende Ungenauigkeiten dem Verlag mitzuteilen.


Oswald-Hesse-Straße 50, 70469 Stuttgart

Unsere Homepage: www.haug-verlag.de

Printed in Germany

Umschlaggestaltung: Thieme Verlagsgruppe
Umschlagfoto: Dynamic Graphics Inc.; Pixland
Satz: primustype Hurler GmbH, Notzingen
gesetzt in Textline
Druck: Grafisches Centrum Cuno, Calbe

ISBN 978-3-8304-7329-9 2 3 4 5 6

# Inhalt

## Teil II Angewandte Schüßlertherapie

## Anhang

# Danksagung

100 Jahre nach Dr. Schüßlers Tod, in einer Zeit, in welcher altes, oft scheinbar schon vergessenes Wissen wieder an Bedeutung gewinnt und neu belebt wird, findet auch eine Renaissance seines außergewöhnlich einfachen Heilverfahrens statt.

Ein herzliches „Danke" an alle Kolleginnen und Kollegen, Kursteilnehmer und Studenten für die gute Zusammenarbeit – besonders für die vielen positiven Rückmeldungen, die uns Ansporn gaben, uns noch intensiver mit den Lebenssalzen nach Dr. Schüßler zu befassen, um sie einer breiten Öffentlichkeit zugänglich zu machen.

Außerdem möchten wir uns gerne bei Herrn Dr. Franz Stark für die Unterstützung im Bereich der geistig-seelischen Hintergründe sowie bei den homöopathischen Angaben bedanken und bei Herrn Mag. Alois Krautgartner für seine Hilfe bei der Pflanzenheilkunde.

Unser ganz besonderer Dank gilt unserer Familie und Freunden, die uns mit viel Liebe, Geduld und Verständnis dabei unterstützten.

*Eveline und Klaus Tichy*

# Geleitwort zur 2. Auflage

Wir müssen von der Annahme ausgehen, dass der Mensch nicht wie ein Kind von gütigen Eltern an die fertige Tafel der Natur gesetzt wurde, sondern im Verlauf der Entwicklung des Lebens aus einfachsten Formen in Hunderten von Jahrmillionen entstanden ist.

Der Mensch ist ein Staat von Einzelzellen, deren Zahl in die Trillionen geht.

Diese Einzelindividuen haben jedes ein Eigenleben mit Geburt und Tod, Stoffwechsel, Fortpflanzung und sozialer Arbeitsteilung. Alle Zellen unterstehen dem Gesetz einer höheren Ordnung, in die die Gesamtheit ihrer Funktion sinnvoll eingefügt ist und einzeln berücksichtigt werden muss. Die Störung dieses Mechanismus nennen wir *Krankheit*.

Neben den natürlich eingebauten Heilungsmechanismen, ist jedem Lebewesen der Selbsterhaltungstrieb eingegeben, sich von außerhalb Hilfe zu suchen und zwar in der großen Apotheke Natur. Seit ca. 200 Jahren verfügt die Menschheit über die Möglichkeiten, neue Stoffe künstlich herzustellen, um mit ihnen die Natur zu überlisten. Leider oftmals mit unvorhergesehenen, wenig erfreulichen Nebeneffekten. Heute sieht man dies immer stärker ein und kehrt vielfach zu alten und bewährten Erkenntnissen zurück.

Die Schüßlertherapie ist eine dieser bewährten Möglichkeiten. Sie bietet eine ideale Unterstützung der Zellen und bringt sie – und damit den ganzen Körper – wieder ins biologische Gleichgewicht. Schüßlersalze vermögen, die Ionen-Kanälchen (Ion = griech. „der Wanderer") in die Zellen zu öffnen. Somit können die Mineralstoffe aufgenommen werden, wodurch ein optimaler Zellstoffwechsel erneut erfolgt.

Jegliche medizinische Behandlung wird durch die Schüßlertherapie positiv unterstützt, nicht nur die naturheilkundliche, sondern auch die schulmedizinische. Daraus entsteht eine Synthese zum Wohle des Klienten, die zugleich richtungsweisend ist – denn die Ganzheitsmedizin ist die Heilkunst der Zukunft.

Therapeuten können durch die Therapie mit Schüßlersalzen effizienter arbeiten, indem sie z. B. die Krankheitsprozesse ihrer Klienten verkürzen und harmonisieren. Auch in der Prävention haben die Schüßlersalze einen großen Stellenwert.

Zugleich sollte dieses Buch aber auch in keinem „normalen" Haushalt fehlen, denn es eignet sich optimal als „Hausapotheke".

Ich freue mich, dass dieses Buch nun schon in der zweiten Auflage vorliegt und wünsche den Autoren weiterhin viel Erfolg.

Salzburg, im Frühjahr 2006

*Med. Rat Dr. Andreas Kofol*

# Vorwort

Liebe Leser!

Wir freuen uns, dass Sie sich für die dritte Auflage dieses Buches entschieden haben und möchten Ihnen, bevor Sie sich näher damit befassen, noch einige Informationen mitgeben. Wir sind überzeugte Befürworter einer ganzheitlichen Sicht des Menschen und somit auch von ganzheitlichen Vorsorge- und Heilungsmethoden, ganz gleich, aus welcher „Ecke“ sie stammen. Immer wieder erleben wir, dass gerade die Kombination unterschiedlicher Praktiken eine deutliche Besserung des Befindens in verschiedensten Ebenen bewirken kann. Deshalb haben wir versucht, unsere eigenen Erfahrungen aus vielen Gebieten hier einzubringen.

Natürlich ist der größte Teil dieses Buches den Mineralsalzen nach Dr. Schüßler gewidmet, aber wesentliche Konstitutionsmerkmale können z. B. mittels der Antlitzdiagnostik nach Dr. Hickethier oder über die Zungenbildanalyse erfahren werden.

Hinweise auf homöopathische Anwendungen, Bach-Blüten-Essenzen, seelische Aspekte, Farbtherapie, Traditionelle Chinesische Medizin (TCM) oder die Anwendung von Edelsteinen sollen Ihnen weitere ergänzende Behandlungsmöglichkeiten und -kombinationen eröffnen und gleichzeitig auch Anstoß für eine ganzheitliche Betrachtungsweise sein.

Vor allem sollte man akzeptieren, dass jeder Mensch auf eine ganz individuelle, einzigartige Weise existiert und daher auch alle Behandlungen speziell auf ihn abgestimmt sein sollten. Dies trifft ganz besonders auf die energetischen Behandlungsmethoden zu, denn hier gibt es eine ganze Reihe verschiedener Varianten und Zugänge.

Aus demselben Grund möchten wir auch kein fertiges *„Rezept“* vorlegen, sondern nur eine *Richtung* anbieten und Sie animieren, sich auch auf Ihr *Gefühl* zu verlassen.

Als Hilfe zum Einstieg haben wir in der 2. Auflage ein Repertorium (s. Praktische Anwendung, S. 232 ff.) aufgenommen, das Ihnen die Mittelwahl erleichtern soll. Trotzdem sollte auch bei der Arbeit mit dem Repertorium die Entscheidung hinsichtlich der Mittelwahl individuell getroffen werden.

Die Wirkungen mancher der von uns aufgeführten Therapiemethoden sind vielfach (noch) nicht geklärt oder bewiesen, doch sind wir der Meinung, dass sie hier ihren Platz haben sollen. Dies umso mehr, als heutzutage altes, oft uraltes Wissensgut wieder zu Ehren gelangt und die *Ganzheit des Menschen* und seine *Verbindung* mit und zu seiner Umwelt und dem gesamten Kosmos, nicht mehr geleugnet werden kann.

Wir hoffen, dass wir Ihnen im vorliegenden Band ein ausführliches Übersichts- und Nachschlagewerk mit wesentlichen Informationen zugänglich machen und Sie animieren können, sich intensiver mit den „Mineralsalzen des Lebens“ und deren vielfältigen Möglichkeiten auseinander zu setzen.

Die Auseinandersetzung damit lohnt sich. Der Einsatz der Mineralsalze ist effizient und hilfreich für Fachleute wie für den Laien.

Wir wünschen Ihnen viel Neugierde, Forscherdrang, Begeisterung und Ausdauer und nicht zuletzt natürlich viel Erfolg beim „Schüßeln“.

Salzburg, im September 2010

*Eveline und Klaus Tichy*

# Zur Arbeit mit dem Buch

## Teil I: Grundlagen und Basiswissen

Dieser erste Teil bietet einen allgemeinen Überblick über Entwicklung und **Grundlagen** der Biochemie. Dieser Teil ist für das Verständnis der Mineralsalzbeschreibungen und Anwendungshinweise notwendig und sollte daher bei der Lektüre möglichst nicht übergangen werden.

## Teil II: Angewandte Schüßlertherapie

Dieser Teil bietet Ihnen eine – für das jeweilige Mineralsalz zutreffende – komprimierte Aufzählung und Zusammenfassung von Gesundheitsstörungen und Krankheitssymptomen.

Um das Auffinden bestimmter Körperzeichen (z. T. auch als Konstitutionsmerkmale, Mangelzeichen, Symptome bezeichnet) zu erleichtern, sind alle Kapitel dieses Abschnittes auf gleiche Art angelegt:

Nach einem **Einführungsteil**, in welchem die wesentlichsten **Funktionen** (Zuständigkeiten) des jeweiligen Mineralsalzes angeführt sind und einer auszugsweisen Erläuterung, wie sie Dr. Schüßler selbst formulierte, folgt unter **„Anwendungen/Erläuterungen"** eine Auswahl der wichtigsten Indikationen des betreffenden Mineralsalzes.

Unter dem Titel **„Körperzeichen"** beginnt die eigentliche Aufzählung jener Symptome, welche durch einen **Mangel** des entsprechenden Mineralsalzes im Körper entstehen – deshalb auch Mangelzeichen genannt. Diese Symptome wurden entsprechend ihrem Auftreten den jeweiligen **Körperregionen** bzw. **Körperteilen** zugeordnet und dieselben alphabetisch gereiht (z. B. Antlitz, Augen, Blut, Drüsen, Haare, Haut usw.).

Sie werden bald bemerken, dass manche Symptome *mehrmals* in verschiedenen Abschnitten zu finden sind. Dies rührt daher, dass die Mineralsalze nicht einfach bestimmte Körperbereiche beeinflussen, sondern meist übergreifend wirken. Mängel eines bestimmten Mineralstoffes können in verschiedenen Bereichen des Körpers ähnliche Reaktionen auslösen. (Magnesium-Mangel wirkt sich z. B. nicht nur auf die Muskel- und Nervenzellen aus, sondern hat auch Auswirkungen auf Gefäße, Gehirn, Rückenmark, Blut, Knochen und vieles mehr.)

Im Hinblick auf eine umfassende Darstellung der Wirkungsweise der Mineralsalze im menschlichen Körper wurde diese mehrfache Auflistung gleicher Symptome bewusst in Kauf genommen.

Im Absatz **„Anwendungsempfehlungen"** sind neben allgemeinen und (zum Teil) besonderen Einnahmemöglichkeiten noch Kombinations- und Verträglichkeitshinweise („Harmonielehre"), Nahrungsmittel (hoher Anteil des entsprechenden Mineralstoffes), homöopathische Vergleichsmittel etc. zu finden.

In den Unterabschnitten **„Ergänzende Hinweise"** werden ganzheitliche Bereiche gestreift, wie z. B. Seelische Aspekte, Bach-Blüten-Essenzen, Farbtherapie.

Die Kapitel **„Ergänzungsmittel"** und **„Biochemische Salben"** wurden im Hinblick auf Wichtigkeit und Umfang der vorhergehenden Mineralsalzbeschreibungen vorläufig nur als Kurzzusammenfassung gestaltet.

Die am rechten Rand jeder Seite angeführten **„Absatznummern"** stehen in direktem Zusammenhang mit dem Stichwortverzeichnis und führen Sie auf kürzestem Weg zu den von Ihnen gewählten Begriffen. (Siehe nachstehende Erläuterung zum Stichwortverzeichnis)

In dieser Auflage haben wir einen **praktischen Anwendungsteil** eingefügt sowie einige Kapitel zu speziellen **Anwendungsmöglichkeiten**. Diese sollen Ihnen als Anregungen für die Praxis dienen.

## Anhang

Im Anhang finden Sie einige **Kopiervorlagen**, die Ihnen das praktische Arbeiten erleichtern sollen. Außerdem ein Kapitel, in dem Sie Allgemeines zu **Wickeln und Auflagen** finden und nicht zuletzt **Übersichtstabellen**, die Ihnen die Kombination der Schüßlertherapie mit anderen Therapieansätzen näher bringen sollen.

Die im **Stichwortverzeichnis** angeführten Zahlen entsprechen den „**Absatznummern**“ am rechten bzw. linken Seitenrand im Teil II. Dieses System hat sich in der Praxis bereits bestens bewährt. Es ermöglicht Ihnen die rasche Auffindung von Begriffen und Daten in den Mineralsalzbeschreibungen. Genaue Erläuterungen finden Sie unter „**Benutzerhinweise zum Stichwortverzeichnis**“.

# Teil I

# Grundlagen und Basiswissen

# 1 Einführung in die Biochemie

## 1.1 Begriff, Entwicklung, Grundsätze

**Biochemie = Lebenschemie** (griech. „*bios*" = das Leben, Chemie = ein Zweig der Naturwissenschaften und behandelt die Zusammensetzung und Umwandlung der Stoffe und ihrer Verbindungen.)

Die Biochemie ist gegen Ende des 19. Jahrhunderts aus den Grenzgebieten von Biologie und Chemie entstanden und heute ein weitgehend selbstständiger Wissenszweig:

- Lehre von der Gesamtheit der chemischen Vorgänge in der belebten Natur,
- erforscht die funktionellen Zusammenhänge des Zellgeschehens vor allem im Stoffwechsel sowie der chemischen Regulation.

Im Altertum bis zum Ende des 19. Jahrhunderts wurden ausschließlich natürliche Heilmittel verwendet (Heilkräuter, Lehm, Mineralquellen, Sonne, Wärme, Wasser, Massage, Bewegung).

Eine Änderung dieser Ansichten führte zum Siegeszug der Naturwissenschaften und damit auch zu einem grundsätzlichen Wandel im ärztlichen Denken (Änderung der Pharmakologie).

Man glaubte nun, der Körper sei ein Konglomerat aus chemischen Stoffen und deshalb könne man den Zustand der Gesundheit durch *chemische Mittel* wieder herbeiführen.

Dabei wurde jedoch völlig übersehen, dass der Körper nicht über Stoffwechselanlagen für chemische bzw. synthetische Substanzen verfügt.

Der Organismus kann mit solchen Mitteln nicht reguliert werden, sondern nur in eine künstlich definierte (vorübergehende) Stoffwechselsituation gebracht werden.

Die Schulmedizin kann zwar auf großartige Leistungen in der Chirurgie verweisen, steckt jedoch vor allem bei der Bekämpfung von chronischen Leiden häufig in der Sackgasse!

Die Biochemie ist eine naturgemäße Heilmethode, weil ihre Mittel aus potenzierten Mineralsalzen bestehen, die von Natur aus zu den Bestandteilen der menschlichen Zellen, Gewebe und Organe gehören.

## 1.2 Die Theorie der biochemischen Funktionsweisen

Nach dem Zellularpathologen **Virchow** ist das „Wesen der Krankheit" die „krankhaft veränderte Zelle".

Der Begründer der biochemischen Heilweise, der Arzt Dr. Wilhelm Heinrich Schüßler, lebte vom 21. August 1821 bis 30. März 1898 in Oldenburg. Er entdeckte, dass alle Körperzellen durch einen Verlust bzw. Mangel an anorganischen Salzen in ihrer Funktion gestört werden und schließlich erkranken. Daraus folgerte er, dass alle Krankheiten, die mit innerlich einzunehmenden Mitteln überhaupt heilbar sind, durch Zufuhr eben dieser fehlenden Stoffe heilbar sein müssten.

Bei der chemischen Analyse von Verbrennungsrückständen menschlicher Knochen- und Gewebeteile stellte er fest, dass stets die gleichen 12 Mineralsalze übrig blieben:

- **Calcium fluoratum** Nr. 1 (Calc. fluor.)
- **Calcium phosphoricum** Nr. 2 (Calc. phos.)
- **Ferrum phosphoricum** Nr. 3 (Ferr. phos.)
- **Kalium chloratum** Nr. 4 (Kal. chlor.)
- **Kalium phosphoricum** Nr. 5 (Kal. phos.)
- **Kalium sulfuricum** Nr. 6 (Kal. sulf.)
- **Magnesium phosphoricum** Nr. 7 (Magn. phos.)
- **Natrium chloratum (muriaticum)** Nr. 8 (Natr. chlor.)
- **Natrium phosphoricum** Nr. 9 (Natr. phos.)

- **Natrium sulfuricum** Nr. 10 (Natr. sulf.)
- **Silicea** Nr. 11 (Silicea)
- **Calcium sulfuricum** Nr. 12 (Calc. sulf.).

Diese 12 Mineralsalze sind nach der biochemischen Theorie Dr. Schüßlers ausschlaggebend für die natürliche Funktion der Körperzellen.

## 1.3 Organische und anorganische Verbindungen

Der menschliche Körper besteht sowohl aus organischen als auch anorganischen Verbindungen:

**Organische Bestandteile**

Eiweiß, Fette, Kohlenhydrate (Zucker)

**Anorganische Bestandteile**

Im Wesentlichen im Wasser gelöste Mineralsalze, wie *Natrium, Magnesium, Calcium, Kalium, Eisen*, gebunden z. T. an *Chlor, Phosphor-* und *Schwefelsäure, Fluor, Kieselsäure* und die große Menge der *Spurenelemente* (Jod, Mangan, Kupfer, Zink, Selen etc.).

### Organische Verbindungen

Organisch werden alle Stoffe genannt, die an Kohlenstoff gebunden sind, z. B. Kohlenhydrate, Fette, Eiweißstoffe und alle aus diesen Stoffen geschaffenen Umwandlungen.

### Anorganische Verbindungen (Salze)

Als anorganisch bezeichnet man alle Verbindungen, die keinen Kohlenstoff enthalten, wie Wasser und die aus dem Mineralreich stammenden *Salze.*

*Salze* sind zusammengesetzte Stoffe und bestehen aus verschiedenen chemischen Elementen, deren kleinster Baustein das Atom ist. Verbinden sich mehrere Atome, sprechen wir von der neuen Einheit als einem *Molekül.* Lösen wir solche chemisch zusammengesetzten Verbindungen aus der Reihe der Mineralsalze, so zerfällt ein Teil der Moleküle in elektrisch positiv und negativ geladene Atome oder Molekülbruchstücke, die man *Ionen* nennt. (Kochsalz z. B. ist ein Molekül aus je 1 Atom der chemischen Elemente Natrium und Chlor. In der Lösung zerfällt das Molekül Natriumchlorid in Natrium [elektrisch positiv geladen] und das negativ geladene Chlor-Ion).

Im Organismus kommen die Mineralsalze vorwiegend in gelöstem, ionisiertem Zustand vor.

Sie wirken stoffwechselanregend. Die Salze regulieren über die Schleimhaut → Blut → Zelle.

**Die Art ihrer elektrischen Ladung ist bestimmend für ihre biologische Wirksamkeit.**

## 1.4 Die Wirkung der Mineralsalze im Körper

Nach neuesten Untersuchungen führt man die biologische Wirksamkeit der Mineralsalze auf ihre elektrische Ladung zurück. Die in der Körperflüssigkeit gelösten Ionen werden als *Elektrolyte* bezeichnet. Die wichtigsten Ionen mit positiver Ladung sind Kalium, Calcium, Natrium, Magnesium.

Eine negative Ladung besitzen Chloride, Phosphate und Sulfate. Das elektrische Gleichgewicht in der jeweiligen Körperflüssigkeit wird dadurch gewahrt, dass sich positiv und negativ geladene Teilchen ausgleichen. Sie stehen aber nicht in Verbindung miteinander.

60 % des gesamten Gewichtes eines Erwachsenen machen die Körperflüssigkeiten aus. Davon befinden sich 45 % innerhalb der mehreren Milliarden Körperzellen (intrazelluläre Flüssigkeit) und 15 % außerhalb der Zellen (extrazelluläre Flüssigkeit).

In der Elektrolytzusammensetzung beider Flüssigkeitsarten bestehen deutliche Unterschiede.

Fehlt im Körper ein bestimmtes Mineral, werden die Zellen nicht ausreichend versorgt. Dadurch verändern sich Blut, Gewebe und Organe in Aufbau und Tätigkeit, was vor allem im Anfangsstadium (meist jedoch nicht sofort) mit Symptomen, wie Schmerz,

Schwäche, Müdigkeit, Bewegungsbehinderungen etc. verbunden ist.

**Bei richtiger Einnahme verschwinden sowohl die Ursachen als auch eventuell vorhandene Symptome.**

Vor allem das Blut nimmt die Mineralstoffe gut auf, behält ein „Existenzminimum“ zurück und gibt die restlichen Salze an das Gewebe zur Regenerierung ab.

Diese führt über Entgiftung und Wiederaufbau letztlich wieder zur vollständigen Funktionsfähigkeit.

Noch ehe der Mineralstoffmangel gänzlich behoben ist, sind die Beschwerden meist längst verschwunden. Ein „Großreinemachen“ findet statt und meist werden auch die geistigen Fähigkeiten dadurch verbessert. (Kinder machen oft einen großen Entwicklungsschub durch.)

Bei fieberhaften Erscheinungen kann die Besserung oft schon innerhalb einer Stunde eintreten. Bei chronischen Leiden dürften Wochen und bezüglich einiger Salze Monate erforderlich sein.

> „Gewähre dem Krankheitsstoff das, was er zu seiner Sättigung erheischt, und er wird friedlich von dannen ziehen.“
>
> *Dr. Kurt Hickethier*

# 2 Gesundheit und Krankheit

„Gesundheit ist das quantitative Gleichgewicht der einzelnen Mineralsalze. Krankheit entsteht erst durch das Ungleichgewicht dieser Mineralsalze."

*Dr. Schüßler*

Jakob Moleschott, einer der bedeutendsten Physiologen des 19. Jahrhunderts, lehrte:

**„Gesund bleiben kann der Mensch nur, wenn er in seinem Körper die notwendigen Mineralstoffe für Aufbau und Erhaltung besitzt."**

## 2.1 Die Grundsätze des biochemischen Heilsystems

**Erster Grundsatz**

Alle gesundheitlichen Störungen entstehen durch einen Mangel an bestimmten lebensnotwendigen Mineralstoffen.

**Zweiter Grundsatz**

Durch Zuführung der fehlenden Stoffe tritt die Regenerierung ein.

**Dritter Grundsatz**

Die Zuführung der Mineralstoffe sollte nur in allergeringsten Mengen erfolgen.

**Vierter Grundsatz**

Die Zuführung der fehlenden Stoffe muss in einer solchen Verdünnung erfolgen, dass der Übertritt des funktionssteigernden Salzes unmittelbar durch die Schleimhäute in Mundhöhle, Schlund und Speiseröhre direkt ins Blut erfolgen kann.

## 2.2 Die drei Stufen jeder organischen Krankheit

Gemäß den Anschauungen der Zellularpathologie unterscheidet Dr. Hickethier, der Begründer der Antlitzdiagnostik, drei Stufen der Krankheit:

1. Jede Krankheit wird durch einen sog. krank machenden Reiz (z. B. Verschlackung, Arzneigifte) verursacht.
2. Die Folge dieses Reizes ist ein Mangel an Mineralsalzen.
3. Dauert der Mineralmangel lange genug, entsteht daraus eine krankhafte (pathologische) Organveränderung (z. B. schlecht schließende Wunden, Lymphdrüsenschwellung, Immunschwäche …).

„Wenn das Wesen einer Krankheit in einem *Mineralmangel* besteht, muss die Ursache der Krankheit identisch sein mit der *Ursache* des Mineralmangels."

*Dr. Hickethier*

### 2.2.1 Ursache der Krankheit

**Der krank machende Reiz**

- **Mechanisch**
  Quetschungen, Schnitt- und Stichwunden, Abschürfungen, Brüche, Verstauchungen, Verrenkungen, Verbrennungen etc.
- **Chemisch**
  Gifte, Stoffwechselschlacken (Fehlernährung!), Blutübersäuerung, Verätzungen …
- **Lebensbedingt**
  Fehler in der Lebenshaltung (Stress und Essgewohnheiten).
- **Feinstofflich**
  Elektrisch, magnetisch, geopathisch …
- **Psychisch**
  Verkrampfung, Starrsinn, Neid, Hass, Wut, Zorn, sonstige negative Emotionen.

### 2.2.2 Wesen der Krankheit

**Mineralmangel als Antwort auf den Reiz**

Der Reiz verursacht einen übermäßigen Verbrauch und damit einen Mangel an Mineralstoffen (siehe Tab. 1.1).

### 2.2.3 Wirkung der Krankheit

**Organische Veränderungen**

- Zerlegung von „Reservestoffen“ zur Gewinnung freier Minerale,
- Funktionsstörungen von Organen,
- Veränderung oder Zerstörung von Organen durch lang dauernden Mineralmangel.

### 2.2.4 Heilweisen und -ansätze

**Heilweisen, die auf dieser Stufe wirken, sind (Befriedigungsheilweise):**

Verdünnte Mineralsalzgaben, Funktionsmittel, homöopathische Mineralstoffe (unter **D 23**), Tees, Mineral- und Quellwasser, Quellsalze. (Infolge des osmotischen Drucks zwischen Zelle und Zellzwischenflüssigkeit können konzentrierte Mineralsalzgaben nicht aufgenommen werden!)

**Heilkräuter** (Phytotherapie) haben auf alle drei Stufen von Gesundheitsstörungen Einfluss:

- Sie wirken vermutlich in gewisser Weise unmittelbar auf die **Seele** (Baldrian, Johanniskraut, Pfefferminze),
- sie enthalten **Mineralstoffe** (z. B. Zinnkraut) und
- sie liefern **chemische Verbindungen**, welche auf Organe einwirken (z. B. Pflanzensäuren, ätherische Öle, Bitterstoffe, Schleimstoffe).

**Nach Rudolf Steiner** (Anthroposoph) **wirken insbesondere:**

- mineralische Heilmittel auf den Wesenskern des Menschen (die Seele),
- pflanzliche Heilmittel auf die Organe und ihre Funktionen,
- tierische Heilmittel auf die Lebensfunktionen im Allgemeinen.

**Tab. 1.1** Beispiele für den Zusammenhang von Reizen und der Entstehung von Mängeln.

| Reiz | großer Verbrauch, daher Mangel an: |
|---|---|
| Wunden | **Ferrum phosphoricum** Nr. 3 |
| Gifte | **Kalium chloratum** Nr. 4 und **Natr. chlor.** Nr. 8 u. a. |
| Übersäuerung | Mangel an **Natrium phosphoricum** Nr. 9 |
| Stress | Mangel an **Magnesium phosphoricum** Nr. 7 |
| Strahlenschäden | Mangel an **Calc. fluor.** Nr. 1, **Kal. chlor.** Nr. 4, **Kal. jod.** Nr. 15 |

## 2.3 Das Verhalten des Körpers bei Mineralmangel

Bei Mineralmangel greift der Organismus unverzüglich auf seine Ressourcen zurück. Diese finden sich in vielerlei Art als „Speicher“ im gesamten Körper verteilt.

Grundsätzlich unterscheidet man zwischen „Arbeits-“ und „Langzeitspeichern“.

Die Arbeitsspeicher (Zwischenzellenflüssigkeit, Blut) stellen bei Mangelsituationen die jeweils im Moment benötigten Substanzen für Stoffwechsel und lebenserhaltende Funktionen zur Verfügung.

Die Langzeitspeicher dienen als Depot für besondere Stress-Situationen mit erhöhtem Mineralstoffbedarf (auch bei Krankheiten). Wenn auch die Langzeit-Depots erschöpft sind, muss der Körper Gewebe abbauen.

Dieses Szenarium könnte man etwa so veranschaulichen:

1. Stufe: Geringfügiger Mangel, noch keine Engpässe in der Versorgung.
2. Stufe: Zur Deckung werden Substanzen aus Blut und Zellflüssigkeit herangezogen.
3. Stufe: Die Mineralstoff-Speicher in der Umgebung reichen nicht mehr aus und die peripheren Depots werden angezapft.
4. Stufe: Auch diese Reservoirs sind geleert, der Körper beginnt mit dem Abbau

(Demineralisation) seiner Gewebestrukturen:
- **Reservestoffe** werden zerlegt in Minerale und Reststoffe.
- Die **Minerale** werden zur Ausscheidung unbrauchbarer Stoffe verwendet, der Rest muss ebenfalls beseitigt werden.

**Beispiele für die Zerlegung**

- Schleimhaut → **Kalium chloratum** und Faserstoff (z. B. Schnupfen)
- Lecithin (Gehirn) → **Kalium phosphoricum** und Eiweiß
- Oberhaut → **Kalium sulfuricum** und Schuppen

Dieser Entzug von Mineralstoffen und die Zerlegung von Gewebe bewirken natürlich massive Beeinträchtigungen der Zell- und Organfunktionen und des körperlichen Befindens, wie z. B. Karies, Skelettschäden, Osteoporose; Hämorrhoiden, Krampfadern, Arteriosklerose etc.

## 2.4 Mögliche Ursachen eines Mineralmangels

- Einseitiger Speiseplan,
- mit der Nahrung werden zu wenig Minerale zugeführt: mineralarme Pflanzen durch mineralarme Böden, oder *Entzug* von Mineralen aus der Nahrung durch industrielle Zubereitung (z. B. Auszugsmehl, Zucker ...),
- zu langes, falsches Kochen (Alu-Kochtopf, Kochwasser wird weggeschüttet),
- Zubereitung mit Mikrowelle (die Zelle wird zerstört),
- die Nahrung wird ungenügend ausgewertet; z. B. wegen zerstörter bzw. nicht ausreichend funktionierender Darmflora, oder weil der Darm verschlackt ist, ...
- zu wenig Verdauungssäfte: Speichel (meist schlecht oder nicht lange genug gekaut), Magensäure, Bauchspeichel, Galle, Enzyme,
- es wurden Begleitstoffe entfernt, welche zur Verstoffwechslung notwendig sind; z. B. alle Teilnahrungsmittel: Säfte, Quark/Topfen, ...
- erhöhter Mineralstoffbedarf durch Übersäuerung, Stress, Schwerarbeit, Schwangerschaft, Fieber, ...
- die Speicherungsfähigkeit für Mineralstoffe ist herabgesetzt oder gestört,
- die Minerale werden beschleunigt abgebaut (Schilddrüsenüberfunktion),
- die Minerale werden krankhaft ausgeschwemmt,
- „Versorgungs- und Transportprobleme" bei der Nähr- und Vitalstoffversorgung: Verschlackte, übersäuerte und dicke Lymph-(extrazellulär-)Flüssigkeit behindert die Zufuhr und den Austausch/Abtransport von Nähr- und Mineralstoffen und Stoffwechselprodukten.

# 3 Der Säure-Basen-Haushalt

Der Säure-Basen-Haushalt **hat einen wesentlichen Anteil in der Gesunderhaltung unseres Körpers.**

Claude Bernard, ein großer Physiologe des 19. Jahrhunderts, bezeichnete die Aufrechterhaltung gleich bleibender Bedingungen in der extrazellulären Flüssigkeit als „Milieu interne" – **„Innere Umwelt"**.

Dr. Walter Cannon, ebenfalls Physiologe, spricht ein halbes Jahrhundert später davon als **Homöostase**.

### Bewertungskriterien sind u. a.

- Körpertemperatur (37 °C)
- pH-Wert 7,4 (Säure-Basen-Gleichgewicht)
- Konzentration bestimmter löslicher Substanzen (z. B. Mineralstoffe)
- Glukosespiegel im Blut
- Menge der Körperflüssigkeit
- Kohlendioxid- ($CO_2$-) bzw. Sauerstoff- ($O_2$-)Spiegel
- Menge des Blutes etc.

Dr. Cannon erkannte die Wichtigkeit des Gleichgewichts zwischen Säuren und Basen in den Körperflüssigkeiten, vor allem im Blut.

Dr. Tan Katase, Professor an der Universität von Osaka, setzte die Säure-Basen-Balance in Beziehung zur *Nahrung*.

Der japanische Militärarzt Dr. Sagen Ishizuka kam in 28 Jahren Forschungstätigkeit zu dem Schluss, dass die beiden alkalischen Elemente Kalium und Natrium eine herausragende Bedeutung für unsere Gesundheit haben. Diese beiden Elemente bestimmen seiner Ansicht nach den Charakter der Nahrungsmittel und somit den Charakter der Menschen, die derlei Nahrung essen.

Sein Schüler Georges Oshawa heilte seine eigene „unheilbare" Krankheit nach dieser Methode aus und entwickelte die „makrobiotische Ernährung" (griech.: „makro" = groß oder lang, „bio" = Leben); Oshawa wandte die fernöstliche Philosophie auf das Säure-Basen-Konzept an und verwendete dafür die Begriffe Yin und Yang.

Mithilfe dieser Begriffe kann man Nahrungsmittel sehr gut einteilen und durch entsprechende Ernährung somit selbst auf den Säure-Basen-Haushalt ausgleichend einwirken.

Der *Zustand* und die Zusammensetzung der Körperflüssigkeiten, vor allem die des *Blutes*, ist der wesentlichste Faktor für unsere Gesundheit.

Der *pH-Wert* sollte ganz leicht im alkalischen Milieu liegen.

Beim Menschen beseitigen die Organe wie Nieren, Leber und besonders der Dickdarm Abfallstoffe und Gifte und erhalten unsere innere Umwelt, so gut es geht, in bestmöglichem Zustand.

### Aber es gibt Grenzen

Wenn wir *zu viel Gift produzierende Nahrungsmittel* aufnehmen oder aber nicht genug Stoffe, die zur *Reinigung* benötigt werden, dann gerät unsere innere Umwelt außer Kontrolle und entfernt sich von dem Zustand, in welchem unsere Zellen gut leben können.

Durch Übersäuerung werden die Zellen geschädigt und sterben ab. Viele Leiden sind nur eine Funktion bei dem Versuch des Körpers, diese innere Umwelt wieder in Ordnung zu bringen.

*Krebs* beschreibt einen Zustand, in dem Körperzellen anormal werden, und zwar infolge des anormalen Zustandes der Körperflüssigkeiten.

> „Es ist von größter Wichtigkeit für die Existenz und das einwandfreie Arbeiten der Zellen, dass das Blut keine nennenswerten Abweichungen in Richtung sauer oder alkalisch erfährt."
>
> *Dr. Cannon*

## 3.1 Wissenswertes über Säuren und Basen

Kohlenhydrate, Eiweiße und Fette produzieren, wenn sie in den Stoffwechsel geraten, anorganische und organische *Säuren*.

**Proteine** bilden Schwefel- und Phosphorsäure; **Kohlenhydrate** und **Fette** wandeln sich in Essig- und Milchsäure um und **alle diese Säuren sind giftig!**

Wir müssen sie deshalb *so schnell wie möglich* aus dem Körper ausscheiden. Wenn dies aber nur über die Nieren und den Dickdarm geschähe, nähmen diese Organe dadurch Schaden.

Glücklicherweise werden diese Säuren aber im Körper durch bestimmte Arten von Mineralstoffen neutralisiert, durch Carbonate von Natrium, Calcium, Kalium und Magnesium.

Zusammen ergeben Mineralstoffe und Säuren Substanzen, die nicht länger für uns giftig sind und gefahrlos ausgeschieden werden können.

Wenn Carbonate auf starke Säuren wie z. B. Schwefel-, Phosphor-, Essig- oder Milchsäure treffen, spaltet sich das basische Mineral als Teil des Carbonates von dem Salz ab und verbindet sich mit der Säure, wodurch ein neues Salz entsteht.

**Beispiel**
Carbonat
+ Schwefelsäure = Sulfat + Wasser + Kohlendioxid

$Na_2CO_3 + H_2SO_4 = Na_2SO_4 + H_2O + CO_2$

Carbonat wandelt also Schwefelsäure (eine starke Säure) zu Sulfat um, welches gefahrlos durch die Nieren ausgeschieden werden kann. Auf die gleiche Weise kann eine andere Säure zu einem anderen Salz umgebildet und durch die Dickdarmwand ausgeschieden werden.

Säuren, welche als Endprodukt des Stoffwechsels anfallen, können nur nach Umwandlung in *neutrale Salze* ausgeschieden werden. Erst dann sind sie nicht mehr schädlich für Nieren und Dickdarmwand.

Die Folge dieser Umwandlung von Säure in ein neutrales Salz ist die Verminderung der anorganischen Salze (wie Natrium, Calcium, Kalium und Magnesium) im Blut und damit in der extrazellulären Flüssigkeit.

Genau diese *verminderte Konzentration* von alkalischen Elementen wird als **saurer Zustand** der Körperflüssigkeit bezeichnet.

Wir sollten basenbildende Lebensmittel aufnehmen, wenn wir gesund bleiben wollen, denn unsere Körperflüssigkeit muss ständig alkalisch (d. h. auf dem pH-Wert 7,4) gehalten werden. Verlorene alkalische Elemente müssen deshalb wieder ersetzt werden und zwar aus der Nahrung, die wir essen.

Weil aber unser moderner Kunstdünger die natürlichen Bakterien des Bodens vernichtet, wächst unsere Nahrung auf einem erschöpften, magnesiumarmen Boden. Aus diesem Grund können dort auch keine für unseren Stoffwechsel optimalen landwirtschaftlichen Produkte gedeihen!

**Folge**
Unsere Mineralstoffaufnahme über die Nahrung ist erheblich reduziert. Aus diesem Grunde ist es so wichtig, die in unserer Nahrung fehlenden Mineralsalze zu *substituieren*.

(Substitution = Ersatz für normalerweise im Körper vorhandene Substanzen, auch als Nahrungsergänzung)

Eine Verminderung der basenbildenden Elemente Natrium und Calcium in der extrazellulären Flüssigkeit bewirkt auch den Schwund von Kalium und Magnesium, den beiden anderen basenbildenden Elementen in der intrazellulären Körperflüssigkeit.

Betrifft dieser Verlust die intrazelluläre Flüssigkeit der Nervenzellen, stellen diese Nerven ihre Arbeit ein – das heißt, sie übermitteln keine Botschaften mehr! **Resultat:** Wir fallen ins Koma.

Es ist also äußerste Notwendigkeit, genügend alkalische Elemente in unserer Körperflüssigkeit verfügbar zu haben, um einen pH-Wert von 7,4 aufrechtzuerhalten. Viel trinken!

Des Weiteren ist eine der Hauptursachen von Krebs (und von anderen degenerativen Krankheiten) der kumulative (addierende) Effekt eines sauren Milieus der Körperflüssigkeit!

Wenn Sie das Säure-Basen-Gleichgewicht aufrechterhalten, können Sie viele chronische Gesundheitsstörungen verhüten helfen, darunter Krebs, Herzinfarkt und Schlaganfall!

## 3.2 Übersäuerung

Dieser Zustand entsteht dann, wenn der Organismus nicht mehr in der Lage ist, die anfallenden Säuren zu neutralisieren und auszuscheiden.

### 3.2.1 Entstehung der Säuren

- Gärung im Darm durch zu viel säurebildende oder säurehaltige Nahrung,
- Stress (durch innere und äußere Spannungszustände), „*saure*" Gedanken (Ärger, Wut, Zorn, Angst, ...),
- häufige Bewegung im anaeroben Bereich (überanstrengende, kräfteraubende – meist sportliche – Betätigung),
- zu flache Atmung ($CO_2$ wird nicht ausreichend über die Lungen abgeatmet).
- Chemie und Umweltgifte: Umweltbelastung wie Smog, energetische Störfelder, Elektrosmog, Insektizide, Pflanzenschutzmittel, chemische Düngemittel, Nitrate, durch Hydrokultur und Gentechnik produzierte nährstofflose Pflanzen oder Pflanzenzucht in Nährlösungen mit künstlichem Licht (Tomaten, Gurken, ...), Pilzbefall (besonders im Getreide), Arzneimittelgifte, Anabolika, Hormone (auch aus der Tierhaltung im Fleisch sowie feinstoffliche Stressenergien vom Schlachten!), Lebensmittel-Zusatzstoffe wie Konservierungsmittel, Farb- und Aromastoffe etc.

### 3.2.2 Kategorien von Nahrungsmitteln

Grundsätzlich können wir unsere Nahrungsmittel in drei Kategorien unterteilen:

1. **Säurebildende Kost** enthält nicht immer selbst Säuren, wird aber im Zuge der Verstoffwechslung in Säuren umgewandelt:

- **Tierische Nahrungsmittel**: gebratenes und rohes Fleisch, alles Gesalzene und Geräucherte, Fleischbrühe, Fleischextrakte, Wurstwaren, Fisch, Eier, scharfer Käse, Milchprodukte mit hohem Molkeanteil, Fett (gesättigte Fettsäuren)
- **Pflanzliche Säurebildner**: Getreide und Getreideprodukte, raffinierte und gehärtete Pflanzenöle, Erdnüsse und Erdnussöl, Hülsenfrüchte, Sojabohnen, Weißmehlprodukte, raffinierter weißer Zucker, Süßigkeiten (Schokolade, Sirup, Marmelade, kandierte Früchte, ...)
- **Genussmittel:** alle kohlensäurehaltigen und alkoholischen Getränke; industriell hergestellte, gesüßte Getränke (Limonaden etc.) sowie Kaffee, Kaffee-Ersatz, Kakao; verschiedene Gewürze
- **Säurehaltig:** unreif geerntetes Obst wirkt auch stark **säurebildend**, ebenso Früchtetee, Fruchtsäfte, Most, Weißwein, Bier, Preiselbeeren, Hagebutten, Kiwis, Rhabarber, Tomaten, Essiggurken.

Wie leicht zu ersehen ist, handelt es sich bei einem großen Teil dieser Säurebildner um *Grundnahrungsmittel*. Dennoch sollte eine weitgehende *Reduzierung* im Zuge einer **Ernährungsumstellung** zugunsten mehr basischer und basenbildender Nahrung angestrebt werden!

2. **Saure Kost als Basenquelle** schmeckt eher „*sauer*" und enthält vorwiegend Säuren unterschiedlicher Art und Konzentration, führt aber bei **intaktem Stoffwechsel** meist zu **verstärkter Basenbildung**, denn die Kohlensäure wird über die Lungen abgeatmet:

frische, saure Früchte und deren Säfte, Zitrusfrüchte, Kirschen, Weichseln, bestimmte Apfelsorten, Beeren, Kresse, Sauerampfer, milchsauer eingelegtes Gemüse wie Sauerkraut,

Rote Rüben, Sellerie, Pfefferoni, Gurken usw.; auch Honig in kleinen Mengen.

3. **Basische und basenbildende Kost** ist reich an Basen (wenig bis gar keine Säuren) und behält diese Eigenschaft auch während der gesamten Verstoffwechslung bei:

Kartoffeln, Karotten, Rote Rüben und -saft, grünes Gemüse (außer Kohl), Blattsalate, Chinakohl, frische Kräuter, frisch gezogene Keime und Sprossen, Algen, Seegras, Miso; Pastinaken, Petersilie, Porree, grüne Bohnen, Fenchel, Kürbis, Zucchini, frische Molke; sämtliche rohen Früchte wie Bananen, Melonen, Birnen, Äpfel usw. (wirken aber in zu großen Mengen säurebildend!); Mandeln, Kastanien/Maronen, Kokosnüsse, Dörrobst (in kleinen Mengen, ausgenommen Aprikosen/Marillen), Mandelgetränke, Kräutertees bzw. Heilerde und Holzasche.

Die vorstehende Einteilung bezieht sich auf einen *funktionierenden* Stoffwechsel. Bei einem *irritierten Stoffwechsel* ist auch *saure Kost* weitgehend zu meiden, weil dann auch diese zu einer *Verstärkung der Übersäuerung* beitragen kann.

## 3.2.3 Wirkung der Übersäuerung

Werden mit der Nahrung zu wenige Mineralstoffe zugeführt, versucht der Körper eine lebensbedrohende Übersäuerung zu verhindern.

Er ist bestrebt, den pH-Wert um jeden Preis aufrechtzuerhalten und baut deshalb Regulationsmechanismen auf. Dabei verbraucht er Unmengen von Mineralstoffen, die er durch Entmineralisierung bestimmten Körperteilen entzieht.

- Säurekristalle werden abgelagert (Gicht, Rheumatismus, knirschende Gelenke, Nervenschmerzen; Star, Steine, Verminderung der Filtrationsfähigkeit der Nieren),
- durch akute Erkrankungen (Fieber) sterben viele Zellen ab, aus denen ebenfalls noch Mineralstoffe gewonnen werden,
- bei länger andauerndem Mineralstoffmangel werden auch Depots (nicht unmittelbar lebensnotwendige, bzw. periphere Organe) zur Gewinnung von Mineralien herangezogen:
  - Bindegewebe, Haare, Haut, Nägel (**Calcium fluoratum**)
  - Adern, Knochen, Zähne (**Calcium phosphoricum**)
  - Bindegewebe, Haare, Nägel, Oberhaut (**Silicea**).

**! Achtung**

Dies führt zur **Entmineralisation** mit schwerwiegenden Folgen (siehe auch „Verhalten des Körpers bei Mineralmangel"): z. B. erstarren die Zellen in ihrer Struktur, rote Blutkörperchen verlieren ihre Fließeigenschaften, die weißen Blutkörperchen werden in ihrer Lebenskraft stark eingeschränkt, wodurch die natürliche Abwehrkraft gegen Infektionen verloren geht, das Knorpelgewebe wird starr und spröde.

Ob ein Nahrungsmittel im Organismus **säure-** oder **basenbildend** ist, hängt vom Zustand des Stoffwechsels im Körper ab:

Wenn jemand mit *intaktem* Stoffwechsel z. B. eine reife Zitrone (stark säurehältig) isst, oxidieren die Säuren und die basischen Mineralstoffe der Frucht werden freigesetzt – dies ist **basenbildend**.

Bei Menschen mit *irritiertem* Stoffwechsel werden die Säuren weder oxidiert noch umgewandelt – sie bleiben als Säuren im Körper bestehen.

Die als sauer zu bezeichnenden Lebensmittel führen also nur bei einem *gestörten* Stoffwechsel zu Übersäuerung, bei allen anderen Personen ergibt sich eine genau entgegengesetzte Wirkung – dem Körper werden durch *saure* Nahrungsmittel **Basen** und **Minerale** zugeführt!

Die eigentliche Ursache der meisten Gesundheitsstörungen ist demnach die Übersäuerung und die Ursache der Übersäuerung ist der Mineralstoffmangel.

Hier sieht man deutlich, wie die Biochemie nach Dr. Schüßler an der (materiellen) Quelle aller Übel ansetzt.

## 3.2.4 Suchtverhalten

Wenn das Ernährungsverhalten geändert und plötzlich nur noch wenig Säure zugeführt wird, reagiert der Körper paradox und fordert durch „*Gelüste*“ diese (vorher übliche) Säurezufuhr ein. Einerseits ist es notwendig, den Bedarf an **Natrium chloratum** (feinstofflich) in ausreichendem Maß zu decken, gleichzeitig aber auf der anderen Seite den Kochsalzkonsum deutlich zu senken. Erst wenn die betroffene Person die hier ablaufenden Vorgänge begriffen hat, wird eine endgültige Verhaltensänderung und Ernährungsumstellung möglich sein.

Auffallend ist, dass Personen, welche über einen längeren Zeitraum die biochemischen Mineralsalze zu sich nehmen, weder Verlangen nach Schokolade, Süßigkeiten, Geräuchertem noch nach Alkohol oder Nikotin verspüren.

Der Organismus kann nur bis zu einer bestimmten Grenze mit Säuren und Giften belastet werden. Wird diese Grenze überschritten, wehrt er sich mit Krankheitssymptomen, allergischen Reaktionen und Immunschwäche, um sich reinigen und regenerieren zu können.

Wir sollten der Weisheit des Körpers vertrauen und diese notwendigen Reinigungs- und Entschlackungsphasen mit Fasten, Bettruhe und viel Trinken (Tee, Wasser) unterstützen.

Um unsere Mineralstoff-Depots und Ausscheidungsorgane zu entlasten, wäre die beste Vorbeugung für Krankheiten aller Art, seinen Lebensstil so zu ändern, dass sich möglichst wenige Schlacken anhäufen können und die schon vorhandenen auf schnellstem Wege ausgeschieden werden.

## 3.2.5 Kontrolle des pH-Wertes

Bei intaktem Stoffwechsel kann der Grad der Übersäuerung im Körper leicht kontrolliert werden, indem der pH-Wert jeder Harnausscheidung eines Tages mittels Indikatorpapier geprüft wird. Er schwankt tageszeitlich und sollte zwischen 6 und 7,4 liegen. Ist er niedriger, also *saurer*, zeigt dies eine Übersäuerung an.

Um einen aussagekräftigen Durchschnittswert zu erhalten, sollten Sie die Harn-Kontrolle mindestens über 1–2 Wochen durchführen!

**! Achtung**

Bei *gestörtem Stoffwechsel* trifft dies leider nicht zu: Bei stark übersäuerten Personen ist manchmal das Korrekturbestreben des Organismus so stark, dass die Säuren anders als üblich umgewandelt werden, sodass trotz der Übersäuerungszeichen des Körpers der Urin *basisch* erscheint. Hier sollte man ganz besonders auf basische Ernährung achten, weil alle sauren und säuernden Nahrungsmittel Säuren bilden!

# 4 Körper, Geist und Seele

## 4.1 Seelische Ursachen von Gesundheitsstörungen

Ganzheitliche Medizin beinhaltet, bei der Sicht des Menschen Körper, Geist und Seele mit einzubeziehen.[1] Diese drei Ebenen beeinflussen sich gegenseitig in einem Wechselspiel, bei dem die Materie die energetischen Ebenen sichtbar widerspiegelt. Nach Kurt Tepperwein z. B. ist „die *äußere* Beschaffenheit unseres Körpers das Ergebnis unseres *inneren* seelisch-geistigen Zustandes." In der Therapie findet sich dieser psychosomatische Ansatz in der Entschlüsselung der Organsprache wieder (siehe S. 16).

Auch aus der Physik ist bekannt, dass sich das Licht teilweise wie Materie (Teilchen, Korpuskel), teilweise wie eine (Energie-) Welle verhält. Die *Einstein'sche Formel* bringt die Äquivalenz von Energie und Materie zum Ausdruck.

Max Planck sagte: *„Tatsächlich gibt es gar keine Materie, denn alles besteht aus Strahlung."* Materie kann somit als „kondensierte", „verdichtete" (Schwingungs-) Energie betrachtet werden. Die unterschiedliche Gestalt der verschiedenen Gegenstände wird mit der Verschiedenheit der ihnen zugrundeliegenden Schwingungsmuster erklärt.

Ebenso ist der Mensch, insbesondere seine Seele, letztlich *„Schwingung"*.

Ein gesunder Köper ist in Harmonie auf diesen drei Ebenen. Ist eine Ebene gestört, kommt es zu Disharmonie auf den anderen Ebenen und der Mensch gerät aus der Balance.

Verschiedenste Therapieansätze haben versucht zu erklären, wie es letztendlich zu Gesundheitsstörungen kommen kann und viele von ihnen sind zu dem Konsens gekommen, dass jede Gesundheitsstörung letztendlich seelisch/psychisch verursacht wird.

Der menschliche Körper besteht zu 80% aus Wasser. Man weiß heute, dass Wasser ein Informationsträger ist, der von unseren Gedanken geprägt wird. Das, was man denkt, spricht und fühlt, oder womit man sich intensiv beschäftigt, ist gespeichert in den Wassermolekülen[2] und bedingt somit den Gesundheitszustand.

Natürlich führen nicht nur seelische „Fehlhaltungen" zu Gesundheitsstörungen, sondern auch viele Reize, die von außen auf den Menschen einwirken, z. B. die Umwelt.

Dr. Edward Bach, der Begründer der Bach-Blüten-Therapie, verwendet dafür folgendes Gleichnis[3]:

Jeder Wesenszug im Menschen gleicht einer Saite eines Musikinstruments. Eine seelische Fehlhaltung könnte man mit dem Ver-Stimmen, Ver-Spannen einer Saite vergleichen. Ein richtig gewähltes Heil-Mittel (Heil-Vermittler) dient dann als Stimm-Gabel, welche die Diskrepanz mit der Miss-Stimmung bewusster macht. Wird dann die Saite nachgestimmt, ist die Seele wieder in Harmonie.

Seelische Harmonie drückt sich in einem harmonischen Schwingungsmuster aus. Psychische Fehler und Charakterschwächen bringen das Schwingungsmuster in Disharmonie und Unordnung. Wenn man dann noch die Seele als das Lebensprinzip betrachtet, das sich den Körper als materielles „Fahrzeug" gestaltet, wird leicht verständlich, dass eine unharmonische Seele auch das Schwingungsmuster des Körpers und somit seine materielle Ausgestaltung stört – so können **Psychosomatische Krankheiten** entstehen.

**Jede Gesundheitsstörung kann auch ein symbolisches Ausagieren sein.**

Wird sie nicht mit einer psychosomatischen Therapie gekoppelt, besteht bei jeder Heilkunde die Gefahr, dass sie *stabilisierend* auf die das Leiden verursachenden Gegebenhei-

---

1 Auszüge aus einem Artikel aus dem VNL-Heft Nr. 6 aus dem Jahre 1990 „Gedanken über die Krankheit" von Hartwig Egger.

2 Die Forschungen von Masaru Emoto haben dies belegt und führen es uns bildhaft vor Augen. Vertiefende Literatur: Emoto M: *Die Botschaft des Wassers*. 2 Bde. Burgrain: Koha 2002.

3 Bach E: *Die heilende Natur*.

ten wirkt, indem sie durch Linderung der Symptome den Leidensdruck mindert, der zur Änderung der Verhältnisse nötig wäre!

So kann die Heilkunst auch der Flucht vor der Lebensaufgabe dienen:

Die **Ursachen** (Lebensumstände) für die Gesundheitsstörungen werden nicht erforscht, und somit werden diese auch **nicht geändert**.

Da der psychische Heilungsprozess oft monate- bis jahrelang dauert, braucht der Kranke zunächst jene Arznei, die seine Abwehrkraft stärkt und stabilisiert. Diese Phase der körperlichen Besserung muss jedoch auch zur Änderung der *eigentlichen Ursachen* genutzt werden.

> „Heilung kann nur einhergehen mit einer Veränderung jener Lebensumstände in unserem Inneren, die zur Krankheitsäußerung geführt haben."
>
> *Dr. Edward Bach*

Die tatsächliche und endgültige Heilung einer Krankheit kann nur durch Entwicklung der zu wenig ausgebildeten seelischen Eigenschaften erfolgen.

Auch die Biochemie wirkt keine „Wunder" (obwohl die Wirkung oft sehr auffällig ist, weil ihre Schwingungsmuster auch die *Charaktereigenschaften* positiv beeinflussen).

Wenn die Ursachen der Mineralstoffmängel nicht behoben werden, können sich (solange man die Funktionsmittel einnimmt) die *Symptome* zwar weitgehend *bessern* – die Mangelzeichen im Gesicht verändern sich jedoch nicht wesentlich!

Wird jedoch die *Ursache* eines Mineralmangels beseitigt, kann das Mangelzeichen auch ohne Einnahme von Mineralsalzen verschwinden:

Ist z. B. jemand beruflich dauernd überfordert, kann dies als **Kalium-phosphoricum**-Mangel *(aschgrau)* sichtbar sein. Wenige Tage Urlaub können unter Umständen das Mangelzeichen bereits zum Verschwinden bringen.

Konkrete Schritte, die jeder tun kann, um etliche Ursachen für seine Mineralmängel zu beseitigen:

- *Umstellung* der Lebensweise (Stress abbauen, ausreichend Schlaf, besonders vor Mitternacht),
- *gesundheitsbewusste* Behandlung des Körpers,
- *Änderung* der Ernährungsgewohnheiten (Dr. Schüßler legte großen Wert auf Diätetik),
- Achten auf mentale (geistige) Hygiene: Negative Gedanken und Emotionen erzeugen Stress und übersäuern!

## 4.2 Der Sinn des Lebens und der Krankheiten

Die nachfolgenden Betrachtungen geben auch unsere persönlichen Erfahrungen wieder.

Maßgebliche, bekannte Autoren und Psychotherapeuten wie z. B. H. G. Tietze *(Entschlüsselte Organsprache)*, Wolfgang Weikert *(In der Krankheit spricht die Seele)*, Thorwald Dethlefsen *(Schicksal als Chance, Krankheit als Weg)*, Louise Hay *(Heile Deinen Körper)*, Dr. John Diamond *(Die heilende Kraft der Emotionen)* und viele andere sowie zum Teil auch (vorwiegend östliche) Religionen vertreten ähnliche Weltanschauungen. Der geneigte Leser möge sich dieser Sicht der Dinge anschließen oder auch nicht – es ist nicht unsere Absicht, irgendjemanden zu *„bekehren"* – wozu auch immer. Es würde uns aber freuen, wenn wir Sie damit etwas zum Nachdenken anregen könnten.

Nach dieser Anschauung ist die physische Welt nur die Oberfläche der Dinge. Dahinter verbirgt sich eine andere (esoterisch-mystische) Ebene der Realität. Sinn und Zweck unseres irdischen Daseins ist demnach unsere seelische Entwicklung. Die Seele kann sich auch zwischen den einzelnen Inkarnationen (in den Astralbereichen) weiter- und höher entwickeln, jedoch nicht so rasch wie auf Erden. Sie kann uns im Zustand der Verkörperung (auf Erden) auf verschiedene Weise Mitteilungen bezüglich der seelischen Entwicklung zukommen lassen:

- Gedanken (Ideen) und Träume regen zu aktivem Bemühen an.

- Gefühle (Intuitionen) beeinflussen (meist unbewusst) unsere Entscheidungen, weisen oft auf negative Einflüsse oder Entwicklungen hin,
- Krankheiten, Leiden, Schicksalsschläge sind „handfeste“ Hinweise auf seelische Lernaufgaben oder Schwächen und Fehler in der Lebensführung.
  Weil die seelische Entwicklung vor allem in unserem derzeitigen gesellschaftlichen Umfeld sehr mühsam ist und viele Menschen deshalb solche Gedanken und Gefühle gar nicht mehr wahrnehmen, bzw. sie absichtlich unterdrücken und übertönen, macht uns unser Körper in Form von Störungen auf das Missverhältnis zwischen den Erfordernissen unserer Seele und unserer *tatsächlichen* Lebensweise aufmerksam.

Dies sind die drei Wege des Lernens: **Nachahmen, Nachdenken, Erfahrung.**

> „Es ist der einzige Sinn der Krankheiten, auf ihre seelischen Ursachen aufmerksam zu machen.“
>
> „Krankheit ist kein Schicksalsschlag, sondern das Ergebnis täglicher kleiner Verstöße gegen die Gesetze der Natur.“
>
> *Hippokrates*

## 4.3 Organsprache

Schon die sprachliche Bezeichnung vieler Gesundheitsstörungen, Leiden, Zustände, aber auch körperlicher oder organischer Merkmale und Funktionen ist *doppeldeutig* und entschlüsselt ihren Sinn:

- *Was fehlt dir?* Seelische Harmonie, Mineralstoffe fehlen, Fehler im Denken.
- *Etwas liegt mir am Herzen:* ist mir gefühlsmäßig wichtig.
- *Etwas liegt mir (wie ein Stein) im Magen*: Ich kann ein Problem nicht verdauen.
- *Es ist mir etwas Ärgerliches über die Leber gelaufen:* saure Reaktion.
- *Es geht mir an die Nieren:* Beziehungsprobleme, Enttäuschung.
- *Aufrechte Haltung:* aufrechter Charakter.
- *Gebückte Haltung:* er ist ein Kriecher, er kriecht ihm hinten hinein.
- Wer eine *Sucht* hat, *sucht* nach etwas ihm Fehlenden.
- *Sucht nach Süßem*: sucht nach Ersatz *(für „süße“ Liebe).*
- Wer *scharf würzt*, ist scharf auf neue Eindrücke.
- Wer *weiche Kost* braucht, kann nicht *zubeißen*, will ein Problem nicht *packen.*
- Wer *Schonkost* braucht, hat eine schwache Verdauung, kann Probleme nicht *verdauen* (verarbeiten).
- *Vorbeugen:* sich den Tatsachen beugen (Realität anerkennen), bevor uns das Leiden gewaltsam beugt.
- *Leidenschaft:* schafft Leiden.
- *Eifersucht:* ist eine Leidenschaft die mit *Eifer sucht*, was Leiden schafft (altes Sprichwort).
- *Die Nase von etwas voll haben* (Schnupfen).
- *Es schnürt ihm den Brustkorb zu: Angst* macht *eng* (Angst: urverwandt mit lat. angustus = eng: Ang-st = zu eng). Angina pectoris = *Herzenge.*
- Sich für eine Sache *erwärmen* – schützt vor *Erkältung.*
- *Erkältung*: wo *bin* ich kalt, was *macht* mich kalt?
- *Haut-Ausschlag*: etwas will hinaus, zum *Durchbruch* kommen.
- *Schild-Drüse*: ist mein *Schild*, der mein Nervensystem vor zu direkten Einflüssen abschirmt.
- ... usw.

In der *Organsprache* sind die Zusammenhänge zwischen Organstörung und seelischer Ursache systematisch festgehalten:

Wer weiß, auf welche seelische Ursache eine Gesundheitsstörung *deutet*, hat die Be-*deutung* des Leidens erkannt; andernfalls ist es bedeutungs-*los*.

Wer es nicht *ver-steht, steht verkehrt* dazu und kann es nicht be-*greifen*.

Ein Leiden ist meist erst dauerhaft besiegt, wenn die Seele daraus gelernt hat. Denn sobald die Seele den Entwicklungsschritt vollzogen hat, ist die Disharmonie beseitigt und der Körper kann gesunden.

**Tab. 1.2** Krankheiten und ihre seelischen Ursachen.

| Organ | Art der Störung | Seelische Ursachen |
|---|---|---|
| Bronchien | Asthma | Verhinderte Flucht, Anklammerung, Harmloses wird als bedrohlich empfunden, erstickende Liebe (lässt keine Luft zum Atmen) |
| Darm | Darmentzündung | Enttäuschung |
| Darm | Chronische Verstopfung | Gefühlszurückhaltung, „gibt nichts her", hängt an alten Vorstellungen |
| Duodenum | Ulcus duodeni | Despot, Tyrann |
| Galle | Gallenstau | Ärger, Missmut, Aggression |
| Gefäße | Hochdruck, Arthritis, Migräne | Unterdrückte Aggression |
| Haut | Juckreiz, Schuppenflechte, Ekzem, Neurodermitis | Sich unrein fühlen, Sehnsucht nach Nähe, aber gleichzeitig Angst vor Verletzung |
| Herz | Angina pectoris | Verhinderte Flucht, Anklammerung; Mangel an Freude, Verhärtung |
| Leber | Leberentzündung | Existenzbedrohung, Widerstand gegen Veränderung, Wut, Hass ... |
| Lunge | Asthma | Nimmt zu viel, gibt nichts her |
| Magen | Magengeschwür | Verhinderte Flucht, Anklammerung |
| Magen | Gastritis | Ärger, Missmut, schlimme Befürchtungen |
| Pankreas | Pankreasentzündung | Resignation |

Ein weiser Rat aus dem Taoismus:

„Durch *Lächeln* wird Nektar für unsere Organe bereitet, der sie nährt und gesund erhält, durch *Ärger und negative Gefühle* werden Kloaken ausgeschüttet, die den Körper vergiften und krank machen."

# 5 Mineralstoffe des Lebens

Mineralstoffe sind Stoffe aus dem **anorganischen** Teil der Erde. Trotzdem sind sie für den Organismus aller Lebewesen von enormer Bedeutung. Sie sind als Bestandteil von Körpergeweben und Zellen, als stützende Elemente in den Körper eingebaut (Skelett), sie werden für die Synthese von anderen Wirkstoffen sowie als Aktivatoren bestimmter Enzyme benötigt. Ferner sind sie an der Regulierung des Wasserhaushalts und am Aufbau von Wirkstoffen, Enzymen und Hormonen beteiligt.

**Unser Körper benötigt Mineralstoffe in unterschiedlichster Menge. Zur Deckung ihres Mineralstoffbedarfes sind Menschen und Tiere auf Pflanzen angewiesen.** Leider ist in der heutigen Zeit die Umweltverschmutzung so weit fortgeschritten, sind die Böden so stark ausgelaugt, dass wir auf natürlichem Weg keine ausreichende Versorgung mit diesen essenziellen Vitalstoffen mehr bekommen (siehe S. 68; Ernährung).

Um die Nährstoffe in die Zelle besser transportieren zu können, bedienen wir uns der Schüßlersalze. Diese ermöglichen eine effizientere Aufnahme der grobstofflichen Mineralstoffe: Die Schüßlersalze dienen als „Transportschiffchen" und schleusen die grobstofflichen Minerale „huckepack" in die Zelle ein bzw. „kleben" die Mineralstoffe an die Zellen an (z. B. bei Knochenbrüchen wirkt Calc. phos. wie Zement zwischen den Knochenzellen).

Bei schwerwiegenderen Mineralstoffmängeln ist eine Substitution über die Schüßlersalze kaum möglich (siehe S. 74 f.). In diesem Fall brauchen wir die Unterstützung der Orthomolekularen Medizin.[4]

Um die Nahrung richtig zusammenstellen zu können, ist es wichtig, auch über **Vorkommen** und **Funktion** eines Minerals Bescheid zu wissen.

**Man teilt diese Mineralstoffe in zwei Gruppen ein:**

- **Mengenelemente**
  25–1000 g im Körper eines Erwachsenen. Ihre Menge in Lebensmitteln wird in Gramm (g) oder Milligramm (mg) angegeben: Natrium, Magnesium, Kalium, Calcium, Phosphor.
- **Spurenelemente**
  Spurenelemente sind im Körper nur in „Spuren" vorhanden. Im Körper eines Erwachsenen finden wir Spuren von 1 mg bis 5 g. In den meisten Lebensmitteln sind sie in so geringer Menge vorhanden, dass sie in Millionstelgramm (= Mikrogramm = µg = 0,001 mg) angegeben werden: Kobalt, Silicium, Selen, Mangan, Molybdän, Zink, Vanadium, Nickel, Chrom, Zinn, Fluor, Jod, Kupfer.

Man bezeichnet sie deshalb als die *essenziellen* (lebensnotwendigen) Spurenelemente, weil sie für eine Vielzahl von biologischen Vorgängen im Körper verantwortlich sind, bzw. diese Vorgänge können nur unzureichend oder überhaupt nicht ablaufen, wenn ein Mangel an lebensnotwendigen Spurenelementen im Körper vorliegt.

Diesen *lebensnotwendigen* Spurenelementen gegenüber stehen die „lebensbedrohenden" Spurenelemente wie: Blei, Cadmium, Quecksilber und Arsen, welche bekanntlich in den letzten Jahren durch den verstärkten Autoverkehr und durch die Umweltbelastungen der Industrie enorm zugenommen haben.

Wichtigster Schutz gegen diese Schadstoffe ist ein *starkes Immunsystem* – und dieses ist bei einem intakten (ausgeglichenen) Mineralstoffwechsel gegeben.

**Selen** kommt hier große Bedeutung zu, denn es senkt die Wirkung giftiger Schwermetalle (siehe Beschreibung im Kapitel „Die Spurenelemente").

Im feinstofflichen Aufbau des Menschen werden z. B. Arsen (Arsenum jodatum) und Quecksilber (wird in der Homöopathie einge-

---

4 Darunter versteht man die gezielte Gabe von hochdosierten Vitaminen und Mineralstoffen. Zur Vertiefung siehe z. B. Burgerstein: *Handbuch Nährstoffe*.

setzt) als Spurenelemente in sehr geringen Mengen benötigt. Diese sind auch im gesunden menschlichen Körper vorhanden.

**Nur Übermengen, welche sich nicht selbst abbauen, sind lebensbedrohlich!**

## 5.1 Die Mengenelemente

### 5.1.1 Calcium

Calcium ist für den Menschen ein lebenswichtiger Baustoff. Im gesunden Organismus lagern davon ca. 1000 g (1 kg!). 99% davon wird zur Härtung von Zähnen und Knochen eingebaut.

Calcium wird auch zum Aufbau des Skelettes benötigt, welches gleichzeitig auch ein großer Calcium-**Spender** ist. Es ist wichtig für unsere gesamten Muskel- und Nerventätigkeit.

Über Vermittler-Stoffe wirkt es auf die verschiedenen Stoffwechselvorgänge ein, z.B. auf die Blutgerinnung, bei der neuromuskulären Erregbarkeit, trägt auch zur Sekretion einiger Hormone und Enzyme bei und dient der Abwehr von Allergien und Entzündungen.

Hormone der Nebenschilddrüse regeln den Ein- und Abbau sowie die Aufnahme und Ausscheidung des Calciums.

**Begünstigt** wird die Aufnahme (Resorption) von Calcium durch Vitamin D, Milchzucker und unter dem Einfluss von Säuren. Außerdem fördert das Vitamin D den Einbau von Calcium in die Knochen. Streng genommen ist Vitamin D eigentlich kein Vitamin, weil es kein essentieller Nährstoff ist. Es wird bei ausreichender Einwirkung von UV-Licht in der Haut gebildet. Vitamin D wird über längere Zeitspannen gespeichert. So können durch ausgiebige Aufenthalte im Freien, Tage mit wenig Sonneneinstrahlung ausgeglichen werden.

**Behindert** wird sie durch große Fettzufuhr, Oxalat (z.B. in Spinat, Rhabarber, Tee, auch Kartoffeln und Brot), Phytate (Hafer) und durch Phosphor (Schmelzkäse).

*Calcium* wird überwiegend über den Darm (70–90%) und über die Nieren ausgeschieden.

Proteinreiche Kost (bes. tierisches Eiweiß) erhöht die Calciumausscheidung über die Nieren erheblich. Ebenso verstärkt die Entmineralisierung der Knochen ein erhöhter Kochsalzkonsum und Coffein.

**Calcium-Mangel** kann entstehen durch einen Mangel an Vitamin D, unzureichende Calcium-Zufuhr, durch mangelnde Aufnahme durch die Ernährung (bes. Schwangere, stillende Mütter oder Kinder im Wachstum), mangelnde Resorption im Dünndarm, Erkrankungen oder Entfernung der Nebenschilddrüse, chronische Nierenerkrankungen, Verwendung von enthärtetem Wasser, Stresseinflüsse, zu schnelle Atmung (Hyperventilation) bei Aufregung, Alkoholmissbrauch und durch Nebenwirkungen verschiedener Arzneimittel (z.B. harntreibende Substanzen).

**Die Folge** sind u.a. schmerzhafte Muskelkrämpfe durch gesteigerte Erregbarkeit von Nerven und Muskeln (z.B. Herzmuskel). Tetanie: Empfindungsstörungen wie Kribbeln, Ameisenlaufen, taubes oder pelziges Gefühl in Gesicht, Armen, Händen, Beinen, Waden, und Füßen; Krämpfe und Verspannungen der Gesichtsmuskulatur (z.B. Kiefersperre), Pfötchenstellung an den Händen und Spitzfußstellung an den Füßen.

Atemnot durch Verkrampfung der Bronchien, Bauchkrämfe, psychische Störungen. Das alles bei vollem Bewusstsein.

Calcium-Mangel führt zur Bildung von labilen Knochen und Zähnen z.B. zu Rachitis bei Kindern, Knochenabbau (Osteoporose) beim Erwachsenen, besonders bei Frauen in den Wechseljahren und zu chronischen Veränderungen an Haaren, Haut, Zähnen und Nägeln.

#### Überdosierung

Eine Überdosierung wirkt sich sehr negativ bei Menschen mit Neigung zu Kalkablagerungen (Nierensteinbildung, Arteriosklerose, ...) aus und führt zu Magen-Darm-Beschwerden wie Übelkeit, Erbrechen, Verstopfung, Schmerzen, Antriebslosigkeit u. Depression.

Eine Überdosierung kann auch entstehen bei der Behandlung von Magengeschwüren, wenn gleichzeitig viel Calcium mit der Nahrung aufgenommen wird.

#### Tagesbedarf

Ist beim Erwachsenen mit der täglichen Aufnahme von 800 mg gedeckt. Schwangere und Stillende dagegen sollten bis 1200 mg/Tag, Jugendliche von 10–14 Jahren 1000 mg/Tag aufnehmen.

Im Alter ist die Calcium-Aufnahme über den Darm sehr schlecht, daher sollte für ausreichende Zuführung über die Nahrung gesorgt werden.

Im Säuglingsalter bzw. in der Pubertät besteht ein besonders intensives Knochenwachstum mit erhöhtem Calciumbedarf. Unabhängig vom Wachstum überwiegen die Knochenbildungsprozesse, bis zwischen dem 30. und 35. Lebensjahr die höchstmögliche Knochenmasse (peak bone mass) erreicht ist. Danach intensiviert sich die Demineralisierung der Knochen.

Verschiedene ernährungswissenschaftliche Studien zeigen, dass die Nutzbarkeit von Calcium aus pflanzlicher Kost mit der von Milch vergleichbar ist. Vor allem aus grünen Blattgemüsen, die wenig Oxalat enthalten, ist die Bioverfügbarkeit etwa doppelt so hoch wie in Milch. Kleinkinder mit exzessivem Milchverbrauch laufen Gefahr, eine Eisenmangelanämie zu erleiden, da Milch wenig Eisen enthält und ein hoher Calciumkonsum sich negativ auf die Eisenaufnahme auswirkt.

#### Natürliche Quellen

(Siehe auch Nahrungsmitteltabellen im Abschnitt „Ernährung“, S. 71 ff.)

Wichtige Calcium-Lieferanten sind v.a. Milch und Milchprodukte, aber auch bestimmte Vollkorn-, Sojaprodukte gekocht, Hafermehl, Gemüse, Sauerkraut, bes. Kohlarten wie Grünkohl, Chinakohl, Spinat, Brunnkresse, Petersilie, getrocknete Feigen, schwarze Melasse und Sonennblumenkerne, Nüsse, Sesam.

Zur Vorbeugung und Behandlung von Allergien aller Art (Haut-, Sonnen-, Medikamenten-, Pollen-, Insektenstichen) müssen mind. 500 mg Ca, und bei Osteoporose mind. 1000 mg täglich, zusätzlich eingenommen werden, wenn keine ausreichende Abdeckung durch calciumreiche Kost möglich ist.[5]

## 5.1.2 Chlor

Chlor reguliert das Gleichgewicht der alkalischen Säuren im Blut, wirkt zusammen mit Natrium und Kalium, unterstützt die Leberfunktion – **ohne Chlorid keine Magensäure!**

Die Aufnahme von Chlorid erfolgt durch salzhaltige Nahrungsmittel.

Ein ständiger Mangel kann durch dauerndes Erbrechen entstehen, vor allem, wenn auch noch chloridarme Nahrung aufgenommen wird.

**Chlor ist sehr wichtig für die Verdauung**!

Bei **Chlorid-Verlust** über 45 % folgt erst Muskelschwäche, dann kann sogar **Tod** durch Gehirnödem eintreten.

#### Mangelerscheinungen

Verlust von Haaren und Zähnen, Übelkeit bis zum Erbrechen.

#### Beste Quellen

Tafelsalz und Oliven (siehe auch Nahrungsmitteltabellen im Abschnitt „Ernährung“, S. 71 ff.).

#### ! Achtung

Gechlortes Wasser (Bäder) zerstört Vitamin E; zu viel Chlor durch Schlucken von Badewasser zerstört die Darmflora!

## 5.1.3 Kalium

Reguliert zusammen mit *Natrium* den „Wasserhaushalt“ des Körpers und normalisiert den Herzrhythmus. Es aktiviert eine Reihe von Enzymen und ist wichtig für die Biosyn-

[5] Quellen: AVE Arbeitskreis vegane ernährungswissenschafterInnen; www.univie.ac.at/ave; Schick R, Elt Cv: Meine Gesundheit. MMI Der Wissensverlag.

these von Eiweiß. Die Erregbarkeit von Muskeln und Nerven hängt auch mit dem Kalium-Gehalt zusammen.

**Funktion**

Es fördert die Sauerstoffmenge zum Gehirn, trägt zum Abbau von Schadstoffen im Körper bei, hilft bei Allergien und bei der Senkung des Blutdruckes.

**Was behindert die Kalium-Aufnahme?**

Echter Kaffee, Alkohol, einseitige Diäten (ohne Kohlenhydrate), Zucker, sog. „harntreibende" Mittel.

**Mangelerscheinungen**

Zu niedriger Blutzucker, Ödeme, Wadenkrämpfe bei Sportlern, Störungen im Säure-Basen-Gleichgewicht, lang anhaltende Durchfälle, Muskelschwäche, Blutdrucksenkung, EKG-Veränderungen, oft auch Verstopfung und Darmverschluss durch längeren Gebrauch von Abführmitteln. (Dabei wird dem Körper immer mehr *Kalium* entzogen.)

**Folge**: Darmerschlaffung/Verstopfung → erhöhte Dosis Abführmittel → noch mehr Kalium-Verlust → und die Spirale beginnt von neuem …

**Natürliche Quellen**

(Siehe auch Nahrungsmitteltabellen im Abschnitt „Ernährung", S. 71 ff.)

Zitrusfrüchte, Melonen, Tomaten, Wasserkresse, alle grünen Blattgemüse, Sonnenblumenkerne, Bananen, Kartoffeln, Minzeblätter und vor allem „Trockenfrüchte".

## 5.1.4 Magnesium

Magnesium ist ein lebensnotwendiges Bioelement. Es wird für den Fortbestand und die normale Funktion, Wachstum und Entwicklung des Organismus benötigt. Es hat einen großen Einfluss auf die Stoffwechselvorgänge.

Magnesium ist für Nerven, Muskulatur, Herz und Kreislauf lebenswichtig, kann die Gesundheit werdender Mütter stärken, Leistungsfähigkeit und Ausdauer erhöhen sowie die negativen Folgen von Stress mildern.

Der Körper reguliert ständig seinen *Magnesium*-Haushalt. Dennoch geht täglich etwas Magnesium durch Körperausscheidungen verloren. Deshalb müssen wir mit der Nahrung ständig neues Magnesium zuführen.

**Ursachen des Magnesium-Mangels**

- **Zu geringe Magnesium-Zufuhr**
  Hierbei müssen wir unterscheiden zwischen *verringerter Nahrungsaufnahme* und *falscher Ernährung*.
  Wer weniger isst, weil er abnehmen will, oder Diät einhalten muss, nimmt dabei nicht ausreichend Magnesium zu sich. Die zunehmend einseitige Ernährung durch eiweißhaltige, fettreiche Kost, die rationelle Zubereitung, die wegen des Kunstdüngers an Magnesium verarmten Böden und das zu weiche Trinkwasser, führen zu einem Anstieg der Magnesium-Mangelerkrankungen.
- **Gestörte Magnesium-Aufnahme**
  Eine ausreichende Zufuhr von Magnesium mit der Nahrung reicht aber nicht immer aus. Der Körper muss es auch *verarbeiten* können. Eine *gestörte* Magnesium-Aufnahme beruht häufig auf krankhaften Veränderungen im Magen-Darm-Trakt, zu hoher Calcium-Zufuhr, einer zu eiweiß- und fetthaltigen Nahrung und übermäßigem Alkoholgenuss.
- **Erhöhter Magnesium-Bedarf**
  Der tägliche Mg-Bedarf liegt bei einem gesunden Erwachsenen bei 300 mg. In der Schwangerschaft und Stillperiode erhöht sich dieser Bedarf um etwa 1/3.
  In Zeiten körperlicher Schwäche besteht ein erhöhter Magnesium-Bedarf!
- **Erhöhter Magnesium-Verlust**
  Beim Leistungssport kann es durch erhöhte Ausscheidung zu erheblichen Magnesium-Verlusten kommen. Ein erhöhter Magnesium-Verlust entsteht auch durch Magen-Darm-Erkrankungen, wie z. B. Erbrechen, Durchfall, durch Nieren- und Knochenerkrankungen sowie erhöhte Blutzuckerwerte.
  Durch die unkontrollierte Einnahme von Abführmitteln und regelmäßigen Alko-

holgenuss wird Magnesium verstärkt ausgeschieden.

**Erhalten Sie sich Ihre Gesundheit und Leistungskraft, schützen Sie sich wirksam gegen Magnesium-Mangel:**

Wie immer gilt auch hier: „*Vorbeugen ist besser als heilen!*"

Abwechslungsreiche Ernährung ist für eine ausreichende Magnesium-Zufuhr wichtig:

- Verzichten Sie daher weitgehend auf Fertiggerichte und Konserven!
- Dunkelgrünes Gemüse, Hülsenfrüchte, Kartoffeln, Getreide, Vollkornprodukte, Nüsse, Schalentiere, Kakao und Mineralwasser enthalten Magnesium. (Siehe auch Nahrungsmitteltabellen im Abschnitt „Ernährung", S. 71 ff.)
- Kombinieren Sie Ihre Nahrung so, dass Sie ausreichend Vitamine, Mineralstoffe und Spurenelemente zu sich nehmen!

### 5.1.5 Natrium

*Natrium* reguliert nicht nur den *Wasser*-, sondern auch den Säure-Basen-Haushalt, gewährleistet die Erregbarkeit von Muskeln und Nerven und aktiviert die Enzyme. In der Erde ist *Natrium* mit ca. 2,6 %, im Meerwasser mit ca. 2,9 % und in Salzsolen mit bis zu 30 % vorhanden.

**! Achtung**

**Natrium + Chlor = Kochsalz (NaCl)**

Als *Konservierungsmittel* entzieht es den Nahrungsmitteln Wasser und erschwert das Wachstum von Kleinlebewesen. Daher sind beachtliche Salzmengen in Wurst und Käsesorten enthalten.

Der **Tagesbedarf** eines Erwachsenen beträgt ca. 2–3 g. *Natrium* wird im Darm resorbiert. Die Ausscheidung erfolgt beim Gesunden mit normaler Nierenfunktion über die Niere (10–15 g).

Ein geregelter Wasserhaushalt hängt weitgehend von den Nebennierenrinden ab, welche die für die Regulation des Salzhaushaltes zuständigen Hormone produzieren. Bei zu geringer Hormonausschüttung verlässt zu viel Kochsalz die Nieren. Es kommt dann zur Zurückhaltung von harnfähigen Substanzen. Bei erhöhter Hormonproduktion entstehen durch Perioden stärkerer *Natrium*-Zurückhaltung ödematöse Krankheiten.

**! Achtung**

**Achtung Herzkranke – Natrium bindet Wasser**

Bei **Kochsalz-Überschuss** gibt es Spannungen in den Gefäßen: **Bluthochdruck**, Stauungen in den Lymphen.

**Natrium-Mangel**

Entsteht durch zu reichliches Schwitzen, jedoch meistens durch die Einnahme von Diuretika. Auch durch starke Durchfälle sowie häufigeres Erbrechen.

Unterversorgte Menschen sind „antriebslos, teilnahmslos, haben keinen Durst"; eher niedrigen Blutdruck, Kollaps-Neigung, gesteigerte Herzfrequenz, verminderte Harnausscheidung, Blutleere und eine trockene Haut.

Heutzutage wird allgemein viel zu viel Kochsalz über die stark konservierte Fertignahrung aufgenommen. Gaststätten- und Kantinenkost enthält üblicherweise viel Salz, um die Lust aufs Trinken zu steigern. Gesundheitsorientierte Restaurants ersetzen das Kochsalz bereits durch Gewürzsalze und Kräuter!

Junge Leute reagieren oft empfindlich auf eine zu große Kochsalz-Zufuhr mit Gefäßzusammenziehung. Von dieser Seite her gesehen ist salzarme Kost eine „Heilkost"!

Sie wird bei Entzündungen und rheumatischen Erkrankungen zur „Entquellung" eingesetzt.

### 5.1.6 Phosphor

Im Körper eines Erwachsenen befinden sich ca. 600–700 mg Phosphor, davon mehr als 85 % in Knochen und Zähnen. Der Rest ist im Gewebe und im Blut verteilt, wo er den Säure-Basen-Haushalt reguliert. *Phosphor* ist als Bestandteil von Lecithin in jeder Zelle zu finden und für die Gehirn- und Nerventätigkeit sehr wichtig. Als Bestandteil der roten Blutkörperchen hat er auch in der Blutgerinnung Bedeutung. Die Resorption von *Phosphor* wird durch das Vorhandensein von Vitamin D verbessert.

Verschiedene Nahrungsinhaltsstoffe, wie Calcium, Aluminium und Eisen sowie der organische Stoff Inosit hemmen die Aufnahme. Die Ausscheidung erfolgt über die Nieren.

Ein **Mangel** an Phosphor ist eher unwahrscheinlich, kann allerdings nach Einnehmen bestimmter Medikamente auftreten. Langanhaltender Phosphormangel hat Knochenerweichung zur Folge und kann in Verbindung mit Vitamin-D-Mangel bei Kindern zu Rachitis führen, während eine **Überdosierung** bei Kindern oft *Überaktivität* auslösen kann.

Der **Tagesbedarf** eines Erwachsenen liegt bei 800 mg und sollte mit Calcium im Verhältnis 1:1 stehen. Schwangere und Stillende benötigen 1000 mg/Tag, Kinder und Jugendliche von 10–18 Jahren 900–1000 mg/Tag. Hochleistungssportler und Schwerstarbeiter brauchen unter Umständen das Doppelte.

**Natürliche Quellen**

(Siehe auch Nahrungsmitteltabellen im Abschnitt „Ernährung", S. 71 ff.)

Phosphor ist in fast allen Lebensmitteln vorhanden, häufig tritt er gleichzeitig mit Calcium und Eiweiß auf (in Schmelzkäse, Fleisch, Getreide, Nüssen und Hefe).

### 5.1.7 Schwefel

*Schwefel* ist als wichtiger Bestandteil von Eiweiß bekannt. Über das schwefelhaltige Insulin ist er eng mit dem Zuckerstoffwechsel verbunden. Ferner ist er an der Bildung von Binde- und Stützgewebe beteiligt und spielt – über die Leber – eine wichtige Rolle bei der Entgiftung des Körpers.

**Mangel** an *Schwefel* bedeutet daher auch immer Mangel an **Eiweiß**.

**Überschuss**

Bisher sind keine Folgen bekannt. Allerdings kennen wir die Schwefelverbindung Sulfit, die bei der Konservierung von Trockenfrüchten entsteht: Sulfit hemmt eine Reihe von Stoffwechselvorgängen und zerstört Vitamin $B_1$.

Manche Menschen reagieren auf Sulfit mit Kopfschmerzen, Pulsbeschleunigung und Benommenheit.

**Tagesbedarf**

Es ist nicht genau bekannt, wie hoch der tägliche Bedarf an Schwefel sein soll. Die Höhe der Schwefelaufnahme hängt aber von der Eiweißaufnahme ab.

**Natürliche Quellen**

(Siehe auch Nahrungsmitteltabellen im Abschnitt „Ernährung", S. 71 ff.)

Schwefel kommt in fast allen eiweißhaltigen Lebensmitteln vor, kann aber vom Körper nicht immer verwendet werden und wird dann über die Nieren ungenützt ausgeschieden.

## 5.2 Die Spurenelemente

### 5.2.1 Chrom

In verschiedenen Ländern der Erde wird Chrom im menschlichen Körper in sehr unterschiedlicher Menge angegeben, bei Europäern z. B. 1,7–6 mg.

Chrom ist ein essenzieller Nährstoff für den Menschen und am Kohlenhydrat-Stoffwechsel maßgeblich beteiligt. Es ist Bestandteil des „Glucose-Toleranzfaktors" (GTF, ein Aminosäurekomplex, in den dreiwertiges Chrom eingebunden ist). Er steuert die Bindung von Insulin an dessen Rezeptor und ist somit für die Glucoseaufnahme in der Zelle verantwortlich. Der GTF ist unentbehrlich für die Kontrolle des Blutzuckerspiegels.

Chrom wirkt sich auch auf unser Hunger- und Sättigungsgefühl aus. Außerdem wird es zur Eisenresorption benötigt.

Chrom kann über die Atemwege, Nahrung und Trinkwasser sowie über Hautkontakt aufgenommen werden. Der Chromgehalt der Luft und des Wassers ist im Allgemeinen gering. Über die Nahrung nehmen wir meist dreiwertiges Chrom auf, welches natürlich in Gemüse, Früchten, Fleisch, Hefe und Getreide vorkommt. Einige Arten der Speisenzubereitung und -lagerung können den Chromgehalt in der Nahrung ändern. So steigt beispielsweise die Chromkonzentration in der Nahrung an, wenn diese in Metalldosen abgefüllt wird.

Über die Nahrung aufgenommenes *Chrom* wird nur zu 3 % resorbiert, der Rest wird über die Nieren ausgeschieden.

**Chrommangel**

Durch Chrommangel steigt der Insulinspiegel, dadurch kommt es zu weiteren Stoffwechselstörungen wie Übergewicht, Adipositas, Diabetes; Chrom ist auch wichtig für die Cholesterinsynthese. Es bewirkt insgesamt niedrigere Cholesterinwerte und erhöht das „gute" HDL-Cholesterin. Chrommangel bedingt daher erhöhtes Cholesterin und greift auch störend in den Fettstoffwechsel ein, wodurch die Herzkreislauferkrankungen wie zu hoher Blutdruck, Arteriosklerose begünstigt wird.

Durch Dauerstress und intensiven Sport verbrauchen wir doppelt so viel Chrom als normal.

Unterstützend wirkt Chrom auch bei Schleimhautkatarrhen und Hautirritationen.

**Chrom-Überdosierung (Chromvergiftung)**

Allergische Reaktionen, Hautausschläge und Störungen der Nasenschleimhaut, Nasenbluten

Durch Übersäuerung des Bodens (Düngung, saurer Regen …) kann es dazu kommen, dass die Pflanzen, die normalerweise nur dreiwertiges Chrom aufnehmen, zu hohe Chromkonzentrationen speichern.

Speziell Menschen, die in der Stahl-, Leder- und Textilindustrie arbeiten, sowie Raucher sind zu hohen Chromkonzentrationen von vierwertigem Chrom ausgesetzt.

Weitere Störungen sind Magenprobleme, Erkrankungen der Atemwege, Schwächung des Immunsystems, Schäden an Leber und Nieren, Veränderung des genetischen Materials, Lungenkrebs bis zum Tod.

**Tagesbedarf**

Die empfehlenswerte Chromaufnahme beträgt 50–200 µg. Mit der normalen Nahrung werden täglich etwa 5–200 µg aufgenommen.

**Natürliche Quellen**

(Siehe auch Nahrungsmitteltabellen im Abschnitt „Ernährung", S. 71 ff.)

Geflügel, Fleisch, Vollkornprodukte, Getreide, Gemüse, Pilze, Früchte, Hefe, Nüsse, Käse und schwarze Melasse, schwarzer Tee.

## 5.2.2 Eisen

Eisen wird als essenzielles Spurenelement bezeichnet.

Der menschliche Organismus enthält etwa 4–5 g *Eisen*, davon ist der größte Anteil Blutfarbstoff, das „Hämoglobin". Der Rest („Transporteisen" und als eisenhaltiges Enzym vorrätig) ist an den Entgiftungsvorgängen beteiligt. Das Hämoglobin und Myoglobin sind für den Sauerstofftransport wichtig und – was nur allzu oft übersehen wird – sie binden Säuren und Basen.

Es ist in der unvorstellbar großen Menge von etwa 25 Billionen roten Blutkörperchen vorhanden. Die roten Blutkörperchen haben eine Lebensdauer von nur 100 bis 200 Tagen.

Eisen ist als ein lebenswichtiger Mineralstoff anzusehen. Etwa 10 % des aufgenommenen Eisens wird im Dünndarm und Magen resorbiert. Etwa 1–1,5 mg werden täglich ausgeschieden.

*Eisen* ist auch notwendig für den Vitamin-B-Stoffwechsel.

Durch Verletzungen, große Blutungen, Operationen, Störungen der Eisenverwertung, Entzündungen und Geschwüre im Magen-Darm-Trakt geht viel Eisen verloren. Frauen verlieren durch die Monatsblutungen oft viel Eisen, ebenso benötigen Schwangere und Stillende mehr davon.

**Funktion**

Eisen hilft beim Wachstum, steigert die Widerstandskraft, ist gut für die Haut, kann Einschlafstörungen beheben, lässt Akne vergehen, mindert Reizbarkeit und Nervosität, nimmt oft Kopfschmerz und Kopfdruck weg und kann bei Wetterfühligkeit helfen. Eisen macht ältere Menschen wieder munter.

**Mangelerscheinungen**

Durch Eisenmangel bedingte Anämie.

Einen *ernährungsbedingten* Eisenmangel beobachtet man bei Kindern und Erwachsenen, die viel Süßigkeiten, Kuchen und einseitige Kost (Hamburger, Pommes etc.) essen.

**Nicht gestillte Kinder leiden häufiger an Eisenmangel.**

**Lebensgefahr durch Eisenmangel?**

Während der **Schwangerschaft** steigt der Eisenbedarf erheblich. Die Zahl der „Frühgeborenen" nimmt bei blutarmen Frauen deutlich zu. (Eisenmangel bei schwerer Anämie oft bis zu 42%.)

Je höher der Lebensstandard, desto *höher* der Eisenmangel (in den USA). Ärmere Bevölkerungsschichten, die oft nur sehr selten Milch, Käse oder Fleisch essen können, sind so lange frei von Eisenmangelerscheinungen, bis die „Zivilisationskost" Einzug hält!

**Was be- bzw. verhindert die Eisenaufnahme?**

Die Gerbsäure im echten Kaffee, der echte Tee, Rotwein, Zucker (Säurebildner!), Alkohol und Schwermetalle, Umweltvergiftungen.

**Überversorgung**

Gibt es beim Gesunden kaum. Allerdings können starker Alkoholkonsum oder krampflösende Medikamente zu einer überhöhten Eisenresorption führen, wodurch Leberveränderungen, Funktionsstörungen des Herzens und der Bauchspeicheldrüse entstehen können.

**Täglicher Bedarf**

Für einen *Erwachsenen* etwa *1 mg*. Da die Eisenmenge nur zu etwa 8–10% aufgenommen wird, sollte ein Erwachsener täglich mit der Nahrung mindestens etwa 12–18 mg zu sich nehmen.

Bei *Schwangeren* und *Stillenden* ist eine Dosis von 22–25 mg/Tag empfehlenswert.

**Natürliche Quellen**

(Siehe auch Nahrungsmitteltabellen im Abschnitt „Ernährung", S. 71 ff.)

Reichlich vorhanden in Fleisch, Hülsenfrüchten, Vollkorn- und Soja-Produkten, Naturreis, Kohlrabi, Sauerkraut, Petersilie, Brunnenkresse, Schnittlauch, Brennnesseln, Lauch, Roten Rüben, Tomaten, Artischocken, Fenchel, Grünkohl, Schwarzwurzel, Zucchini, Pilzen, sämtlichem rotem und blauem Obst (bes. Schwarzbeeren, Holunder/Holler, Aprikosen/Marillen, Johannisbeeren ...) und Gemüse.

Zur Einlagerung von *Eisen* sind *Chrom, Kupfer, Kobalt, Mangan und Vitamin C, Vitamin-B-Komplex*, bes. *Niacin* und *Folsäure*, erforderlich!

## 5.2.3 Fluor

Im Organismus eines Erwachsenen finden wir 2–6 g *Fluor*.

**Funktion**

Es wird vor allem in Knochen und Zähnen eingelagert. Fluor erhöht deren Stabilität und Härtung und stärkt dadurch die Widerstandskraft gegen Karies. Außerdem ist Fluor auch an anderen Stoffwechselvorgängen beteiligt. Es hemmt die Mundbakterien, welche Zuckerreste fermentieren und Plaques bilden und ist daher ein wichtiges Instrument der *Karies-Prophylaxe*.

Fluor wird weltweit bereits dem Trinkwasser zugesetzt (1 mg/l) und es ist anzunehmen, dass bereits etwa 250 Millionen Menschen regelmäßig fluoriertes Wasser trinken.

Fluor bewirkt eine bessere Eisenresorption im Darm und beugt daher einer Schwangerschaftsanämie vor. Etwa 70–80% des aufgenommenen *Fluors* wird resorbiert und über die Nieren ausgeschieden.

**Echter Fluor-Mangel,** wenn etwa große Mengen Calcium, Magnesium und Aluminium die Fluor-Aufnahme stören, führt zur Knochenentkalkung und zu schlechten Zähnen.

### Überdosierung

Kann *giftig* wirken. Fluormengen von 5 mg/kg Nahrung können bereits zu Zahnverfärbungen führen. Die doppelte Dosierung hat Knochendeformation zur Folge. Fluormengen bis zu 2 g verursachen Erbrechen und Übelkeit, Fluorgaben von 5–10 g sind *tödlich*.

Unter Umständen tritt auch eine Zahnschmelzfluorose auf (weiße od. braune Flecken im Zahnschmelz der bleibenden Zähne.)

### Tagesbedarf

Empfohlene Zufuhr 1–3,8 mg/Tag, womit bereits die *Karies-Vorbeugung* gedeckt ist.

### Natürliche Quellen

(Siehe auch Nahrungsmitteltabellen im Abschnitt „Ernährung", S. 71 ff.)

Fluorid ist besonders enthalten in Seefischen, Eiern, Fleisch, Milch und Milchprodukten, Getreideerzeugnissen, Vollkornwaren, Walnüssen, Hülsenfrüchten und schwarzem Tee sowie z. T. im Leitungswasser.

## 5.2.4 Jod

Im Körper eines gesunden Erwachsenen finden sich etwa 10–30 mg Jod, wobei der größte Teil (70 %) in der Schilddrüse gespeichert ist. Der Rest verteilt sich auf verschiedene Organe, allerdings in sehr geringer Konzentration.

Jod ist ein wichtiger Bestandteil von den Schilddrüsenhormonen Trijodthyrronin (T3) und Thyroxin (T4). Diese wiederum steuern das Wachstum und die Entwicklung von Kindern und Jugendlichen. Ferner sind sie auch für die Geschwindigkeit der Energiegewinnung aus der Nahrung verantwortlich. Sie aktivieren den Stoffwechsel und beeinflussen das Wachstum und die Teilung von Zellen. Darüber hinaus stimulieren sie die Wärmeproduktion und halten die Körpertemperatur konstant.

Jod wird zu 100 % vom Darm aufgenommen, 40–70 % landen innerhalb von 24 Stunden in der Schilddrüse. Wenn das *Jod* wieder von der Schilddrüse freigesetzt wurde, wird es über die Nieren ausgeschieden.

### Jodmangel

Schilddrüsenunterfunktion (Hypothyreose) führt zuerst zu Konzentrationsmangel der Schilddrüsenhormone, dann zu einer Vergrößerung der Schilddrüse, dem sog., nicht immer sichtbaren, *„Kropf", der Schluck- und Atembeschwerden auslösen kann.* Durch Medikamente, aber auch durch Gemüse, wie Kohl und Rüben, kann die Resorption von Jod gehemmt werden.

Ein *Jod*-Defizit führt auch zu Wachstumsstörungen, Konzentrationsschwäche, Müdigkeit und Antriebsschwäche.

### Überdosierung

Die Einnahme jodhaltiger Medikamente führt zur Schilddrüsenüberfunktion (Hyperthyreose). Symptome sind Herzrhythmusstörungen, Gewichtsabnahme, Nervosität, Magen- und Darm-Störungen, Jod-Akne und Bindehautentzündungen.

### Tagesbedarf

Als tägliche Jodzufuhr werden für Jugendliche und junge Erwachsene 200 µg empfohlen, bei Schwangeren und Stillenden 260 µg. Ältere Menschen benötigen etwa 180 µg, während Kinder vom ersten bis zum neunten Lebensjahr mit 100–140 µg/Tag auskommen.

### Natürliche Quellen

(Siehe auch Nahrungsmitteltabellen im Abschnitt „Ernährung", S. 71 ff.)

In Muscheln, Garnelen und Seefischen, Seelachs, Heilbutt, Hering, Makrele, Kabeljau, Algen finden wir gute Jodlieferanten. Bei jodhaltigen Böden haben auch Gemüse, Kartoffeln, Äpfel, Zitronen, Käse, Roggen- und Weißbrot einen reichlichen Jodanteil.

## 5.2.5 Kobalt

Im Erwachsenenkörper finden sich vom Element Kobalt etwa 1,1–10 µg, wobei die Leber und die Niere die höchste Konzentration aufweisen.

### Funktion

Kobalt baut Vitamin $B_{12}$ (Bestandteil Cobalamin) auf und ist daher wesentlich an der Bildung roter Blutkörperchen beteiligt. Es erfüllt aber auch Funktionen am Eiweißaufbau, hilft bei der Aufnahme von *Eisen* in den Darm und beeinflusst die Jod-Aufnahme in die Schilddrüse. Ferner spielt Kobalt im Fett- und Kohlenhydrat-Stoffwechsel eine Rolle.

Das in Vitamin $B_{12}$ gebundene Kobalt kann nur über die tierische Nahrung aufgenommen werden und wird zu 70–100 % aus dieser resorbiert, allerdings auch wieder rasch über die Nieren ausgeschieden.

**Mangelerscheinungen** sind stets auch mit einem Mangel an Vitamin $B_{12}$ verbunden, sodass man immer von einem Vitamin-$B_{12}$-Mangel und nicht von einem *Kobalt*-Mangel spricht. Die Folge ist *Blutarmut* (perniziöse Anämie).

**Überdosierung** wird durch künstliche Kobalt-Zusätze hervorgerufen. Sie kann von Herzmuskelschäden bis zu Herzversagen führen.

Auch Kobalt kann Allergien auslösen.

Der genaue **Tagesbedarf** konnte noch nicht ermittelt werden. Man nimmt allerdings an, dass 5–10 µg/Tag ausreichend sind. Dies wird über Vitamin-12-Zufuhr abgedeckt.

### Natürliche Quellen

(Siehe auch Nahrungsmitteltabellen im Abschnitt „Ernährung“, S. 71 ff.)

Wir finden *Kobalt* in sehr vielen Nahrungsmitteln, wie Leber, Getreide (Hafer, Gerste, Roggen), Obst (Aprikosen/Marillen, Erdbeeren, Birnen), Nüssen, Schokolade, Fisch (Flunder, Hecht) sowie einigen Gemüsesorten (Brokkoli, Weißkohl, Spinat, Kartoffel).

## 5.2.6 Kupfer

Im Organismus eines Erwachsenen finden wir eine Menge von etwa 100 mg Kupfer, welches zum Großteil an Eiweiß gebunden ist. Die Resorption findet in Magen und Dünndarm statt.

### Funktion

Kupfer wirkt meist als Co-Faktor für verschiedene Enzyme und ist ein Antioxidationsmittel. Dieses Element wird zur Infektionsabwehr und zum Aufbau der roten Blutkörperchen benötigt. Es hilft bei der Eisenaufnahme und ist wichtig im Bindegewebe-Stoffwechsel, aber auch an anderen Stoffwechselvorgängen beteiligt.

Speziell in den Mitochondrien ist Kupfer wichtig für Zellatmung und Energieverwertung.

Kupfer ist auch an der Melaninbildung beteiligt und kann bei Vitiligo gut eingesetzt werden.

Außerdem ist es am Schilddrüsenstoffwechsel beteiligt und kann speziell bei Unterfunktion der Schilddrüse eingesetzt werden. Besonders wichtig ist es für die Funktion des Zentralnervensystems und den Gehirnstoffwechsel.

**Kupfermangel** kann durch Blutverluste und einseitige Ernährung verursacht werden. Er führt dann zu Blutarmut, Störungen in der Knochenbildung und in der Abwehr von Krankheiten sowie zu Krämpfen des ZNS (Epilepsie und Neuralgien), Koliken des Magen-Darm-Trakts, zum Anstieg des Cholesterinspiegels und zu Gelenkproblemen.

**Überdosierung** von Kupfer wirkt *toxisch* (giftig). Weil hohe Kupfergaben aber die Schleimhäute reizen, werden sie meist rasch erbrochen. Bestimmte Erbkrankheiten können vermehrt Kupfer im Gewebe ablagern, was zu Schädigungen in der Leber, den Nieren und im Gehirn führen kann.

Zu Kupferbelastungen kann es durch Wasserleitungen aus Kupfer, Ablagerungen im Boden, Abfallentsorgung, durch Verbrennung von fossilen Brennstoffen, Abbau, Fabriken und andere natürliche Prozesse kommen.

Eine Kupferbelastung über eine lange Zeit kann Reizungen der Nase, des Mundes und der Augen, sowie Kopf- und Magenschmerzen, Schwindelgefühl, Brechreiz und Durchfall verursachen. Extrem hohe Kupferaufnahmen können Leber- und Nierenschäden und sogar den Tod nach sich ziehen. Eine kanzerogene Wirkung von Kupfer wurde bisher nicht gefunden.

Einige wissenschaftlichen Studien legen eine mögliche Verbindung zwischen einer langzeitlichen Kupferbelastung und einer Verminderung der Intelligenz bei Jugendlichen nahe.

**Täglicher Kupferbedarf**

Die wünschenswerte Kupferzufuhr beträgt beim Erwachsenen 2–4 mg, bei Kindern 1–2 mg/Tag.

Kupfer und Zink sollten auf grobstofflicher Ebene nicht gemeinsam eingenommen werden, da sie Antagonisten sind. In der feinstofflichen, biochemischen Anwendung mit Schüßlersalzen können sie jedoch gemeinsam eingenommen werden.

**Natürliche Quellen**

(Siehe auch Nahrungsmitteltabellen im Abschnitt „Ernährung", S. 71 ff.)

Es ist ebenso wie *Eisen* in Fleisch und Fisch, aber auch in grünem Blattgemüse, Hülsenfrüchten, milchsauer eingelegtem Gemüse (z. B. Gurken), Nüssen, Sonnenblumenkernen, Hafer und Weizen vorhanden. Eine vielseitige, gesunde Ernährung reicht für die notwendige Versorgung mit Kupfer. Man nimmt mit einem solchen Nahrungsangebot täglich bis 5 mg Kupfer auf.

Für Säuglinge ist wichtig, dass aus der Muttermilch 75 % und aus der Kuhmilch nur 23 % Kupfer aufgenommen werden können.

## 5.2.7 Mangan

Mangan ist immer an Eiweiß gebunden und ein wichtiger Bestandteil vieler Enzyme, die an der Energierumwandlung beteiligt sind

Das Vorkommen im menschlichen Körper ist gering, es beträgt 10–20 mg.

Die höchste Konzentration finden wir in den Knochen, der Leber und der Bauchspeicheldrüse.

**Funktion**

Es ist wichtig für die Bildung von Knochen- und Bindegewebe sowie für die Verstoffwechslung von Eiweiß und Fett. Es ist bei der Verarbeitung von Cholesterin und ebenso bei der Insolinproduktion mit beteiligt. Man braucht es, um Glucose in der Leber speichern zu können. Mangan ist für die Herstellung von Schilddrüsen- und Sexualhormonen notwendig.

Nur 3–5 % werden im Magen-Darm-Trakt resorbiert.

Die Ausscheidung erfolgt über die Galle in den Darm.

**Mangelerscheinungen und Überdosierung** wurden bisher selten beobachtet, da vom Körper Mangan nur in geringen Mengen resorbiert wird. Aber es führt zu einer Herabsetzung der Enzymtätigkeit.

Manganvergiftungen sind meist industriellen Ursprungs oder durch überdosierte Nahrungsergänzung bedingt. Dabei kommt es zu Schädigungen des Zentralnervensystems, psychischen Störungen und Veränderungen im Blutbild.

**Tagesbedarf**

Die empfohlene Mangan-Zufuhr bei Jugendlichen und Erwachsenen beträgt 2–5 mg/Tag; bei Kindern 1–2 mg. Durch vernünftige Kost kann diese Menge leicht abgedeckt werden.

**Natürliche Quellen**

(Siehe auch Nahrungsmitteltabellen im Abschnitt „Ernährung", S. 71 ff.)

Besonders reichlich kommt *Mangan* vor in Getreide, Vollkornmehl, Buchweizenkleie, Haferflocken, Sojaprodukten, Gemüse, Hülsenfrüchten, Keimlingen, Wal- und Haselnüssen sowie in Teeblättern.[6]

## 5.2.8 Molybdän

Im Menschen sind etwa 8–10 mg Molybdän nachweisbar, vor allem in der Leber und in den Nieren.

---

6 Quelle: www.novafeel.de

### Funktion

Als Aktivator von Enzymen spielt es eine wichtige Rolle im Stoffwechselgeschehen. Es ist vorwiegend für die Enzyme, zur Herstellung der DNS und RNS notwendig und bewirkt, dass der Körper aus Fett Energie gewinnen kann. Zur Harnsäureproduktion wird Molybdän benötigt.

Durch seinen Einfluss auf die *Fluor*-Speicherung dürfte es auch in der *Karies-Prophylaxe* seine Bedeutung haben.

**Molybdän-Mangel** kann *Karies* begünstigen. Durch übermäßige Kupferaufnahme kann möglicherweise ein Molybdänmangel entstehen.

### Überdosierung

Eine Überdosierung tritt bei ausgewogener Ernährung nicht auf. Bei langfristig erhöhter Zufuhr kann es zu gichtähnlichen Symptomen kommen.

### Tagesbedarf

Als täglicher Bedarf können 50–100 µg angenommen werden.

### Natürliche Quellen

(Siehe auch Nahrungsmitteltabellen im Abschnitt „Ernährung“, S. 71 ff.)

Reichlich *Molybdän* ist in Innereien, Milchprodukten, Sojaprodukten, Getreide, Hülsenfrüchten (bes. weißen Bohnen, Trockenerbsen), Naturreis, Kakao, Hühnereiern, Vollkornprodukten, Blaukraut, grünen Bohnen, Spinat und Bierhefe enthalten.[7]

## 5.2.9 Nickel

Wir finden Nickel in ganz geringen Mengen von 10 mg im Körper.

### Funktion

Nickel ist ein essentielles Spurenelement. Es hat verstärkende Wirkung auf verschiedene *Hormone*, z. B. das Insulin; mindert allerdings die Wirkung des Stresshormons Adrenalin.

Die DNA sowie die RNA enthalten Nickelkonzentrationen.

**Bei Mangelerscheinungen** wird der Hämoglobingehalt des Blutes verringert.

### Überdosierung

Eine Überdosierung ist bisher nicht beschrieben worden.

Allerdings sind allergische Reaktionen auf nickelhaltigen Modeschmuck, Jeansknöpfe, Brillengestelle usw. bekannt.

Schwitzen begünstigt die Entstehung von Allergien.

**Durch Nickelgehalt im Tabak kann bei Rauchern Lungenkrebs verursacht werden.**

### Tagesbedarf

Es wird angenommen, dass eine tägliche Zufuhr von *Nickel* in der Höhe von 50 µg/kg Körpergewicht ausreicht.

### Natürliche Quellen

(Siehe auch Nahrungsmitteltabellen im Abschnitt „Ernährung“, S. 71 ff.)

In Getreideprodukten, Hülsenfrüchten (Linsen, Erbsen), Nüssen, Getreide und Getreideprodukten, Kakaopulver, Schokolade, Kaffee, schwarzem Tee, grünen Bohnen, Kartoffeln, Karotten.

## 5.2.10 Selen

Wir finden im Körper eines Erwachsenen etwa 10–30 mg davon. Aufgenommen wird es über Nahrung, Wasser und Haut.

### Funktion

Selen hat als Bestandteil von Enzymen verschiedene **Schutzfunktionen**. Es senkt die Wirkung giftiger Schwermetalle wie Quecksilber, Cadmium und wahrscheinlich auch Blei.

Ferner verhindert Selen die Oxidation der Fettsäuren (Fettembolie).

Selen ist Bestandteil der Enzyme, die für die Schilddrüsenhormone benötigt werden, den

[7] Quelle: www.novafeel.de

Dejodasen, und kann damit als Schilddrüsenregulativ gesehen werden.

Außerdem unterstützt Selen die Zellen in ihrem Wachstum sowie die Zeugungsfähigkeit (wichtig für die Entwicklung der Spermien). Nicht zuletzt stärkt und unterstützt es das Immunsystem.

Als Antioxidans schützt es die Körperzellen vor oxidativen Schäden.

### Mangelerscheinungen

Werden riskiert durch das Essen von heißen, sauren Speisen oder durch Kaugummikauen. Bei einer Zahnsanierung wird vermehrt Quecksilber aus den Amalgamfüllungen freigesetzt, das sich zu Quecksilberselenit bindet. Dieses setzt sich, ebenso wie bei Rauchern, die einer großen Cadmiumbelastung ausgesetzt sind, zu Cadmiumselenit ab und wird nahezu unlöslich in den Nieren abgelagert.

Nach Beobachtungen sollen Brustkrebs und Herzinfarkt bei selenreicher Nahrung *seltener* auftreten. Man weist *Selen* bei Krebs eine gewisse Schutzwirkung zu.

Auch bei Chemo-, Strahlen- oder Sauerstoff-Ozon-Therapie werden vermehrt freie Radikale gebildet, die erhöhte Selengaben bedingen.

Wichtig ist Selen für die Leberentgiftung (bes. bei Alkohobelastung); bei Herz-Kreislauf-Erkrankungen, Arteriosklerose und Thromboseneigung, bei Diabetes (ist am Aufbau des Insulins beteiligt, daher besonders gut für Diabetes II), erhöhtem Cholesterin, Herpesanfälligkeit, Depression, Augenerkrankungen wie Makuladegeneration und Netzhautschädigungen, neurasthenischen Beschwerden, leichter Erschöpfbarkeit, nachlassender körperlich-geistigen Leistungsfähigkeit.

Selenmangel verringert die Fruchtbarkeit und führt zu eingeschränktem Wachstum.

### Überdosierung

Eine Überdosierung (10–20facher Tagesbedarf) von *Selen* führt zu *Vergiftung*serscheinungen wie Leberzirrhose, Haarausfall, Herzmuskelschwäche …

Ernährungsbedingte Vergiftungen sind äußerst selten, würden sich aber durch Haarausfall, brüchiges Haar, deformierte Nägel, Ausschläge, Hitzewallungen, Hautschwellungen und starke Schmerzen, Zahnkaries und möglicherweise Krebs äußern.

Wenn Selen in die Augen gelangt, verursacht es Brennen, Reizungen und Tränen. Eine Selenvergiftung kann unter Umständen so schwerwiegend sein, dass man daran stirbt.

### Tagesbedarf

Die tägliche Selen-Aufnahme sollte 100 µg nicht überschreiten. Mit einer ausgewogenen Ernährung werden täglich etwa 50–100 µg an Selen aufgenommen.

Die Resorptionsrate kann durch eine Kombination von Vitamin **E** und/oder Vitamin **C** erhöht werden.

### Natürliche Quellen

(Siehe auch Nahrungsmitteltabellen im Abschnitt „Ernährung", S. 71 ff.)

Fisch, Fleisch, Innereien, Eier, Käse, Spargel, Sojabohnen, Blumenkohl, Weißkraut, Linsen, Getreideprodukte.

Bei den pflanzlichen Nahrungsmitteln ist der Selengehalt stark bodenabhängig. Selen war früher reichlich in den Böden vorhanden. Durch einseitige Nutzung, Auslaugen und Überdüngen der Böden, sauren Regen usw. ist der Selengehalt stark gesunken bis ausgelöscht. Daher haben wir so leicht Selenmangelerscheinungen. Andererseits kann in Industriegegenden, die Selenkontamination von Boden und Wasser so hoch sein, dass zu viel Selen in den Pflanzen gespeichert wird und daher die Gefahr einer Überdosierung besteht. Dies geschieht auch dadurch, dass Selen in den Geweben der Organismen gespeichert und über die Nahrungskette weitergegeben wird, die sog. Biomagnifikation. Auch bei Tieren kann dies zu Störungen und Schäden in der Fortpflanzung und zu Geburtsschäden führen.

**Was sind freie Radikale und oxidativer Stress?**

(Quelle: Bericht von der Universitätsklinik Tübingen.)
**Freie Radikale** produziert der Körper kurzfristig, als Zwischenprodukte, wenn der lebenswichtige, eingeatmete Sauerstoff zu Wasser verbrennt. 5–10% des Umsatzes von Sauerstoff verwandeln sich in freie Radikale: Atome und Moleküle mit einem unpaarigen Elektron, die im Körper eine Kettenreaktion auslösen, und zur Oxidation von körpereigenen Stoffen wie Fetten und Kohlehydraten führen (vgl. den Austritt von Sauerstoff: Fett wird ranzig, Eisen rostig, Kupfer grün). Freie Radikale greifen Zellen und Gewebe an, lassen sie entgleisen, explodieren und altern.

Sie tragen mit Schuld an unseren „Zivilisationskrankheiten“ wie Herzinfarkt, Schlaganfall, Thrombosen, Arteriosklerose, Krebs, Rheuma, Gicht, Parkinson, Alzheimer, Demenz, Augenerkrankungen sogar Aids ... Die Biochemiker kennen sie unter den Begriffen „Superoxidanzienradikal“ oder „Wasserstoffperoxid“. Prof. Karlheinz Schmidt, Leiter der Forschungslaboratorien der Chirurgischen Universitätsklinik Tübingen, fasst die jüngsten Forschungsergebnisse so zusammen: „Das Aggressivste, das die Natur hervorgebracht hat!“

Freie Radikale entstehen entweder durch den hohen Energieumsatz in den Kraftwerken (Mitochondrien) der Zellen bei Schwerarbeit und intensivem Sport, durch Entzündungszellen oder durch die ständig steigenden, immer schädigenderen Umwelteinflüsse. Auch aktives und passives Rauchen, Abgase, Ozon, UV-Belastung, chemische Bestandteile in der Nahrung wie Oxidationsmittel, künstliche Aromastoffe, Transatlantikflüge tragen zu ihrer Entstehung bei.

Freie Radikale führen zu oxidativen Schäden, dem sog. **oxidativen Stress**, der u. a. auch eine viel höhere Verletzungsanfälligkeit der belasteten Muskulatur bedingt. Die eigentlichen Folgekrankheiten treten oft erst nach Jahren auf.

Abhilfe schafft hier eine gesunde Prävention:

Bestimmte Vitamine, Mineralstoffe, Spurenelemente und Enzyme (v.a. das fettlösliche Vitamin E, Vitamin C, Provitamin Q10, Omega-3-Fettsäuren, Selen, Chrom ...) bilden einen Schutzschild um die Zellmembran.

Schüßler-Antioxidationsmischung: Nr. 3, 4, 6, 7, 8, 10, 11, 17, 19, 21, 26, 27

## 5.2.11 Silicium

Im Erwachsenenkörper ist etwa 1 g Silicium enthalten. In Verbindung mit Eiweißkörpern beeinflusst es die Elastizität und Festigkeit der Gefäße.

Ferner hat es Funktionen beim Kalkstoffwechsel sowie beim Wachstum von Haaren, Finger- und Zehennägeln. Auch im Immunsystem spielt es bei der Abwehr von Gesundheitsstörungen eine wichtige Rolle. Silicium, welches nicht resorbiert wurde, entgiftet die Abbauprodukte im Darm; über den Darm werden diese dann auch ausgeschieden.

### Mangelerscheinungen

Zeigen sich in *Zahnfleischschwund*, *Bindegewebsschwäche* und *Haarausfall.*

### Tagesbedarf

Als empfehlenswerte Menge wird 20–30 mg/Tag angegeben. Die Zufuhr sollte über die Nahrung erfolgen.

### Natürliche Quellen

(Siehe auch Nahrungsmitteltabellen im Abschnitt „Ernährung“, S. 71 ff.)

Silicium findet sich in Form von Kieselsäure in Vollkornprodukten sowie in Gemüse- und Obstsorten.

### 5.2.12 Zink

Im menschlichen Körper sind etwa 2 g *Zink* auf verschiedene Gewebe und Organe verteilt.

#### Funktion

Als Wirkstoff beziehungsweise Aktivator hat Zink einen erheblichen Einfluss auf den Eiweiß- und Kohlenhydrat-Stoffwechsel sowie auf das Immunsystem.

Zink hat auch eine große Bedeutung bei der Speicherform (und damit Einfluss auf die Produktion) des *Insulins.*

Die Zink-Resorption erfolgt aus tierischer Nahrung besser, ist aber immer vom Bedarf abhängig. Ein hohes Angebot von Calcium und Fett hemmt die Aufnahme über den Darm. Die Ausscheidung erfolgt zumeist über die Nieren.

#### Zinkmangel

Erhöhter Stress, Mangelernährung (ohne tierische Nahrung) und zu reichlich Weißmehlprodukte können zu Zinkmangel führen. Dieser bedingt eine Störung im Fett-, Eiweiß- und Kohlenhydrat-Stoffwechsel.

Es kommt zu Wachstumsstörungen, schlechter Wundheilung, Verlust des Geschmacks- und Geruchsempfindens bis hin zur Unfruchtbarkeit.

#### Besonderer Hinweis

Werden wasser- oder säurehaltige Lebensmittel in *zinkbeschichteten Behältern* aufbewahrt oder gekocht, kann es nach dem Genuss dieser Lebensmittel zu einer *Zinkvergiftung* kommen, welche mit akuten Magen-Darm-Störungen einhergeht. Chronische Vergiftungen führen zu Blutarmut.

#### Tagesbedarf

Die übliche Zinkzufuhr sollte täglich etwa 15 mg betragen. Dies ist mit einer gesunden, ausgewogenen Kost durchaus erreichbar. Für Schwangere und Stillende erhöht sich der Bedarf bis 25 mg/Tag.

#### Natürliche Quellen

(Siehe auch Nahrungsmitteltabellen im Abschnitt „Ernährung", S. 71 ff.)

Vor allem Fisch, Schalentiere, Milch, Milchprodukte, Fleisch und Vollkornprodukte.

## 5.3 Physiologische Zusammenhänge und Stoffwechselprodukte

Bei jedem Stoffwechselvorgang entstehen Abbauprodukte.

Der abbauende Stoffwechsel (Dissimilation, Katabolismus, Betriebs- oder Energie-Stoffwechsel) dient der Energiegewinnung (Wärme, Muskelkraft).

Endprodukte dieses Stoffwechsels sind unter anderem Ammoniak, Harnsäure, Harnstoff, Kohlendioxid, Kreatinin, Milchsäure, Wasser.

Zwischenprodukte daraus sind Azetessigsäure und Fettsäuren.

Bei der Bindung und Ausleitung der für den Körper schädlichen Stoffwechselprodukte helfen die Mineralstoffe nach Dr. Schüßler, vor allem Kal. sulf., Nat. phos und Nat. sulf. Von den Erweiterungsmitteln kommen noch Calc. sulf. und Natr. bic. in Frage.

#### Ammoniak ($NH_3$)

Ammoniak ist ein Endprodukt des Eiweiß-Stoffwechsels.

Es entsteht in der Niere durch Desaminierung aus Glutamin. Dort wird es an auszuscheidende Säuren gebunden (wobei Natrium- oder Kalium-Ionen eingespart werden) und im Harn ausgeschieden.

Ammoniak wird (in der Leber) mit Kohlensäure zu *Harnstoff* verbunden.

#### Azetessigsäure ($CH_3$-CO-$CH_2$-COOH)

- Azetessigsäure entsteht in der Leber beim Abbau der ketoplastischen Aminosäuren sowie
- beim gestörten Fettstoffwechsel:
  Bei Diabetes mellitus, Hunger etc., entsteht in der Leber ein Überschuss an Aze-

tyl-CoA, wodurch der Fettsäure-Abbau gestört wird.

### Fettsäuren (aliphatische Monocarbonsäuren)

Fette bestehen ausschließlich aus Kohlenstoff (C), Wasserstoff (H), und Sauerstoff (O) und entstehen durch Wasserabspaltung *(Veresterung)* von Glyzerin und Fettsäuren. Umgekehrt werden die Fette durch Verseifung (Hydrolyse = Wasseraufnahme) in Glyzerin und Fettsäuren zerlegt.

Lecithin ist eine esterartige Verbindung aus Glyzerinphosphorsäure und Fettsäuren.

### Harnsäure ($C_5H_4N_4O_3$)

Harnsäure ist ein Endprodukt

- des Purin-Stoffwechsels sowie
- des unvollständigen Eiweiß-Stoffwechsels (wenn infolge Fehlens von **Natrium phosphoricum** kein Harnstoff gebildet werden kann) oder
- wenn infolge Mangels an **Kalium chloratum** bzw. **Natrium phosphoricum** eine unvollständige Verstoffwechslung konzentrierter Nahrungsmittel (Zucker, Sojafleisch, Säfte, Quark/Topfen, harte Alkoholika etc.) vorliegt.

Harnsäure kann sich mit Kieselerde, Kalk usw. verbinden. Diese Kristalle werden dann im Bindegewebe, an den Nervenfäden, in den Gelenken als Gallen-, Blasen- oder Nierensteine etc. abgelagert.

Fehlt auch noch **Magnesium phosphoricum**, bildet sich in der Lunge kohlensaures Ammoniak. Harnsäure wird durch **Natrium phosphoricum** im Blut in Lösung gehalten und zur Ausscheidung gebracht.

Abgelagerte Harnsäurekristalle werden durch **Silicea** aufgelöst.

Harnsäure-Leiden (außer den bei „Übersäuerung" genannten) sind z. B. sauer riechender Schweiß, Ausschläge, schlecht heilende Wunden, offene Beine, Venenentzündung; chronische Herz-, Leber-, Gallen-, Nieren-, Blasenleiden.

Harnsäure wird über die Nieren ausgeschieden, wobei **Kalium chloratum** unterstützend wirkt.

### Harnstoff ($H_2N\text{-}CO\text{-}NH_2$)

Harnstoff ist ein Endprodukt des Eiweiß-Stoffwechsels (Mithilfe von **Natrium phosphoricum**).

Harnstoff wird in der Leber aus Ammoniak und Kohlensäure gebildet und über die Nieren und mit dem Schweiß ausgeschieden.

### Kohlensäure ($H_2CO_3$) bzw. Kohlendioxid ($CO_2$)

Kohlensäure bzw. Kohlendioxid sind Endprodukte

- des Oxidations-Stoffwechsels (Dekarboxilierung, Verbrennung von Eiweiß, Fett, Kohlenhydraten; letztere unter Mithilfe von **Natrium phosphoricum**),
- der Zerlegung aller Säuren (unter Mithilfe von **Natrium phosphoricum**).
- Verbindet sich Ammoniak mit Kohlensäure, entstehen Harnstoff und Wasser.
- **Kalium sulfuricum** und **Natrium phosphoricum** binden die Kohlensäure im Blut; sie wird (unter Mithilfe von **Ferrum phosphoricum**) durch die Lunge ausgeatmet.

Das zinkhaltige Enzym Carboanhydrase katalysiert die Reaktion.

### Kreatin ($C_4H_7ON_3$)

Kreatin ist ein Endprodukt des Muskel-Stoffwechsels und wird über die Nieren ausgeschieden.

### Milchsäure ($CH_3\text{-}CHOH\text{-}COOH$)

Milchsäure ist ein Endprodukt des anaeroben Stoffwechsels (anaerober Abbau von Traubenzucker = Glukose; z. B. in den Muskeln).

Eine Anhäufung von Milchsäure führt unter anderem zum sog. Muskelkater.

Unter Mithilfe von **Kalium sulfuricum** bzw. **Natrium phosphoricum**, wird die Milchsäure in der Leber in Kohlendioxid und Wasser zerlegt, wobei der Muskelkater verschwindet. *Mangan* hilft, Milchsäure in Glukose zurückzuverwandeln.

Entstehen kurzfristig viele Säuren (bei körperlicher Anstrengung, nach Mahlzeiten), oder werden dem Körper von außen Säuren zugeführt, z. B. als Medikamente (Salizylsäure als Rheumamittel, Barbitursäure als Schlafmittel), werden die Säuren im Bindegewebe zwischengelagert, bis sie die Nieren nachts ausscheiden können. Deshalb ist der Harn in der Frühe am sauersten. Störungen der Säureausscheidung über die Nieren weisen auf Zink- und Kaliummangel hin.

### Pufferbasen im Blut

- Bikarbonat (**Natr. bicarb.** Nr. 23),
- Hämoglobin-Protein,
- **Natrium phosphoricum** (Entsäuerung): Außerdem leisten alle phosphorhaltigen Funktionsmittel einen Beitrag (Nr. 2, 3, 5, 7, 9).

# 6 Diagnoseverfahren in der Biochemie

Neben den – vorwiegend von Dr. Schüßler beobachteten und beschriebenen – *konstitutionellen* Auswirkungen von Mineralsalzmängeln sind hier vor allem die (ebenfalls von *Dr. Schüßler* angewandte) **Zungendiagnose** und die „**Antlitzdiagnose** nach Dr. Hickethier" zu nennen.

## 6.1 Wie findet man das richtige Konstitutionsmittel?

- Hauptsächlich nach den *Mangelzeichen* der 12 Mineralsalze gemäß den Beschreibungen im Abschnitt **II** ab S. 81 sowie durch
  - Antlitzdiagnose, -analyse,
  - Zungenbilddiagnose, -analyse,
- nach der *Krankheit*, sofern eine *ärztliche Diagnose* vorliegt.
- Weitere Möglichkeiten sind:
  - Muskeltest (z. B. angewandte Kinesiologie)
  - Elektroakupunktur
  - Radiästhesie.
  - Die **Blutanalyse** ist dazu nicht geeignet, weil sie Mineralstoffmängel erst anzeigt, wenn bereits gravierende Veränderungen bestehen.

Für den **Anfänger** ist die Wahl des oder der Konstitutionsmittel schwierig. Dazu ist *lange Beobachtung und Erfahrung* notwendig. Am ehesten hält man sich daher an die **hervorstechendsten Schwächen und Eigenarten**, bzw. an die **Antlitzveränderung**.

Am *Anfang* werden **selten mehrere Salze gegeben, die wichtigsten biochemischen Mittel sind jene, wo der Mangel am deutlichsten zu sehen** ist!

Oft erlebt man zu seiner Überraschung, dass nicht nur die erwartete Besserung eintritt, sondern der ganze Organismus im Sinne harmonischer Umgestaltung erfasst wird. *Wenig tun und abwarten* ist besser als überstürzt zu viele Mittel anzuwenden und zu wechseln.

**Praktisch** verfährt der wenig Geübte so, dass er sorgfältig alle mit der Zeit beobachteten Konstitutionseigenarten *tabellenmäßig erfasst* und sie dann ebenso sorgfältig mit den Mineralsalzbeschreibungen *vergleicht*.

Tab. 1.3 Mineralsalze und Konstitutionstypen (nach Dr. Schüßler).

| Min. salz Nr. | Konstitutionstyp |
|---|---|
| 1. | Schwaches Bindegewebe |
| 2. | Blutarmer, nervöser, leicht erschöpfbarer, schwach gebauter, oft schwacher Mensch mit eingezogenem Bauch. Als Kind: träge |
| 3. | Zierlicher, lebhafter, magerer Mensch |
| 4. | Zur Korpulenz neigend, bleiche Arme und Beine, helle Haar |
| 5. | Meist schlank, schwache Nerven |
| 6. | Sauerstoffarm, schwache Nerven, mit Gelenkbeschwerden |
| 7. | Rasch erregbarer, schmerzempfindlicher, verkrampfter Mensch |
| 8. | Bleichsüchtiger, blutarmer Rheumatiker mit Traurigkeit |
| 9. | Übernervöser Mensch mit Magenübersäuerung und schlechter Haut |
| 10. | Schwacher, fettleibiger Mensch mit Leberstörung |
| 11. | Erwachsener: unterernährt aussehender, graublasser Bindegewebsschwächling; Glatze, tiefliegende Augen (nicht durch Nahrungsmangel, sondern durch Anlage, Konstitution) Kinder: skrofulös, weinerlich nervös, zurückgeblieben |
| 12. | Skrofulöse Menschen mit Bindegewebsschwäche, eitrigen, borkigen Absonderungen, chronischen Erkrankungen, Rheumatismus, Gicht, Flechten, unreiner Haut, Mattigkeit, Eiterpickeln, Hautverfärbungen (braune Flecken) |

### 6.1.1 Beobachtungskriterien zur Mittelwahl

- **Äußeres:** Antlitz (Farbe, Glanz, Falten), Gestalt, Haltung, Ermüdbarkeit bei normaler Arbeit.
- **Verhalten:** Eigenartige Gefühle, früher durchgemachte Erkrankungen und Beschwerden, bestimmte Veränderungen bei Wetterwechsel, warm und kalt, Ernährungsart und Lebensumstände.
- **Aussehen der Zunge** *(möglichst morgens prüfen):* Beschaffenheit (in verschiedenen Zonen), Belag, Farbe, **Geschmack**, Speichel, Empfindungen (z. B. Brennen).
- **Auffallende Absonderungen:** Schweiße, Gerüche, Schuppen, besondere Wachstumseigenheiten, Nägel, Haare, Haut, Zähne. Angaben über Verdauung, Menstruation, Nierentätigkeit.
- **Anfälligkeit und Überempfindlichkeit:** Häufung von Eigenarten bei Blutsverwandten. Verlangen nach gewissen Nahrungsmitteln, Salz, Getränken, Absonderlichem.

**Diese Beispiele mögen die Sorgfalt aufzeigen, welche notwendig ist, um zur Wahl des passenden Konstitutionsmittels zu kommen. Wir sollten jedoch weder Zeit noch Mühe scheuen, denn eine genaue Analyse erleichtert die richtige Mittelwahl!**

### 6.1.2 Was sollte unbedingt beachtet werden?

- Vor jeder Mittelwahl sollten alle, *oder wenigstens die am ehesten in Frage kommenden Mineralsalzbeschreibungen* durchgelesen werden, um die zutreffendsten Mängel *feststellen und beurteilen* zu können.
- Zum Vermeiden von *Folgekrankheiten* (besonders nach schweren Infektionen) nimmt man noch einige Zeit *3-mal täglich* **Kalium phosphoricum** Nr. 5 ein.
- Bei allen schweren Gesundheitsstörungen, z. B. *hohes Fieber, Dauerfieber, öfteres Erbrechen, verdächtige Ausschläge, große Schwäche, starke Schmerzen und Krämpfe* etc., **sofort** einen (möglichst mit der Biochemie vertrauten) **Arzt** rufen!

### 6.1.3 Integration der Schüßlertherapie in schulmedizinische und naturheilkundliche Behandlung

**Jeder Verdacht, wirklich krank zu sein, muss unweigerlich zum Arzt führen!**

Die Möglichkeiten, eine *exakte Diagnose* zu stellen, waren noch nie so groß wie heute und da in den meisten europäischen Ländern dem Klienten auch die freie Wahl des Arztes zugestanden wird, steht es jedem Ratsuchenden frei, einen in Naturheilkunde und biochemischen Mitteln ausgebildeten Arzt aufzusuchen und sich bezüglich der **Anwendung** und **Verträglichkeit** von biochemischen Mitteln mit allenfalls verschriebenen allopathischen Rezepturen beraten zu lassen.

**Biochemie und Schulmedizin sollten stets gemeinsam arbeiten!**

Die gemeinsame Anwendung der Biochemie mit Mitteln und Maßnahmen anderer naturheilkundlicher Therapien ist durchaus förderlich. Daher haben wir, jeweils am Ende der Beschreibungen der einzelnen Mineralstoffe, Vorschläge zur Behandlung von akuten wie chronischen Leiden in einer Kombination mit anderen Therapien angeführt. Im Anhang finden Sie Übersichten zu diesen Kombinationsmöglichkeiten. Dafür eignen sich z. B.:

#### Homöopathie

Die Verbindung mit einer homöopathischen Behandlung hat sich schon in vielen Fällen bewährt. Wenn die Zelle durch die biochemischen Mittel optimal funktioniert, kann das homöopathische Mittel häufig besser ansetzen und wirken. Die praktische Erfahrung zeigt, dass bei einer Kombination dieser beiden Therapien nahezu keine Probleme auftauchen.[8] Allerdings sollte man eine parallele Behandlung nur in Rücksprache mit dem behandelnden Homöopathen durchführen, vor allem, wenn dieser mit Hochpotenzen arbeitet.

### TCM

Beate Sprissler[9] gibt Anregungen für die parallele Anwendung von Akupunktur und Schüßlersalzen, die wir Ihnen gerne weitergeben möchten.

### Kinesiologie

Dank der kinesiologischen Testmethoden können wir v. a. an bestimmten Körperpunkten nachtesten, ob das Schüßlersalz, das wir als Therapeuten für unseren Klienten gewählt haben, tatsächlich das momentan vom Körper benötigte Mittel ist. Die Testpunkte sind bei den einzelnen Mineralstoffen jeweils angegeben. Alternativ wäre es auch möglich, das Mittel auf der Thymusdrüse aufgelegt zu testen.

### Pflanzenheilkunde

Wir haben den Pflanzen diejenigen Mineralstoffe zugeordnet, die in ihnen gehäuft vorkommen. Bei den Angaben der Pflanzen unterscheiden wir zwischen den Wurzeln und dem Kraut, denn diese werden häufig unterschiedlich eingesetzt. Zum einen ist dies abhängig vom Therapeuten, zum anderen von der Indikation. Bei Bronchitis wird z. B. traditonell Eibisch*wurzel* gegeben.

Die Kombinationstherapie mit Schüßlersalzen ist problemlos und unterstützend für den Klienten.

Traditionell wurden die Schüßlersalze, mit Ausnahme der **„Heißen 7“** in kalter Flüssigkeit aufgelöst. In unserer Praxis hat es sich jedoch immer wieder bewährt, die Salze in warmer oder sogar heißer Flüssigkeit (z. B. Tee) einzunehmen. Die Erfahrung zeigt, dass die Mineralstoffe in heißem Wasser schneller wirken, wahrscheinlich, weil die Gefäße der Schleimhäute sich schneller öffnen (siehe S. 63).

### Lithotherapie

Wie die Heilpflanzen können auch Heilsteine, je nach ihrer chemischen Zusammensetzung, den einzelnen Mineralstoffen zugeordnet werden, Bergkristall z. B. zu Silicium.[10]

Eine bewährte Anwendung ist dabei das Trinken von Steinewasser, das mit Schüßlersalzen angesetzt wurde, oder ein Handschmeichler.

### Bach-Blüten

Die Kombination mit Bach-Blüten erfolgt von der seelisch-geistigen Zuordnung her.[11]

### Astrobiochemie

Die Zuordnung der Sternzeichen zu den biochemischen Mitteln mag ungewöhnlich klingen, hat sich aber in der Praxis immer wieder als hilfreich erwiesen. Jedes Sternzeichen hat bestimmte Stärken und Schwächen in der Gesundheit und lässt auf diese Weise Rückschlüsse auf die entsprechenden Schüßlersalze zu. Mögliche Schwächen führen zu einem verstärkten Verbrauch an Mineralstoffen, was für eine Prävention wichtig werden kann.

Ein Klient, der Steinbock ist, hat unter Umständen Stärken oder Schwächen in den Gelenken, die mit der Nr. 2 gemildert werden können. Aus astrologischer Sicht ist bei der Auswahl des Mittels auch immer das im Zodiak jeweils polare Gegenüber wichtig (Näheres dazu siehe S. 280 ff.).

### Aura-Soma

Auch eine parallele Anwendung mit Aura-Soma-Essenzen ist möglich.[12] Die Anwendung sollte hierbei nach den Aura-Soma-Richtlinien erfolgen.

---

8 Weitere Details siehe Schleimer: *Salze des Lebens*.

9 Sprissler B: *Das Tao der Medizin*.

10 *Edition Methusalem:* Das Große Lexikon der Heilsteine, Düfte und Kräuter.

11 Die Anregungen für den Zusammenhang mit Bach-Blüten und der Farbtherapie haben wir dem Buch von I. Kraaz und W. v. Rohr: *Die richtige Schwingung heilt* entnommen.

12 Mahon P: *Göttinnen im Kreis der Farben*. Aura-Soma Limited, o. J. (www.aura-soma.co.uk).

## 6.2 Absonderungen und Ausflüsse

### Calcium fluoratum Nr. 1

#### Absonderungen

trocknen schnell zu festhaftenden, harten, sich zusammenziehenden Krusten ein.

#### Auswurf

- Ätzendes Brennen, Bellhusten,
- Kügelchen (wie Hirse) mit kastanienartigem Geschmack,
- wie gekochte Stärke, gelblich (fester als bei **Natr. chlor.** Nr. 8); geschwächtes Vermögen, den Auswurf herauszubefördern (**Calcium fluoratum** erhöht und stärkt die Kontraktion, den Tonus der feinen Muskeln und der elastischen Fasern des Lungen- und Luftröhrengewebes),
- Schweißausbruch bei geringer körperlicher Belastung (besonders am Hals und Kopf), Schweiß hat üblen Geruch.

### Calcium phosphoricum Nr. 2

#### Absonderungen

- Absonderungen der Oberhaut vertrocknen zu weißen Krusten,
- Ausschwitzungen der Schleimhäute sind eiweißhaltige, leicht milchige, glasige Absonderungen (sind an ihrem flockigen Gefüge zu erkennen), rohem Eiweiß ähnlich.
- Die Schleimhaut wird zerlegt in **Calcium phosphoricum** und Eiweiß!

### Ferrum phosphoricum Nr. 3

#### Absonderungen

Blutstreifiger Auswurf, frische, starke Blutungen; starke Regelblutung.

**Schweiß***:* Nachtschweiße von Schwachen und Blutarmen.

### Kalium chloratum Nr. 4

#### Absonderungen

- Weiß bis hellgrau (nicht schleimig oder fadenziehend) dick und zäh, gallertartig (Speichel, Schleim; Stockschnupfen)
- Trocknen solche Absonderungen ein, sind sie mehlartig oder bilden kleine, weißgraue Schuppen,
- wird Faserstoff *unter der Haut* abgelagert: Grieß, Grützbeutel, Gerstenkorn, Xanthelasma,
- befindet sich *Faserstoff* vermehrt im *Blut*, wird es *dick, klumpig, schwärzlich* (**Achtung: Blutverdickung → Thrombosegefahr!**).
- Alle Schwellungen enthalten Faserstoff: Bindegewebe (z. B. bei Verletzung), Drüsen (z. B. Leber, Kropf etc.).
- **Harn**: Absonderung von dickem, weißem Schleim im Urin; dicke, leimartige Absonderung, die am Boden des Uringefäßes haften bleibt. Niederschlag von Urinsäure; weißer, schmutzig-gelber Bodensatz; Eiweiß.

### Kalium phosphoricum Nr. 5

#### Absonderungen

- Schmierig, aashaft-stinkend, ätzend, faulig,
- dickschleimig; gelb, bräunlich, senffarben.

**Schweiß***:* stinkend und übel riechend (z. B. in den Achselhöhlen).

### Kalium sulfuricum Nr. 6

#### Absonderungen

Gelb-eitrig bis grünlich mild, stinkend.

Oberhaut: gelblich-bräunlich, schleimig, schuppig.

### Magnesium phosphoricum Nr. 7

#### Absonderungen

Keine erwähnenswerten Absonderungen bekannt

### Natrium chloratum Nr. 8

#### Absonderungen

- Hellwässrig, glasig (wie gekochtes Kartoffelmehl aussehend),
- scharf, salzig, ätzend; brennend und wundmachend,
- auf der Haut eingetrocknet, bilden sich trockene, weiße Schüppchen.

**Schweiß***:* leichtes Schwitzen, Wallungen mit Schwitzen; Handschweiß.

### Natrium phosphoricum Nr. 9

#### Absonderungen

- Gelbrahmige Absonderung aus den Augen; gelbrahmiger Ausfluss,
- fette Ausschwitzungen; Eiterungen, Ausschläge, Krusten.

**Schweiß***:* sauer.

**Auswurf:** dick-gelb, honiggelb, eitrig.

### Natrium sulfuricum Nr. 10

#### Absonderungen

Sämtliche Absonderungen sind gelblich bis gelb-grün oder gelb-wässrig.

**Speichelfluss:** sehr dünn und reichlich nach den Mahlzeiten; zäher bitterer Schleim im Mund.

**Auswurf:** reichlich, dick, zäh, klebrig, eiweißartig, bitter schmeckend; grünlich, grüngelb, schleimig, schleimig-eitrig.

### Silicea Nr. 11

#### Absonderungen

Eitrig; blutig-eitrig, dünn, wässrig, ätzend, scharf, übel riechend.

**Auswurf:** reichlich, übel riechend; gelblichgrüner Eiter oder zäher, milchiger, beißender Schleim; blasses, schaumiges Blut.

### Calcium sulfuricum Nr. 12

#### Absonderungen

Dicker, gelber Eiter und gelbliche, grünliche Krusten,

weiß-gelb-grünlich, dick, eitrig, blutig, stinkend, wundmachend, borkig.

**Ausschläge***:* klebrig, schorfbildend.

## 6.2.1 Die Zungendiagnose (-analyse)

Die Zungendiagnose (-analyse) orientiert sich an Zustand, Erscheinungsbild und pathologischen Veränderungen der Zunge, Mundhöhle sowie an Sekretionsvorgängen innerhalb dieses Bereiches.

Diese Erscheinungen spielen sich praktisch bereits im Körperinneren ab und sind allein deshalb schon hauptsächlich dem *Arzt* zur Feststellung vorbehalten.

**Tab. 1.4** Mineralsalze und Zungenbildanalyse.

| | Zunge | Belag | Speichel und Geschmack |
|---|---|---|---|
| 1. | Chronisch geschwollen, lehmfarbig, rissig, borkig, trocken | Bräunlich | Trockenheit in Mund und Hals (zusätzl. Natr. chlor. Nr. 8), bitterer Geschmack am Morgen, vermindertes Geschmacksempfinden |
| 2. | Brennend, wund | Pelzig, weiß | Geschmack schal, bitter oder süßlich (ekelerregend) |
| 3. | Oberfläche rein, brennt, ziegel- bis dunkelrot, geschwollen, glatt | – | Fad, pappig, nach faulen Eiern |
| 4. | Sieht glänzend, nach hinten verstärkt weißlich aus | Weiß bis grau, weißgrau, teigig (an der Zungenwurzel); weiße bis grauweiße nicht schleimige Schicht (= Magen!), zum Teil auch dick, fadenziehend | Fadenziehender Speichel (greift besonders die Zähne an → Karies!) |

**Tab. 1.4** Mineralsalze und Zungenbildanalyse (Fortsetzung).

| | Zunge | Belag | Speichel und Geschmack |
|---|---|---|---|
| 5. | Dunkles Gelb, wirkt wie mit flüssigem Senf bestrichen | Wie flüssiger Senf, Landkartenzunge | Fauliger Geschmack, auffallend unangenehmer Mundgeruch |
| 6. | Zungenrand und -spitze gerötet | Gelb-schleimig | Schal, Geschmacksverlust |
| 7. | Empfindliche Zungenoberfläche | Rein und trocken; gelbglänzend (sieht aus wie frisch gefirnist) | Speichel: dünn, klar, süßlicher Geschmack Geschmack: süßlich, schlechter Geschmack im Mund (besonders morgens) |
| 8. | • Lippen geschwollen; am Rand klein-blasiger Speichel<br>• Haargefühl auf der Oberfläche; auch reine, feuchte oder trockene Zunge<br>• Zungenbrennen, besonders an der Zungenspitze schmerzende, brennende Bläschen<br>• Geschwüre auf der Zunge | • Mundtrockenheit oder starker Speichelfluss; feuchte Aussprache<br>• übler Mundgeruch; räuspert ständig klaren Schleim<br>• Entzündung der Mundschleimhaut und des Zäpfchens | Salzig, Geschmacksverlust (Übersäuerung durch zuviel Kaffee, Fleisch, Wein ...) |
| 9. | • Gefühl eines Haares auf der Zunge (Leber-Gallen-Probleme)<br>• brennende, stechende Bläschen an der Zungenspitze<br>• Schleimhaut der Mundhöhle katarrhalisch entzündet mit gold-gelbem Exsudat<br>• Der Gaumen scheint erweicht mit einem rahmartigen Belag bedeckt.<br>• Aphthen und Soor (Mundschwämmchen), wenn gelb | • Dick, grau-weiß oder goldgelb/feucht belegte Zunge; rahmartig, schmutzig<br>• gelber Belag auf dem hinteren Teil der Zunge, erstreckt sich wie eine Linie in Richtung von der Basis (Wurzel) in Richtung der Spitze; wenn die Leber stärker beteiligt ist, wird die Basis braun: Natr. sulf. Nr. 10 | Geschmack: sauer, bitter, metallisch |
| 10. | Schwammig (Zahneindrücke sichtbar!) | Bräunlich, grau-grünlich, schmutzig weiß, gelb, braun, grau | Speichel: sehr dünn und reichlich nach den Mahlzeiten, zäher bitterer Schleim im Mund Geschmack: bitter, pfeffrig (gallig); Geschmacksverlust |
| 11. | Haargefühl auf der Zunge oder Spitze; brennende Zungenspitze, Mundfäule (zusätzlich Natr. chlor. Nr. 8); Zungenkrebs | Bräunlich, schleimig, eitrig, gelb, dick, morgens rahmartig belegt, fettig | Übel; schmeckt nach Blut oder Seifenwasser; Geschmacksverlust |
| 12. | Blasenbildung auf Zunge und Lippe, Wundheitsgefühl | Hinten an der Wurzel belegt mit einer Schicht, die wie abschabbarer, halbtrockener Lehm aussieht | |

## 6.3 Die Antlitzdiagnose (-analyse)

Die Antlitzanalyse ist ein uraltes medizinisches Grundwissen, das sich über Jahrtausende entwickelt hat. Sie war von Beginn an ein tragender Pfeiler der Medizin und für unzählige Generationen von Heilern eine Selbstverständlichkeit.

Was sich im Inneren unseres Körpers abspielt, zeigt sich auch außen auf der Haut und hier vor allem im Gesicht:

- Falten,
- Farben,
- Hautstruktur und Beschaffenheit

verleihen jedem Menschen sein unverkennbares, teils ererbtes oder im Lauf seines Lebens erworbenes Profil.

Hippokrates (460–377 v. Chr.), der größte Arzt der Geschichte, und Paracelsus (1493–1541) haben die Krankheiten vor allem aus den Gesichtern ihrer Klienten abgelesen und nach Goethes Faust könnte man zitieren: „Nichts ist drinnen, nichts ist draußen, denn was innen, das ist außen."

Dr. Schüßler selbst hatte noch die Überlegung geäußert, dass auch „nach der Beschaffenheit des Antlitzes eine Mittelbestimmung möglich sei", beschränkte sich dabei aber auf einige wenige Gleichnisse. Auch den Wert der Antlitzanalytik schätzte er eher gering ein.

Dr. Kurt Hickethier, in den USA promovierter Arzt naturgemäßer Heilweisen, griff diese Anregung auf, erforschte die Gesetzmäßigkeiten, nach denen sich Mineralstoffmängel im Gesicht zeigen und wurde somit der eigentliche Begründer dieser Methode.

Im Jahre 1923 erwähnte die Zeitschrift „Neue Wissenschaft" erstmals die Antlitzanalytik als Schlüssel zur erfolgreichen Anwendung der Biochemie.

Dr. Hickethier selbst weist allerdings darauf hin, dass deren alleinige Anwendung keine hundertprozentige Sicherheit verspricht und dass „die Auswahl der Lebenssalze nach ihren charakteristischen Merkmalen erfolgen soll, [...] aber den Ausschlag bei der Mittelwahl gibt immer die Antlitzdiagnostik!"

Der Antlitzanalytiker/-diagnostiker erkennt sofort aus dem Gesicht das Wesen der Gesundheitsstörung, den Mineralstoffmangel und sieht gleichzeitig, welche Lebenssalze fehlen. Er braucht keine technischen Hilfsmittel, sondern ein gut ausgeprägtes Gespür und viel Erfahrung. Auch Hippokrates sagte: „Es gibt keine Sicherheit in unserer Kunst, als die Empfindung."

**In jedem Gesicht steht das Rezept geschrieben, das wir nur abzulesen brauchen:**

Bei aufmerksamer Betrachtung des Gesichtes können schon geringe Mängel anhand des Zustandes der Gesichtshaut festgestellt werden.

Dr. Hickethier entdeckte, wie sich jeder einzelne Mineralsalzmangel erkennen lässt und stellte fest:

> „Mineralsalzmängel – das sind Lebenssalzmängel – werden im Antlitz abgelesen. Der Wert der Antlitzdiagnostik liegt in ihrer Treffsicherheit!"

Klinisch gesunde, aber bereits geschwächte Organe oder Körperflüssigkeiten verursachen sog. *„Mangelzeichen"* und können somit im Antlitz und/oder auf der Zunge abgelesen und sofort entschlüsselt werden.

Meist sind lange, bevor die ersten Symptome auftreten, die gesundheitsgefährdenden Mineralsalzmängel vorher im Gesicht erkennbar.

Der akut oder chronisch gestörte Organismus bezeichnet also seine Genesungsmittel selbst!

Man sollte sich nicht einfach darauf beschränken, die Mangelzustände zu beheben, sondern von vornherein versuchen, durch rechtzeitige Einnahme der richtigen Lebenssalze *vorzubeugen*.

> Daher sollte das Antlitz laufend kontrolliert werden, um eine vollständige und dauerhafte Regenerierung und Pflege der Gesundheit sicherzustellen. Auch Kinder sollten stets überwacht und mit vorbeugenden Mineralsalzgaben bedacht werden.

Gesundheitliche Störungen lassen sich dadurch schon vor deren Zustandekommen verhindern, meist wird auch das Lernvermögen verbessert!

Während der Anwendung biochemischer Mineralstoffe lässt sich oftmals ein häufiger Wechsel der antlitzanalytischen Erscheinungsmerkmale feststellen.

Bei *akuten fieberhaften Gesundheitsstörungen* kann der Antlitzanalytiker den oft notwendigen Wechsel von einem Funktionsmittel zum anderen augenblicklich, d. h. ohne weitere Zeitverschwendung, feststellen und darauf richtig reagieren.

Gesundheitsstörungen hitziger Art fordern bis zu ihrem Höhepunkt meistens nur *ein* Lebenssalz (**Ferrum phosphoricum Nr.** 3), aber sobald sie abflauen, werden laut Antlitz noch weitere gebraucht (zum raschen Abbau der Entzündungsgifte und zum baldigen Wiederaufbau z. B. 2, 5, 6, 7, 8, 10, 11).

Maßgebend für die **Dauer** der Behandlung sind *nicht die Syndrome* (eine Gruppe von gleichzeitig auftretenden Erscheinungsbildern, Symptomgruppe), sondern immer die **Antlitzanalyse**. Wenn man mit ihrer Hilfe arbeitet, gibt es auch keine Salze, die nicht zusammenpassen.

> „Sobald sich die antlitzanalytischen Anzeichen der Stärke nach verschieben, muss auch die Einnahmeempfehlung geändert werden."
>
> *Dr. Schüßler*

## 6.3.1 Die Mangelstärke

**Die Antlitzanalyse kennt eine Bewertungsskala von 1 bis 10:**

Die Stärke der Mangelzeichen im Gesicht wurde in Kombination der Worte „Mangelzeichen" und „Stärke" als „*Mangelstärke*" bezeichnet und in 10 Stufen eingeteilt (siehe unten). Die Beurteilung der verschiedenen Grade von schwach (kaum sichtbar) bis außergewöhnlich stark erfordert allerdings bereits einige Erfahrung.

**1–2** schwach
**3–4** mittel
**5–6** stark
**7–8** sehr stark
**9–10** außergewöhnlich stark

Bei einer Mangelstärke von **4** (mittel) können, ab **5** (stark) **müssen** die biochemischen Salze gegeben werden!

**Dr. Hickethiers großes Anliegen war:**
„... daß die Antlitzdiagnose Allgemeingut werde zum Wohle unzähliger Menschen. [...] Das Gesicht ist der Spiegel der Seele, des Blutes und der einzelnen Organe. Das Gesicht spiegelt alles wider, sowohl den Charakter, die Eigenschaften und Fähigkeiten, als auch die gesundheitliche Beschaffenheit. Es würde sich lohnen, wenn jeder sich mit der Antlitzdiagnostik befasste, um wenigstens einen Einblick zu gewinnen. Wer Geschmack daran hat, mag sich weiter hineinvertiefen, diesbezüglich Vorträge und Unterweisungen besuchen. Die Lebenssalze bringen keinen Schaden mit sich. Gefahr liegt nur im Verzuge! Und die Verzögerung rechtzeitiger, durchgreifender Hilfe kann auch der Anfänger vermeiden helfen, indem er darauf aufmerksam macht, dass es ratsam ist, eine genaue Antlitzdiagnose stellen zu lassen. Je mehr Anfänger vorhanden sind, desto mehr sattelfeste Antlitzdiagnostiker werden mit der Zeit hieraus erwachsen zum Segen aller."

*Dr. Kurt Hickethier*

In jedes Menschen Gesichte
steht seine Geschichte;
sein Hassen, sein Lieben,
ganz deutlich geschrieben.
Sein innerstes Wesen –
es tritt hier ans Licht,
fast jeder kann's lesen,
versteh'n aber nicht![13]

## 6.3.2 Mangelzeichen in der Antlitzdiagnostik

**Analyse-Tabellen** zum Festhalten von antlitzdiagnostischen Merkmalen und Verabreichungs- oder Dosierungsempfehlungen fin-

13 Klaus Tichy nach einer Vorlage von Fr. v. Bodenstedt.

den Sie im Anhang **III** „Tabellen und Übersichten“ S. 263 ff.

Wenn Sie antlitzdiagnostische Merkmale erkennen wollen, sind Tageslicht (oder tageslichtähnliche Verhältnisse) und die Entfernung aller eventuell aufgetragenen Salben, Schminken etc., eine unbedingte Voraussetzung.

Hier sollen – im wahrsten Sinne des Wortes – *„ungeschminkte Tatsachen“* ans Licht gebracht werden.[14]

[14] Einige Quellen (siehe Literatur) zu den Details der Antlitzanalyse: Burgersteins *Handbuch Nährstoffe*; Feichtinger T, Niedan-Feichtinger S: *Antlitzanalyse in der Biochemie nach Dr. Schüßler*; Helmke Hausen M: *Lebensquelle Schüßlersalze*; Keller G u. a.: *12 Salze, 12 Typen*; sowie Informationen der Gesellschaft für Biochemie nach Dr. Schüßler und Antlitzanalyse (GBA).

## Calcium fluoratum Nr. 1

Fluorcalcium, Flussspat

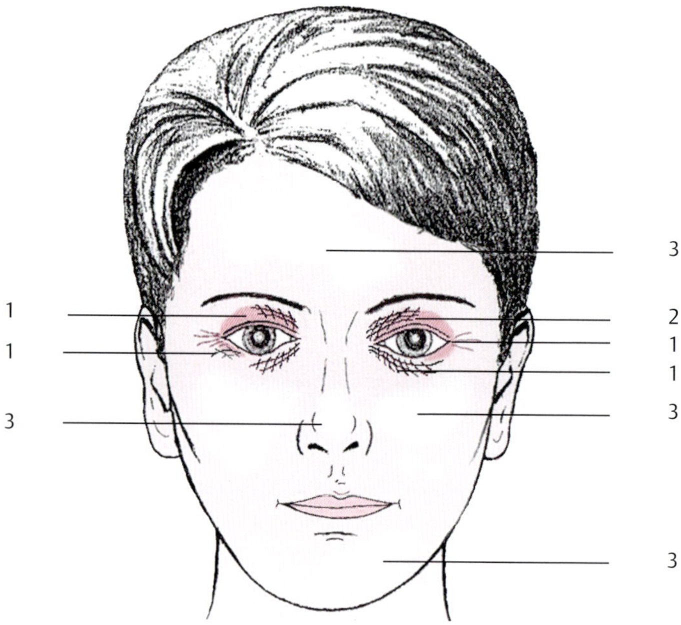


**Abb. 1.1:** Mangelzeichen von Calcium fluoratum.

### Gesicht

Dumpf, auch grau, wie gegerbt wirkend.

1. **Würfelfalten***:* kleine, zarte Längs- und Querfalten, welche die Haut in kleine Felder teilen.

Würfel sind quadratische Erhebungen zwischen den Faltenkreuzungen; Rauten, Rhomben u. Karos (ähnlich eines Parallelogramms) fächerförmig von den inneren Augenwinkeln ausgehenden Längsfalten, die wiederum von schrägen Querfalten gekreuzt werden, ziehen sich um das Unter- bzw. Oberlid Richtung äußeren Augenwinkel.

(Besonders gut erkennbar, wenn der Klient zwinkert oder nach oben sieht.) Je feingliedriger die Fältchen erscheinen, umso größer ist der Mangel!

Fächerfalten sind nur Längsfalten am Unterlid, die Richtung Jochbeine und Wangen ziehen. (Gut erkennbar beim Lachen, und wenn die Augen zusammengekniffen werden.) Je tiefer die Falten (können auch als Furchen auftreten), je müder, welker und schlaffer (hängt manchmal sackähnlich nach unten), umso größer und länger bestehend ist der Calciumfluormangel.

2. **Augenpartie** rötliche *oder bräunliche Schatten, die wie schwärzlich unterlegt aussehen* (hauptsächlich unter den Würfelfalten, oft um das ganze Auge).

3. **Firnisglanz***:* Besonders auf der Stirn unterbrochener, nicht wegwischbarer matter Glanz (wie fein lackiert; ähnlich einem Ölgemälde), lässt die Poren schlecht erkennen, eher selten.

Lippen bläulich, wegen mangelnder Durchblutung des Herzens, da ein Mangel an Calc. fluor. Elastizitätsverlust der Blutgefäße und Überforderung des Herzens bewirkt (sehr gut sichtbar bei Kindern, die zu lange im Wasser waren, oder überforderte Erwachsene); rissig aufgesprungene Lippen,

Schuppenbildung im Gesicht, oftmals auf den Oberlidern (Keratinstörung),

Zahnspitzen werden durchsichtig, fein, gezackt wie feines Sägeblatt.

### Weitere Körperzeichen

- Fingernägel brechen, splittern leicht, reißen leicht ein, sehr biegsam oder sehr spröde,
- übermäßige Hornhautbildung (Hände, Fersen, Zehen), Risse, Schrunden und Schwielenbildung,
- Überbeine,
- Skelettdeformierung,
- Bänderzerrung, -überdehnung, z. B. leichtes Umknicken in den Sprunggelenken,
- Fußdeformierungen (Platt, Senk-, Spreizfüße),
- Krampfadern.

## Calcium phosphoricum Nr. 2

Phosphorsaurer Kalk

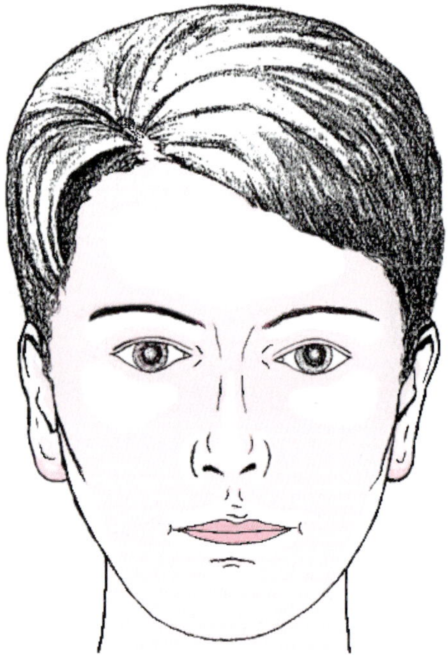

**Abb. 1.2:** Mangelzeichen von Calcium phosphoricum.

### Gesicht

Wächsern, durchscheinend: warmer Weißton (Blässe) wie bei Wachsfiguren (v.a. an Nasenflügeln), Ohren (v.a. Knorpel) und Stirn, um die Augenbrauen und Oberkiefer, Filtrum und Mund (v.a. über Oberlippe). Häufig ist der obere Gesichtsbereich stärker betroffen.

Wächserne Maske um Nase und Mund, fast immer deutlich abgegrenzt zur meist fiebrigen warmen Ferrumröte (bes. bei hohem Fieber – Gefahr v. Fieberkrampf! – oder auch zur kühlen Magnesiumröte bei starker nervlicher Belastung).

„**Käsig**" über das ganze Gesicht: kommt nur in Verbindung mit **Kalium-chloratum**-Mangel vor, selten. „*Quarkähnliche*" Färbung, Quark-/Topfengesicht, „weiß wie die Wand".

Weiße Flecken an Fingern und Zehennägeln, durchsichtige Zähne, Kieferverspannung (Schmerzen beim Beißen, Zähneknirschen); schmale „verbissene" Lippen.

### Weitere Körperzeichen

- Fingernägel brechen, splittern leicht, reißen leicht ein, sehr biegsam, weich oder sehr spröde,
- Überbeine,
- Skelettdeformierung,
- Fußdeformierungen (Platt, Senk-, Spreizfüße),
- Verkrampfte Haltung, Myogelosen,
- Empfindung von Kälte,
- Zähneknirschen,
- Heißhunger auf pikante Speisen (Senf, Ketchup, scharfe Soßen, ...), Geräuchertes.

## Ferrum phosphoricum Nr. 3

Phosphorsaures Eisen

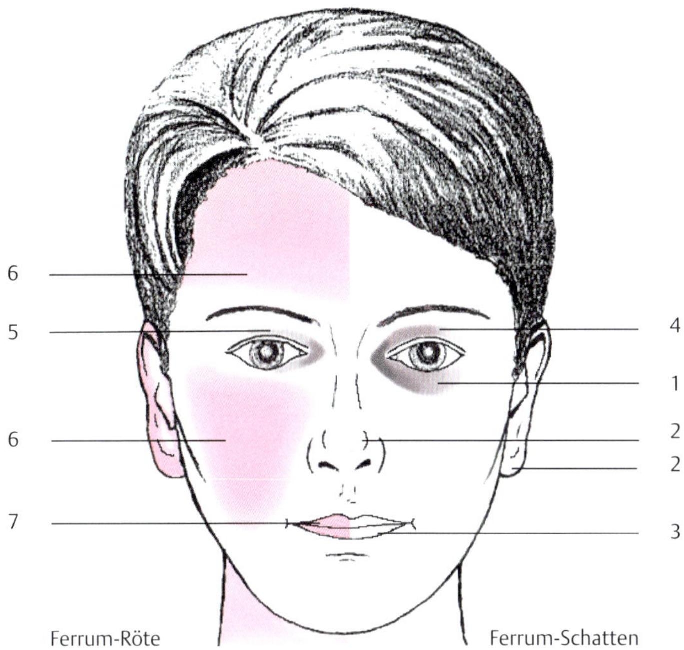


**Abb. 1.3:** Mangelzeichen von Ferrum phosphoricum.

### Gesicht

Ferrum-Schatten: Gesicht bei anämischer Konstitution auch blass, bleich, durchscheinend;

1. Bläulich-schwarz (Innenseite Nasenwurzel zum inneren Augenwinkel bis unter das ganze Auge)
   Einfurchung (Delle) im inneren Augenwinkel, bei sehr stark ausgeprägtem Mangel liegt der ganze Bereich noch in einer Vertiefung (eingesunken), weil die Mineralspeicher geleert wurden.
2. eingefallene, spitze, weiße Nase und weiße Ohrläppchen,
3. blasse Lippen,
4. *„Ringe"*; Hohläugigkeit durch das Schwinden der Fettpolster in den Augenhöhlen; gut sichtbar bei Schlafmangel und nach großer körperlicher Belastung,

   Ferrum-Röte: intensive warme (manchmal heiße) Röte auf Wangen, Ohren, Stirn; besonders vor Ausbruch eines Infekts.
5. Schwinden des *Ferrum*-Schattens, (kurz vor Ausbruch der Krankheit) dafür
6. zeigt sich ein *heißes*, fiebriges Rot im ersten Entzündungs-(Fieber-)Stadium – „brennend"-rote Wangen, heiße Stirn,
7. geschwollene, rote, trockene, spröde Lippen.
8. entzündete Hautstellen (Mitesser, Pickel, ...) mit einem roten Hof umgeben

### Weitere Körperzeichen

- Schlaffe, müde Körperhaltung,
- Konzentrationsschwäche, schwaches Immunsystem, wirkt überfordert,
- blutende Wunden und Verletzungen.

## Kalium chloratum Nr. 4

Chlorkalium

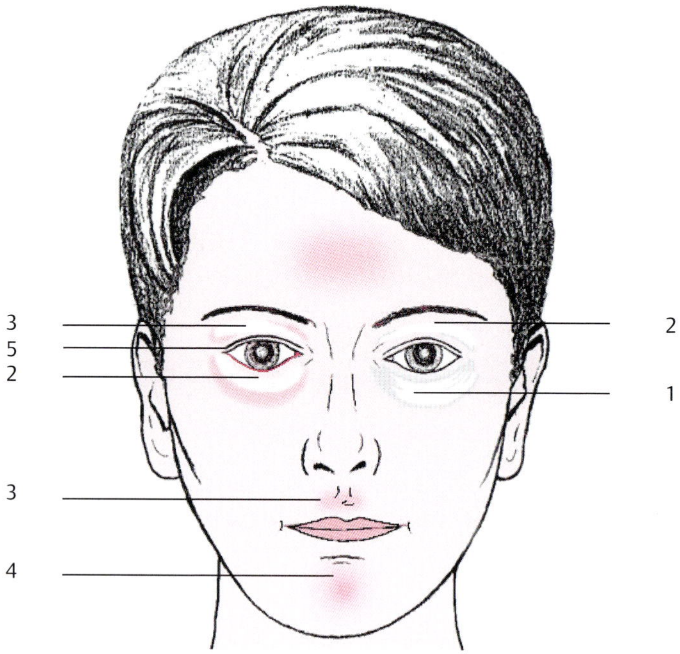


**Abb. 1.4:** Mangelzeichen von Kalium chloratum.

### Gesicht

**Milchfarbig:** milchig weiß, milchig-**bläulich,** milchig-**rötlich** oder, wenn beide gemischt sind, milchig-**lila,** wässrig wie Magermilch;

„Spuren einer Brille“:
1. Oft isoliert am Unterlid des Auges milchig weiß oder milchig bläulich (wässrig wie Magermilch) oder
2. unter dem unteren Augenlidhof – milchig-rötlich oder milchig-lila (wässrig),
3. auch am oberen Lid und Oberlippe, seltener unter der Unterlippe,
4. Wangen, Kinn, manchmal ganzes Gesicht,
5. roter (meist tränender) unterer Augenlidrand.

Auch an anderen Stellen des Körpers zeigt die Haut oft eine milchig-bläuliche oder milchig-rötliche Verfärbung. Diese Verfärbung kann sich durch Kontraktion der Arteriolen bis zur *Leichenblässe* steigern. Im Ganzen gesehen wirkt die Haut *alabasterartig.*

*Perlmuttglanz besonders am Ohr,*

*auf der Oberlippe Milchbart.*

**Käsig:** *„Quarkähnliche Färbung“* – nur in Verbindung mit **Calcium-phosphoricum**-Mangel vorkommend.

### Weitere Körperzeichen

- Couperose (rotblaue Äderchen, v.a. an Wange und Nasenflügel, manchmal über die gesamten Wangen, Nase und Ohren),
- Grießkörnchen, Hautgrieß (kommt meist von zu wenig Trinken),
- Warzen,
- Lymphknotenschwellung,
- Schwellungen,
- fadenziehender Speichel,
- Schwerhörigkeit,
- Neigung zu Übergewicht.

## Kalium phosphoricum Nr. 5

Phosphorsaures Kalium

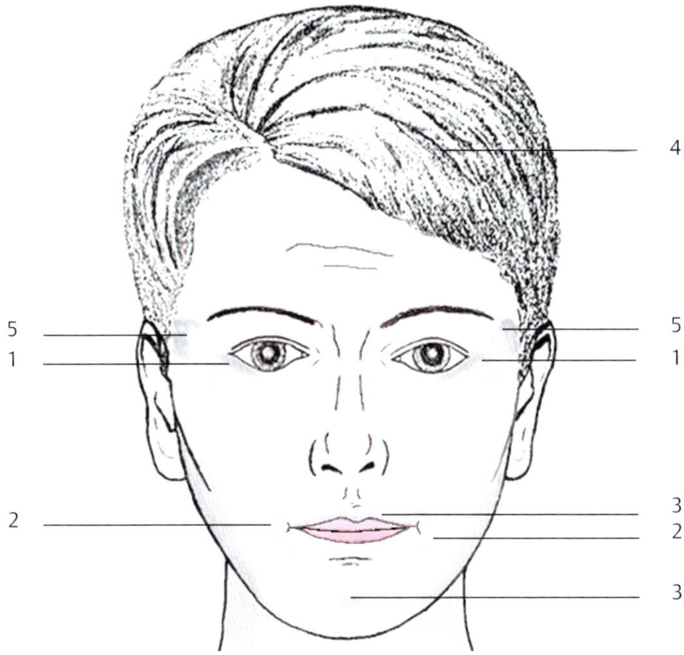


**Abb. 1.5:** Mangelzeichen von Kalium phosphoricum.

### Gesicht

Aussehen schmuddelig, apathisch, erschöpft wirkend.

1. Aschgraue Färbung (wie mit Zigarrenasche bestreut) unter den äußeren Augenlidwinkeln,
2. bei Herzschwäche ist diese Färbung besonders deutlich um die Lippen zu bemerken, Unterkiefer und Hals, seltener auf Oberlippe und Kinn,
3. frühzeitiges Ergrauen der Kopfhaare,
4. eingefallene Schläfen, übernächtigtes Aussehen,
5. matte Augen, stumpfer Glanz.

### Weitere Körperzeichen

- Mundgeruch, der sich nicht durch Zähneputzen beseitigen lässt,
- Zahnfleischprobleme: Zahnfleischbluten, -taschen, -schwund,
- Burn-out-Typ, Erschöpfung, überfordert oder überaktiv.

## Kalium sulfuricum Nr. 6

Schwefelsaures Kalium

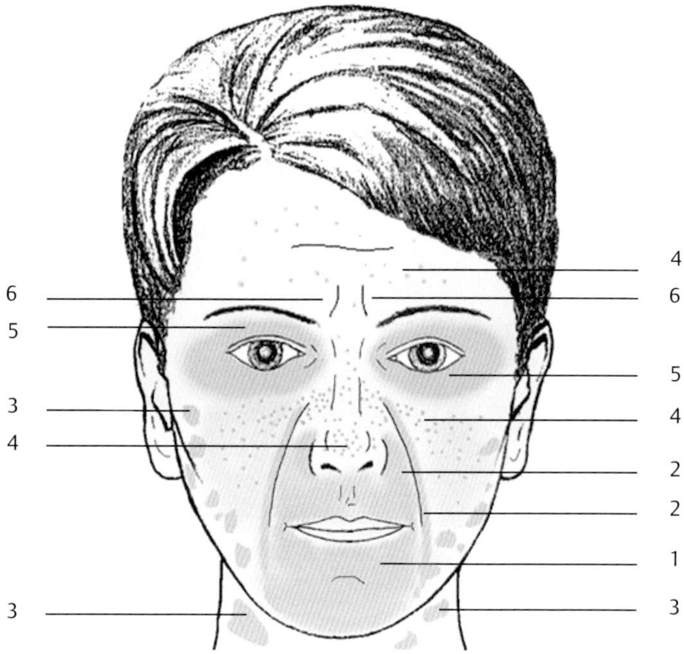


**Abb. 1.6:** Mangelzeichen von Kalium sulfuricum.

### Gesicht

Braungelbe Hautfarbe

1. liegt wie ein Make-up auf dem Gesicht, dunkler im Mund- und Kinnbereich (bei Unterleibsbeschwerden oder Frauenleiden – oft zur Zeit der Regel – leicht erkennbar),
2. bei Bronchialbeschwerden beiderseits der Nasenflügel verstärkt sichtbar;
   oder in *„A-Form"* von der Nasenwurzel ausgehend,
3. oft auch nur braune Flecken (Leberflecken): matte, ockerfarbige bis dunkelbraune, flächige Hautverfärbungen, auch erhaben als Cholesterinablagerungen (Xanthelasma), Altersflecken,
4. Sommersprossen, Schwangerschaftsflecken werden verstärkt durch zu viel Kaffeegenuss,
   Vitiligo (weiße Flecken: Kalium-sulfuricum- und auch Kupfermangel);
   im Sommer und auch in der Sauna verstärkt durch stärkere Entschlackung des Körpers,
5. bei größerem Mangel Braunfärbung im Augenbereich verstärkt sichtbar, besonders in den Mundwinkeln kann man es häufig wahrnehmen,
6. deutlich ausgeprägte senkrechte Falten über der Nasenwurzel zeigen Leberbelastung oder Leberschwäche an.

Bei gebräunter Haut sind diese Mangelzeichen nur schwer erkennbar (evtl. im Augenbereich).

### Weitere Körperzeichen

- Atemnot, Durchschnaufprobleme, muss ständig tief einatmen,
- Platzangst,
- Gelenkprobleme.

## Magnesium phosphoricum Nr. 7

Phosphorsaures Magnesium

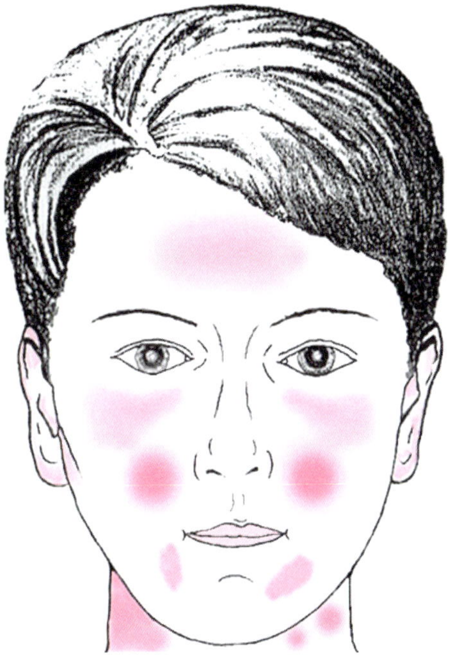

**Abb. 1.7:** Mangelzeichen von Magnesium phosphoricum.

### Gesicht

Magnesia-Röte (= Magnesia Rose)

Hautfarbe zartrosa *bis intensiv karmesinrot, kühle Röte (Kosmetik: Rouge Sommerton-„blaue Töne")*.

besonders auf den Wangen oft unter kleinen, verdickten Äderchen (in Talergröße links und rechts des Nasensattels, in der Höhe der Nasenflügel und Ohren), unter Umständen auch über das ganze Gesicht.

Hellste Röte, die natürlicherweise auf der Gesichtshaut des Menschen zu beobachten ist.

Sie kann ständig bestehen oder als *Verlegenheits*- oder *Schamröte* blitzschnell auftreten und sofort wieder verschwinden (starke vegetative Störung!). Geplatzte Äderchen gehören nicht dazu!

Bei großem Mangel erscheint das Gesicht wie eine zarte *„Rothaut"*.

Zu unterscheiden ist diese Rötung von der *umschriebenen Wangenröte* der Tbc (hektisches Fieber) und der *intensiveren, hitzigen Ferrum-Röte* (siehe Abb. 1.3)

Röte während und nach dem Essen. Durch die Verdauungstätigkeit wird sehr viel Magnesium phosphoricum sowie Ferrum phosphoricum verbraucht, daher kann sich die Röte stark zeigen. Röte durch Alkohol (dieser wirkt erweiternd auf die Gefäße).

### Weitere Körperzeichen

- Röte oder hektische Flecken an Dekolleté und Hals,
- Knödelgefühl im Hals,
- Schokoladenhunger,
- Wallungen, Juckreiz, Krampfneigung,
- „einschießende" Schmerzen,
- Nervosität, Schlafstörungen.

## Natrium chloratum Nr. 8

Kochsalz

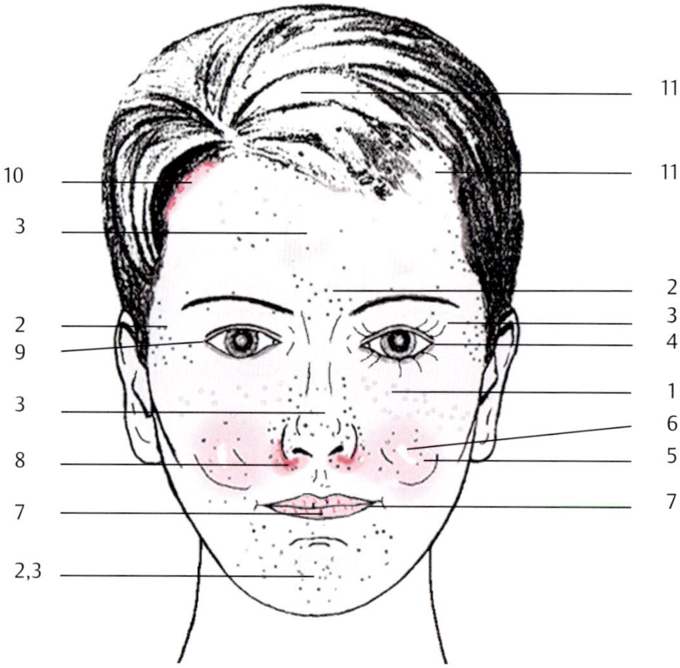


**Abb. 1.8:** Mangelzeichen von Natrium chloratum.

### Gesicht

Bleichsüchtig, wässerig gedunsen, teigig, aufgeschwemmt, zeitweise auch mager; schlaff, welk, fahl, glänzend wie frisch eingefettet (Brillen sind immer schmierig; frisch gewaschenes Gesicht wird innerhalb von wenigen Minuten wieder fettig). Vermehrte Flüssigkeitseinlagerung oder feuchtigkeitsarme, trockene, schuppige Haut, oft mit Juckreiz; übermäßige, oder fast keine Schweißbildung.

1. **Erweiterte Poren** mit erhöhtem Rand um die Öffnung, ähnlich einer Orangenschale; nach Sonnenbestrahlung sind oft punktartige Ausschwitzungen zu beobachten; meist an Stirn, Nase, Jochbeingegend, Wangen und am Kinn (Kinngrübchen).
2. **Dunkle Punkte** *(Mitesser)*, meist auf der Stirn (vermehrt im Bereich zwischen den Augenbrauen), an der Stirn-Haar-Grenze, Schläfen, auf und um den Bereich der Nase (verstärkt an Nasenspitze und Nasenflügeln), unter den Nasenlöchern, Wangen, Kinn, quere Kinnfalte (zwischen Mund und Kinn).
3. **Gelatine-Glanz:** feuchter, unterbrochener Glanz, lässt Poren erkennen; keine spiegelblanke Fläche; zu bewerten ist die flächenmäßige Ausdehnung und die Stärke des Glanzes; hpts. am Unter-, später am Oberlid, oft auf Stirn, Nase (Nasenrücken, Nasenspitze), Wangen, Kinn.
4. **Schmieriger Lidrand:** beim Blick nach oben erscheint auf Ober- und Unterlidern ein schmierig-schleimig glänzend wirkender, 1 bis 2 mm breiter Hautstreifen *(Schneckenspur)* vom inneren Augenwinkel; auch auf Wangen, Kinn und Stirn, oder rötlich entzündeter Lidrand, tränend; vereinzelt abstehende Wimpern.
5. **Platzbacken:** prall, gespannt, mit *„Gelatine-Glanz"* überzogene Wangen.
6. rötliche, mit Gelatineglanz überzogene Wangen.

7. Lippen gespannt oder aufgesprungen, Riss mitten in Ober- oder Unterlippe,
8. wunde Nasenflügel und Nasenlöcher,
9. helle Augenlider, tränende oder trockene Augen,
10. Ausschlag oder Krusten am Stirn-Haar-Ansatz,
11. Haarausfall, Kopfschuppen.

### Weitere Körperzeichen

- Gelenkeknacken,
- Schlundbrennen,
- übermäßige oder zu wenig Schweißbildung,
- die Haut neigt zu Rissen und Schrunden,
- glasklarer Speichel, Speichelbläschen am Zungenrand,
- starkes oder zu schwaches Durstgefühl.

## Natrium phosphoricum Nr. 9

Phosphorsaures Natron

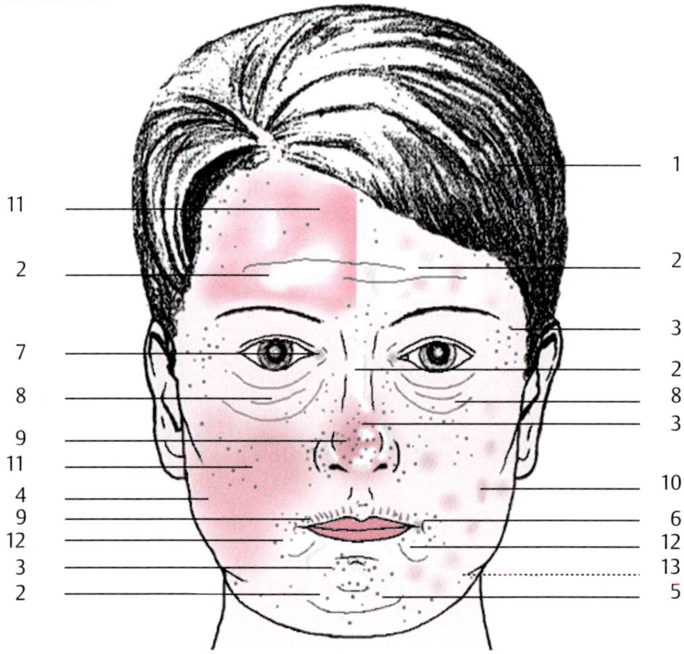


**Abb. 1.9:** Mangelzeichen von Natrium phosphoricum.

### Gesicht

Fahl, oft gelblich, eingesunken oder schwammig wirkende Haut.

1. Fettige Haare, fettiger Schweiß, fettige Haut.
2. **Fettglanz:** stumpf-fettiger, speckiger Glanz, meist auf Nasenrücken, Stirn und Kinn; lässt die Poren erkennen; bei *käsigem* Gesicht ist die Fettausschwitzung meist unterbunden, dafür bilden sich Mitesser. Fettige Haare, fettige Brillengläser.
3. **Mitesser:** kleine schwarze Poren mit Ablagerungen harnsaurer Fette, meist auf Nase, Mundwinkeln, Stirn und Kinn; Pickel, Akne;
   *weiße Mitesser* sind ein Symptom für Nierenschäden!
4. **Fettbacken:** Hamster- oder starke Hängebacken (wie Speckschwarte),
5. Doppelkinn,
6. gelbe Punkte in den *Mundwinkeln* zeigen meist starke Leberbelastung an;
7. gelbe Punkte in den Augenwinkeln = „Fett-Unverträglichkeit". (Gallenfluss-Stau > Gelbfärbung der Haut).

Zusätzliche Zeichen von Natrium-phosphoricum-Mangel

8. Schwellungen unter den Augen (Tränensäcke),
9. die *„rote Nase"* des Dyspeptikers, Säurefalten auf der Oberlippe,
10. rot fleckige Haut,
11. Gesichtsröte nach dem Essen, hängt aber auch mit Magnesium phosphoricum und Ferrum phosphoricum (Verdauung) zusammen,
12. Schwellungen unter den Mundwinkeln deuten auf Belastung der Bauchspeicheldrüse (Pankreas),
13. geschwollene Lymphknoten.

### Weitere Körperzeichen

- Sodbrennen,
- Heißhunger auf Mehlspeisen,
- sauer riechender, fettiger Schweiß,
- träge, Bewegungsmangel.

## Natrium sulfuricum Nr. 10

Schwefelsaures Natrium,
Glaubersalz

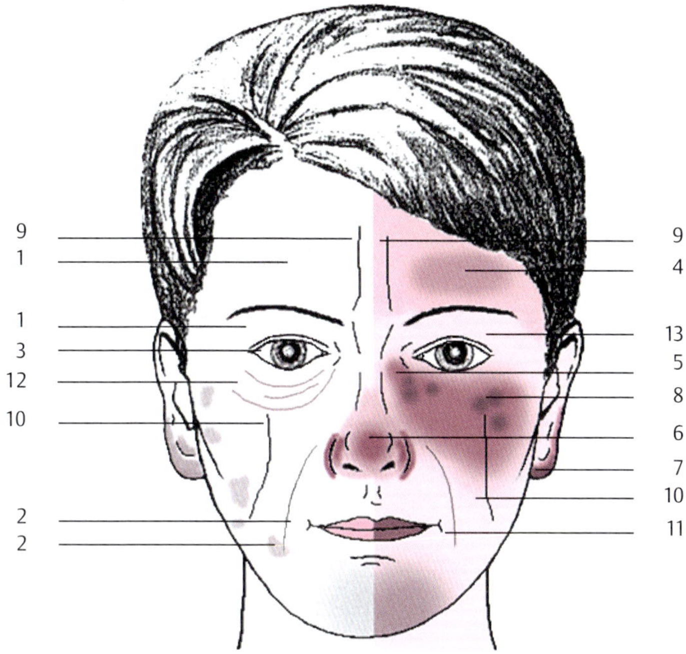


**Abb. 1.10:** Mangelzeichen von Natrium sulfuricum.

### Gesicht

Grünlich-gelb: wie schwefelgelber Unterton.

1. Meist vom Kinn ausgehend, überzieht er Stirn, Schläfen, äußeren Augenwinkel, äußere Wangen, Nasenwurzel, und vor den Ohren; im ganzen Gesicht oder
2. als Flecken (sog. Leberflecken) besonders an Mundwinkeln, Ober- und Unterkiefer und Backenknochen oder am ganzen Körper (galliger Typ),
3. bei Gelbsucht auch in den Augäpfeln (selten vorkommend, meist bei Schwerkranken).

   „Entzündliche Röte": Röte mit bläulichem Farbton (keine Entzündung!), Zyanose (bläuliche Röte durch Abnahme des Sauerstoffgehaltes im Blut durch Schlackenüberladung; keine Entzündung!), erweckt den Anschein, als sei sie nur lose aufgetragen, während die anderen Röten direkt auf der Haut zu liegen scheinen;
4. hauptsächlich auf der Stirn, besonders am Stirnbeinhöcker,
5. auf Nase und Wange, nahe Nasensattel sowie
6. auf der Nasenspitze, *„Schnapsnase"*,
7. hinter den Ohren oder insgesamt als *„Glühwürmchen"* (leicht bläulicher Einschlag, erweckt den Anschein, als sei sie nur lose aufgetragen, während die anderen Röten direkt auf der Haut liegen,
8. erweiterte Äderchen (Couperose) siehe auch bei Nr. 4.

### Faltenbildung

9. Deutlich erkennbare senkrechte Falten über der Nasenwurzel zeigen Leberbelastung an.
10. Starke senkrechte Falten zwischen Jochbein und Kinnwinkel deuten auf mögliche Verdauungs-Resorptionsstörungen hin.
11. A-förmige Falten von den Nasenflügeln bis über den Bereich der Mundwinkel weisen auf Magenschwäche hin. Reichen die Falten bis tief über die Mundwinkel hinab, so könnte dies eine Neigung zu Herz-Kreislauf-Beschwerden anzeigen.

12. Geschwollene Tränensäcke (Schwellungen an den Augen) sind aber auch ein Hinweis dafür, dass die Nieren (Korrespondenzzone am Unterlid) oder das Herz (am Oberlid) zu wenig arbeiten;

    auch der Augenschweiß kann sich gelblich verfärben.

13. Geschwollene Oberlider sind oft ein Zeichen für Herzinsuffizienz, können aber auch mit einer Allergie (z. B. Heuschnupfen) einhergehen. (Damit sind aber nicht Schlupflider gemeint – die sind beim Mangel Nr. 22 Calcium carbonicum D12 zu finden.)

Bei diesen Anzeichen liegt immer eine Stoffwechselstörung vor, weil die Leber die Schlacken nicht schnell genug entsorgen kann. Durch bestimmte Vergärungsprozesse (durch Enzymmangel) im Dickdarm entsteht ein Fuselalkohol, der sehr giftig ist und kaum abgebaut werden kann. Dieser Vorgang läuft z. B. ab, wenn wir am Abend Rohkost essen. Zu dieser Tageszeit werden bei den meisten Menschen (manche Leute schon ab 14.00 Uhr) keine Verdauungsenzyme bereitgestellt, um Rohkost zu verarbeiten. Die Folge davon ist eine „Alkoholvergiftung" in dieser Form!

### Weitere Körperzeichen

- Übelriechende Winde,
- Gelenkschmerzen,
- Juckreiz,
- Haarausfall,
- Kopfschmerzen.

## Silicea Nr. 11

Kieselsäureanhydrit, Kieselsäure

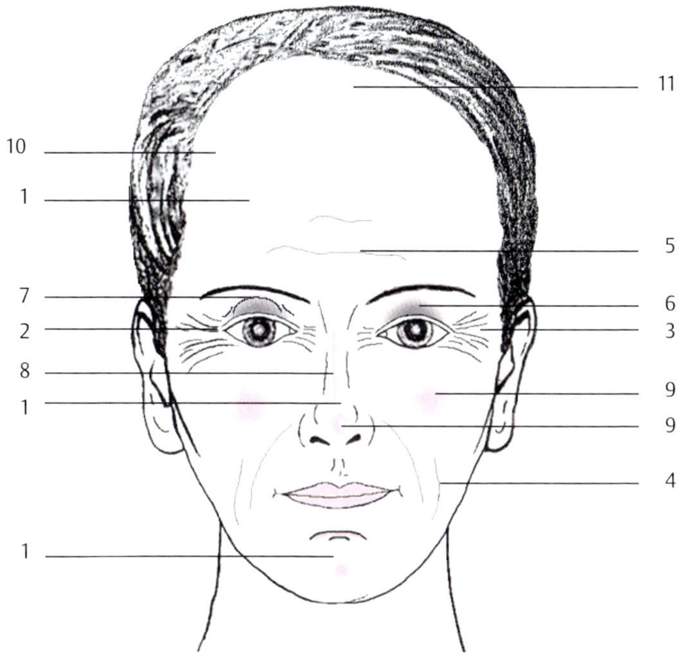


**Abb. 1.11:** Mangelzeichen von Silicea.

### Gesicht

Hager, eingefallen, graue Hautfarbe, bleich, blass, Runzeln und Falten.

1. Glasurglanz: polierter Glanz, Poren schlecht erkennbar (z. B. Glatze), vor allem auf Nasenspitze, Nase, Stirn, Ohren, Schienbein; durchscheinend glasige Haut zeigt Hochglanz oder wirkt wie Seidenpapier (hauchdünne Siliceaschicht: glasklarer Firnisglanz, in dem sich das Licht bricht, lagert sich wie ein Film über Haut, Netzhaut der Augen, Wimpern und Haare ab; schillert zum Teil in Regenbogenfarben).

**Beachte:** Eine gesunde Haut ist stets ohne besonderen Glanz!

### Krähenfüße

2. Kleine oder stark verästelte Hautfalten in den äußeren Augenwinkeln, Lachfalten
3. ziehen in Richtung Ohren oder Schläfen (seltener),
4. über die äußeren Wangen; Lachfalten,
5. starke Faltenbildung allgemein (verschwinden durch längere Einnahme!).

6.+7. Lidhöhlen: Durch Siliceamangel schwindet das Collagen im Bindegewebe und das Mineralstoffdepot sinkt. Dabei zieht sich die Oberhaut nicht mehr so schnell bzw. gar nicht mehr zusammen, daher wirken die Augen eingefallen und Falten bilden sich. Über dem Augapfel im Bereich des Oberlids zeigt sich eine eingefallene Höhlung (Augenhöhlen). Wenn der Blick nach oben gerichtet wird, erkennt man dies *(jahrelange Einnahme nötig!)*. Tiefe Falten zwischen Augapfel und Augenbrauen. *Geplatzte Äderchen im Augapfel durch Bindegewebsschwäche.*

8. Entzündliche Röte: Hauptsächlich am Nasensattel, auch sonst im Gesicht; durch den Hochglanz der glasigen Haut stellt sich diese Röte dar, als wenn man sie *„unter Glas“* sehen würde (vgl. entspiegelte Glasrahmen).

9. Wangen sind glänzend bis glasig gerötet und haben das Aussehen von *„Platzbacken“. Der* glasige Glanz der Haut, der meist zuerst an der Nasenspitze auftritt und sich dann zum Ohr hin ausbreitet, ist das *wichtigste Zeichen* für einen **Silicea**-Mangel.
10. Bei längerer Störung können *„Geheimratsecken“* oder
11. Kahlköpfigkeit mit Spiegelglanz (besonders nach Cortisongaben) auftreten!

**Weitere Körperzeichen**

- Haarspliss,
- brüchige, splitternde Finger- und Zehennägel,
- blaue Flecken, geplatzte Äderchen,
- Lärm- und Lichtempfindlichkeit, Schreckhaftigkeit.

## Calcium sulfuricum Nr. 12

Schwefelsaurer Kalk

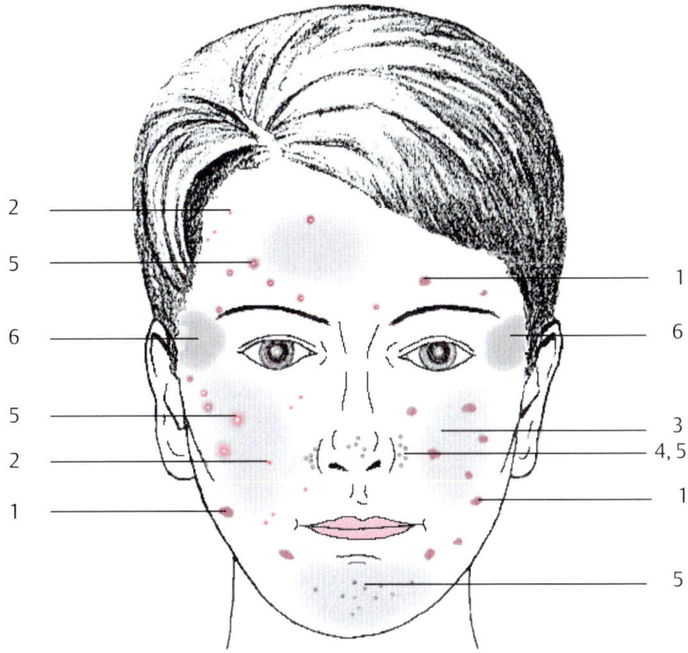


**Abb. 1.12:** Mangelzeichen von Calcium sulfuricum.

### Gesicht

Wächsern, blass, grau, gelblich bis bräunlich, grünlich; wirkt wie ungewaschen, alabasterfarben durchscheinend, leuchtet von innen heraus, kreidebleich, weiß wie die Wand (v.a. wenn noch Calcium phosphoricum und Kalium chloratum dabei ist); wirkt, als ob dieser Ton von innen herausscheint (nicht auf der Haut liegt), aschfahl, wenn es mit Kalium phosphoricum (Erschöpfung) gemischt ist.

1. Alterspigmente, Leberflecken, Schwangerschaftsflecken,
2. Blutschwamm (Hämangiom),
3. fleckiges Gesicht, besonders in der Schwangerschaft,
4. dunkle, erweiterte Poren,
5. unreine Haut, Pickel, Pustel, Mitesser,
6. eingefallene Schläfen.

### Weitere Körperzeichen

- Zu Eiterungen neigend,
- deckt sich beim Schlafen ab,
- wirkt sehr erholungsbedürftig, urlaubsreif;
- chronische Erkrankungen,
- Schocksituationen.

# 7 Grundlagen der Anwendung

## 7.1 Die Aufbereitung der Lebenssalze

| | | |
|---|---|---|
| D 1 | = | 1 Teil Salz + 9 Teile Milchzucker |
| D 2 | = | 1 Teil Salz von der vorstehenden Mischung + 9 Teile Milchzucker = 1:100 |
| D 3 | = | 1 Teil Salz von der neuerlichen Mischung + 9 Teile Milchzucker = 1:1000 |
| D 6 | = | 1:1 000 000 (1 Million) |
| D 12 | = | 1:1 000 000 000 000 (1 Billion) |

Die gewonnenen Mischungen werden „potenziert“, das heißt kräftig gemacht, oder mit Schwingung angereichert. Je höher die Potenz, desto kräftiger die Arznei (Kohäsionskräfte des Moleküls). Der Milchzucker stellt nur die Basis dar.

„Das Mittel muss so verdünnt sein, dass seine frei gewordenen Moleküle durch das Epithel der Mundhöhle, des Schlundes und der Speiseröhre und durch die Wandungen der Kapillaren in das Blut treten können und von dort diffundieren sie überall hin im Organismus. Ein Teil dieser diffundierenden Moleküle gelangt an den Krankheitsherd und bewirkt daselbst die Deckung des Defizits, welches die Ursache der betreffenden Krankheit ist. Sie bewirken eine lebhafte Molekularbewegung, in welche gleichartige Stoffe aus der Nachbarschaft treten. Diese Stoffe gelangen in die pathogen veränderten Zellen, und somit kommt Heilung zustande. Das biochemische Heilverfahren liefert dem Heilbestreben der Natur die demselben an betreffenden Stellen fehlenden natürlichen Mittel, die anorganischen Salze.“ *Dr. Schüßler*

Die **Verdünnungsstufen**, die Dr. Schüßler in seiner Praxis angewandt hat, waren

- die sechste Dezimalverdünnung (Verhältnis 1:1 Million) für die übrigen 8 Salze[15],
- die sog. zwölfte Dezimalverdünnung (Verhältnis 1:1 Billion) für **Calc. fluor.** Nr. 1, **Ferr. phos.** Nr. 3, **Silicea** Nr. 11.

## 7.2 Die Anwendungsgrundsätze nach Dr. Schüßler

Trotz der Verwendung von potenzierten Stoffen wehrte sich Dr. Schüßler gegen die Zuordnung seiner Heilweise zur Homöopathie:

„Mein Heilverfahren ist aber kein homöopathisches, denn es gründet sich nicht auf das Ähnlichkeitsprinzip, sondern auf die physiologisch-chemischen Vorgänge, welche im menschlichen Organismus sich vollziehen. Durch mein Heilverfahren werden Störungen, welche in der Bewegung der Moleküle der unorganischen Stoffe des menschlichen Organismus entstanden sind, mittels homogener (gleichartiger) Stoffe direkt ausgeglichen, während die Homöopathie ihre Heilzwecke mittels heterogener (verschiedenartiger) Stoffe indirekt erreicht …“

*Schüßler: Eine abgekürzte Therapie.*

Siehe auch Teil I, Kap. 2.1 „Die Grundsätze des biochemischen Heilsystems“, S. 6.

## 7.3 Verabreichung und Einnahme

Die Darreichung des „rechten Lebenssalzes zur rechten Zeit“ ist die Voraussetzung für die Überwindung der Gesundheitsstörung.

**Mit Einnahme der entsprechenden Mittel wird sofort die Regeneration eingeleitet.**

### 7.3.1 Gaben

Pastillen (à 0,25 g), Globuli (à 0,08–0,1 g), Pulver (1 Msp.) oder Tropfen in alkoholischer Lösung.

[15] **Calcium sulfuricum** Nr. 12 wurde, obwohl ursprünglich in seinem System vorhanden, von Dr. Schüßler später wieder entfernt, weil **Calc. sulf.** „nicht in die konstante Zusammensetzung des Organismus eingeht“. Seit seinem Tod im Jahre 1898 wird **Calc. sulf.** wieder verstärkt in der biochemischen Praxis mit ausgezeichnetem Erfolg angewendet.

### 7.3.2 Berechnung

1 Pastille entspricht 5 Globuli oder 5 Tropfen.

Rund *50 Pastillen* (= 12 g Milchzucker) berechnet man als **BE**; *Diabetiker* sollten daher die Mineralsalze besser in etwas Wasser auflösen, in den Mund nehmen und dann ausspucken. **Alternative dazu:** Mineralsalze in heißem Wasser auflösen, einmal umrühren, den Zucker absetzen lassen und nur die Flüssigkeit langsam schluckweise einnehmen.

Mittlerweile sind die Mineralstoffe auch in flüssiger Form als Dilution – speziell für Diabetiker oder Menschen mit Laktose-Intoleranz geeignet – erhältlich.

Wenn eine Einnahme nicht möglich ist, können die Mineralstoffe dem Körper auch über die Haut zugeführt werden (Salben, Wickel, Bäder → siehe Kap. 7.4.5).

### 7.3.3 Normaldosis

2–3 Pastillen, oder umgerechnet in entsprechender Anzahl Globuli bzw. Tropfen.

### 7.3.4 Einnahmeempfehlung

Einzeln, eventuell auch 2–3 Pastillen (nicht unmittelbar vor oder nach dem Essen), **langsam im Mund zergehen lassen**, oder in heißem Wasser aufgelöst langsam, schluckweise schlürfen → siehe 7.4.3.

Die Moleküle (wirksamen Bestandteile) werden von der Mundschleimhaut aufgenommen und in den feinstofflichen Körper weitergeleitet. Deshalb sollten Pastillen oder Flüssigkeit so lange wie nur möglich im Mund behalten werden!

**Niemals mit Wasser, Kaffee oder Tee hinunterspülen!**

**Nicht dazu essen oder trinken** (1/2 Stunde vorher oder nachher).

**Nur mit der Hand, mit Holz- oder Plastiklöffel berühren (kein Metall!).** Dosen immer gut schließen.

### 7.3.5 Haltbarkeit

Keine Metallbehälter verwenden, auch nicht für Cremes, Gele oder Salben! Bei trockener, kühler, lichtgeschützter, geruchfreier Aufbewahrung sind die Mineralsalze unbeschränkt haltbar.

### 7.3.6 Selbstanfertigung von Tropfen

Bester Arzneiträger ist immer noch Wasser. Die Herstellung von Tropfen für den eigenen Bedarf zur innerlichen und äußerlichen Anwendung ist denkbar einfach:

Sie brauchen destilliertes oder durch Abkochen keimfrei gemachtes Wasser (etwa 40 ml), ein keimfreies Glas zum Auflösen der Pastillen und ein ebenfalls keimfreies dunkelfarbiges Tropffläschchen (Lichtschutz).

Die jeweils benötigte Anzahl von Pastillen (meist etwa 5–7 Stück) wird im Wasser **ohne umzurühren** aufgelöst und die Flüssigkeit dann so in das Tropffläschchen gefüllt, dass der Milchzucker im Glas verbleibt.

Wegen der geringen Haltbarkeit sollten allerdings nur **kleine Mengen** hergestellt werden, wobei auf **größte Sauberkeit** geachtet werden muss. Außerdem sollten auch diese kleinen Mengen **möglichst rasch verbraucht** werden!

Die so hergestellten Tropfen können sofort verwendet werden.

Bei offenen, sehr schmerzenden Wunden können sie anstelle von Salben oder Brei-Auflagen angewendet werden.

**! Achtung**

**Vorsicht ist bei frischen Wunden** (z. B. nach Operationen) jeder Art geboten, weil die so hergestellten Tropfen schon nach kurzer Zeit möglicherweise nicht mehr steril sind!

## 7.4 Anwendungsmöglichkeiten und Dosierung

### 7.4.1 Normaldosis

Eine Normaldosis ist die übliche Menge von 2–5 Pastillen je Salz innerhalb des Tagesrhythmus', z. B. 3 x 3 Pastillen/Tag (= je 3 Pastillen morgens/mittags/abends).

**Einzelgabe oder Kombination?**

Häufig ist es so, dass mehrere Mittel angezeigt sind. Therapeuten, die lieber mit Einzelmittel arbeiten, sollten das Mittel mit dem hervorstechendsten Mangel wählen und als Einzelgabe verwenden. Manchmal leitet der Körper dadurch schon eine adäquate Regulierung ein.

Die Reaktion des Körpers lässt sich unter Umständen schon innerhalb weniger Stunden anhand der Antlitzanalyse nachvollziehen. Dann kann man die Mittelwahl entsprechend verändern. Der Nachteil dieser Methode ist, dass der Klient ständig kontrolliert werden muss. Ansonsten werden die Mittel von Anfang an in einer Kombination verabreicht. Manche Mittel ergänzen und verstärken sich dabei als Funktionsgemeinschaft (siehe Tab. 1.5 und S. 232 ff.).

**Aus jeder Funktionsstörung, welche mit den unschädlichen Mitteln der Biochemie behoben wurde, geht der Organismus gestärkt hervor!**

### 7.4.2 Trockengaben

Trockengaben sind üblicherweise 1–2 Pastillen, die im Mund (z. B. unter der Zunge) langsam zergehen. Bei sehr geringen Mengen ist dies einfacher als jedes Mal in Wasser aufzulösen.

Wir geben die „Trockengaben" auch gerne bei kleinen Kindern und lassen sie sogar – wie manchmal in der Homöopathie üblich – selbst aussuchen!

### 7.4.3 In Wasser gelöst

Besonders für **Fieberkranke** geeignet, aber auch in Fällen, wenn dem Klienten durch langes Einnehmen die trockenen Pastillen verleidet werden:

1–2 Pastillen pro Salz (in schweren Fällen bis zu 5 Past.) werden in einer kleinen Tasse mit abgekochtem Wasser aufgeschwemmt, im Mund verteilt und nach einigen Sekunden geschluckt.

(Man könnte auch den **Tagesbedarf** herstellen und über den Tag verteilt schluckweise einnehmen.)

Zur starken Förderung der Regeneration und als **Vorratsgaben** (z. B. für die Nacht) sind **heiße Lösungen** vorteilhaft:

5–10 Pastillen eines Salzes werden in einer größeren Tasse in heißem, abgekochtem Wasser aufgelöst und in ganz kleinen Schlucken so heiß wie möglich geschlürft. Den jeweiligen Schluck möglichst lange im Mund behalten, die Mundschleimhaut damit erwärmen (um-

Tab. 1.5 Einige Beispiele für Funktionsgemeinschaften.

| Mineralsalz | Funktionsbereich |
|---|---|
| **Natr. phos.** Nr. 9 + **Silicea** Nr. 11 | Rheuma |
| **Kal. phos.** Nr. 5 + **Natr. chlor.** Nr. 8 | Zellaufbau |
| **Calc. phos.** Nr. 2 + **Magn. phos.** Nr. 7 | Knochenbrüche |
| **Calc. phos.** Nr. 2+ **Natr. chlor.** Nr. 8 | Knochen, Muskeln |
| **Calc. fluor.** Nr. 1 + **Silicea** Nr. 11 | Nägel, Elastizität, Narben; Haut, Haare, bei Vereiterungen. Ab dem 40. Lebensjahr generell! |
| **Ferr. phos.** Nr. 3 + **Kal. phos.** Nr. 5 + **Natr. chlor.** Nr. 8 + **Silicea** Nr. 11 | Müdigkeit, Traurigkeit, Nervosität |

spülen) und erst dann schlucken. (Durch die Erwärmung werden die Schleimhäute besser durchblutet und somit eine intensivere Aufnahme der Nährsalze bewirkt.)

### 7.4.4 Verabreichungsempfehlung für Säuglinge

Beim **Brustkind** sollte am besten die **Mutter** in recht häufigen Gaben die Mittel einnehmen; eventuell auch **direkt** (1 Pastille in 1/2 Teelöffel warmen Wassers auflösen).

Beim Säugling sind immer *akute* Erscheinungen gegeben!

Beim **Flaschenkind** in jeder Milchportion 4–5 biochemische Pastillen auflösen; eventuell auch *direkt*, wie zuvor beim Brustkind beschrieben.

Bei sehr schweren Gesundheitsstörungen – wenn z. B. der kleine Klient die Nahrungsaufnahme verweigert:

In eine braune[16] Tropfflasche zu 50 $cm^3$ gibt man destilliertes Wasser bis zu etwa 3/4 des Volumens. Nun werden 10 biochemische Pastillen zerquetscht und das Pulver im Wasser durch Schütteln aufgelöst. Von dieser Lösung werden dem kleinen Klienten alle 5–10 Min etwa 5–6 Tropfen seitlich an den Mundwinkeln eingeträufelt.

### 7.4.5 Äußerliche Anwendungen (Wickel, Salben, Bäder, Waschungen)

Für Wickel löst man je nach Größe derselben 10–20 Pastillen in einer entsprechenden Menge gekochtem, heißen Wasser auf. Dazu kann man ohne weiteres niedriger potenzierte, d. h. weniger verdünnte Salze verwenden, z. B. **Kalium phosphoricum D 3**, **Ferrum phosphoricum D 6** etc.; 10 Pastillen reichen schon für warme Teilbäder – Arm-, Fuß- oder Sitzbäder – aus. (Siehe auch S. 210 ff. sowie im Anhang „Bäder, Wickel und Kompressen“, S. 268 ff.)

### 7.4.6 Innerliche Anwendung als Einlauf

Wenn die **orale** Verabreichung nicht ausreicht oder nicht möglich ist, z. B. bei Kleinkindern, oder anstelle einer oralen Einnahme:

Zur **Entgiftung** bei Durchfall oder Verstopfung, Fieber und zur allgemeinen Entschlackung. (Hier wirken die Salze über die Darmschleimhaut.)

### 7.4.7 Kurmäßige Anwendung über längere Zeiträume

Um eine stärkere und schnellere Wirkung der Mineralstoffe zu erreichen, kann es u. U. nötig sein, die Salze kurmäßig anzuwenden.

Dies ist vor allem dann sinnvoll, wenn ein klar umrissenes Ziel erreicht werden soll, z. B. Entschlackung, Entsäuerung, Entgiftung etc.

Solche Kuren bilden die Basis für eine generelle Verbesserung und Konsolidierung des gesamten Mineralstoffhaushaltes und beeinflussen deshalb in den meisten Fällen nicht nur das allgemeine körperliche Befinden, sondern sie bewirken häufig auch eine deutliche Besserung von oft lange andauernden Beschwerden.

Die kurmäßige Anwendung kann auch eine Alternative zu einer langen, ständigen Einnahme der Mineralsalze darstellen.

Detaillierte Anwendungshinweise siehe Teil II, Kap. 4 „Spezielle Anwendungen“, S. 218 ff.

## 7.5 Allgemeine Regeln

Nach Ansicht etlicher Therapeuten sollten bei der Verabreichung der Lebenssalze folgende Erfahrungswerte berücksichtigt werden:

[16] Die biochemischen Salze benötigen kühle, trockene Aufbewahrung, Licht- und Aromaschutz!

Es ist **nicht notwendig**, eine starre Einnahmeregelung wie in der Allopathie (genaue Dosierung notwendig um eventuelle Schädigungen zu vermeiden) einzuhalten, weil das biochemische Mittel Zellen und Körper auf andere Art und Weise beeinflusst.

Die Zelle hat „Hunger": Wird ihr im Einzelfall **zu wenig** von dem fehlenden Salz zugeführt, kann der Mineralstoffmangel durch eine erneute Gabe beseitigt werden; wird ihr **zu viel** zugeführt, dann kann sie die größere Menge nicht aufnehmen und nicht verdauen, der Überschuss wird einfach ausgeschieden!

## 7.5.1 Besondere Hinweise

- Bei der ersten Einnahme der biochemischen Salze kann es zu einer **Erstreaktion** kommen – in diesem Fall muss kurzfristig **höher dosiert** werden. Auch schwere, unheilbare Gesundheitsstörungen können durch eine Verbesserung des Mineralhaushalts *aufgehalten* werden.
- Sind **mehrere** Mittel angezeigt, so sollte man die hervorstechendsten Mängel zuerst und eher mit **Einzelgaben** behandeln. Dies betrifft vor allem *akute* und/oder *fieberhafte* Erkrankungen, wo eine schnelle, gezielte Versorgung mit Mineralsalzen erforderlich ist. Bei schwächeren oder sich überlagernden Merkmalen können ohne weiteres gemischte Gaben – auch in heißen Lösungen – verabreicht werden.
- Je angegriffener der Gesundheitszustand eines Menschen ist, oder je älter er ist, desto weniger können unterschiedliche Mineralsalze verwertet werden – kombinierte Einnahmen wären somit erst in der nächsten Phase sinnvoll. Sogar die Resorption der allerersten Gaben kann für den Körper wegen des darniederliegenden Stoffwechsels möglicherweise schwierig sein, weshalb in solchen Fällen zu Beginn eher **niedrig dosiert** werden sollte.

Viel hilft nicht viel – öftere und kleine Gaben sind zielführender!

**Erläuterung**

Die **Tablettenmenge** ist **nicht entscheidend** für den Therapie-Erfolg!

Mit Schüßlersalzen kann man keinen **Mangel** ausgleichen – was sich schon rein rechnerisch beweisen lässt:

Wenn wir die Konzentration einer Pastille **Ferrum phosphoricum D 12** (das ist eine Verreibung des Eisenphosphats mit Milchzucker in einem Verhältnis von eins zu einer Billion) betrachten, beträgt der Gehalt dieser 250 mg Pastille an Eisen **ein zehnbillionstel Gramm**, wenn man berücksichtigt, dass Ferrum phosphoricum zirka 40 % Eisen enthält.

Wenn Sie nun nur **1 g** Eisen im Körper ersetzen wollten – das ist etwa der tägliche Eisenverlust bei einem etwa 70 kg schweren Mann – würden Sie dazu 2,5 Millionen Tonnen Pastillen benötigen!

Die Biochemie bewirkt somit keine **Substitution** (= Auffüllung der fehlenden Stoffe), sondern sie bewirkt eine **Regulierung** und **Umverteilung** der im Körper vorhandenen Mineralien, indem Depots geöffnet bzw. die Mineralstoffe anregt werden, sich an die richtige Position im Körper zu begeben.

Ferner wird der Körper in die Lage versetzt, auch grobstoffliche Mineralien (in nicht homöopathischer Verdünnung) besser aufzunehmen und damit erst eine tatsächliche **Auffüllung** des fehlenden Stoffes zu ermöglichen.

- **Akute**, das heißt rasch verlaufende Gesundheitsstörungen verbrauchen die notwendigen Nährsalze naturgemäß *rascher* als *chronische* (d. h. langsam verlaufende). Daher benötigt der Körper im ersten Fall im gleichen Zeitraum *mehr* Nährsalz-Gaben als im letzteren. (siehe „Faustregel" unten)
- **Große Schwäche** *und* **Lebensgefahr** in Krisen verlangen ebenfalls *sehr häufige Gaben*. Aber auch bei rein chronischen Erkrankungen und Zuständen zeigt sich erfahrungsgemäß, dass kleinere und häufigere Gaben einen wesentlich deutlicheren Einfluss auf die Zellen haben als seltenere Verabreichungen.
  Die Folge davon ist, dass auch eine intensivere Regenerierung einsetzt, welche schneller zu einer allgemeinen Wieder-

herstellung in anderen Körperteilen führt. *Vermehrte Beschwerden*, welche dabei öfters zu Beginn auftreten, kann man deshalb als günstige Zeichen interpretieren.

**Magnesium** sollte möglichst einzeln und aufgelöst in abgekochtem, heißem Wasser langsam und schluckweise eingenommen werden (z. B. **„Heiße 7"**).

Selbstverständlich kann man jedes biochemische Mittel, auch bei kurmäßigem Gebrauch (z. B. für chronische Leiden) in heißem Wasser einnehmen.

**Allergien und Unverträglichkeiten**

Bei Allergien gegen den Arzneiträger:

- Bei Milchzuckerallergie kann man auf Globuli oder alkoholische Lösungen ausweichen.
- Bei Weizenallergie:
  Mineralsalzpulver ist frei von Weizenstärke.
  Mineralsalzpastillen von OMP und Adler sind auf Kartoffelstärke-Basis.

Bestimmt werden Sie auch noch andere Erzeugnisse ausfindig machen, die möglichen allergischen Reaktionen Rechnung tragen.

## 7.5.2 Faustregel

- **In akuten Fällen** alle 5–10 Minuten 1–2 Pastillen,
  bei **Nachlassen der Beschwerden** nur mehr etwa alle 30 Minuten,
- **in chronischen Fällen** 7–10 Pastillen pro Tag,
- **als Erhaltungs- und Vorsorgedosis** täglich 3–5 Pastillen.

Unser Körper zeigt selbst an, wie nötig er bestimmte Mineralsalze braucht: Meist merkt man den Bedarf an der Geschwindigkeit, mit welcher die Pastillen im Mund zergehen, bzw. um wie viel süßer sie schmecken. (Je notwendiger, um so süßer!)

**Keine Angst vor einer Überdosierung, denn was der Körper nicht braucht, scheidet er problemlos über den Darm wieder aus!**

## 7.5.3 Dosierung nach der Mangelstärke

**Anzahl der Mineralsalzpastillen:**

Erwachsene: Mangelstärke **x 2**, Kinder: Mangelstärke **x 1**

42–48 Pastillen entsprechen etwa **4 kJ** bzw. **1 kcal**.

Es wird nach dem „Gesetz des Minimums" von Justus von Liebig vorgegangen:

- Die stärksten Mängel zuerst behandeln – meist mindestens 3 Monate!
- Das am geringsten vorhandene Salz bestimmt den Grad der Gesundheit.

**Tab. 1.6** Dosierungsbeispiele.

| Mineralsalz | Mangelstärke* | Anzahl der Pastillen/Tag | | Häufigkeit der Gaben |
|---|---|---|---|---|
| | | Kinder | Erwachsene | |
| **Ferr. phos.** Nr. 3 | **6** | mal 1 = **6** | mal 2 = **12** | 3x täglich |
| **Magn. phos.** Nr. 7** Ausnahme: 10 Pastillen/Einnahme | **6** | mal 2–3 = 20–30 | mal 3–4 = **30–40** | 4x täglich |
| **Silicea** Nr. 11 | **8** | mal 1 = **8** | mal 2 = **16** | 4x täglich |
| **Calc. fluor.** Nr. 1 | **5** | mal 1 = **5** | mal 2 = **10** | 3x täglich |

* Erläuterung siehe unter **7.5.3.**
** **Magnesium phosphoricum** kann grundsätzlich *doppelt* berechnet werden.

### 7.5.4 Optimale Einnahmezeiten

**Tab. 1.7** Optimale Einnahmezeiten.

| Mineralsalz | Tageszeiten |
|---|---|
| **Calc. fluor.** Nr. 1 | vormittags |
| **Calc. phos. Nr. 2** | z. B. von 9–12 Uhr sowie von 15–18 Uhr |
| **Ferr. phos.** Nr. 3 | rund um die Uhr möglich |
| **Kal. chlor.** Nr. 4 | vormittags oder von 13–15 Uhr |
| **Kal. phos.** Nr. 5 | vormittags von 11–12 Uhr (Schlappheit) |
| **Kal. sulf.** Nr. 6 | rund um die Uhr, bei Schlafstörungen nachts 1–3 Uhr |
| **Magn. phos.** Nr. 7 | vor dem Schlafengehen (Beruhigung) |
| **Natr. chlor.** Nr. 8 | vormittags bis nachmittags etwa 15 Uhr |
| **Natr. phos.** Nr. 9 | nach den Mahlzeiten |
| **Natr. sulf.** Nr. 10 | vormittags |
| **Silicea** Nr. 11 | rund um die Uhr |
| **Calc. sulf.** Nr. 12 | wenn akut, ca. ab 19 Uhr |

### 7.5.5 Einnahme nach der Organuhr

Die Traditionelle Chinesische Medizin (TCM) hat schon vor langer Zeit erkannt, dass alle Organe und die dazugehörenden Energieleitbahnen (Meridiane) zu bestimmten Zeiten besondere Aktiv- oder Passivphasen durchlaufen.

Gesundheitsstörungen sind nach der TCM immer auf Störungen des Energieflusses (Mangel, Stauung, Blockade, Ungleichgewicht) zurückzuführen. Die Uhrzeit, zu welcher bestimmte Beschwerden auftreten, lässt somit einen Rückschluss zu, in welchen Organen oder Meridianen energetische Störungen vorhanden sind.

In der Aktivphase fließt mehr Energie als sonst in Organen und Meridianen. Ist ein Organ geschwächt, wird dieser verstärkte Energiefluss behindert oder sogar blockiert, was sich durch deutlichere Beschwerden bemerkbar macht.

Die Abbildung zeigt die Aktivphasen der verschiedenen Organe, d. h. jene Zeiten, in welchen sie am leistungsfähigsten sind bzw. am meisten leisten müssen.

Tiefere Ursachen von Beschwerden lassen sich anhand dieser Zeittafel auf ein bestimmtes Organ bzw. den betreffenden Meridian zurückverfolgen.

Die Verbindung von der TCM zu den *Schüßler*salzen ist durch deren Funktion und Wirkung im menschlichen Körper gegeben:

Die Salze wirken vor allem bei Leere-Zuständen (nach der TCM), weil sie *Mangelzustände* beheben und *„Betriebsstoff"* (*Energie*) für den Organismus bereitstellen bzw. den Fluss dieser Energie durch die Wiederherstellung der Zell- und Organfunktionen aktivieren.

Die Einnahme nach der Organuhr ist nur eine von vielen Möglichkeiten, welche uns die Mineralsalze nach *Dr. Schüßler* bieten.

Eine logische Schlussfolgerung wäre auch, die Aktiv-Phasen der einzelnen Organe mit der Einnahme jener biochemischen Mittel zu kombinieren, welche hauptsächlich für diese Organe zuständig sind.

Ob wir uns bei der Verwendung der *Schüßler*-Salze nach den Mondphasen, dem Biorhythmus oder nach Störungen im Energiefluss richten, dürfte in den Auswirkungen ziemlich egal sein:

In jedem Fall bewirken die Mineralsalze das, was *Dr. Schüßler* als Therapie vorschwebte: Jedes Leiden an dessen Wurzel, nämlich die **Ursache** (Mineralmangel) am **Ursprung** (Zelle) zu behandeln.

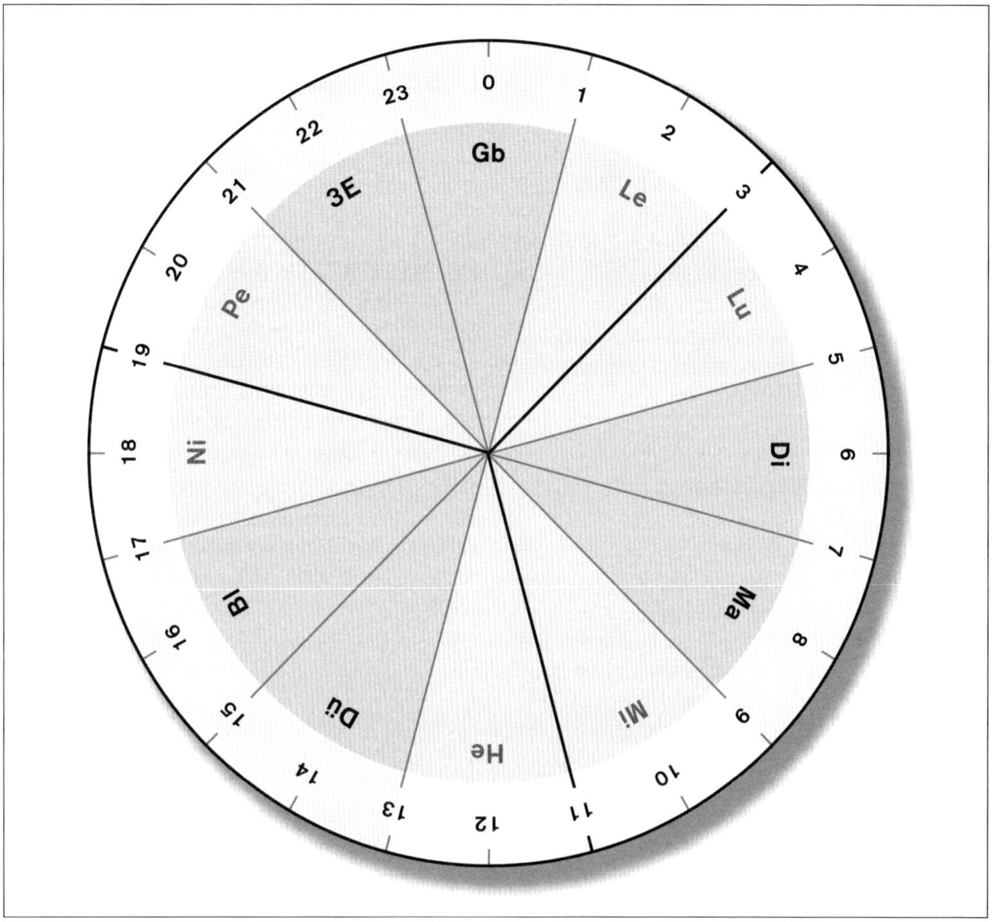


**Abb. 1.13:** Organuhr[17].

| | | | |
|---|---|---|---|
| Gb: | Gallenblase | He: | Herz |
| Le: | Leber | Dü: | Dünndarm |
| Lu: | Lunge | Bl: | Blase |
| Di: | Dickdarm | Ni: | Niere |
| Ma: | Magen | Pe: | Perikard (Kreislauf) |
| Mi: | Milz | 3E: | Dreifacherwärmer |

17 Velling P, Peuker ET, Steveling A, Hecker HU: *Checkliste Akupunktur*. Stuttgart: Hippokrates; 2006.

# 8 Ernährung und Biochemie nach Dr. Schüßler

Unsere Ernährung soll *vielseitig* sein und im *richtigen Verhältnis* alle Nährstoffe, aber auch die nötigen *Ballaststoffe* enthalten, welche für den fortwährenden Aufbau und Unterhalt unseres Körpers notwendig sind.

**Einseitige, besonders aber zu viel und zu stark gesalzene Nahrung führt zu krankhaften Zuständen.**

## 8.1 Gesunde Ernährung – gesunder Körper

Der Mensch ist, was er isst. Damit unser Organismus optimal aufrechterhalten werden kann, muss eine optimale Versorgung der Zellen gewährleistet sein. Unsere Zellen kann man mit einem offenen Kamin vergleichen: Nur ein Kamin, der gutes Brennholz (= Ernährung), Anzünder (= Vitamine, Spurenelemente usw.) und Sauerstoffe (= Atmung) bekommt, regelmäßig von den Schlacken befreit und gut gepflegt wird, brennt optimal und erzeugt wohlige Wärme und Energie.

In Deutschland veröffentlicht die Deutsche Gesellschaft für Ernährung (DGE) bereits seit über 50 Jahren Ernährungsempfehlungen, die in Form einer Ernährungspyramide oder eines -kreises dargestellt werden (siehe Tab. 1.8).[18]

**Tab. 1.8** Ernährungsempfehlungen der DGE.

| | **Empfohlener Anteil an der tägl. Ernährung** |
|---|---|
| Getreide, Getreideerzeugnisse, Kartoffeln | 30 % |
| Gemüse, Salat | 26 % |
| Obst | 17 % |
| Milch und Milchprodukte | 18 % |
| Fleisch, Wurst, Fisch und Eier | 7 % |
| Fette, Öle | 2 % |

Dies macht deutlich, dass bei einer vollwertigen Ernährung pflanzliche Lebensmittel, wie Getreideprodukte, vorzugsweise aus Vollkorn, Gemüse und Obst im Mittelpunkt stehen. Ergänzt wird diese Basis idealerweise durch fettarme Milchprodukte, Fleisch, Fisch, pflanzliche Fette und kaltgepresste Öle. Eine ausreichende Flüssigkeitszufuhr an Trinkwasser, Saftschorlen (ohne Kohlensäure) oder Kräutertees ist als Ernährungsgrundlage zu empfehlen.

Dabei sollte man unbedingt auch auf die Qualität der Lebensmittel achten, denn viele Faktoren bedingen eine Wertminderung: Die Art die Beschaffenheit der Böden, die beim konventionellen Anbau durch Überdüngung ausgelaugt sind, spielen dabei z. B. eine wichtige Rolle. Eine weitere Wertminderung erfolgt durch die Ernte von unreifem Obst und Gemüse, Bestrahlungen und Haltbarmachungen, den Einsatz von Pestiziden, die Länge der Transportwege, die Lagerungsdauer, die Umweltverschmutzung, Wechselwirkung mit Medikamenten (Antibiotika im Fleisch, die „Pille" als Vitaminräuber) usw.

Nicht zuletzt hängt der Wertstoffgehalt aber auch von der Art und dem Ausmaß der Verarbeitung ab, denn mit zunehmender Verarbeitung sinkt in der Regel der Anteil der Vitamine und Nährstoffe.[19]

**Einige Tipps zur schonenden Zubereitung von Lebensmitteln[20]:**

- Lebensmittel unzerkleinert waschen, nicht wässern.
- Beim Putzen und Schälen so wenig wie möglich wegschneiden. Unter der Schale befinden sich die besten Nährstoffe.
- Bei Kohl und Salat die äußeren Blätter entfernen.

[18] Mehr dazu unter www.dge.de

[19] Ausführliche Informationen zu diesem Thema sind enthalten in: Koerber K, Männle T, Leitzmann C: *Vollwert-Ernährung*.

[20] Quelle: www.datadiwan.de/gfbk

- Gemüse und Obst nicht zu sehr zerkleinern, das vergrößert die Oberfläche und damit die Vitaminverluste.
- Geschnittenes Gemüse für Salate nach dem Zerkleinern mit Zitronensaft beträufeln. Das schützt die Vitamine.
- Nährstoffschonend garen, dünsten und dämpfen (in einem Siebeinsatz) ist besser als kochen oder braten.
- Gemüse nur kochen, wenn die Garflüssigkeit mitverzehrt wird (Suppen, Eintopf).
- Zu hohe Temperaturen und zu lange Garzeiten schaden den Nährstoffen.
- Den Kochtopf zudecken.
- Kein Aluminiumgeschirr verwenden.
- Zubereitete Speisen nicht lange warm halten (nach 2 Stunden enthalten sie z. B. kaum noch Vitamin C), sondern im Kühlschrank aufbewahren und bei Bedarf erhitzen.
- Kühlkost erst kurz vor dem Verzehr erhitzen.
- Erst die warme Mahlzeit vorbereiten, dann die Frischkost.
- Nicht die ganze Gemüsemenge kochen oder garen, sondern einen Teil roh lassen und zerkleinert, geraffelt untermischen .
- Zuerst die Salatsoße zubereiten, danach das zerkleinerte Gemüse sofort untermischen.

## 8.2 Ernährungsfehler

Obwohl schon seit langem allgemein bekannt ist, dass eine schlechte Ernährung krank macht, sind **80 %** der sog. „Zivilisationskrankheiten" und bereits über **70 %** aller Todesfälle **ernährungsbedingt**!

**Dazu einige statistische Werte:**

- Jede zweite Frau, jeder zweite Mann und jedes dritte Kind sind übergewichtig.
- 80% aller Frauen leben in ständiger(n) Diät(-Problemen).
- 50% aller Bürger leiden an Vitaminmangel.
- Über 70% haben Verdauungsprobleme.
- 90% der Bevölkerung sind übersäuert und von Übersäuerungsproblemen und -krankheiten geplagt und wissen meist nicht, was ihre Beschwerden verursacht.

Migräne, Kopfschmerzen, Schlafstörungen, Verdauungsprobleme jeder Art, Pilzbefall, Allergien, rheumatische Erkrankungen, Osteoporose, Übergewicht, Diabetes, Arteriosklerose, Schlaganfall, Bluthochdruck, Herz-Kreislauf-Probleme, Krebs etc. sind inzwischen zu *„Volkskrankheiten"* geworden und belasten unser Gesundheitssystem über die Maßen.

Die meisten der hier aufgelisteten Krankheiten ließen sich durch eine Umstellung der Ernährungs- und Lebensweise entweder verhindern oder deutlich bessern.

### Was ist falsch an unserer Ernährung?

Durch unsere schnelllebige „moderne" Lebensweise wird einer gesunden Ernährung zu wenig Wert und Zeit eingeräumt. Wir nehmen zu wenig Vollkornprodukte, Obst, Gemüse, Salate (VOGS), zu wenig Vitamine, Ballaststoffe, Spurenelemente, Mineralien, Enzyme zu uns – und vor allem – wir haben **zu wenig Bewegung!**

Die Hauptursachen von Energiemangel, schnellerem Altern, Übergewicht und der Entstehung von Krankheiten sind jedoch Nähr- und Vitalstoffmangel, Sauerstoffmangel, Übersäuerung und oxidativer Stress. Die Folgen davon wirken sich in allen Bereichen aus – körperlich, geistig und seelisch.

Häufig ernähren wir uns leider „nebenbei", achtlos und unbewusst.[21] Wir essen:

- grundsätzlich zu viel (Überfütterung) und zu einseitig, wir kauen zu wenig, essen zu hastig und zu heiß,
- zu viel Fett,
- zu viel Salz,
- zu viel Eiweiß (Fleisch),
- zu viel Nikotin und Alkohol,
- zu viel raffinierte Produkte (z. B. Weißmehl und Zucker; vor allem in Fertigprodukten),
- zu kaltes Essen und Trinken, besonders auf leeren Magen,
- zu alte oder überhitzte, oftmals aufgewärmte Nahrung,

21 Sehr schön beschrieben hat dies Dr. Devanando Otfried Weise in seinem Buch *Harmonische Ernährung*.

- süße Zwischenmahlzeiten (behindern den Fettabbau),
- zu viel Essen aus der Mikrowelle,
- zu viel Fast-Food und mit Transfetten zubereitete Nahrung.

### Transfette

Die DGE empfiehlt, nicht mehr als 25–30% der Nahrungsenergie in Form von Fett aufzunehmen. Fett ist jedoch nicht gleich Fett. Man unterteilt Fette in „gute" Fette, die z. B. eine positive Auswirkung auf den Cholesteringehalt haben (Omega-3-Fettsäuren), und in „schlechte" Fette (gesättigte Fettsäuren, Omega-6-Fettsäuren). Erwachsenen wird eine Zufuhr von täglich 2% der Nahrungsenergie in Form von Linolsäure (Omega-6-Fettsäure) und etwa 0,5% Alpha-Linolensäure (Omega-3-Fettsäure) empfohlen. Viele Gesundheitsprobleme hängen mit einem völlig verschobenen Verhältnis der Aufnahme von Omega-3- zu Omega-6-Fettsäuren zusammen. Dies kann z. B. zu einer Zunahme von entzündlichen Prozessen führen.

Zu den „schlechten" Fetten zählen auch die sog. Transfette (z. T. als „Killerfette" bezeichnet)[22]. Transfette entsprechen in ihrer Wirkung den gesättigten Fettsäuren und sollten weniger als 1% der Nahrungsenergie ausmachen.[23]

Transfette sind künstliche Fettsäuren, die bei der industriellen Härtung von Pflanzenölen entstehen. Sie werden in der Gastronomie, vor allem in Fast-Food-Restaurants, verwendet und haben den Vorteil, dass sie länger haltbar und billiger als andere Fette sind.

Im Körper unterdrücken sie z. B. das natürliche Sättigungsgefühl. Positive Wirkungen sind nicht bekannt und die Liste der Nebenwirkungen wird noch erstellt.

Laut medizinischen Langzeit-Untersuchungen an der Harvard University könnte der Grund für die enorme Zunahme an Herzkrankheiten und die weltweite „Diabetes-Epidemie" in der vermehrten Verwendung dieser Transfette liegen. „Sie sind extrem schädlich, und verhalten sich" – so Walter Willet, Harvard University in Boston – „im menschlichen Stoffwechsel wie pures Gift".[24]

Vor allem in Verbindung mit stark zuckerhaltigen Getränken (z. B. „Cola und Pommes") wird im menschlichen Körper ein Teufelskreis eingeleitet: drastische Verschlechterung der Blutwerte, vermehrte Ablagerungen in Zellen und Gefäßen sowie Blockierung der natürlichen Regulationsmechanismen des Körpers (Zucker- und Fettabbau!). Die Folgen sind neben Übergewicht und der möglichen Entstehung von Diabetes u. a. die zuvor beschriebenen „Volkskrankheiten": Osteoporose, erhöhtes Cholesterin, rheumatischer Formenkreis, Herz-Kreislauf-Erkrankungen, Allergien usw.

## 8.3 Der Ausgleich von Vitalstoffmängeln

Wie oben schon erwähnt, ist eine ausgewogene Ernährung die beste Prävention und Grundlage für einen gesunden Körper. Wenn die Nährstoffbilanz unausgewogen ist, gibt es viele **ernährungstherapeutische** Ansätze und Kostformen, die den Körper wieder in Harmonie bringen sollen.

Aus den auf S. 68 genannten Gründen, nimmt der Nährstoffgehalt unserer Lebensmittel stetig ab, so dass selbst eine gesunde Ernährung größere Mängel nicht mehr abdecken kann (Tab. 1.9). Um bestimmte Mängel an Vitaminen, Mineralien und Spurenelemente auszugleichen, ist es hilfreich, **orthomolekulare** Produkte einzusetzen.[25]

---

22 Im Internet sind zahlreiche Informationen zu Transfetten zu finden, z. B. unter www.surfmed.de/?news/df44001e184e2a81bd2d3b4c45082ca9, www.pzlc.uni-wuerzburg.de/Seminare/trans-Fettsaeuren.pdf

23 Leitzmann C et al.: *Ernährung in Prävention und Therapie*. 2. Aufl. Hippokrates: Stuttgart; 2003: 21.

24 Quelle: Profil – Das unabhängige Nachrichtenmagazin Österreichs. Ausgabe 05/2005. www.profil.at

25 In unserer Praxis haben wir sehr gute Erfahrungen mit den Produkten der Firma PM International FitLine gemacht (s. a. www.fitlinepower.com). Bestellmöglichkeit s. S. 290.

Ist der Körper aus der Balance, nehmen die Ionenkanälchen der Zellen die Mikronährstoffe häufig nicht mehr auf oder verschließen sich gegen die Ablagerungen im Zwischenzellgewebe (Interstitium). Die **Schüßlersalze** geben der Zelle die Information, dass diese Mineralstoffe wieder aufgenommen werden können bzw. aus der Ernährung wieder verstoffwechselt werden.

**Tab. 1.9** Obst und Gemüse – gestern und heute.[26]

| **Mineralien und Vitamine Gehalt in mg je 100 g Lebensmittel** | | **1985** | **1996** | |
|---|---|---|---|---|
| Brokkoli | Kalzium | 103 | 33 | minus 68 % |
| | Folsäure | 47 | 23 | minus 52 % |
| | Magnesium | 24 | 18 | minus 25 % |
| Bohnen | Kalzium | 56 | 34 | minus 38 % |
| | Folsäure | 39 | 34 | minus 12 % |
| | Magnesium | 26 | 22 | minus 15 % |
| | Vitamin $B_6$ | 140 | 55 | minus 61 % |
| Kartoffeln | Kalzium | 14 | 4 | minus 70 % |
| | Magnesium | 27 | 18 | minus 33 % |
| | Vitamin C | 20 | 25 | + 25 % |
| Karotten | Kalzium | 37 | 31 | minus 17 % |
| | Magnesium | 21 | 9 | minus 57 % |
| Spinat | Magnesium | 62 | 19 | minus 68 % |
| | Vitamin $B_6$ | 200 | 82 | minus 59 % |
| | Vitamin C | 51 | 21 | minus 58 % |
| Bananen | Kalzium | 8 | 7 | minus 12 % |
| | Folsäure | 23 | 3 | minus 84 % |
| | Magnesium | 31 | 27 | minus 13 % |
| | Vitamin $B_6$ | 330 | 22 | minus 92 % |
| Erdbeeren | Kalzium | 21 | 18 | minus 14 % |
| | Magnesium | 12 | 13 | + 8 % |
| | Vitamin C | 60 | 13 | minus 67 % |

**Tab. 1.10** Nahrungsmittel und Mineralstoffe.

| **Mineral** | **Bedeutung für** | **Vorkommen** | **entsprechendes Salz + dazu passende Salze** | **Tagesbedarf** |
|---|---|---|---|---|
| Calcium | Knochenaufbau, Muskel- und Nervenerregung, Fermente | Ölsardinen, Käse, Milch, Petersilie, Sojabohnen, Nüsse, Hefe, Hafer, Mohnsamen | **Calc. phos.** Nr. 2 + Nr. 1, 12, 18, 22 | 1–2 g |
| Natrium | Wasserhaushalt; Zell- und Nervenerregung, Säure-Basen-Gleichgewicht | Kochsalz, Salzhering, Rote Rüben, Schinken, Löwenzahn, Camembert; Linsen, Brot, Fertignahrung, Wurst | **Natr. chlor.** Nr. 8 + Nr. 9, 10, 23 | 3–5 g |

[26] Auf Basis der Daten vom Schwarzwaldsanatorium Obertal.

Tab. 1.10 Nahrungsmittel und Mineralstoffe. (Fortsetzung)

| Mineral | Bedeutung für | Vorkommen | entsprechendes Salz + dazu passende Salze | Tagesbedarf |
|---|---|---|---|---|
| Kalium | Elektrolytgleichgewicht mit Natrium, Nerven- und Muskelschwäche, niedriger Blutdruck | Weiße Bohnen, Gurken, Linsen, Sojabohnen, Nüsse, Kartoffeln, Trockenbrot | **Kal. phos.** Nr. 5 + Nr. 4, 6, 13, 14, 15, 20 | 3–5 g |
| Magnesium | Ferment-Stoffwechsel, Kalkstoff- und Muskel-Stoffwechsel (Krämpfe und Koliken) | Paranüsse, Sojabohnen, Weizenkeime, Hirse, Bierhefe, Nüsse, Mate-Tee, Vollkornprodukte, dunkelgrünes Gemüse, Schalentiere, Kakao | **Magn. phos.** Nr. 7 | 0,5 g |
| Phosphor | Nerven- und Gehirnfunktion, Zucker- und Eiweiß-Stoffwechsel, Knochenaufbau | Weizenkeime, Vollreis, Bierhefe, Sojabohnen, Steinpilze, Mandeln, Roggenkeime, Nüsse, Käse, Linsen, Kürbiskerne | **Calc. phos.** Nr. 2 (Knochen); **Kal. phos.** Nr. 5 (Nerven) + Nr. 3, 7, 9 | 1–2 g |
| Schwefel | Ferment-Stoffwechsel, Eiweißbildung, Entgiftung, Leberschutz, Sauerstoffübertragung | Kalbsleber, -herz, Huhn, Hafer, Käse, eiweißhaltige Lebensmittel, Fisch, Haselnuss, Mandeln, Roggen, Meerrettich, Grünkohl, Petersilie | **Calc. sulf.** Nr. 12 (Stoffwechsel); **Natr. sulf.** Nr. 10 (Leber); **Kal. sulf.** Nr. 6 (Sauerstoff) | 1 g |
| Eisen | Blutarmut, Zellatmung, Zucker- und Ferment-Stoffwechsel | Schnittlauch, Linsen, Haselnuss, Soja, Reis, Erbsen, Sesamsamen, Kürbiskerne, Muscheln, Getreide | **Ferr. phos.** Nr. 3 | 10–15 mg |
| Chlor | Magensäuremangel, Säure-Basen- und Wasserhaushalt | Kochsalz, Quark, Gurken, Linsen, Kohlrabi, Paranuss, Gerste | **Natr. chlor.** Nr. 8 + Nr. 4, 16, 21 | 3–5 g |
| Silicium | Binde- und Stützgewebe, Calcium-Aufnahme, Haarwachstum | Hafer, Vollgetreide, Rote Rüben, Kartoffeln, Hirse, grüne Bohnen, Gurken, Petersilie, Bananen | **Silicea** Nr. 11 | 3–30 mg |
| Zink | Ferment-Stoffwechsel, Insulin | Haferflocken, Milch(-produkte), Käse; Weizenkeime, Roggen, Mohnsamen, Weizenkleie, Linsen, Schalentiere | **Zinc. chlorat.** Nr. 21 | 10 mg |
| Jod | Schilddrüsenhormon | Spinat, Roggen, Fisch, Algen, Lebertran, Schalentiere, Pilze | **Kal. jod.** Nr. 15 | 0,1–1 mg |
| Fluor | Elastizität von Knochen, Blutgefäßen, Drüsen (Hypophyse, Nebennieren) | Sojaprodukte, Fisch, Walnuss, Vollgetreide, Pilze, Hülsenfrüchte, Milch und Milchprodukte | **Calc. fluor.** Nr. 1 | 1 mg |
| Kupfer | Blutbildung, Nerven, Infekte | Fisch, Hülsenfrüchte, Getreide, Sesam, Leber, Mais, Nüsse, Pilze | **Cupr. arsen.** Nr. 19 | 1,5–3 mg |

Tab. 1.10 Nahrungsmittel und Mineralstoffe. (Fortsetzung)

| Mineral | Bedeutung für | Vorkommen | entsprechendes Salz + dazu passende Salze | Tagesbedarf |
|---|---|---|---|---|
| Mangan | Zuckerverwertung, Fermente | Sauerampfer, Nüsse, Getreide; Soja, Vollkornprodukte, Petersilie, Beeren | **Mang. sulf.** Nr. 17 | 2–4 mg |
| Selen | Schutzfunktion gegen giftige Schwermetalle und Oxidation von Fettsäuren | Fisch, Sojabohnen, Karfiol, Weißkraut, Linsen | **Selenium** Nr. 26 | 100 µg |
| Nickel | verstärkende Wirkung auf Hormone, Dämpfung bei Adrenalin | Getreideprodukte, Hülsenfrüchte, Kakao, Nüsse, Kaffee, schwarzer Tee | | 200–500 µg |
| Molybdän | Enzym-Aktivator, Fluor-Speicherung | Hülsenfrüchte, Kakao, Hühnereier, Vollkornprodukte, Bierhefe, Reis, Hafer, Korn, Sojamehl | | |
| Chrom | Kohlenhydrat-Stoffwechsel | Fleisch, Vollkornprodukte, Kartoffeln, Nüsse, Käse, schwarzer Tee, Kakao | **Kalium bichromicum** Nr. 27 | 50–200 µg |
| Kobalt | Bildung von Vitamin $B_{12}$ | Leber, Käse, Eier, Fisch, Milch, Leber, Getreide | | 0,5–1 mg |

Tab. 1.11 Vorkommen von Mineralstoffen in Nahrungsmitteln.
Diese Übersicht erhebt keinen Anspruch auf Vollständigkeit, soll Ihnen aber einen Überblick über den Mineralstoffgehalt unserer Nahrung geben.
Die nachfolgenden Nahrungsmittel enthalten einen hohen Anteil an Mineralstoffen. Sie sind in der Reihenfolge ihres Mineralstoffgehaltes angeführt (**fett geschrieben** = besonders konzentriert).

| | |
|---|---|
| **Calc. fluor.** Nr. 1 | **Hirse, Hafer, sämtliches Vollgetreide, Milch, Käse;** sowie in rohem Gemüse, Sojabohnen, Mohn, Sesam, Spinat, Brennnessel, Brokkoli, Pilze, Sauerkraut, Petersilie, Kresse, Datteln, Feigen, Zitronen |
| **Calc. phos. Nr. 2** | **Mandeln, Gurken, Hafer, Sojabohnen, weiße Bohnen;** Brunnenkresse, Kürbiskerne, Kresse, Löwenzahn, Kohlrabi, Grünkohl, Petersilie, Mohn; Kirschen, Sesam, Spinat, Käse, Milch, Brombeere, Wurzelgemüse, Brokkoli, Brennnessel, Pilze, Salbei-, Huflattich- und Zinnkraut-Tee; Feigen, Zitronen, Datteln, Erbsen |
| **Ferr. phos.** Nr. 3 | **Spinat, Haselnuss, Vollreis, Sojamehl, Schnittlauch, Sesam, Kürbiskerne, Hirse;** Kohlrabi, Sauerampfer, Tomaten, Erbsen, Löwenzahn, Vollwertkost, Hafer, Pfifferlinge/Eierschwammerl, Lauchknollen, Schwarzwurzeln, Weizenkeime, Hafer, Haselnüsse, Rote Rübe, Kresse, Brennnessel, Bierhefe, Grünblattgemüse, Äpfel, Aprikosen/Marillen, Blattsalate, Johannisbeeren, alle roten und blauen Beeren; Rosinen |
| **Kal. chlor.** Nr. 4 | **Gurken, Puffbohnen, Grünkohl, Paranüsse, Löwenzahn, Haselnuss, Linsen, Spinat, Knollensellerie;** Rindfleisch, Kohlrabi, Gerste, Roggen; Sojabohnen, dicke Bohnen, Endivien, Erdnuss, Zuckererbsen, Sauerkraut, Pistazienkerne, Wurzelgemüse, Sesam, Kürbiskerne, Mohn, Kartoffel, Kohlrabi, Huflattich- und Zinnkraut-Tee, Salbei-Tee, Grünkern (Dinkel), Kirschen, Brombeeren, Kaninchen, Kastanien/Maronen, Fisch, Geflügel |

Tab. 1.11 Vorkommen von Mineralstoffen in Nahrungsmitteln. (Fortsetzung)

| | |
|---|---|
| **Kal. phos.** Nr. 5 | **Weiße Bohnen, Sojabohnen, Gurken, Grünkohl, Weißkohl, Mandeln, Spinat, Rindfleisch, Haselnuss, Erdnuss, Erbsen, Linsen, Pistazienkerne, Paranuss;** Gerste, Grünkern, Roggen, Weizen (-kleie), Kürbiskerne, Blumenkohl/Karfiol, Mohnsamen, Kastanien/Maronen, Brokkoli, Feld-/Vogerlsalat, Sprossen, Sauerkraut, Kartoffeln, Pfifferlinge/Eierschwammerl, Tomatensaft, Trockenfrüchte (Aprikosen, Bananen, Pfirsiche), Fisch, Geflügel |
| **Kal. sulf.** Nr. 6 | **Meerrettich, Rindfleisch, Haselnuss, Paranuss, Mandeln, Grünkohl, Spinat, Linsen, Erbsen;** Rosen-, Weißkohl, Roggen, Erdnuss, Walnuss, Gurken |
| **Magn. phos.** Nr. 7 | **Paranuss, weiße Bohnen, Roggen, Weizen, Sojabohne, Mais, Walnuss, Erdnuss, Haselnuss;** Kohlrabi, Erbsen, Gurken, Seelachs |
| **Natr. chlor.** Nr. 8 | **Rote Rüben, Linsen, Löwenzahn, Radieschen;** Knollensellerie, Kräutersalz, Kohlrabi, Brunnenkresse, Feldsalat, Tomaten, Suppenbrühe (gekörnt), Blauschimmelkäse, Bratensoße (Pulver), Meersalz, Brie, griech. Schafkäse, Magermilch, Tilsiter, Schmelzkäse, Matjesheringe, Thunfisch in Öl, Fische (besonders Kaviar und Kaviarersatz), Wurst und Rauchfleischwaren |
| **Natr. phos.** Nr. 9 | **Linsen, Rindfleisch, Schwarzwurzeln, Kohlrabi;** Möhren, Spargel, Spinat, Löwenzahn, Kopfsalat, Endivie, Rettich, Radieschen, Hagebutten, Brennnessel, Hafer, Himbeeren, Stachel- und Brombeeren (auch Tees davon), Birken- und Heidelbeerblätter; Würste, Schinken, Rauchfleisch, Käse, eingelegte/marinierte Fische, Salz, Instant-Suppen- und Soßenpulver, Oliven, Karotten, Corn-Flakes |
| **Natr. sulf.** Nr. 10 | **Linsen, Rindfleisch, Brunnenkresse, Spinat,** Feldsalat, Roggen, Hafer, Hammelfleisch, Meerrettich, Rindfleisch, Kabeljau, Spinat |
| **Silicea** Nr. 11 | **Hirse, Hafer, Vollreis, Vollgetreide;** Brennnessel, Roggen, Weizen, Gerste, Erbsen, Karotten, Fisolen, Gurken, Kopfsalat, Lauch, Petersilie, Rettich, Erdbeeren, Bananen, Johannisbeeren, Zinnkraut-Tee |
| **Calc. sulf.** Nr. 12 | **Hafer, Mandeln, Gurken, Linsen, Grünkohl, Paranuss;** Sojabohne, Kohlrabi, Schnittlauch, Erbsen, Blumenkohl |
| **Cu Nr. 18** | **Nüsse, Hülsenfrüchte, Sonnenblumenkerne, Innereien, Austern** |
| **Kal. bic. Nr. 27** | **Weizenvollkornbrot,** Pilze (Champignons, Austernpilze), **Geflügel, Schweinefleisch, Zuckerrübensirup/schwarze Melasse,** Lachs, Rindfleisch, Roggen, Gerste, Papaya, Hagebutte, Malven |

## 8.4 Die Ernährungsvorschriften nach Dr. Schüßler

Bereits Dr. Schüßler wies darauf hin, dass es nicht genügt, die Salze kurmäßig einzunehmen, um einen Mineralstoffmangel auszugleichen, sondern dass es dafür einer Umstellung der Ernährung auf mineralstoffreiche Kost bedarf.

Auf der Grundlage des Wissens des 19. Jahrhunderts empfahl er zwei verschiedene Kostformen:

- eine strenge Rohkosternährung
- eine laktovegetabile Kost.

In den meisten Fällen ist auch eine Zufuhr von grobstofflicher Nahrungsergänzung, d. h. orthomolekularer Produkte, unumgänglich.

### 8.4.1 Ernährungsempfehlung 1 (strenge Form)

Eine streng vegetarische Kost (rein pflanzliche Nahrung) ist dann Rohkost, wenn sie ohne Hitzeeinwirkung zubereitet wird.

**Rohkost**

soll frisch und naturbelassen verzehrt werden. Diese Darreichungsform setzt voraus, dass die Nahrungsmittel **nicht gespritzt** sind (auch die Toleranzzeiten ändern daran nichts!) und dass die Böden biologisch bearbeitet und gedüngt werden bzw. wurden.

**Unter dieser Voraussetzung stehen folgende Nahrungsmittel zur Verfügung:**

- Beeren-, Kernobst (ein wichtiges Entgiftungsmittel und leicht verdaulich ist der Apfel – besonders *gerieben* und leicht angebräunt! Er wirkt desinfizierend und leicht stopfend auf den Magen-Darm-Trakt), Stein- und Hartschalenobst (Mandeln, Nüsse), kapselartige Früchte (Bananen) und Südfrüchte: Ananas, Datteln, Feigen, Oliven und Zitrusfrüchte (diese nicht im Übermaß),
- Körnerfrüchte und Fruchtgemüse: Gurke, Kürbis, Melone, grüner Paprika, Tomate, Wassermelone,
- Wabenhonig,
- verschiedene Blatt-, Wild- und Wurzelgemüse wie Radieschen, Rettich und Karotten.

**Mechanisch veränderte Rohkost**

Fruchtsäfte, Salate aus Obst und Gemüse, Getreideprodukte und kaltgeschlagene Öle, Schleuder- und Presshonig.

**Fermentativ veränderte Rohkost**

Rohbreie aus Getreidekörnern und Vollkornschrot, Zubereitung aus gekeimten Körnerfrüchten und das Sauerkraut.

**Rohkostsalate**

Mangold, Spinat, Rosenkohl, Rot- und Weißkohl, Wirsing, Artischocken, Blumenkohlröschen, Brokkoli; Gurken, Kürbis, Gemüsepaprika, Tomaten, Melonen, Wassermelonen; Kresse, Endivien, Feld- und Kopfsalat, Chicorée; junge Erbsen, Kohlrabi, Spargel, Rhabarber; Rote Rüben, Karotten, Radieschen, Rettiche, Meerrettich/Kren, Selleriewurzel, Petersilienwurzel, Pastinaken, Schwarzwurzel, Zwiebeln, Lauch und Pilze.

An Wildgemüsen nehmen wir Löwenzahnblätter, Spitzwegerich, Schafgarbe und Sauerampfer (alle sehr jung und zart!).

Hieraus ist ersichtlich, dass auch Rohkost sehr abwechslungsreich sein kann!

- Statt Salz sollte man sinnvoll Gewürze verwenden,
- Süßigkeiten sind in *jeder Form* verboten, auch sog. „Reform-Süßigkeiten!"

Der Fettbedarf des Körpers wird durch pflanzliche Fette gedeckt, die aus den Ölfrüchten stammen und in natürlicher Form oder in Form von Speiseölen und Pflanzenmargarinen verwendet werden. Aber auch hier ist eine weise Beschränkung notwendig.

## 8.4.2 Ernährungsempfehlung 2 (lacto-vegetabile Kost)

Die lacto-vegetabile Kostform eignet sich für die zweite Stufe der Diät.

Es ist dies eine fleischfreie Ernährung, die aber schon (daher der Name) Milch und Milchprodukte in den Plan einbaut.

**Die lacto-vegetabile Kost lässt zu:**

- Frisches Obst und Gemüse, das schonend gedämpft werden darf.
- Kartoffeln, nach Möglichkeit als Pellkartoffeln (also mit der Schale gekocht!).
- Dazu Vollkorn- und Vollkornschrotbrote, Weizenbrot, rohe und gekeimte Getreidekörner, Getreideflocken, Reis und Teigwaren,
- wenig ausgemahlene Mehle aus Getreiden und Hülsenfrüchten, vor allem Sojamehl,
- getrocknete Früchte, roher Rohrzucker,
- Milchzucker, Milch und Milcherzeugnisse, wie Butter- und Sauermilch, Joghurt, Kefir, Sahne/Schlagobers, Bioghurt, Butter, Quark/Topfen und sonstige Frischkäse sowie milde, gereifte Käse,
- kalt geschlagene Öle.

**Auch hier ist sorgfältiges Würzen von großer Bedeutung!**

# Teil II

# Angewandte Schüßlertherapie

**Liebe Leser!**

Die in diesem Teil angeführten Gesundheitsstörungen sind hauptsächlich Ausdruck von Mineralstoffmängeln oder aber es kann durch entsprechende Mineralsalzgaben wesentlich zu einer Verringerung von Beschwerden oder zu einer (rascheren) Heilung beigetragen werden (z. B. bei der Wundbehandlung).

Der ergibt sich aus der Summe jener Mangelzeichen, welche die deutlichste Übereinstimmung in den anschließenden Mineralsalzbeschreibungen aufweisen.

**Somit ist grundsätzlich einmal – auch ohne gesonderte Behandlungshinweise – vorrangig jenes Mineralsalz zu verabreichen, unter welchem Sie die am meisten zutreffenden Symptome (Mangelzeichen)** gefunden haben.

Das wird nicht immer einfach sein, um so mehr, als in den meisten Fällen gleich mehrere Mineralsalze fehlen und sich somit die Symptome verwischen oder überdecken können. Am sichersten ist hier immer noch die Antlitzanalyse, aber auch hier werden sich Mangelerscheinungen nur selten in idealer Ausprägung darstellen.

Doch keine Angst: Zum Unterschied zur allopathischen Medizin sind die biochemischen Mittel in ihren Originalpotenzen nach Dr. Schüßler (**D 6, D 12**) ungefährlich. Was zu viel ist, wird vom Körper ohnehin nicht aufgenommen, sollten Sie ganz danebengegriffen haben, bleiben sie – schlimmstenfalls – ohne Wirkung. Ich möchte Sie ausdrücklich dazu ermuntern, sich auch auf Ihr Gefühl zu verlassen: Kein Mensch ist gleich und kaum jemand reagiert absolut identisch.

Übung macht – wie überall – den „Meister“. Sie werden sehen, dass Sie durch die ständige Beschäftigung mit den „Schüßlersalzen“ schon in kurzer Zeit zunehmende Erfahrung und Sicherheit in deren Anwendung gewinnen werden.

**Eines sollten Sie aber auf keinen Fall außer Acht lassen:**

**Akute und schwere Gesundheitsstörungen jeder Art gehören zum Arzt!**
Wenn Sie in solchen Fällen biochemische Mittel anwenden wollen oder bereits angewendet haben, sollten Ihre Klienten das dem behandelnden Arzt unbedingt mitteilen oder mit ihm/ihr abstimmen!

## Kleiner Ratgeber im Notfall

(frei nach der Biochemie von Dr. med. Schüßler)

Bei Mangel an Kalk nimm 1 und 2,
mit Fieber und Entzündung greif' zu 3,
bei Katarrh und Husten, rat ich Dir -
nimm zu der 3 auch noch die 4.
Nervosität und Depression?
Nimm Nummer 5, das hilft Dir schon.
Herzklopfen, Schwindel, Mattigkeit,
Dich Nummer 6 davon befreit.
Kopfschmerz, Krämpfe – sei's zufrieden,
die 7 hat sie rasch vertrieben.
Bist Du kalt an Rücken, Händen,
wird Nummer 8 Dir Wärme spenden!
Wenn Magen-, Blasen-, Nierenleiden
verderben Dir die Lebensfreuden,
nimm Nummer 3, die 9 und 10
und Deine Schmerzen rasch vergeh'n!
Die Nummer 11 gibt Energie,
macht Dich elastisch wie noch nie,
stärkt das Gedächtnis, Augen, Haar,
und glättet Deine Falten gar.
Die Nummer 12 ist – wie im Poker –
gar manches Mal ein echter Joker:
entfernt den Müll, das Gift, den Eiter,
stärkt die Gesundheit und so weiter ...
Ob einer arm, oder ob reich –
wir sind – dankt Gott – nicht alle gleich:
Die Salze helfen oftmals schnell,
doch manchmal trittst Du auf der Stell':
Dann wart mal ab, sieh was geschieht,
ob Dich die Krankheit wirklich flieht.
Üb' Dich in Demut und Geduld –
oft sind wir selbst an allem schuld!

# 1 Die 12 Mineralsalze nach Dr. Schüßler (1–495[1])

## 1 1.1 Calcium fluoratum Nr. 1

(Fluorcalcium, Flussspat, $CaF_2$)

### Konstitutionstyp

Bindegewebsschwächling (Milzschwäche).

### Funktion

**Blutgefäßmittel, Elastizität**

**Macht Hartes weich und Weiches hart!**

**Fluorcalcium** findet sich im gesunden menschlichen Körper v.a. in der Oberfläche der **Knochen** (Periost), im Zahnschmelz, in den Zellen der **Oberhaut** und des **elastischen Gewebes** (etwa 150 g).

Es ist eine harte Substanz mit einer besonderen Art von Elastizität und äußerst schwer löslich. Der Großteil wird als feste, ungelöste Substanz in die Knochenmasse, Knochenoberfläche und auch in den Zahnschmelz ausgeschieden und verleiht ihnen zähe Härte. Der kleinere Teil davon befindet sich als Nährsalz gelöst hauptsächlich in den elastischen Fasern und in den Oberhautzellen (Epidermis).

- Es ist Bau- und Betriebsstoff der elastischen Fasern in den Ringmuskeln der Adern, in Fingernägeln, Muskeln, Bändern, Geweben und Gefäßen sowie verschiedener innerer Organe (Herz, Lunge, Nieren, Milz), Augenlinsen, Gehirn.
- Es reguliert die Spannungsverhältnisse in Geweben und Gefäßen,
- wichtiger Bestandteil der Spinnwebenhaut (Arachnoidea). Wenn diese bis in ihre feinsten Fasern gut mit Calcium fluoratum versorgt ist, bleibt sie elastisch, geschmeidig, kräftig und verleiht rasches Denkvermögen sowie ausgezeichnetes Gedächtnis (bei Mangel: vergesslich, unschlüssig, zögert zu sprechen).
- Es befähigt die elastischen Fasern sich nach einer Dehnung wieder zusammenzuziehen. Bei länger bestehendem Mangel wird v.a. diese Kontraktionsfähigkeit merklich geringer.
- Es ist ein wichtiges **Blutgefäßmittel!**
- **Es bindet das Keratin (Hornstoff).**
- **Kräftigungs-, Reinigungs-** und kühlendes Mittel. Es wirkt v.a. auf chronisch-entzündliche Prozesse in Blut, Lymphe und Gewebe.
- **Narbenmittel:** alte Narben werden weich und glatt.
- **Es hat eine befeuchtende und aufweichende Wirkung auf verhärtete Gewebe.**
- **Wichtig für werdende Mütter:** Gewebe werden geschmeidig (leichte Geburt), verhindert Nachwehenschwäche und Gebärmutterblutungen.
  Danach: verhindert Durchhängen der Bauchdecke und Erschlaffung der Brüste.

### Anmerkung

Verlust an Elastizität tritt ein, wenn ein Mangel an Flussspat oder ein Mangel in der Bewegung der Moleküle dieses Mineralsalzes besteht. Calcium-fluoratum-Mangel kann zu Gewebsverhärtung (Verholzung, Sklerose), Beeinträchtigung der Reaktionsfähigkeit von Geweben und inneren Organen sowie zu Knochenauflagerungen (Überbein) führen. Er verursacht Absonderung von Keratin aus der Oberhaut.

Schrunden, Warzen, Hühneraugen, verhärtete Narben und Drüsen sowie alle Arten von Gewebeveränderungen sind Hinweise für einen Mangel an Calcium fluoratum.

---

[1] Im II. Teil sind die einzelnen Abschnitte mit Absatznummern durchnummeriert, um so ein schnelleres Auffinden evtl. gesuchter Stichworte (S. 81–217) zu erleichtern.

## 2 Auszug aus der Charakteristik nach Dr. Schüßler[2]

„Eine Störung in der Bewegung seiner Moleküle mit konsekutivem Verlust hat zur Folge:

- ein hartes höckeriges Exsudat auf der Oberfläche eines Knochens,
- eine Erschlaffung elastischer Fasern; daher Gefäßerweiterungen, Hämorrhoidalknoten,
- Erschlaffungen und Lageveränderungen des Uterus, Erschlaffung der Bauchdecke, Hängebauch, mangelnde Nachwehen oder auch Gebärmutterblutungen,
- Austritt von Keratin – auch Hornstoff genannt (ist in Haaren und Nägeln enthalten) – aus den Epidermiszellen. Das Exsudat vertrocknet sofort und wird eine festanhaftende Kruste, welche z. B. in den Handflächen vorzukommen pflegt. Beim Gebrauch der erkrankten Hände entstehen Schrunden und Risse in den Krusten.“

## 3 Anwendungen/Erläuterungen

- Calcium fluoratum ist schwer löslich und wird deshalb meist in der 12. Dezimalpotenz (**D 12**) verordnet. Es wird in manchen Fällen gut durch **Silicea Nr.** 11 ergänzt.

**Sehr wichtig in der Schwangerschaft:** Vorbereitung der Zahn- und Knochenbildung des Kindes im Mutterleib; später sorgt es für elastischen schlanken Körperbau der Kinder.

- Calcium-fluoratum-Mängel sind meist **chronischer Art**! Es wirkt sehr langsam, daher ist meist eine längere kurmäßige Anwendung, v.a. bei chronischen Leiden erforderlich (langwierige Erkrankungen der Knochenhaut, von Geweben mit elastischen Fasern und des Zahnschmelzes; auch bei Gewebsverhärtungen, Bindegewebsschwäche, Organsenkung, Krampfadern, Hämatomen, Haltungsschwäche usw.).

[2] Die in diesem Teil aufgeführten Charakteristiken nach Dr. Schüßler sind dem Buch von H. Sonneck *Dr. Schüßlers Biochemie und bewährte Hausapotheke* entnommen.

### Besonderheiten

Mittel gegen alle Strahlen: Mikro-, Elektro-, Röntgen-, Erd-, Wasserstrahlen.

Wichtiges Mittel zur Behandlung des Grauen Stars.

Weitere Details siehe unter „Körperzeichen“.

## Körperzeichen

Konstitutionsmerkmale in alphabetischer Reihenfolge

**! Achtung**

Die Erscheinungsbilder gesundheitlicher Störungen sind oft übergreifend, daher unter Umständen mehrmals angeführt!

### Grundsätzliche Symptomatik 4

(Siehe auch „Anwendungen/Erläuterungen“ im Absatz Nr. **3**)

Bei Calcium-fluoratum-Mangel zeigt sich ein **allgemeiner Elastizitätsverlust:**

- Hornhautschicht der Epidermis ist schwielig und oft auch rissig, im Gesicht zeigt die Haut Abschuppungen. Finger- und Zehennägel sind spröde (Hühneraugen und schmerzhafte Hornhautschwielen an den Zehen).
- Schlaffe Körperformen (Körperbau) und Muskeln,
- allgemeine Empfindlichkeit (z. B. gegen Kälte, Schmerzen, auch psychisch),
- chronische Entzündungen aller Art, wie z. B. Eiterungen, Katarrhe, Abszesse, Fisteln,
- Beengungsgefühl bei eng anliegender Kleidung (v.a. am Hals).

### Besserung bei/durch

Wärme, längerdauernde Bewegung und Massage; warme Kleidung, Kopfbedeckung; Bettwärme, Umschläge; Essen (bewirkt Steigerung des Konzentrationsvermögens).

### Verschlimmerung bei/durch

beginnender Bewegung, Bücken, nebligem, kaltem und feuchtem Wetter, Zugluft, Wetterwechsel; elektrischen Störungen in der Luft (Elektrosmog); kaltes Essen, erhitzende Getränke.

### 5 Antlitzanalyse

(Mangelzeichen im Gesicht – siehe auch Abb. 1.1, S. 44)

#### Würfelfalten

Kleine Längs- und Querfalten, welche die Haut in kleine Felder teilen, Würfel sind quadratische Erhebungen zwischen den Faltenkreuzungen; Rauten, Rhomben u. Karos (ähnlich eines Parallelogramms) fächerförmig von den inneren Augenwinkeln ausgehende Längsfalten, die wiederum von schrägen Querfalten gekreuzt werden, ziehen sich um das Unter- bzw. Oberlid in Richtung äußeren Augenwinkel. Besonders gut ist dies erkennbar, wenn der Klient zwinkert, oder nach oben sieht.

Je feingliedriger die Fältchen erscheinen, umso größer ist der Mangel! Fächerfalten sind nur Längsfalten am Unterlid, die Richtung Jochbeine und Wangen ziehen. (Gut erkennbar sind sie beim Lachen und wenn die Augen zusammengekniffen werden.)

Je tiefer die Falten (können auch als Furchen auftreten), je müder, welker und schlaffer (hängen manchmal sackähnlich nach unten), umso größer und länger bestehend ist der Calciumfluormangel.

#### Gesichtsfarbe

*Dumpf*, auch grau, wie gegerbt wirkend;

**Augenpartie** *rötliche oder bräunliche Schatten, die wie schwärzlich unterlegt aussehen* (hauptsächlich unter den Würfelfalten, oft um das ganze Auge).

#### Firnisglanz

Eher selten; besonders auf der Stirn unterbrochener, nicht wegwischbarer matter Glanz (wie fein lackiert; vgl. Ölgemälde), Poren schlecht erkennbar. (Leichter erkennbar bei seitlicher Ansicht!)

Lippen bläulich, durch mangelnde Durchblutung des Herzens, da ein Mangel an Calc.fluor. Elastizitätsverlust der Blutgefäße und Überforderung des Herzens bewirkt. Sehr gut ist dies bei Kindern sichtbar, die zu lange im Wasser waren, oder bei überforderten Erwachsenen.

Rissig aufgesprungene Lippen;

Schuppenbildung im Gesicht, oftmals auf den Oberlidern (Keratinstörung);

Zahnspitzen werden durchsichtig, fein, gezackt wie feines Sägeblatt.

#### Weitere Körperzeichen

Fingernägel brechen, splittern leicht, reißen leicht ein, sehr biegsam oder sehr spröde;

übermäßige Hornhautbildung (Hände, Fersen, Zehen), Risse, Schrunden und Schwielenbildung;

Überbeine,

Skelettdeformierung,

Bänderzerrung, -überdehnung z. B. leichtes Umknicken in den Sprunggelenken,

Fußdeformierungen (Platt-, Senk-, Spreizfüße),

Krampfadern.

### Absonderungen 6

Trocknen schnell zu festhaftenden, harten, sich zusammenziehenden Krusten ein.

Schweißausbruch bei geringer körperlicher Belastung (besonders am Hals und Kopf), der Schweiß hat üblen Geruch.

#### Auswurf

- Ätzendes Brennen, Bellhusten,
- Kügelchen (wie Hirse) mit kastanienartigem Geschmack;
  wie gekochte Stärke, gelblich (fester als bei **Natrium chloratum** Nr. 8),
- geschwächtes Vermögen, den Auswurf herauszubefördern (Calcium fluoratum erhöht und stärkt die Kontraktion, den Tonus der feinen Muskeln und der elastischen Fasern des Lungen- und Luftröhrengewebes).

7 **Atmungsorgane**

- Katarrhe mit leicht verhärtenden Absonderungen, Schnupfen mit Schwund der Schleimhäute und Krustenbildung in der Nase; Anhäufung von Schleim im Nasen-Rachen-Raum,
- verstopfte Nase mit Borkenbildung,
- chronisch vereiterte Neben- und Stirnhöhlen,
- Stinknase: reichlicher, dicklicher, gelber, grünlich-klumpiger Ausfluss,
- Heiserkeit durch Überanstrengung der Stimme; Krämpfe im Kehlkopfbereich, schmerzhafte Anschwellung der Mandeln mit eitrigem Belag (Nr. 2, 5, 7, 9, 11, evtl. 12).
- Beengungsgefühl in der Halsgegend mit Klopfen; Anschwellen eines vorher schon vorhandenen Kropfes (Druckgefühl),
- ▶ echter Krupp: zusätzlich **Calcium phosphoricum Nr.** 2,
- Husten beim Liegen auf dem Rücken mit Kitzelempfindung; Kitzeln oder Kratzen im Hals mit krampfhaftem Husten, welcher sich nach dem Abhusten von Schleim **bessert**;
- Schluckschmerzen mit Brennen oder „Splittergefühl" (zusätzlich Nr. 3, 8),
- ▶ Lungenemphysem, Tuberkulose im Anfangsstadium (zusätzlich **Magnesium phosphoricum Nr.** 7).

8 **Augen**

- **Grauer Star** (Trübung der Linse z. B. durch Harnsäurekristalle), Gerstenkorn; Flecken- und Funkensehen (Netzhautablösung); positive „Nachbilder" beim Lesen. Alterskurz- oder -weitsichtigkeit.
- Als Mangelzeichen für Calcium fluoratum ist auch der sog. „Altersring" bekannt, eine deutliche Verblassung des äußeren Randes der Regenbogenhaut des Auges, welche sich meist zuerst im oberen Teil zeigt und auf Kopfarterienverkalkung hinweisen soll,
- stechende Augenschmerzen, Augenbrennen, Juckreiz, Trockenheit,
- v.a. durch **Computerarbeit** und **Fernsehen** wird der Calcium-Fluorit-Haushalt stark belastet: Die ständigen Augenbewegungen während des normalen Betrachtens fördern auch das Denkvermögen (vernetztes Denken). Der starre Blick auf die „Mattscheibe" führt zu einem linearen Denken und einer energetischen Unterversorgung der Augenmuskeln und -nerven sowie des Gehirns. Diese Belastungen können durch ausreichende Zufuhr von Calcium fluoratum Nr. 1 ausgeglichen werden. Zusätzlich Nr. 2, 4, 7, 8, 10, 11, 21, 26 und Nanolutein.

**Bindegewebsschwäche** 9

- ▶ Elastizitätsverlust der inneren Organe; Erschlaffen der Aufhängebänder für Magen, Nieren, Leber, Gebärmutter, Brust; schlaffer Bauch (Hängebauch).

**Kurdauer** *mindestens 5–6 Monate.*
**Wichtig**: regelmäßige Bewegung und Gymnastik! (Zur Straffung gleichzeitig Mineralstoffcreme/Calcium fluoratum.)

- Organsenkung (z. B. veränderte Lage der Gebärmutter: Vorfall, Senkung, Knickung),
- Organverlagerungen: (Magensenkung, Wanderniere), Bandscheiben,
- Schwinden elastischer Fasern: Es wird vermehrt Bindegewebe gebildet, wobei auch Einlagerungen von **Cholesterin** und **Kalk** erfolgen; Adernverkalkung, Muskelhartspann, Hexenschuss, Bruch sind die Folge,
- alle Schwellungen und Geschwülste; Krebs; Angiome, Naevus vascularis, Hämatome etc.,
- ▶ eitrige Geschwüre wie Karbunkel, Furunkel: zusätzlich **Natrium phosphoricum** Nr. 9 und **Silicea Nr.** 11,
- Narben-Rückbildung; Schwangerschaftsstreifen sind Narben von gerissenen Fasern.

**Blutgefäße** 10

- **Elastizitätsverlust der Gefäßwandungen:** Verkalkung, Adererweiterung und Erschlaffung der Blutgefäße (Aneurysma) und Gewebe, besonders im Unterleib (Darm, Geschlechtsorgane).

**Anmerkung**
Wenn die elastischen Fasern der Arterien durch ständig zu hohen Blutdruck erschlaffen und die Arterien sich infolgedessen weiten, dann drohen diese zu platzen. Die Natur flickt nun die schwachen Stellen, indem sie Kalk einlagert, was zur *Arterienverkalkung* führt. Calcium fluoratum längere Zeit eingenommen, kann die elastischen Fasern wiederherstellen. Geschieht dies, so löst der Körper den eingelagerten Kalk als nicht mehr nötig wieder auf; die Arterienverkalkung verschwindet, dabei kann auch der Blutdruck wieder normal werden.

- Krampfadern, Hämorrhoiden; Schmerzen in den Venen der Beine (**besser** bei Berührung); reichlich Ausbildung von Venenerweiterungen (Venektasien) blaurot, durchscheinend, an den Oberschenkeln („Besenreiser"),
- Hitzewallungen mit Schweißausbrüchen; Hitzegefühl in den Beinen (die Füße müssen zur Abkühlung nachts aus dem Bett gestreckt werden),
- teigige Schwellung der Füße an warmen Tagen; nächtliche Wadenkrämpfe.

### 11 Drüsen

Verhärtete Drüsen, Enge und Druckgefühl im Hals- und Schilddrüsenbereich.

### 12 Gehirn

Die Ganglien sollten in ständiger Vibration sein. Bei Elastizitätsverlust bzw. Verhärtungen der Arachnoidea und des Gewebes zwischen den Gehirnhälften:

- Schwindel, Konzentrations- und Lernschwierigkeiten,
- Vergesslichkeit, aussetzende Gedanken (bleibt im Text stecken, „Brett vor dem Kopf"),
- Kopfschmerzen mit Benommenheit in sämtlichen Teilen des Kopfes:
  **Besserung:** durch frische Luft, Kopf in kaltes Wasser eintauchen, oder kalt waschen sowie durch Druck,
  **Verschlimmerung:** durch Bücken, Hitze, Sonneneinstrahlung, schwüles Wetter, Treppensteigen, Abwärtsfahren im Fahrstuhl, Alkoholgenuss.

### Haare 13

Trocken (verfilzen), spröde (brechen), splissanfällig, Haarausfall (auch der Körperbehaarung).

### Harn- und Geschlechtsorgane 14

- **Mann:** Libido erloschen; Hodenverhärtung,
- ▶ **Frau:** Menstruation verstärkt; milchiger, gelegentlich starker, gelbmilchiger Ausfluss; Brustschmerzen *vor* oder *während* der Menstruation; Senkungsbeschwerden (Brust, Gebärmutter, Beckenboden); gutartige (harte) Schwellungen und Geschwülste aller Art (3–4 Pastillen Calcium fluoratum **D4** bzw. **D6** alle 2–3 Stunden plus **Silicea** Nr. 11 in gleicher Dosierung),
- **Blase:** Bettnässen wegen Erschlaffung des Blasenschließmuskels; Harntröpfeln tagsüber, häufiger oder plötzlicher Harndrang, Urin reichlich oder spärlich, hochrot, sehr dunkel, scharf riechend, widerlicher Geruch (wie Ammoniak).

### Haut 15

- Die Haut wird hart, spröde, rissig, lederartig, zu Verkörnung neigend; Falten, Runzeln und Schrunden (Risse hinter den Ohren, Mundwinkeln, zwischen Fingern und Zehen, Handflächen, Anus),
- Ekzeme, Warzen, Hühneraugen, Schuppen im Gesicht,
- Hautjucken mit **Verschlimmerung** in Bettwärme; Hohlhand- und Analekzeme; Blutschwämme, Hautpilze.
- Steigerung der Oberflächensensibilität der Haut mit Schmerzhaftigkeit jener Teile, auf denen man liegt.
- ▶ Entzündungen der Haut (alle Erscheinungsformen), vorwiegend jedoch *nässende Ausschläge* (sind meist um die Körperöffnungen gruppiert). Alte Narben fangen zu jucken an (zusätzlich Anwendung der biochemischen Creme Calcium fluoratum Nr. 1 zur allgemeinen Haut- und Schönheitspflege, also zur besseren Durchblutung, Straffung und Glättung der Oberhaut).
- ▶ Schlecht heilende Wunden, Akne, Herpes, Gerstenkörner (zusätzlich **Calcium phos-**

**phoricum D 3** oder **D 4**), zusätzlich **Kalium chloratum** Nr. 4, **Kalium phosphoricum** Nr. 5, **Natrium sulfuricum** Nr. 10.

16 Herz und Kreislauf

- Ungenügende Zirkulation des Blutes und der Lymphe,
- Schwere und Beklemmungsgefühl in der Herzgegend mit Herzangst; Herzerweiterung, Herzvergrößerung,
- Schweregefühl in den Beinen, verbunden mit dem Bedürfnis, die Beine hochzulagern, wodurch sich die Beschwerden **bessern**.

17 **Kinder**

- ▶ Calcium fluoratum ist besonders für Kinder ein wichtiges Aufbausalz zur Knochen- und Zahnbildung. Zur Rachitis-Vorsorge in Verbindung mit Vitamin D (Kinder essen Kreide bei **Calcium-phosphoricum**-Mangel!). Stärkt die Lymphe und die Abwehrkräfte.
- ▶ Bei mangelndem Wachstum der Kinder braucht man neben **Calc. phos.** noch **Silicea** Nr. 11 und **Natr. chlor.** Nr. 8. Letzteres wegen des Genusses von zu viel Kochsalz, weil die Kinder das gleiche übersalzene Essen erhalten wie die Erwachsenen!

18 Knochen

- Zu langes Offenbleiben der Fontanellen (Hinterhauptslücken beim Säugling),
- Haltungsschwäche: Skoliose, Kyphose, Brüchigkeit, Deformierung, Rückgratverkrümmung; Bandscheibenschäden (Taubheit, pelziges Gefühl oder brennende, stechende Schmerzen); Senk- und Plattfuß,
- Belastungsschmerzen in Gelenken (Hüfte, Knie, Füße) und Wirbelsäule,
- Knochenanschwellung, -entzündung, -eiterung,
- Knochenfisteln, Knochenhautentzündung, Überbein; Knochenquetschungen,
- Gelenkschwellung und Gelenkentzündungen; Überstreckbarkeit der Gelenke,
- allgemeine Einschränkung der Beweglichkeit, v.a. der großen Gelenke.

**Erläuterung**

Vitamin D sorgt dafür, dass die Nieren den körpereigenen **Phosphor** ausfiltern und wieder in das Körpergewebe zurückleiten. Es fördert die Calciumaufnahme im Dünndarm und nachfolgende Einlagerung in den Knochen. Eine mangelnde Resorption im Dünndarm kann dazu führen, dass auch andere Mineralstoffe und Vitamine nicht oder nur eingeschränkt assimiliert werden, wodurch sich die diversen Mangelerscheinungen noch verstärken. Sonne unterstützt den Körper bei der Aufnahme von Vitamin D, daher sollte man sich bei Calciummangel viel im Freien aufhalten.

Störungen im Calciumhaushalt können durch „phosohorhaltige" Lebensmittel (z. B. Wurst, Käse) und Getränke (Soda) ausgelöst werden. Da Phosphor die Calciumausscheidung verstärkt, fällt der Calciumspiegel im Blut. Damit der Calciumspiegel konstant bleibt, muss zum Ausgleich Calcium aus den Knochen abgebaut werden.

Ab den Wechseljahren kommt es auf Grund von Calcium-, Magnesium- und Vitamin-K-Mangel meist zu einem massivem Abbau von Calcium aus den Knochen.

Vitamin K schweißt Calcium mit dem Eiweißstoff Osteocalcin zusammen, verhindert den Abbau von Calcium und sorgt für dessen optimalen Einsatz. Es ist v.a. in Sauerkraut, Kohlarten und grünen Blattgemüsen enthalten. 100 µg Vitamin K /Tag sollen das Osteoporoserisiko um 30 % senken.[3]

Muskeln 19

- Herz-, Magenerweiterung, Neigung zu Leistenbruch, Nabelbruch etc.,
- Muskelzittern und -flattern durch Überanstrengung („*Nähmaschine*" beim Klettern!),
- Schmerzen in Muskeln und Gelenken:
  **Verschlimmerung:** durch Kälte, Zugluft, Wetterwechsel,
  **Besserung:** durch Wärme (besonders Bettwärme).

[3] Quelle: Jopp A: *Risikofaktor Vitaminmangel*, S. 98.

20 **Nägel**

Spröde (brechen wie Glas), abblätternde, zum Teil verkrüppelte Fingernägel (Wachstumsstörungen), Nagelpilz.

21 **Nervensystem**

- Gefühl von „Krachen“ im Kopf, am Einschlafen hindernd, Kältegefühl im Kopf,
- Brennen in der Brust, **besser** durch warme, **schlimmer** durch kalte Getränke,
- Rückenschmerzen, die eine Rückenmarksreizung vortäuschen; Schmerz im unteren Teil des Rückens mit Empfindung von „Voll-Sein“ und Brennen, Nachlassen bei anhaltender Bewegung,
- Hexenschuss (Lumbago), chronisch, **schlimmer** bei beginnender, **besser** bei fortgesetzter Bewegung,
- Schweregefühl, Schmerz in der rechten Oberbauchgegend (Hypochondrium),
- Schmerzen **schlimmer** in der Ruhe, durch Liegen auf der schmerzhaften Seite,
- ▶ Schlaganfall: zusätzlich **Silicea** Nr. 11.

22 **Ohren**

- Ohrenentzündung, chronische Eiterung des Mittelohres,
- Taubheit, Klingen und Brausen infolge Verhärtung der Gehörknöchelchen und des Felsenbeins,
- ▶ Schwerhörigkeit alter Leute oder durch verhärtete Exsudate im inneren Ohr (zusätzlich **Silicea** Nr. 11).

23 **Psyche/Gemütszustand**

(Geistig-seelische Funktionsstörungen)

Durch den Mangel an Calcium fluoratum haben in vielen Fällen die Gewebe des Gehirns und der Organe ihren Tonus verloren und sind ohne Calcium-fluoratum-Zufuhr nicht in der Lage, wieder ihre normale Spannkraft zu erlangen. Die Folge sind

- Müdigkeit und Erschöpfung, auch lange Ruhepausen helfen nicht; Benommenheit im Kopf; Konzentrationsschwäche, besonders bei Kindern,
- Gefühl der Unfähigkeit den Tagesablauf zu bewältigen,
- „Morgenmuffel“ oder Leute, die ihr „Leistungshoch“ am Abend bis in die Nacht hinein haben, am Tag aber wenig leistungsfähig sind. (unterstützend Nr. 1, 3, 7, 8),
- Vergesslichkeit, Gedanken, die mitten im Satz abbrechen; die geistige Konzentration wird durch Essen verbessert,
- geistig wenig flexibel, passt sich schwer an, abgestumpft, Unzufriedenheit, wenig Antrieb und Arbeitslust oder übertriebener Ehrgeiz, verschlossen, starrsinnig, stur, rachsüchtig, leicht erregbar, ungeduldig, fahrig, reizbar, gereizt,
- ▶ unbegründete Furcht; tiefliegende unbewusste Ängste (z. B. Angst vor Armut), schreckhaft, ängstlich-depressiv (zusätzlich **Lithium chloratum** Nr. 16).

**Schlaf** 24

- Unruhig und unerquicklich, Alpträume von drohender Gefahr,
- ▶ Erwachen zwischen 3–5 Uhr, danach Einschlafstörungen infolge Gedankenzudranges; morgens meist unausgeschlafen (zusätzlich je 5 Pastillen **Calcium phosphoricum** morgens und abends).
- ▶ Für Morgenmuffel hilft **Calcium fluoratum** Nr. 1, **Ferrum phosphoricum** Nr. 3, **Natrium chloratum** Nr. 8, bzw. **Magnesium phosphoricum** Nr. 7 für diejenigen, die am Morgen nicht leistungsfähig sind.
- nach dem Mittagsschlaf Gereiztheit und schlechte Stimmung.

**Schwangerschaft** 25

- Wichtig für werdende Mütter: Gewebe werden geschmeidig (leichte Geburt).
- Danach: verhindert Durchhängen der Bauchdecke und Erschlaffung der Brüste; schnellere Kontraktion der Gebärmutter nach der Geburt. Verhindert Nachwehenschwäche und zu starke Gebärmutterblutung.

26 **Verdauungsorgane**

- Abmagerung trotz guten Appetits, Bauchschmerzen ca. 2 Stunden nach dem Essen, **besser** durch Essen,
- Steigerung des Appetit- und Hungergefühls, dabei jedoch Ausbleiben eines Sättigungsgefühls,
- Durchfall nach Genuss fetter Nahrung; Durchfall gichtischer Personen,
- Blähungen in den unteren Darmpartien, Stuhlentleerung schwierig (muss pressen),
- chronische Stuhlverstopfung – mit Durchfall abwechselnd,
- Brennen und Jucken im Analbereich, stechende Schmerzen wie von einem Splitter, Afterfissuren, Nässen und Feuchtigkeit am Anus mit Ausbildung von Ausschlägen in der Gesäßfalte, bei Abgang von hartem Stuhl ein Gefühl, als ob der Darm zerreißen würde; Mastdarmvorfall.

27 **Zähne**

- **Karies**, Zahnverfall; Fehlen des Zahnschmelzes oder Aufrauung desselben,
- Schäden der Zahnhalterung (Zahnfleischschwund, lockere Zähne, Parodontose),
- verzögerter Zahndurchbruch bei Kindern; gutartige Schwellungen aller Art, auch Wangen- und Zahnfleischgeschwülste; Berührungsempfindlichkeit.

28 **Zungenbildanalyse**

**Zunge**

Chronisch geschwollen, lehmfarbig, rissig, borkig, trocken.

**Belag**

Bräunlich.

**Speichel**

Trockenheit in Mund und Hals (zusätzlich **Natrium chloratum** Nr. 8), bitterer Geschmack am Morgen, vermindertes Geschmacksempfinden.

## Anwendungsempfehlungen

### Einnahme 29

- ▶ *Monate- bis jahrelang* regelmäßig, 2–5 Pastillen 3–5 x tägl. in **D 12** – am besten vormittags und abends (bei nächtlicher Kreislaufschwäche **nur vormittags!**).

Ergänzt sich gut mit **Calc. phos.** Nr. 2, **Magn. phos.** Nr. 7, **Natr. chlor.** Nr. 8 und **Silicea** Nr. 11.

- Bei Calcium-fluoratum-Mangel sollte auch für genügend **Kalium chloratum** im Körper gesorgt werden.
- Ab dem vierzigsten Lebensjahr sollte Calcium fluoratum regelmäßig eingenommen werden! (Calcium-Bedarf beim Erwachsenen: tägl. 800 mg, Schwangere und Stillende bis zu 1200 mg, Jugendliche von 10–14 Jahren 1000 mg pro Tag!)
- ▶ **Regenerationshilfe bei Röntgenbestrahlung (Nur in Absprache mit behandelndem Therapeuten!):**
  - **vor** der Bestrahlung nimmt man **Calcium phosphoricum** Nr. 2,
  - **nach** der Bestrahlung **Kalium chloratum** Nr. 4,
  - mögliche Schwindelanfälle **während** oder **nach** der Bestrahlung: **Calcium fluoratum** Nr. 1.

### Harmonielehre 30

Bemerkenswert ist, dass überall, wo Calcium-fluoratum-Mangel auftritt, auch ein **Silicea**-Mangel vorhanden ist (Alterserscheinungen). Es sollten daher immer **beide** Salze gegeben werden, denn beide sind harte Substanzen und arbeiten zusammen, indem sie schlaffe und erweiterte Gewebe und Organe straffen!

- ▶ Angstgefühle: **Calc. fluor.**, **Magn. phos.** Nr. 7 und **Silicea** Nr. 11,
- ▶ Bandscheiben, Ischias, Rheuma: **Calc. fluor.**, **Natr. chlor.** Nr. 8 und **Silicea** Nr. 11,
- ▶ schwache Knochen und Zahnverfall: **Calcium fluoratum** und **Calcium phosphoricum** Nr. 2,

- mangelndes Wachstum: **Calc. fluor.**, **Calc. phos.** Nr. 2 und **Natr. chlor.** Nr. 8,
- Bindegewebsschwäche: **Calcium fluoratum** und **Silicea** Nr. 11 (möglichst immer zusammen nehmen!).

31 **Nahrungsmittel**

(Siehe auch Nahrungsmitteltabellen S. 71 ff.)

Calcium fluoratum ist hauptsächlich in Fischen, Schalentieren, Hirse, Hafer, ganzem Vollgetreide, frischer Biobutter, Sahne, Milch, Käse sowie rohem Gemüse und grünen Salaten enthalten; ferner in Mohn, Sesam, Sojabohnen, Spinat, Brennnessel, Brokkoli, Butterpilz, Gartenkresse, Sauerkraut(-saft), Petersilie, Steinpilz, Bananen, Kirschen, Pflaumen, Datteln, Feigen, Zitronen.

**Calcium-Räuber sind:**
Kaffee, Zucker, Süßigkeiten, Limonaden, raffiniertes Mehl, Schweinefleisch, erhitzte Fette.

32 **Homöopathische Vergleichsmittel**

Acidum hydrofluoricum, Bryonia, Arnica, Aurum metallicum, Pulsatilla, Rhus toxicodendron.

33 **Kinesiologischer Test**

Ca-Punkt (linkes Schlüsselbein Mitte).

## Ergänzende Hinweise

34 **Seelische Aspekte von Calcium fluoratum**

Die seelischen „Lernaufgaben" spiegeln sich (ähnlich wie in der Organsprache) auch in den Mangelerscheinungen von Calcium fluoratum:

So könnten z. B. *lockere Bänder* darauf hinweisen, dass „(Entwicklungs-)Schritte" mit größerer Festigkeit zu tun wären, oder dass „Ziel- und Trittsicherheit" zu stärken sind. Andererseits zeigen Verhärtungen und Erstarrungstendenzen auf, dass es gilt, an der *inneren Elastizität* (Beweglichkeit) zu arbeiten und dass unter Umständen öfter der eigene Standpunkt bzw. die eigenen Verhaltensmuster zu überprüfen oder gar in Frage zu stellen wären.

Die seelische Bedeutung von Calcium fluoratum liegt also im Bereich der eigenen inneren Entwicklung. Es geht darum, die Verantwortung für das eigene Tun zu übernehmen und in Übereinstimmung mit seinem Inneren den schmalen Grat zwischen *Starrheit* und *Wankelmütigkeit* zu finden – oder mit anderen Worten, *„innere Festigkeit"* zu entwickeln.

**Bach-Blüten** 35

Calcium fluoratum entspricht dem Schwingungsbereich von fünf Bach-Blüten-Essenzen aus zwei Gruppen:

- Leitsymptom *„Angst"*: **Aspen, Red Chestnut** oder **Rock Rose,**
- Leitsymptom *„Einsamkeit"*: **Heather** oder **Impatiens,**
- Leitsymptom *„Mangelndes Interesse"*: **White Chestnut,**
- **Leitsymptom** *„Mutlosigkeit-Verzweiflung"*: **Willow.**

**Farbtherapie** 36

- Leitsymptom: *„Angst"* am Akupunkturpunkt *KG 15* **Gelb** bestrahlen,
- Leitsymptom: *„Einsamkeit"* in der Mitte des Rückens **Grün** bestrahlen.

**TCM** 37

Dünndarm-Meridian *(Dü 8-M36)*

**Funktionskreis Holz** *(Frühling, Leber/Galle):*

Durch gestaute Leberenergie Verhärtungen an den Nägeln und Sehnen sichtbar.

**Funktionskreis Metall** *(Herbst, Lunge/Dickdarm):*

Bei Energiestau des Dickdarms stärkt es den Darmtonus.

**Anwendung von Edelsteinen (Lithotherapie)** 38

Apatit, Aventurin, Bernstein, Chrysokoll, Chrysopras, Howlith, Katzenauge, rote Koralle, Larimar, Peridot, Smaragd, Topas, Türkis.

## 40 1.2 Calcium phosphoricum Nr. 2

(Phosphorsaurer Kalk, $CaHPO_4 \cdot H_2O$)

### Konstitutionstyp

Blutarmer, nervöser, leicht erschöpfbarer, schwach gebauter, oft schwacher Mensch mit eingezogenem Bauch. Als Kind: träge.

### Funktion

#### Aufbau-, Kräftigungs- und Nervenmittel

**Phosphorsaurer Kalk** ist das Hauptsalz unseres knöchernen Gerüstes – es bildet die Hauptmasse der Knochensubstanz (ca. 4 bis 5 kg). Nur ein relativ kleiner Teil befindet sich als Nährsalz gelöst im Körper, in den Körperflüssigkeiten, wie auch im Gerüst jeder einzelnen Körperzelle.

Tagesbedarf liegt bei 600–1000 mg, am besten durch bewusste Ernährung.

Es findet sich im menschlichen Körper

- vorwiegend in den Zähnen und Knochen (enthalten bis zu 85 % ihres Gewichtes Calcium phosphoricum),
- als **Bindemittel** für den organischen Aufbau des Eiweißes: Calcium phosphoricum spielt die Hauptrolle bei der Umwandlung des pflanzlichen und tierischen Eiweißes unserer Nahrung zu körpereigenem, menschlichem Eiweiß. Dieses ist der Baustein zur Bildung von Zellen aller Art. Es ist somit das **wichtigste Aufbausalz.**
- In allen Zellen, insbesondere in den Zellkernen (Blut-, Nerven-, Ei- und Samenzellen), Schleimhäuten sowie einer Reihe von inneren Drüsen (z. B. Leber, Schilddrüse, Speicheldrüse). Es wirkt als Katalysator und befähigt die Zelle, die Nahrung zu binden und zu assimilieren; es dämpft übersteigerten Stoffwechsel.

### 41 Auszug aus der Charakteristik nach Dr. Schüßler

„Phosphorsaurer Kalk spielt bei der Neubildung von Zellen die Hauptrolle; darum dient er als Heilmittel anämischer Zustände und als Restaurationsmittel der Gewebe nach dem Ablauf akuter Krankheiten […] Ausgezeichnet anwendbar ist er in Fällen, wo sich die Knochenbildung verzögert, also bei Rachitis; bei mangelnder Verknöcherung eines Seitenwandbeines, bei zu langem Offenbleiben der Fontanellen etc. Er fördert die Kallusbildung nach Knochenbrüchen und beschleunigt die Dentition. In letzterer Beziehung konkurriert er mit Calcium fluoratum Nr. 1 […] Calciumphosphat heilt auch Krämpfe und Schmerzen, die durch Anämie bedingt sind. Die betreffenden Schmerzen sind von Kribbeln, Taubheits- und Kältegefühl begleitet."

## Anwendungen/Erläuterungen

- **Kinder-, Frauen-, Nerven-, Beruhigungs- und Kräftigungsmittel.** 42

> ▶ Die Volksweisheit „Jedes Kind kostet der Mutter einen Zahn" hat seine Berechtigung, denn bei Calcium-phosphoricum-Mangel holt sich der Körper den Kalk aus den Zähnen und Knochen der Mutter! Jede werdende Mutter sollte daher schon vom dritten Schwangerschaftsmonat dauernd Calcium phosphoricum und **Calcium fluoratum** Nr. 1 einnehmen und zwar nicht nur bis zur Entbindung, sondern während der ganzen Stillperiode und noch 4 Wochen darüber hinaus!

- Jedes Kind sollte regelmäßig bis zur Vollendung des Knochenbaues (Pubertät, 18. Lebensjahr) 1–2 Pastillen pro Tag einnehmen (kurmäßig), besonders bei Wachstum, starker Belastung und Stress!
- Durch Mangel an Calcium phosphoricum wird pflanzliches und tierisches Eiweiß nur ungenügend zu körpereigenem Eiweiß umgewandelt. Das bedeutet zu geringes Wachstum bei Kindern und ungenügenden Ersatz der verbrauchten Zellen bei Erwachsenen und damit Abmagerung und Blutarmut.
- Calcium phos. fördert nach Knochenbrüchen die Heilung durch Kallusbildung.
- Die Bedeutung der beiden Elemente Calcium und Phosphor für die Gesunderhal-

tung der Kinder kann nicht hoch genug bewertet werden.

- Calcium phosphoricum aktiviert und steigert geistige Aufnahmefähigkeit, Leistungs- und Durchhaltevermögen, Unternehmungslust, Konzentration, wirkt aufheiternd und vermittelt geistige Frische, Lebens- und Arbeitslust.
- Mittel gegen anämische Zustände (z. B. Blutarmut, Bleichsucht) und zur Wiederherstellung der Gewebe nach dem Ablauf akuter Gesundheitsstörungen (z. B. Typhus). Fördert Eiweißaufbau und damit Blutbildung, Zell- und Knochenaufbau; wirkt konstitutionell umstimmend.
- Für **Blutreinigung** und **Entschlackung** bestens geeignet,
- wirkt kühlend und regenerierend bei Entzündungen, Fieber, grippalen und sonstigen Infekten, Verbrennungen, Sonnenbrand; wirkt beruhigend auf den Stoffwechsel im Entzündungsbereich (bindet und entsorgt entstehende Gifte),
- wichtiger Bestandteil der Verdauungssäfte, fördert die Assimilierung und Fermentierung der Nahrung (besonders von Obst),
- regt den Parasympathikus an (beruhigende Wirkung, v.a. nach Blutverlusten durch Operationen, Unfällen, zehrenden Krankheiten). Enge Zusammenarbeit mit **Kalium phosphoricum** Nr. 5.
- Weitere Details siehe unter „Körperzeichen".

### Besonderheiten

Weil zum Einbau von Calcium phosphoricum auch **Magnesium phosphoricum** Nr. 7 nötig ist, kommen im Körper immer beide Minerale gleichzeitig vor. Es ist oft zweckmäßig, **beide** Mittel einzunehmen, allerdings mit einem zeitlichen Abstand von etwa 20 Min. bis ca. 1 Stunde!

## Körperzeichen

Konstitutionsmerkmale in alphabetischer Reihenfolge

**! Achtung**

Die Erscheinungsbilder gesundheitlicher Störungen sind oft übergreifend, daher unter Umständen mehrmals angeführt!

### Grundsätzliche Symptomatik 43

(Siehe auch „Anwendungen/Erläuterungen" im Absatz Nr. **42**)

- Bei Mangel an Calcium phosphoricum ist eine **allgemeine Schlaffheit und Schwäche zu beobachten.**
- **Konstitutionstyp**
  Blutarme, magere, dünne Personen. Abmagerung (besonders am Hals), abgezehrtes Gesicht; liebt die Wärme und hat Kälte nicht gern; Empfindlichkeit gegen Feuchtigkeit, Zugluft, Berührung,
- Rheumatismus, der bei jedem Witterungswechsel auftritt oder **schlimmer** wird.
  (Wenn nicht genügend Calcium phosphoricum in den Verdauungssäften enthalten ist, fermentiert die Speise in Magen und Gedärm. Die Säuren und Toxine, welche dadurch entstehen, sammeln sich um die Gelenke herum an. Diese schwellen an und es entsteht Rheumatismus!)
- Blutarmut, Bleichsucht mit Kribbeln, Taubheits- und Kältegefühl in den Extremitäten,
- Kopfschmerzen, Frauenleiden, Krämpfe,
- Drüsenleiden, geschwollene Drüsen,
- Zahn- und Knochenleiden aller Art, Rachitis, Rückgratverkrümmung, Frostbeulen, Hautleiden; Unter- und Fehlernährung,
- Entwicklungsstörungen des heranwachsenden Kindes (meist junge Leute, die schnell gewachsen sind, einen zarten Körperbau, lange, dünne Arme und Beine haben und bleich aussehen),
- *Wucherungen* entstehen hauptsächlich durch **Calcium-phosphoricum**-Mangel.

### Besserung bei/durch

Bewegung, Krummliegen (Zusammenrollen).

### Verschlimmerung bei/durch

Witterungswechsel, Baden und kalte Waschungen.

44 **Antlitzanalyse**

(Mangelzeichen im Gesicht – siehe auch Abb. 1.2, S. 46)

**Antlitz**

- Wächsern, durchscheinend: warmer Weißton (Blässe) wie bei Wachsfiguren (v. a. an der Unterkante), Nasenflügeln, Ohren (v. a. Knorpel), Stirn, um die Augenbrauen und Oberkiefer, Filtrum und Mund (v. a. über Oberlippe). Häufig ist der obere Gesichtsbereich stärker betroffen.
- Wächserne Maske um Nase und Mund, meist deutlich abgegrenzt zur meist fiebrigen warmen Ferrumröte (bes. bei hohem Fieber – Gefahr v. Fieberkrampf! – oder auch zur kühlen Magnesiumröte bei starker nervlicher Belastung.
- „Käsig" über das ganze Gesicht: kommt nur in Verbindung mit **Kalium-chloratum**-Mangel vor, selten „quarkähnliche" Färbung. „Quark-/Topfengesicht"; „weiß wie die Wand",
- weiße Flecken an Finger und Zehennägel,
- durchsichtige Zähne, Kieferverspannung (Schmerzen beim Beißen, Zähneknirschen); schmale „verbissene" Lippen.

45 **Absonderungen**

- Absonderungen der Oberhaut vertrocknen zu weißen Krusten,
- Ausschwitzungen der Schleimhäute sind eiweißhaltige, leicht milchige, glasige, rohem Eiweiß ähnliche Absonderungen (leicht erkennbares, flockiges Gefüge),
- die Schleimhaut wird zerlegt in Calcium phosphoricum und Eiweiß!

46 **Atmungsorgane**

- **Nach Erkältung:** Trockenheit und Schmerzgefühl im Hals; Stechen, Wund- und Rauheitsgefühl in der Brust; **schlimmer** links; beim Einatmen,
- Fließschnupfen in kalten Räumen, verstopfte Nase in warmer Luft. Nasenpolypen,
- Stinknase; Nasenbluten, Seufzeratmung,
- ▶ Echter Krupp: im Wechsel mit **Kalium sulfuricum** Nr. 6 und **Calcium fluoratum** Nr. 1,
- ▶ Diphtherie: bei erheblicher Geschwulst und starkem, weißen Belag, bedeckt oft auch das Zäpfchen (im Wechsel mit **Kalium sulfuricum** Nr. 6),
- chronische Heiserkeit, raue Stimme; Kitzel- oder Räusperhusten,
- chronischer Husten; Keuchhusten; Auswurf eiweißartig, (leichte Gelbfärbung), speziell morgens,
- **drohende Lungenleiden:** Tuberkulose, Bildung von Hohlräumen (Kavernen); der geringste Luftzug verursacht Schmerzen (Brustbein, Schlüsselbein); es besteht das der Lungen-Tbc eigentümliche (hektische) Fieber mit umschriebener Wangenröte, Nachtschweiß, Neigung zu Durchfall, Heiserkeit; Brustkorb ist beim Beklopfen sehr empfindlich.

**Augen** 47

Hornhautentzündung und Hornhautflecken. Altersstar, besonders rechts.

**Blut und Kreislauforgane** 48

- Niederer Blutdruck; Blutarmut, Bleichsucht;
- Neigung zu „blauen Flecken" (Blut gerinnt nicht oder nur schwer wegen zu geringer Anzahl von Thrombozyten), zusätzlich **Silicea** Nr. 11;
- schneidender, stechender Schmerz in Herzgegend oder Schlüsselbeinbereich (verstärkt sich bei tiefem Durchatmen), Herzflattern;
- ▶ Herzjagen; Herzklopfen mit Beängstigung und nachfolgender Schwäche und Zittern der Beine: zusätzlich im Wechsel mit **Kalium phosphoricum** Nr. 5 und **Magnesium phosphoricum** Nr. 7,
- Adernverkalkung,
- nach Erkältung Hitze in den unteren Teilen der Brust und in den Oberarmen,

- Schwächezustände (nach Krankheit, Blutverlust, Operationen), Schwindel und Ohnmacht nach längerer Bettlägerigkeit,
- krankhafte Neigung zu Schweiß an Kopf, Händen und Füßen, bei blasser und welker Haut; Nachtschweiße mit kalten Gliedmaßen.

49 Drüsen

- Lymphdrüsenschwellung, (skrofulöse) Drüsenleiden, Anschwellung der Nackendrüsen,
- ▶ Kropf bei Kindern: zusätzlich im Wechsel **Calc. fluor.** Nr. 1, **Natr. phos.** Nr. 9, **Silicea Nr.** 11.

50 Haare

Büschelweiser Haarausfall.

51 Harn- und Geschlechtsorgane

- Nierenentzündung infolge Blutarmut,
- Nierenbeckenkatarrh mit neutralem oder alkalischem Harn, Stein- und Grießbildung,
- Eiweißharnen; Harnruhr mit starkem Durst; Harninkontinenz alter Leute; Urin mit Grieß, kalkartigem oder phosphatischem Niederschlag; flockiger Harnsatz, roter Harn,
- Gefühl von Schwäche und Unbehagen in der Unterbauchgegend (Hypogastrium); Blasensenkung,
- **Verschlimmerung** bei jedem Witterungswechsel und bei oder nach Stuhl- und Harnentleerung,
- Libido entweder vermehrt oder herabgesetzt,
- **Frauenmittel**: besonders junge Mädchen mit unregelmäßiger Monatsblutung und krampfartigen Schmerzen; (Frauentee: Schafgarbe, Himbeerblätter, Frauenmantel), während der Menstruation Kribbeln und Ausschlag um den Mund; Menstruation zu früh, zu stark oder ausbleibend, weißer Ausfluss (wie Eiweiß); Gebärmutterverlagerung und -vorfall,
- **Schwangerschaft:** Schmerz in der Kreuzdarmbeinfuge;
  **Stillende**: ungenügende Milchabsonderung.

Haut und Unterhautzellgewebe 52

- Hautunreinheiten, Flechten, Schuppen; Trockenheit der Haut: Abschuppung in kleineren oder größeren weißen Plättchen,
- Blutmangel der Haut: Gesichtsfarbe bleich, grünlich-weiß, schmutzig,
- Mitesser; Akne; Neigung zu Warzenbildung an Händen und Füßen,
- Hautjucken alter Leute,
- Ekzeme, Flechten etc. mit eiweißhaltiger Absonderung,
- Bläschen mit eiweißhaltiger Flüssigkeit; nach Platzen der Bläschen entstehen weißgelbliche Krusten,
- Austritt von Blutserum auf die Oberhaut, dort zu einer Kruste eintrocknend.

Kinder 53

**Calcium phosphoricum** fördert Zahn- und Knochenentwicklung, Appetit, geistige Entwicklung und Beweglichkeit, Blutbildung, Nervensystem, Schlaf und Verdauung.

- ▶ **Entwicklung der Knochen:** sehr langsam; dünne und brüchige Knochen; Skrofulose (im Wechsel mit **Natrium phosphoricum** Nr. 9, **Silicea** Nr. 11),
- Kopf groß; beide Fontanellen bleiben lange offen. Kopfschweiß,
- Erstickungsanfälle beim Aufheben aus der Wiege,
- Unverträglichkeit der Muttermilch (erbricht die Milch nach jedem Trinken),
- Hals dünn und schwach, kann wegen Schwäche der Nackenmuskulatur den Kopf nicht halten,
- Wirbelsäule schwach, kann den Körper nicht tragen; Krümmung des Rückgrates,
- hagere, abgemagerte Kinder, alt und runzlig aussehend, mit schlaffem, eingefallenem Bauch und Anlagen zu Drüsen- und Knochenleiden,
- Wachstumsschmerzen,
- ▶ **Zahnentwicklung** träge; schwieriger Durchbruch der Zähne (zusätzlich **Calcium fluoratum** Nr. 1); Zähne werden früh schlecht. Zahnen mit Krämpfen

ohne/mit Fieber, z. T. mit Durchfall; mit Augenentzündung; Erbrechen während des Zahnens,
- hydrozephaloid (hochgradige Reflexerregbarkeit kleiner Kinder durch Blutleere des Gehirns),
- geistige Schwerfälligkeit, begreift langsam,
- Reizung und Entzündung der Knochenhaut und der Gelenke. Rachitis, Osteoporose,
- ▶ Schulkopfschmerz: zusätzlich **Ferr. phos.** Nr. 3, **Kal. phos.** Nr. 5, **Natr. chlor.** Nr. 8,
- ▶ **Drüsenwucherungen**: zusätzlich **Natrium phosphoricum** Nr. 9,
- nach Erkältungen, besonders bei nassem Wetter, Gefühl von Hitze am ganzen Körper, allgemeine Schmerzhaftigkeit, **schlimmer** durch jede Bewegung (Anzeichen beginnender Rachitis!),
- kleine Kinder wollen stets getragen werden; Bettnässen; Aggressivität,
- ▶ Appetitlosigkeit: zusätzlich **Natrium chloratum** Nr. 8,
- ▶ Fieberkrämpfe: abwechselnd mit **Ferrum phosphoricum** Nr. 3 – alle 5 Min.
- Bauchschmerzen, Nabelkoliken,
- **chronische Darmkatarrhe**, Unterleibsskrofulose (Darmtuberkulose). Stühle grün, schleimig, unverdaut, manchmal wässrig, heiß oder flockig; meist verbunden mit vielen Blähungen,
- **Cholera infantum:** Sommerdurchfall mit Schläfrigkeit, erweiterten Pupillen, beschleunigte, oberflächliche Atmung. Schmerzhaftigkeit der Nabelgegend.

54 Knochen und Gelenke

- Zögernde Knochenbildung: Rachitis, Englische Krankheit (besonders bei gelben, schleimigen Durchfällen),
- Knochen weich und brüchig; Barlow'sche Krankheit; Knochenerweichung; Schädelerweichung (Kraniotabes). Wirkt auf Knochennähte und Gelenke (Offenbleiben der Fontanellen, Pfeilnaht, Kreuzdarmbeinfuge); Knochenbrüche (Kallusbildung durch Calcium phosphoricum); Knochenwucherungen (Überbein),
- Haltungsschwäche und Verkrümmung der Wirbelsäule; Skoliose; Schmerzen, Steifigkeit und Bewegungseinschränkungen der Hals-, Brust- und Lendenwirbelsäule, chronische Rückenbeschwerden,
- Knocheneiterung, auch tuberkulöse, mit Fistelbildung.

▶ **Osteoporose** (Knochenentkalkung; siehe auch unter Calcium fluoratum S. 86)

Osteoporose ist seltener eine hormonelle Störung als vielmehr meistens ein übermäßiger Verbrauch an Calcium phosphoricum durch Übersäuerung (zu viel tierisches Eiweiß, wie Fleisch und Milchprodukte, Kaffee, Süßigkeiten, Zucker, Weißwein etc.). Die monatliche Regelblutung bewirkt eine Reinigung und Entgiftung von überschüssigen Säuren und Eiweiß. In den Wechseljahren versucht der Körper, den Ausfall dieser Entschlackungsmöglichkeit durch Schweißausbrüche zu ersetzen. Reicht das nicht aus, wird Calcium phosphoricum aus den Knochen entnommen und zur Säurebindung eingesetzt.

Vitamin D sorgt dafür, dass die Nieren den körpereigenen **Phosphor** ausfiltern und wieder in das Körpergewebe zurückleiten. Es fördert die Calciumaufnahme im Dünndarm und nachfolgende Einlagerung in den Knochen. Eine mangelnde Resorption im Dünndarm kann dazu führen, dass auch andere Mineralstoffe und Vitamine nicht oder nur eingeschränkt assimiliert werden, wodurch sich die diversen Mangelerscheinungen noch verstärken. Sonne unterstützt den Körper bei der Aufnahme von Vitamin D, daher sollte man sich bei Calcium-Mangel viel im Freien aufhalten. Störungen im Calciumhaushalt können durch „phosohorhaltige" Lebensmittel (z. B. Wurst, Käse) und Getränke (Soda) ausgelöst werden. Da Phosphor die Calciumausscheidung verstärkt, fällt der Calciumspiegel im Blut.

Daher muss zum Ausgleich Calcium aus den Knochen abgebaut werden, damit der Calciumspiegel konstant bleibt.
Ab den Wechseljahren kommt es auf Grund von Calcium-, Magnesium- und Vitamin-K-Mangel meist zu einem massivem Abbau von Calcium aus den Knochen. Vitamin K schweißt Calcium mit dem Eiweißstoff Osteocalcin zusammen und verhindert den Abbau von Calcium, für dessen optimalen Einsatz es sorgt.
Es ist v.a. in Sauerkraut, Kohlarten und grünen Blattgemüsen enthalten. 100 µg Vitamin K /Tag senken das Osteoporoserisiko um 30 %.[4]

**Vorbeugung: Unbedingt Entsäuerung und Darmsanierung!**

Umstellung noch **vor** der Menopause auf basen- und vitalstoffreiche Ernährung mit ausreichend Calcium, Magnesium, Vitamin C, D und E, bei Bedarf auch noch zusätzlich Calcium-Präparate (z. B. Austernschalenkalk etc.). In diesem Zusammenhang ist auch eine entsprechende geistig-seelische Haltung von großer Bedeutung (Stärkung des Selbstwertgefühles, neue Lebensziele definieren).

### Weitere Mangelerscheinungen

- Schmerzen in den großen Gelenken; Schienbeinschmerz,
- Rheumatismus; bei jeder Erkältung Schmerzen in den Gelenken. Nach Erkältung im Feuchten meist Rheumatismus im Bereich der Halswirbelsäule und Steifigkeit im Nacken (**Calcium phosphoricum** Nr. 2, **Kalium chloratum** Nr. 4, **Silicea** Nr. 11) bereits durch leichten Luftzug, nach Durchnässung Schmerzen im ganzen Körper; ziehende Gliederschmerzen, hauptsächlich um die Kreuzbeingegend und die Beine hinunter. Gelenke schmerzen bei jedem Witterungswechsel.
- Gicht mit Gelenkauftreibung und Gliederkrümmung, sehr schmerzhaft; **Verschlimmerung** meist nachts; sowohl durch Wärme als auch Kälte; im Frühling und Herbst, besonders, wenn die Luft durch schmelzenden Schnee feucht und kalt ist.

### Kopf 55

- Kopfschmerz bei körperlicher Anstrengung durch Bücken und bei Bewegung, v.a. jedoch nach jeder geistigen Betätigung,
- Migräne und neuralgische Beschwerden im Kopfbereich,
- chronisch vergrößerte Mandeln

### Muskeln 56

Calcium phosphoricum dämpft die übergroße Erregbarkeit der Muskeln: fördert die Rückführung sowie die Zusammenziehung (Systole) des Herzmuskels, wenn der Puls zu schnell ist.

- Schwache Muskulatur,
- Kribbeln, Taubheitsgefühl und Einschlafen der Gliedmaßen, besonders bei Blutarmut.
- ▶ Krämpfe der Skelettmuskulatur: zusätzlich **Magnesium phosphoricum** Nr. 7.

### Nervensystem 57

- ▶ **Nervenberuhigungsmittel**; Calcium phosphoricum dämpft übergroße Erregbarkeit der Nerven, indem es den *Parasympathicus* fördert (Beruhigung, Entspannung, besonders bei erhöhtem Pulsschlag nach Aufregungen); nervöse Heiserkeit und Schweißbildung,
- ▶ wirkt ausgleichend bei Zeitumstellung (z. B. Jetlag) – jeweils 1 Tag vorher bis 1 Tag nachher stündlich 1–2 Pastillen,
- Ischialgie, Hexenschuss, neuralgische Nackenschmerzen; Rücken- und Kreuzschmerzen; **schlimmer** bei jedem Witterungswechsel,
- nervöse Leiden, die auf Ernährungsstörungen (Blutarmut) oder auf vorgerücktem Alter beruhen, z. B. Gliedererschlaffung, Lähmung durch Kälte,

---

[4] Quelle: Jopp A: *Risikofaktor Vitaminmangel*, S. 98.

- ▶ Nervenschwäche; Schmerzen, tiefsitzend, reißend, mit Gefühl von Kälte oder Taubheit (Empfindungslosigkeit); Kribbeln, Ameisenlaufen; **schlimmer** nachts, in der Ruhe; (zusätzlich **Kal. phos.** Nr. 5, **Magn. phos.** Nr. 7 und **Natr. chlor.** Nr. 8),
- fühlt Beschwerden mehr beim Darandenken; Schmerzen in Gliedern, Gelenken, längs der Knochennähte,
- Krämpfe blutarmer und rachitischer Personen (Stimmritzen-, Schreib-, Kinnbacken-, Waden- und Starrkrampf, Veitstanz etc.); Fallsucht *(Epilepsie)* infolge Regelstörungen,
- ▶ Kopfschmerz mit Enge-Gefühl, von der Stirn zum Nacken ziehend, **verschlimmert** durch Hut-Druck (meist durch seelische Erregung und Ängste); bei blutarmen Mädchen (mit Nervosität und Unruhe nach Überanstrengung in der Schule); Migräne; (zusätzlich **Calc. fluor.** Nr. 1, **Magn. phos.** Nr. 7, **Natr. chlor.** Nr. 8, **Silicea** Nr. 11),
- Schwindel und Ohnmachtsgefühl bei Blutarmen, Bleichsüchtigen und durch Krankheit Geschwächten; **schlimmer** beim Aufrichten aus liegender Stellung,
- chronischer Wasserkopf (der Schädelumfang ist vergrößert, Schwund der Gehirnmasse).

### 58 Ohren

- Nervöse Beschwerden,
- Kältegefühl in den Ohren,
- Mittelohrkatarrh mit wundmachendem Ausfluss.

### 59 Psyche/Gemütszustand

(Geistig-seelische Funktionsstörungen)

- Müdigkeit, Niedergedrücktheit, Mutlosigkeit; ängstliche und launische Kinder,
- Gedächtnisschwäche, erfasst schwer; Vergesslichkeit,
- Grübeln nach Verdrießlichkeiten und Scherereien, Liebeskummer,
- unentschlossen, scheu, haltlos,
- Trägheit und Unlust zu jeder Arbeit,
- kindisches unangemessenes Verhalten,
- nervlich leicht erregbar, kontaktarm, aggressiv; Mangel an Warmherzigkeit,
- Lampenfieber; leicht verzagt, wenig Durchhaltevermögen, wenig Selbstvertrauen,
- furchtsam, schreckhaft; unsicher, haltlos, lässt sich leicht beeinflussen,
- Abneigung gegen jede Arbeit oder andererseits zu hoher Leistungsdruck.

### Schlaf 60

- Ein- und Durchschlafstörungen wegen Erschöpfung,
- Verkrampfung, unruhiger gestörter Schlaf, besonders bei Kindern oft mit Schreckträumen verbunden, ebenso mit Kribbeln und Ameisenlaufen in den Gliedern,
- ▶ Schlaflosigkeit nach geistiger Überanstrengung (Grübeln, kann sich von Gedanken nicht lösen); hilfreich wäre hier auch die Anwendung der **Bach-Blüten-Essenz: White Chestnut.**

### Schleimhäute 61

- ▶ Eiweißhaltige (albuminöse) sowie Blutwasser und Eiweiß enthaltende (seroalbuminöse) Absonderungen (zusätzlich **Silicea** Nr. 11),
- Katarrhe mit Verdickung der Schleimhaut; Wucherungen (Polypen),
- Erguss seroalbuminöser Flüssigkeit in seröse Säcke (Häute); weiche Geschwulst auf der Kniescheibe (Hygroma patellae); Kniegelenkwassersucht.

### Schwangerschaft 62

- Zahnschmerz und Hohlwerden der Zähne,
- Übelkeit, Schwangerschaftserbrechen (meist ab der dritten Schwangerschaftswoche).

### Verdauungsorgane 63

Die Eiweißverdauung verbraucht viel Calcium, daher oft Mangelbeschwerden:

- Chronische Fälle; Verlangen nach Geräuchertem, Salzigem, Schinken, Speck, Rauchfleisch, Eiern, Fettem, Kaffee, Unverdaulichem; Abneigung gegen Milch und Fleisch,

- Unverträglichkeit von Muttermilch bei Kindern,
- Verdauungsbeschwerden; werden für kurze Zeit durch Essen **gebessert**. Aufstoßen nach übermäßiger Ansammlung von Gas im Magen infolge Verdauungsschwäche; Übelkeit und Magenschmerzen; Schwangerschaftserbrechen,
- Durchfall nach kalten Getränken, Eis und beim Zahnen,
- Verstopfung mit Schwindel bei älteren Personen; Abmagerung, Schwächezustände,
- Verdauungsschwäche, Sommerdurchfälle; Leib welk und schlaff; Polypen,
- Elendsgefühl im gesamten Verdauungsbereich,
- ▶ Neigung zu Durchfall: Stühle heiß, dünn, grün, schleimig, unverdaut, spritzend; werden infolge starker Blähungen mit lautem sprudelndem Geräusch entleert (**Natrium sulfuricum** Nr. 10); sehr stinkend,
- ▶ **Verschlechterung** durch Obst, eisgekühlte Speisen (zusätzlich im Wechsel mit **Natrium chloratum** Nr. 8).

### 64 Wärmeregulierung

(Siehe auch Absatz Nr. **48**)

- Leichtes Frieren, Hände und Füße kalt,
- Wetterempfindlichkeit bei feuchtkaltem Wetter,
- ▶ Hitzewallungen; Schwitzen nachts, auch an einzelnen Körperteilen (evtl. zusätzlich **Magnesium phosphoricum** Nr. 7 und **Silicea** Nr. 11).

### 65 Zähne

- Erschwertes Zahnen der Kinder; Zahnfäule *(Karies)*,
- **Schwangerschaft**: Zahnschmerz, Zahnverfall,
- Zahnfleisch blass; Zahnschmerzen, **schlimmer** in der Ruhe und Bettwärme,
- ▶ Blutungen nach Zahnextraktionen (zusätzlich **Ferrum phosphoricum** Nr. 3).

### Zungenbildanalyse 66

#### Zunge

Brennend, wund.

#### Zungenbelag

Pelzig, weiß.

#### Speichel

Geschmack schal, bitter oder süßlich (ekelerregend).

## Anwendungsempfehlungen

### Einnahme 67

Calcium phosphoricum wirkt langsam und muss daher *monate- bis jahrelang* regelmäßig eingenommen werden.
Die Resorbierung von Calcium-Präparaten erfolgt nur, wenn die Zelle und deren Nährboden keinen Calcium-phosphoricum-Mangel aufweisen![5]
So wie aus Kalkstein und Mörtel ein Haus gebaut wird, so baut sich unser Körper aus Calciumphosphat (als Kalkstein) und Kaliumphosphat (als Zement) in Form von Albumin auf. Beide Salze arbeiten zusammen.

---

[5] In unserer Nahrung ist so viel Calcium enthalten, dass es scheinbar unmöglich zu einem Calcium-Mangel kommen kann.

Der Knochenaufbau bzw. dessen Bildung erfolgt selbstverständlich über den Weg der Verdauung. Voraussetzung dafür, dass die darin enthaltenen Kalkbestandteile über das Blut in die Zwischenzellflüssigkeit gelangen und dort ihrer Bestimmung (Ernährung und Bildung der Knochen) nachkommen können, ist aber, dass der Nährboden der Knochen (knochenbildende Zellen und Zwischenzellflüssigkeit) genügend phosphorsauren Kalk enthalten. Ist dies nicht der Fall, wird der Kalk wieder mit dem Harn oder Stuhlgang ausgeschieden.

**Die Bildung der Knochen wird deshalb nur mangelhaft erfolgen.**

Das bedeutet: Der in den Zellen und der Zellflüssigkeit enthaltene phosphorsaure Kalk übt die Funktion eines Bindemittels aus. **Ohne dieses Bindemittel kann der zugeführte Kalk nicht aufgenommen werden!** (vgl. Mauer aus Ziegelsteinen und Mörtel!)
Es treten *Rachitis, Osteoporose* und *Knochenverkrümmung* (insbesondere an den Beinen und beim Rückgrat) auf.

- **Potenz: D 6**, 3- bis 5 x tägl.,
- es sollte niemals niedriger als in Potenz **D 3** gegeben werden. Bei Erscheinungen, die auf erhöhter Reizbarkeit beruhen, geht man zu **D 12**.

**Ergänzung**
- Die Aufnahme von Calcium phosphoricum aus der Nahrung wird durch **Silicea Nr.** 11 gefördert.
- Besonders Kinder und alte Leute benötigen Calcium phosphoricum.
- Regenerationshilfe bei Röntgenbestrahlung: in Absprache mit dem behandelnden Arzt!
  - **Vor** der Bestrahlung nimmt man **Calcium phosphoricum,**
  - **nach** der Bestrahlung **Kalium chloratum** Nr. 4,
  - mögliche Schwindelanfälle *während* oder *nach* der Bestrahlung: **Calcium fluoratum** Nr. 1.

68 **Harmonielehre**

Calcium phosphoricum ist gut kombinierbar mit **Calc. fluor.** Nr. 1, **Magn. phos.** Nr. 7, **Natr. chlor.** Nr. 8 oder mit **Silicea Nr.** 11:

- Bei Skrofulose: **Calcium phosphoricum** und **Silicea Nr.** 11,
- bei skrofulösen Drüsenleiden: **Calcium fluoratum** Nr. 1 und **Natrium phosphoricum** Nr. 9,
- Schwächezustände, Rekonvaleszenz, Neigung zu Erkältungen, Taubheitsgefühl und Ameisenlaufen, Verlangen nach stark gesalzenen und gewürzten, geräucherten Speisen (Speck, Geräuchertes etc.): **Calcium phosphoricum** im Wechsel mit **Natrium chloratum** Nr. 8.
- **Ermüdung** durch Sauerstoffarmut: **Calcium phosphoricum** Nr. 2, **Ferrum phosphoricum** Nr. 3, **Kalium phosphoricum** Nr. 5, Kalium sulfuricum Nr. 6.
- Bei Infektanfälligkeit, zu wenig Antikörpern *(Immunglobuline)*, zur Stärkung des Immunsystems: **Calc. phos.**, **Ferr. phos.** Nr. 3, **Kal. chlor.** Nr. 4, **Kal. sulf.** Nr. 6, **Magn. phos.** Nr. 7, **Natr. phos.** Nr. 9, **Silicea Nr.** 11, **Natr. bicarb.** Nr. 23, **Aur. mur. natr.** Nr. 25 und **Selenium** Nr. 26,
- Bei hohem **Fieber** mit Gefahr des Fieberkrampfes massiv **Calcium phosphoricum** Nr. 2, **Ferrum phosphoricum** Nr. 3, **Kalium phosphoricum** Nr. 5; **kühlende Umschläge mit Essig und viel Trinken!!!**
- aufbauend, motivierend, auch gegen kalte Hände und Füße: **Calc. phos.**, **Ferr. phos.** Nr. 3, **Kal. phos.** Nr. 5, **Magn. phos.** Nr. 7,
- Beruhigung, alle Arten von Allergien, Kopfschmerzen: **Calc. phos.**, **Ferr. phos.** Nr. 3, **Magn. phos.** Nr. 7, **Natr. chlor.** Nr. 8 und **Silicea Nr.** 11.
- Allergien, Insektenstiche: **Calcium phosphoricum** Nr. 2, **Ferrum Phosphoricum** Nr. 3 und **Natrium chloratum** Nr. 8.

Ein Allheilmittel sollte eigentlich unsere Nahrung sein, denn ursprünglich enthielt sie alle lebensnotwendigen Mineralien, die Zellsalze. 69

Weil aber unser moderner Kunstdünger die natürlichen Bakterien des Bodens vernichtet, wächst unsere Nahrung auf einem *erschöpften, magnesiumarmen* Boden. Deshalb können auch keine für unseren Stoffwechsel optimalen landwirtschaftlichen Produkte gedeihen. Aus diesem Grund ist es so wichtig, die in unserer Nahrung fehlenden Mineralsalze zu *substituieren* (zuzuführen).

**Warum leiden so viele Menschen an Calcium-Mangel, wo doch so viele Lebensmittel Calcium enthalten und so viele Calcium-Präparate auf dem Markt sind?**

Bei diesen Produkten handelt es sich um Calcium in einer zu rohen grobstofflichen Form, welches vom Körper **nicht aufgenommen** werden kann (siehe Abs. 67 „Einnahme").

**Nahrungsmittel** 70

(Siehe auch Nahrungsmitteltabellen S. 71 ff.)

Petersilie, Gartenkresse, Wurzelgemüse, Lauch, Chinakohl, Kohl, Brennnesseln, Spinat,

Brokkoli, Mohn, Sesam, Amaranth, Hafer, Naturreis, Kürbiskerne, Sojabohnen, weiße Bohnen, Sauerkraut, Weißkraut, Fenchel, Käse, Milch; alle Früchte, besonders Äpfel, Orangen, Zitronen, Bananen, Brombeeren, Erdbeeren, Datteln, frische Feigen; Walnüsse, Mandeln, Butterpilze, Steinpilze, Salbei-, Huflattich- und Zinnkraut-Tee.

### 71 Homöopathische Vergleichsmittel

Acidum phosphoricum, Avena sativa, China, Kalium carbonicum.

### 72 Kinesiologischer Test

Ca-Punkt linkes Schlüsselbein Mitte.

## Ergänzende Hinweise

### 73 Seelische Aspekte von Calcium phosphoricum

Die seelischen „Lernaufgaben" spiegeln sich (ähnlich wie in der Organsprache) auch in den Mangelerscheinungen von Calcium phosphoricum:

Calcium-phosphoricum-Bedarf kann zum Teil sehr Gegensätzliches aufzeigen: *Kräftigung* und *Entspannung* gehen (nicht nur im körperlichen Bereich) Hand in Hand. Dies heißt einerseits zu lernen, seine *„Lebensaufgabe"* zu akzeptieren und mit kräftigen Schritten ihrer Verwirklichung zuzustreben. Dabei sollte man sich seiner *„inneren Führung"* anvertrauen. Dies gelingt allerdings nur in einer entspannten seelisch-geistigen Haltung.

Menschen mit **Calcium-phosphoricum**-Bedarf neigen dazu, auf *Biegen und Brechen* (welch Synonym bei Knochen und Zähnen!) ihre Aufgabe durchzusetzen und verkrampfen dabei. Mit dem Satz „Dein Wille geschehe" – in ähnlicher Form in vielen Religionen zu Hause – werden wir aufgefordert, *„anzunehmen* und *zuzulassen"*. *„Loslassen"* bringt die Entspannung und damit den Zugang zur inneren Führung.

### Bach-Blüten 74

Calcium phosphoricum entspricht in seiner Schwingung der Bach-Blüten-Essenz **Impatiens** aus der Gruppe „Einsamkeit" und **Walnut** aus der Gruppe „Überempfindlichkeit für Ideen und Einflüsse".

### Farbtherapie 75

Bei Leitsymptom *„Einsamkeit"*: **Grün** in der Mitte des Rückens bestrahlen.

### TCM 76

Dreifach-Erwärmer;
**Funktionskreis Erde** *(Magen/Milz-Pankreas):*

Calcium phosphoricum stärkt die Aufbauenergie, gibt sichtbare Substanz (Muskelkraft).

**Funktionskreis Metall** *(Herbst, Lunge/Dickdarm):*
Calcium phosphoricum stärkt die Lungenenergie.

**Funktionskreis Wasser** *(Winter, Niere/Blase):*
Bei kalten Extremitäten (Hinweis auf Blutmangel).

### Anwendung von Edelsteinen (Lithotherapie) 77

Apatit, Achat, Azurit-Malachit, Bergkristall, Calcedon, Calcit, Falkenauge, Fluorit, weiße und rote Koralle, Larimar, Malachit, Moosachat, Onyx, Rauchquarz, Rhodonit, Sardonyx, schwarzer und roter Turmalin.

80 ## 1.3 Ferrum phosphoricum Nr. 3

(Phosphorsaures Eisen, $FePO_4 \cdot H_2O$)

### Konstitutionstyp

Zierlicher, lebhafter, magerer Mensch.

### Funktion

**Erstes Entzündungsstadium Fieber; Schmerz- und Wundmittel**

Im menschlichen Körper finden sich etwa 3 g Eisen in Blut, Muskelzellen, Gehirn, Leber (Eisenspeicher!), endokrinen Drüsen, Darmwand und Darmzotten. Eisen (Ferrum) ist ein wesentlicher Faktor für die Energieversorgung des Körpers, besonders der Muskeln. *Eisen* hat eine Affinität zu Sauerstoff (ohne Sauerstoff keine Verbrennung!).

- Eisen hat die Aufgabe, das Blut mit Sauerstoff anzureichern. Als Bestandteil des roten Blutfarbstoffes (Hämoglobin) ist es an allen enzymatischen Reaktionen beteiligt. Es nimmt den Sauerstoff aus der Lunge auf (äußere Atmung – arterieller Blutkreislauf): Sauerstoff aus der Luft gelangt mit jedem Atemzug in die Lungen, verbindet sich mit den Eisenmolekülen im Blut und wird von den Lungen aus über das Herz in unser gesamtes System getragen. Die Menge von Sauerstoff, die unser Körper aufnehmen kann, hängt von der Menge Eisen ab, die sich im Blut befindet.
- Eisen ist auch wichtig für den Vitamin-B-Stoffwechsel,
- je mehr Eisen zu einem Krankheitsherd transportiert wird, um so mehr Giftstoffe können von dort abgetragen werden.
- Es ist auch am Transport von $CO_2$ beteiligt. Ferrum phosphoricum ist daher angezeigt, wenn durch erhöhten Stoffwechsel der Sauerstoffbedarf steigt (erstes Entzündungsstadium).

81 ### Auszug aus der Charakteristik nach Dr. Schüßler

„Das Eisen und die Eisensalze haben die Eigenschaft, Sauerstoff anzuziehen. Das in den Blutkörperchen enthaltene Eisen nimmt eingeatmet den Sauerstoff auf, mit welchem dann alle Gewebe des Organismus versorgt werden. Der Schwefel des in den Blutkörperchen und in anderen Zellen enthaltenen schwefelsauren Kalis, beteiligt sich an der Übertragung des Sauerstoffes auf alle Zellen, welche Eisen oder Kalisulfat enthalten. [...] Die dem Eisen entsprechenden Schmerzen werden durch Bewegung vermehrt, durch Kälte gebessert."

## Anwendungen/Erläuterungen

**Alle akuten Krankheiten benötigen Ferrum phosphoricum schon zu Beginn!** 82

- Ferrum phosphoricum ist ein wichtiges **Muskelsalz**. Es bewirkt das *Zusammenziehen* der Muskulatur, während **Magnesium phosphoricum** Nr. 7 das *Lockern* besorgt.
- Ferrum phosphoricum stärkt die Abwehrkräfte des Körpers (Kräftigung der roten und weißen Blutkörperchen), hilft beim Wachstum, beugt Muskelkater und Muskelschwäche vor. Durch Zufuhr von Eisen und Sauerstoff wirkt es auch gegen **Müdigkeit**; macht ältere Menschen wieder munter, durchwärmt den Organismus und macht ihn widerstandsfähiger.
- Haben die Muskelzellen in den *Darmzotten* Eisenmoleküle verloren, so sind diese Zellen funktionsunfähig, es entsteht **Durchfall**. Betrifft der Verlust die Muskelzellen der *Darmwand*, so verlangsamt sich die peristaltische Bewegung[6] des Darmrohres, sie wird schwächer, oberflächlicher. Dadurch werden die betroffenen Gefäße *weiter*, was zur weit verbreiteten **Darmträgheit** führt (im Gegensatz zur **Darmverkrampfung**, welche auf einen Mangel an **Magnesium phosphoricum** Nr. 7 zurückzuführen ist).

6 Peristaltik ist die wurmförmige, fortschreitende Ringmuskelbewegung z. B. des Darms, des Magens, der Adern etc. Sie dient der Beförderung des Inhaltes.

### Anmerkung

Eisenphosphat ist als Nährsalz ungemein wichtig, weil die Zellen, im ersten Kampf gegen krankmachende Reize, dieses Salz **zuerst** verbrauchen, und somit dieser Mineralstoff als Erstes in Mangel gerät. Bei *akutem Fieber* ist der Eisenphosphat-Gehalt des Harns darum stets größer als normal (intensives Gelb!).

Wird das verbrauchte Eisen nicht spontan ersetzt, so erschlaffen die betroffenen Zellen. Trifft dies die Ringmuskulatur der Blutgefäße, so erweitern sich diese durch Erschlaffung. Ihr Inhalt wird größer, das Herz muss mehr leisten, um den nötigen Druck zu halten. Diese stärkere Durchblutung nennt man Hyperämie (Blutfülle) und ist meist mit einer *Temperaturerhöhung* verbunden.

Ist diese Hyperämie örtlich begrenzt, so spricht man von einer **Entzündung**, betrifft sie den ganzen Organismus, wird dies als **Fieber** bezeichnet. Ein Ersatz dieser minimalen Eisenphosphatmenge stellt das normale Spannungsverhältnis in den Ringmuskeln wieder her. Sie ziehen sich dabei auf das normale Maß zusammen, ihr Inhalt wird wieder normal, die Hyperämie wird ausgeglichen und Entzündung oder Fieber hören auf.

- **Entzündungen** und **Fieber** sind natürliche Heilbestrebungen. Ferrum phosphoricum zum Mangelausgleich eingenommen, macht dieses Heilbestreben wirksamer. Dadurch müssen Entzündungen und Fieber nicht so heftig werden und nicht so lange wirken (siehe auch die Erläuterungen in Teil II, Kap. 4 **Spez. Anwendungen**/ „Verlauf und Formen von Entzündungen").
- **Erkältungen und Infektionen** können Entzündung und Fieber verursachen. Ferrum phosphoricum ist auch ein sehr wirksamer **Schutz** vor Entzündungen, namentlich unmittelbar nach Erkältungen, es wirkt also auch **vorbeugend**. Es verhindert nach Möglichkeit das **Ausbreiten** der Entzündung, begrenzt (lokalisiert) Entzündungsherde und fördert die Schweißausbrüche, welche meist einen Fieberrückgang bewirken.
- Ferrum phosphoricum gibt man deshalb **sofort** bei fieberhaften Zuständen mit Kopfrötung, Hitzegefühl und vollem Puls. (Bei länger anhaltendem Fieber, über *38 °C* → zusätzlich **Kalium phos.** Nr. 5). Sobald man spürt „Ich werde krank!" sollte man alle *5–10* Min. eine Pastille lutschen!
  **Sehr wichtig** ist es zu wissen, dass Ferrum-phosphoricum-Gaben in kleinsten Mengen eine große Unterstützung für die im Kampf gegen die Krankheit stehenden Zellen bedeuten und dadurch sehr oft eine lange und schwere Gesundheitsstörung verhindert werden kann.

- Wundmittel: Bei allen frischen, roten, leicht gerinnenden Blutungen, Wunden, Quetschungen und Verstauchungen, Verrenkungen, wirkt Eisen *blutstillend* und *wundschließend.*
  Auch zur Operationsvorbereitung und -nachsorge: 2 Wochen vor bis mindestens 4 Wochen nach der Operation (je nach Blutverlust) zusätzlich **Calcium phosphoricum** Nr. 2, **Kalium chloratum** Nr. 4 (Blutreinigung, Regenerierung, Ausleitung von Ermüdungsgiften und Schlacken), Schafgarbenpulver in Wasser eingerührt (Hildegard v. Bingen).
- *Chronisch krankhafte Zustände* zeigen ebenfalls Mangel an diesem Nährsalz an (erschlaffte Adern und Gedärme). Kenntlich sind solche Kranke oft an einer kräftig roten, ins Bläuliche gehenden Gesichtsfarbe.
- Ferrum phosphoricum ist für den Vitamin-B-Stoffwechsel notwendig, gut für die *Haut,* lässt Akne vergehen, mindert Reizbarkeit und Nervosität, kann Einschlafstörungen beheben; hilft gegen Übernächtigkeit; Kopfschmerz, Kopfdruck, Wetterfühligkeit, Kreislaufstörungen, Sauerstoffmangel (arteriell).
- Weitere Details siehe unter „Körperzeichen".

## Körperzeichen

Konstitutionsmerkmale in alphabetischer Reihenfolge

**! Achtung**

Die Erscheinungsbilder gesundheitlicher Störungen sind oft übergreifend, daher unter Umständen mehrmals angeführt!

83 **Grundsätzliche Symptomatik**

(Siehe auch „Anwendungen/Erläuterungen" im Absatz Nr. **82**)

**Erstes Stadium** aller Entzündungen, bevor sich Ausschwitzungen (Exsudate) bilden:

= Hitze → Fieber → Rötung → Schwellung → Schmerz → gestörte Funktionen.

Der Stoffwechsel ist durch die Entzündungen **erhöht** (unspezifisches Abwehrsystem).

**Konstitutionstyp**

- Trinkt gerne kaltes Wasser, Abneigung gegen Eier, Fleisch, Milch,
- liebt leichte Kleidung; anämisch, fröstelnd/hitzig (fiebrig),
- bleichsüchtig; bläulich durchscheinende Adern,
- schleppende Bewegungen, leise Stimme,
- Kraftlosigkeit und Müdigkeit (durch Mobilisierung der Körperabwehr).

**Besserung bei/durch**

Ruhe, in kühler Luft, kalte Umschläge.

**Verschlimmerung bei/durch**

Wärme, Bewegung, Berührung, Druck; nachts (4–6 Uhr), morgens; in warmen Räumen, vorwiegend *rechte* Körperseite betroffen.

84 **Antlitzanalyse**

(Mangelzeichen im Gesicht – siehe auch Abb. 1.3, S. 47)

**Ferrum-Röte**

Intensiv tiefe, warme (manchmal heiße) Röte auf Wangen, Ohren und Stirn.

**Ferrum-Schatten**

Bei anämischer Konstitution auch blass, bleich, durchscheinend; bläulich schwarz (kann sich von der Innenseite Nasenwurzel zum inneren Augenwinkel bis unter das ganze Auge erstrecken),

Einfurchung (Delle) um Augeninnenwinkel: bei stark ausgeprägtem Mangel liegt der ganze Bereich noch in einer Vertiefung (eingesunken), weil die Speicher geleert wurden;

eingefallene, spitze, weiße Nase und weiße Ohrläppchen;

„Augenringe", Hohläugigkeit (durch das Schwinden der Fettpolster in den Augenhöhlen), gut sichtbar bei Schlafmangel und nach großer körperlicher Belastung.

- Kurz vor Ausbruch eines Infekts: Schwinden des Ferrum-Schattens, dafür zeigt sich ein *heißes*, fiebriges Rot im 1. Entzündungs-(Fieber-)Stadium; „brennend"-rote Wangen, geschwollene, rote (wie geschminkte), trockene, spröde Lippen.
- Lippen können auch sehr blass sein.
- Entzündete Hautstellen (Mitesser, Pickel ...) von einem roten Hof umgeben.

**Absonderungen** 85

- Blutstreifiger Auswurf,
- frische, starke Blutungen; starke Regelblutung,
- Nachtschweiße von Schwachen und Blutarmen.

**Augen** 86

- Akute Augenentzündung, Netzhautentzündung; Lichtscheu,
- Schwäche und Zittern der Augenlidmuskel (herabhängende Lider),
- Blutüberfüllung der Bindehaut ohne Absonderung.

**Atmungsorgane** 87

- Heiserkeit und Halsentzündung nach Überanstrengung der Stimmorgane (Sänger),

- Keuchhusten: entzündlich-katarrhalisches Stadium; Speiseerbrechen,
- Husten, akuter; kurz, krampfhaft, sehr schmerzhaft; trocken oder mit geringem, blutstreifigem Auswurf. Meist **schlimmer** unmittelbar nach dem Essen; in frischer Luft; mit Wundheits- und Zerschlagenheitsgefühl in der Brust. Kitzelhusten mit Wegspritzen des Urins,
- Anschoppung (Blutüberfüllung) der Lungen. Beginnende Lungenentzündung. Auswurf spärlich, blutstreifig oder reines Blut. Gefühl von Beklemmung, Hitze, Brennen, Wundheit, Zerschlagenheitsgefühl in der Brust; Haut heiß, meist trocken,
- Lungenentzündung; Klient ist bleich, errötet aber bei der geringsten Veranlassung (Erregung, Geräusche usw.),
- Lungentuberkulose: blutstreifiger Auswurf mit großer Schwäche nach Erkältung.

## 88 Blut- und Kreislauforgane

Bei Eisenmangel ist die Herzbelastung wesentlich höher, daher auch schnellere Ermüdung.

- Herzklopfen nach körperlicher Anstrengung; Schwindel beim Aufstehen,
- Blutüberfüllung (Hyperämie); Überladung, Erweiterung der Blutgefäße (wegen Gefäßerschlaffung und Teillähmung der gefäßbewegenden Nerven); Entzündungsfieber; Puls voll und weich, beschleunigt,
- Blutandrang (Kongestion) zu irgendeinem Körperteil oder Neigung zu örtlichen Kongestionen; Kopfschmerz, besonders bei hohem Blutdruck,
- aktive Blutungen; Blut hellrot; gerinnt leicht zu einer gallertartigen Masse. Nasenbluten bei Kindern und Bleichsüchtigen, Blutspeien,
- Krampfadern (variköse Venen); Venenentzündung,
- Werlhof'sche Blutfleckenkrankheit.

## 89 Drüsen

- Milzschwäche; Schilddrüsenstörung, Kropf bei jungen Leuten,
- Neuralgie der Brustdrüsen, **besser** nach Berührung.

## Haut 90

- Erdfahl, schmerzempfindlich, Neigung zu leichtem Schwitzen und zu Sonnenallergie,
- Muttermal,
- Blutschwamm (Hämangion) bildet sich durch Chromüberschuss. Hilfe bietet hier der Gegenspieler Mangan, bes. in Heidelbeeren Rotkraut und Mohn enthalten.
- Feuermal; Rose, wenn mit starkem Fieber- und Entzündungserscheinungen verbunden; Rotlauf, Masern, Scharlach,
- „schöne“, knallrote, abgeschälte, aufgesprungene Lippen, eingerissene Mundwinkel, Nr. 8 ist hilfreich,
- ▶ Fieberblasen (Herpes labialis); bei wassergefüllten Blasen zusätzlich **Natrium chloratum** Nr. 8 anwenden, sonst **Kalium chloratum** Nr. 4,
- ▶ Blasenbildung durch Hautreizung (z. B. an den Füßen): *vorbeugend* mit **Mineralstoffcreme** Nr. 3, *nach* Auftreten mit **Mineralstoffcreme** Nr. 8; bei offenen Blasen Pulver (oder zerriebene Pastillen) Nr. 3 und Nr. 8,
- ▶ **Homöopathische Mittel: Mezereum** D 4, **Rhus tox.** D 8, **Dulcamara** D 4.

## Harn- und Geschlechtsorgane 91

- Nieren- und Blasenentzündung; Reizung des Blasenhalses und der Harnröhre: Beschwerden **schlimmer**, je länger der Betroffene steht, **besser** nach dem Harnen,
- Urin sehr dunkel, geht im Lauf des Tages in eine hellere, etwas ins Grünliche schillernde Farbe über. Sieht aus wie Milchkaffee, enthält geringe Schleimmassen,
- ▶ Blasen- und Schließmuskelschwäche (Inkontinenz) am Tag; Bettnässen nachts; (nach **ISO**: 3 Wochen lang tägl. **80** Pastillen Ferrum phosphoricum); Blasenlähmung; Harnverhaltung, verbunden mit Hitze bei kleinen Kindern,
- ▶ bei Zuckerharnruhr empfohlen: **Natrium sulfuricum** Nr. 10,
- ▶ Hitzewallungen der Frauen in den Wechseljahren: zusätzlich mit **Magnesium phosphoricum** Nr. 7.

92 **Knochen und Gelenke**

- Rachitis; Barlow'sche Krankheit,
- Rheumatismus des (rechten) Schultergelenkes, von da über die Brust ausstrahlend. Oberarmkopfgegend auf Druck sehr empfindlich; die Hände manchmal geschwollen und schmerzhaft,
- Gelenkrheumatismus, Gicht; Entzündung von einem Gelenk zum anderen ziehend; sehr empfindlich gegen Bewegung; akute und subakute Fälle.

93 **Mangelerscheinungen (sonstige Hinweise)**

- Ernährungsbedingter Eisenmangel – besonders bei Kindern oder Erwachsenen, welche viel Süßigkeiten, Kuchen und einseitige Kost (Hamburger, Pommes etc.) essen!
- Nicht gestillte Kinder leiden häufiger an Eisenmangel!

94 **Muskeln**

Muskelenergie wird durch Verbrennung von Kohlenhydraten (Traubenzucker) gewonnen. Ist dabei zu wenig Sauerstoff vorhanden, bildet sich durch die anaerobe Verbrennung Milchsäure. Diese verursacht den sog. **Muskelkater.**

- ▶ Muskelzerrung, Muskelermüdung (*vor* oder *nach* jeder größeren Anstrengung **7–10 Pastillen**); Muskelzittern, -flattern (Augenlider, Glieder etc.).

95 **Nervensystem**

- Allgemeine Schwäche, Zittern, Hinfälligkeit, nächtliche Unruhe,
- Schmerzen infolge von Blutüberfüllung (Hyperämie); **schlimmer** durch Bewegung und Wärme, **besser** bei Kälte; Schmerzen gehen von *unten* nach *oben*,
- Schmerzen mit Speiseerbrechen, mit Hitze und Röte des Gesichts,
- Schmerzen im Rücken und in den Gliedern (nur bei Bewegung oder **schlimmer** durch Bewegung),
- ▶ Hüftschmerzen, entzündliche, Hexenschuss und Ischiasschmerz: 10 Pastillen Ferrum phosphoricum in heißem Wasser aufgelöst alle 20 Min., bis die Schmerzen nachlassen (zusätzlich **Natrium phosphoricum** Nr. 9 – Übersäuerung!),
- Kopfschmerz, stechend, drückend oder klopfend; **schlimmer** durch jede Bewegung, Kopfschütteln, Bücken; Nasenbluten lindert; Empfindlichkeit der behaarten Kopfhaut,
- Migräne, **schlimmer** nach geistiger Anstrengung; Spannungskopfschmerz über dem Auge, Kopfschmerzen der Kinder, Konzentrationsschwäche,
- Schwindel infolge Blutandranges zum Kopf,
- Basedow'sche Krankheit, besonders bei blutarmen jungen Mädchen,
- Schmerzempfindlichkeit von Haut, Haaren und Zähnen.
- **Restless-legs** (unruhige Beine) brauchen meist hohe Gaben an **Ferrum phosphoricum** Nr. 3, **Kalium phosphoricum** Nr. 5 **sowie Magnesium phosphoricum** Nr. 7, **Silicea** Nr. 11 **und Kalium bromatum** Nr. 14.
- Von ADHS und ADS betroffene Kinder haben meist einen erhöhten Ferrum-phosphoricum-Nr. 3- und Kalium-phosphoricum-Nr. 5-Mangel. Da dieses Symptom schon sehr weit verbreitet ist, möchte ich kurz auf dieses Thema eingehen.

## Hyperaktive Kinder – AD(H)S

In den letzten 10 Jahren haben sich unsere Kinder verändert. Viele von ihnen passen nicht mehr in unser veraltetes Schulsystem, Gesellschaftsgefüge … Das Anderssein dieser neuen Generation wird leider häufig verkannt und als „ADHS-Syndrom" eingestuft. Diese Kinder sind einerseits zu lebhaft, aggressiv und unaufmerksam oder andererseits zu müde, voller Unlust und zu nichts zu bewegen.

Die Gründe dafür können vielseitig sein, z. B. falsche Ernährung (Fastfood), Reizüberflutung (durch Computer, Fernsehen, laute Musik), Stress (durch Schule und Elternhaus). Dadurch entsteht in den Zellen eine große Menge von Säuren (z. B. Salzsäure), die vom Körper abgepuffert werden müssen. Dabei wird eine große Menge von Mineralstoffen verbraucht, die eigentlich für Wachstum, Konzentration, Schlaf und Entspannung benötigt würden.

Wie können wir hier als Therapeuten oder Eltern unterstützend eingreifen? Die derzeitige schulmedizinische Standardtherapie besteht meist in der Gabe von speziellen Medikamenten (wie Ritalin). Diese zeigen jedoch häufig starke Nebenwirkungen, v.a. in der Entwicklung und in Richtung Abhängigkeiten.

Durch das Erkennen der Situation kann vieles im Vorfeld verändert werden. Als Basis brauchen diese Kinder ein geordnetes Lebensumfeld und viel Verständnis.

Ein ganzheitliches Therapiekonzept bringt auch bei ADHS große Unterstützung (z.B. Umstellung der Ernährung, Osteopathie, Ergotherapie, Brain-Gym, Homöopathie…).

Daneben zeigen Gaben von orthomolekularen Präparaten (siehe S. 70) gute Wirkungen. Diese können die benötigten Bausteine für einen harmonischen Gehirnstoffwechsel liefern:

- **B-Vitamine**
  bauen die Konzentrationsfähigkeit auf, fördern die Sauerstoffzufuhr zum Gehirn, sorgen für gute Nerven und gute Koordination,
- **Aminosäuren**
  verbessern den Stoffwechsel, versorgen das Gehirn mit Energie, bauen Enzyme auf,
- **Mineralien**
  Magnesium: Konzentrations- und Gedächtnisschwäche, starke Nervosität, Gereiztheit, Schlafstörungen,
  Calcium: Aufbau von Knochen und Zähnen.
  Wichtig ist dabei das richtige Verhältnis von Calcium:Magnesium 2:1. Im falschen Verhältnis sind Magnesium und Calcium Gegenspieler.
- **Omega-3-Fettsäuren**
  kontrollieren die Funktion der Gehirn- und Nervenzellen, bauen Intelligenz, Konzentration und Aufmerksamkeit auf.

Außerdem hat sich die begleitende Gabe von Schüßlersalzen bewährt.

- Nr. **1** Gefühl von „Brett vorm Kopf/Hirn“
- Nr. **2** viel Strahlung (Fernsehen, Computer … ), Angst
- Nr. **3** zu wenig Eisen: Konzentrationsschwäche, Müdigkeit – aber trotzdem kein Schlaf, Bauchschmerzen
- Nr. **4** Arzneimittel (Antibiotika, Cortison …) und Impfschäden, Passivrauchen
- Nr. **5** Hyperaktivität, Aggression, Unruhe, Angst, Depressivität, Müdigkeit
- Nr. **6** „Türenknallen“, Atemnot, Verschlimmerung am Abend, Hautprobleme
- Nr. **7** Krämpfe, Unruhe, Angst, Wachstumsstörungen, Einschlaf- und Durchschlafstörungen, Kopfweh, Migräne, Bauchweh, Konzentrationsstörungen
- Nr. **8** zu viel Salz, Durst und zu wenig Wasser, depressiv, Morgenmuffel
- Nr. **9** sauer/übersäuert
- Nr. **10** Schlacken, Diabetes, Drüsen
- Nr. **11** Wachstum, Nerven, Konzentration, Selbstbewusstsein
- Nr. **14** und Mag. phos. Nr. 7 zum Schlafen
- Nr. **26** Zellschutz gegen freie Radikale s. S. 31

### Ohren 96

- Schmerzen, Ohrgeräusche oder Schwerhörigkeit infolge von Blutandrang; heiße Ohrläppchen,
- Entzündung des Ohres, der Eustachischen Röhre,
- ▶ Mittelohrentzündung, akute, bevor Eiterung eintritt, mit heftigem Schmerz: zusätzlich **Natrium sulfuricum** Nr. 10 und **Silicea** Nr. 11; **schlimmer** nachts, pulsierend, schießend, reißend.

### Psyche/Gemütszustand 97

(Geistig-seelische Funktionsstörungen)

- Nervös, ruhelos, sensibel, sehr geschwätzig und lustig,
- kann sich schlecht konzentrieren; Gedächtnisschwäche für Namen, Tatsachen etc.,

- Stimmungsschwankungen (von ungewöhnlicher Aufregung bis zu geistiger Gedrücktheit); Angstvorstellungen,
- mangelnde soziale Kontaktaufnahme (kontaktarm), sucht Einsamkeit,
- fürchtet sich ständig vor Konflikten, Entscheidungs- und Willensschwäche, zeigt kaum Freude oder Trauer, Grübeln, innerliche Unruhe, Zittern, Schock,
- geringe Widerstandskraft, leistungsschwach, rasche Erschöpfung, allgemeine Schwäche, antriebslos, Sorgen, Ängste, Depression,
- verträgt keine Sonne, sucht die Kühle,
- ständige (Selbst-)Überforderung bis zum Zusammenbruch; Perfektionismus, Opferrolle, Burn-out!

### 98 Schlaf

- Schlaflosigkeit wegen Blutüberfüllung des Gehirns,
- nachts nervös, ruhelos,
- Träume von Zank und Streit.

### 99 Schleimhäute

- Rot, entzündet; blutgestreifte Absonderung,
- katarrhalische Entzündung der Schleimhaut der Mundhöhle, wenn Röte und heftiger Schmerz bestehen.

### 100 Verdauungsorgane

- Entzündung der Mandeln. Röte, Rauheit; Schmerz beim Schlingen,
- Magenentzündung, akute, mit starken Schmerzen, Fieber, Erbrechen; Magengegend aufgetrieben,
- Magenschmerzen, *akute* und *chronische*, mit Speiseerbrechen; **schlimmer** durch Essen und Druck auf die Magengegend; krampfartiger Magenschmerz; Appetitlosigkeit; Übelkeit; Widerwille gegen warme Getränke; Verlangen nach kaltem Wasser,
- ▶ saures Aufstoßen bei geschwächten oder blutarmen Personen (Dyspeptiker) oder nach üppigen Mahlzeiten (je 3 Pastillen Ferrum phosphoricum und **Natrium phosphoricum** Nr. 9 in heißem Wasser auflösen und schluckweise trinken; nach jeweils 5 Minuten wiederholen, bis Besserung eintritt),
- ▶ Hämorrhoiden, wenn die Knoten entzündet sind; Blutungen; Aftervorfall; Abgang von Madenwürmern (Oxyuren, zusätzlich **Natrium chloratum** Nr. 8),
- Erbrechen von Speisen (allein oder mit saurer Flüssigkeit). Erbrechen von Blut,
- Ruhr; erstes Stadium, mit einer ziemlich großen Menge von Blut in den Abgängen;
- ▶ **Darmentzündung** infolge Erkältung bei schwitzendem Körper, **Blinddarmentzündung** (bis zum Eintreffen des Arztes **Ferr. phos., Kal. chlor.** Nr. 4 und **Kal. phos.** Nr. 5 in Minutenabständen, abwechselnd jeweils 3–5 Pastillen),
- **Darmträgheit** (verlangsamte wurmförmige peristaltische Bewegung des Darmes wegen Eisenmangels in den Muskelzellen der *Darmwandung*); Verstopfung auf Reisen,
- **Durchfall** (wegen Eisenmangels in den Muskelzellen der *Darmzotten*); wässrige Entleerungen unverdauter Nahrung, Schleim und Blut enthaltend. Drängen zum Stuhl, aber kein Stuhlzwang (Tenesmus).
- **Ständiger Wechsel von Durchfall und Verstopfung** (wöchentlich) zeigt starken Eisenmangel an!
- **Kindercholera** (Sommerdurchfall): entzündlicher Zustand mit Fieber, häufigen Darmentleerungen und drohenden Gehirnsymptomen: Gesicht rot, Pupillen erweitert, Augen halb offen, Rollen des Kopfes; weicher, voll schlagender Puls, rasche und große Entkräftung.

**Verletzungen** 10

Bei frischen Verletzungen ist Ferrum phosphoricum sofort am Anfang (innerlich) anzuwenden, zusätzlich mit Calc. fluor. Nr. 1, **Calc. phos.** Nr. 2, **Natr. chlor.** Nr. 8 und **Silicea** Nr. 11 und dem homöopathischen Mittel **Arnica** D 4, D 12, oder D 30:

- Quetschungen, Verrenkungen, Verstauchungen, Zerrungen, Risse, Schnitt- und andere frische Wunden, starke Blutungen: alle 5–10 Min. je 5 Pastillen Ferrum phosphoricum evtl. auch **äußerlich** (zur Blutstillung) z. B. als Pflaster: Pastillen pulverisieren und auf die Wunde streuen und steril abdecken,
- **Verbrennungen,** Verätzungen (besonders durch Laugen) siehe Absätze 105 und 296,
- Knochenbrüche (gegen die Verletzung der Weichteile); Knisternder Sehnenschmerz (Tenalgia crepitans); Skrofulose (sog. erethische Form).

02 **Zähne**

- Zahnschmerzen mit Backenhitze, **schlimmer** durch warme, **besser** durch kalte Getränke,
- der kranke Zahn erscheint verlängert. Zahnfleisch heiß, geschwollen,
- Zahnbeschwerden der Kinder mit Fieber, oder Krämpfe mit Fieber, mit Augenentzündung.

03 **Zungenbildanalyse**

**Zunge**

Oberfläche rein, brennt, ziegel- bis dunkelrot, geschwollen, glatt.

**Geschmack**

Fad, pappig, nach faulen Eiern.

## Anwendungsempfehlungen

04 **Einnahme**

- **Zu Beginn** alle 5–10 Min. 1–3 Pastillen bis zum Abklingen des Fiebers, der Schmerzen und Entzündungen,
- **bei Nachlassen des Fiebers und Kräfteverfalls:** Wechsel zu **Kalium phosphoricum** Nr. 5 in selteneren Gaben,
- **Potenz**: **D 12,** Pastillen.

**Harmonielehre** 105

**Um Gesundheitsstörungen auszukurieren:**

- **Ferrum phosphoricum** mit allen 3 biochemischen Formen von *Kalium.* (Gibt man **Ferrum phosphoricum,** dann kann das *Feuer des Kaliums* alle Störungen ausbrennen!)
- **Ferr. phos.** Nr. 3 liefert das Lebensfeuer; **Kal. chlor.** Nr. 4 baut neue Zellen; **Kal. sulf.** Nr. 6 reinigt und schwemmt aus,
- **Kalium phosphoricum** Nr. 5 sollte wegen seiner antiseptischen Wirkung **bei allen Hautleiden** gegeben werden – wenn bei diesen Hautaffektionen ein *„Brennen"* mit vorliegt, dann *zusätzlich noch* **Ferrum phosphoricum** geben!
- **Bei trockenem Husten ohne Auswurf:** **Ferrum phosphoricum** Nr. 3 und **Natrium chloratum** Nr. 8 zusammenmischen,
- für Menschen, welche sich nicht in der Hand haben, **Ferrum phosphoricum** Nr. 3 und **Silicea Nr.** 11 (Hitzkopf),
- **bei Anämie:** **Calc. phos.** Nr. 2, **Ferr. phos.** Nr. 3 und **Mang. sulf.** Nr. 17 + Anthozym®. Bei starker Anämie *stündlich 1 Pastille* (5–10 Pastillen über den Tag verteilt),
- **bei Verbrennungen:** **Ferrum phosphoricum** Nr. 3 + **Natrium chloratum** Nr. 8 – **innerlich** und **äußerlich** (kalte Bäder; **Salben erst nach Abklingen der Akutphase,** d. h. nur mehr *Rötung* ohne Brennen).

**Nahrungsmittel** 106

(Siehe auch Nahrungsmitteltabellen S. 71 ff.)

Hauptsächlich in Fleisch von Kalb, Wild, Lamm, Rind, Schwein; Vollreis, Vollwertkost (wenn genügend Magensäure vorhanden ist), Weizenkeime, Sesam, Sojabohnen und -mehl, Hirse, Hafer, Haselnüsse; Erbsen, Kichererbsen, weiße Bohnen, Kohlrabi, Artischocken, Fenchel, Grünkohl, Zucchini, Auberginen, Pilzen, Rote Rüben, Kürbis, Spinat, Sauerampfer, Löwenzahn, Schnittlauch, Tomaten, Lauchknollen, Schwarzwurzel, Brennnesseln, Pfifferlinge/Eierschwammerl, Kresse, alle Kräuter, Bierhefe, Grünblattgemüse; Aprikosen/Marillen, Äpfel, Johannisbeeren, Kirschen, Kiwi, Rosinen, rote Trauben, alle roten und blauen Beeren.

- Zum *Einlagern* von Eisen sind Kupfer, Kobalt, Mangan und Vitamin C , Vitamin-B-Komplex, bes. Niacin und Folsäure, erforderlich.

**Eisenräuber** sind Kaffee, echter Tee (russischer), Rotwein, Zucker (**säurebildend!**), Alkohol, Schwermetalle, Umweltvergiftungen, Medikamente (besonders die „Pille“, Antibiotika, Cortison, Schmerz- u. Rheumamittel, …).

### 107 Homöopathische Vergleichsmittel

Aconitum, Belladonna, Arnica, Gelsemium.

### 108 Kinesiologischer Test

Mitte der rechten Leistenbeuge (links: Vitamin D).

## Ergänzende Hinweise

### 109 Seelische Aspekte von Ferrum phosphoricum

Die seelischen „Lernaufgaben“ spiegeln sich (ähnlich wie in der Organsprache) auch in den Mangelerscheinungen von Ferrum phosphoricum:

Es ist unter anderem das Mittel für die *1. Entzündungsstufe*. Lokal oder im gesamten Körper entsteht eine Erwärmung (Entzündung) zur Abwehr von unverträglichen oder belastenden Stoffen.

Es kann aber nur etwas in uns eindringen, wenn wir diesen Dingen Raum geben – das gilt auch für den seelisch-geistigen Bereich:

Wir werden (v.a. über die Medien) tägl. einer Unzahl von Eindrücken ausgesetzt und vieles davon bekommt uns nicht gut. Wir sollten daher lernen, uns gegen diese geistigen Infektionen zu schützen, *ihnen keinen Raum in uns zu geben.*

Auch die Schmerzen, die bei Ferrum-phosphoricum-Mangel auftreten können, zeigen eine ähnliche Symbolik: Sie lenken unsere Aufmerksamkeit auf den betroffenen Körperteil und dieser zeigt uns sozusagen in verschlüsselter Form um welche Veränderungen wir uns bemühen sollten (vgl. „Organsprache“).

Ferrum phosphoricum ist auch untrennbar mit dem *Atem* verbunden. Materiell gesehen nehmen wir Sauerstoff auf und geben Kohlendioxid und Wasserdampf ab, doch eine universelle Kraft ermöglicht über den Sauerstoff einen Großteil der Lebensprozesse in uns.

Atmen bedeutet seit Urzeit für den Menschen, göttliche Lebenskraft in sich aufzunehmen. Je nachdem auf welche Weise wir atmen, kann diese Kraft in uns wirken oder sie wird blockiert. Stress, Überforderung, Angst lassen uns *flach „hektisch* und *gepresst*“ atmen und dies *schwächt* uns. Wer von uns kennt nicht den *„tiefen, befreienden“* Atemzug nach einer überstandenen, heiklen Situation, mit dem wir uns – auch körperlich – wieder *„aufrichten“*?

Grundsätzlich gilt es also bei Ferrum phosphoricum, die Aufmerksamkeit auf die alltäglichen Situationen zu richten: *„Wo lassen wir uns infizieren, unter Druck setzen, einwickeln, vernetzen etc.?“* Die Müdigkeit, die v.a. bei Fieber auftritt, sollten wir nützen, um uns mit den *wahren* Hintergründen der Gesundheitsstörung zu befassen: *„Haben wir den Mut, uns selbst offen und objektiv zu betrachten, um zu erkennen, was verändert werden sollte?“* Es sind meist keine großen Veränderungen zu bewerkstelligen, sondern „nur“ der Umgang mit den kleinen, banalen Dingen unseres Alltags.

### Bach-Blüten 110

Ferrum phosphoricum entspricht dem Schwingungsbereich der Bach-Blüten-Essenz **„Rescue Remedy“**, also der **Notfalltropfen** bzw. -**salbe**.

11 Farbtherapie

**! Achtung**

- Nicht länger als maximal 1 Minute bestrahlen!
- Wenn eine *Entzündung* oder ein *Infekt* beginnt: **Grün** in der Mitte des Rückens,
- zur Förderung der *Eisenbildung* im Blut: **Rot** am Rande der Schulterblätter.

12 TCM

Lungen-Meridian *(sed. Lu 5-Ni 10).*

**Funktionskreis Holz** *(Frühling, Leber/Galle):* Ferrum phosphoricum senkt die nach oben steigende Energie ab (bei Energiestau mit rotem Kopf und roten Augen).

**Funktionskreis Metall** *(Herbst, Lunge/Dickdarm):* Ferrum phosphoricum leitet die Hitze aus.

**Funktionskreis Wasser** *(Winter, Niere/Blase):* Ferrum phosphoricum beseitigt Hitze in der Blase (bei Blasenentzündung), stärkt die Blasenmuskulatur (Bettnässen).

Anwendung von Edelsteinen (Lithotherapie) 113

Grüner Achat, Amethyst, Aquamarin, Calcedon, Fluorit, Granat, Hämatit, Mondstein, Opal, Rubin, Sugilith, Türkis, roter Turmalin.

---

## 20 1.4 Kalium chloratum Nr. 4

(Chlorkalium, auch Kalium muriaticum, KCl)

### Konstitutionstyp

Zu Korpulenz neigend, bleiche Arme und Beine, helle Haare.

### Funktion

**Zweites Entzündungsstadium, Giftausleitung, Lymphe/Niere**

**Chlorkalium** ist ein in Wasser leicht lösliches Salz. Etwa 100 g sind auf fast alle Körperzellen (Gehirn-, Nerven- und Muskelzellen) verteilt und auch in den roten Blutkörperchen enthalten.

- **Kalium chloratum** ist ein **Bindemittel** für den organischen Aufbau des Faserstoffes (Fibrin).
- Es wirkt deshalb gut im **Zweiten Entzündungsstadium**, in welchem es zu fibrinösen Ausschwitzungen aller Organe kommen kann.
- Bei einem Mangel von Chlorkalium im Körper wird Schleimhaut in Kalium chloratum und Faserstoff zerlegt. (Letzterer nimmt Giftstoffe auf und wird vom Körper ausgeschieden – z. B. bei Schnupfen.)

▶ Wichtiges **Entgiftungsmittel**, v.a. nach Röntgenbestrahlung (siehe auch unter Absatz **142** – „Einnahme"). Es wirkt drüsenanregend und schmutzausscheidend, regt den Zellstoffwechsel an.

- Es ist ein Gegenspieler des Calciums und des Natriums im Körper und wirkt hemmend auf die Blutgerinnung und die Bildung von Fibrin ein,
- es hilft, über Haut, Schleimhäute und seröse Häute (Brust- und Rippenfell, Bauchfell etc.) Eiweißfaserstoffe und Ausschwitzungen aufzusaugen (resorbierend),
- wird meist angewendet nach **Ferrum phosphoricum** Nr. 3, wenn die Störung sich festzusetzen droht bzw. wenn weiße bis weißgraue Ausschwitzungen eintreten *(Zweites Entzündungsstadium).*

### Auszug aus der Charakteristik nach Dr. Schüßler 121

„Chlorkalium, welches fast in allen Zellen enthalten ist, steht zum Faserstoff in Beziehung. Es löst weiße oder weißgraue Sekrete der Schleimhäute und plastische Exsudate. Darum ist es das Heilmittel von Katarrhen, wenn die Absonderung wie angegeben beschaffen ist (auch der kruppösen und diphtheritischen Exsudate). Es entspricht auch dem 2. Stadium der Entzündungen der serösen Häute, wenn das Exsudat ein plastisches ist."

## Anwendungen/Erläuterungen

122 ▶ Kalium chloratum ist ein wichtiges Mittel in der **2. Entzündungsstufe**: nach **Ferrum phosphoricum** Nr. 3 *(Erste Entzündungsstufe)* und vor **Kalium sulfuricum** Nr. 6 *(Dritte Entzündungsstufe).* Wenn der Körper im ersten Entzündungsstadium zu wenig Eisen bekommen hat, versucht er jene Fremdstoffe, welche die Entzündung verursachten, auszuscheiden (Ausscheidungsstadium; chronische Entzündungen; nasses Stadium).

▶ Kal. chlor. im Wechsel mit **Kal. sulf.** Nr. 6 oder **Natr. sulf.** Nr. 10 eingenommen, wirkt allgemein **entgiftend** (z. B. nach **Impfungen**).

▶ **Drüsenmittel:** zur **Anregung** der Drüsenfunktionen, bei Drüsenentzündungen jeder Art (evtl. zusätzlich zu **Calcium fluoratum** Nr. 1).

▶ Die Störungen im Blutelektrolythaushalt werden mit **Kal. chlor.** Nr. 4, **Calc. phos.** Nr. 2 und **Magn. phos.** Nr. 7 ausgeglichen,

- bei Schleimhautaffektionen (Katarrhen), z. B. Heiserkeit, Luftröhren- oder Bronchialkatarrh, Magenschleimhautentzündung, Schnupfen, Katarrh der Eustachischen Röhre usw.,
- ferner: bei schwer löslichem Auswurf, meist sog. *„fibrinöse Absonderungen"*,
- sehr gut geeignet auch bei Schleimbeutelentzündungen (Bursitis praepatellaris),
- Affektionen, Entzündungen der serösen Häute, welche Herz, Lunge, Gedärme überziehen (z. B. Herzbeutel, Rippen- und Bauchfell etc.).
- Weitere Details siehe unter „Körperzeichen".

**Entgiftung, Drüsenmittel und Bluterhaltung** 12

Um Gifte, Fremdstoffe und Arzneien auszuscheiden, bildet der Körper **Gegengifte** (Antikörper = spezifisches Abwehrsystem) aus Verbindungen von Kalium chloratum, Wasserstoff- und anderen Atomen, welche sich mit den Giften verbinden. Diese werden dadurch mit Wasser angereichert (Hydrolyse) und so in unschädliche Stoffe umgewandelt, danach von Faserstoffen eingehüllt und ausgeschieden.

- **Ähnlicher Vorgang: Natrium chloratum** Nr. 8 (siehe Absatz Nr. **283**),
- **entgegengesetzt: Natrium sulfuricum** Nr. 10 *entzieht* abzubauenden Stoffen Wasser und bringt sie zur Ausscheidung.
- Zur Blutreinigung ist eine Kombination von **Kal. chlor.** mit **Natr. chlor.** Nr. 8 oder **Natr. sulf.** Nr. 10 – je nach Konstitution – angebracht.

**Mangelerscheinungen bei ungenügender Entgiftung**

- Schlecht schließende Wunden, wildes Fleisch; Warzen,
- Neigung zu Erkältung und Lymphknotenschwellung,
- Immunschwäche,
- Störung bei den in Drüsen gebildeten glandulären Hormonen.

## Körperzeichen

### Konstitutionsmerkmale in alphabetischer Reihenfolge

**! Achtung**

Die Erscheinungsbilder gesundheitlicher Störungen sind oft übergreifend, daher unter Umständen mehrmals angeführt!

### Grundsätzliche Symptomatik 12

(Siehe auch „Anwendungen/Erläuterungen" im Absatz Nr. **122**)

- Innere Entzündungen zeigen ein erstes *trockenes* und ein zweites *nasses* Stadium. Trockene und nasse Brustfellentzündung entsprechen diesen beiden Stadien. Bei der Entzündung der verschiedenen Häute können *beide* Stadien auftreten. **Kalium chloratum** beugt auch, rechtzeitig gegeben, diesem zweiten Stadium vor und bewirkt zugleich eine Aufsaugung (Resorption) dieser faserstoffhaltigen Ausscheidungen. Es verdünnt (normalisiert) auch die verdickte Gelenkschmiere und beugt so schweren Gelenkleiden, wie z. B. Gelenkdeformierung (Arthrosis deformans) vor.
- Die **Zweite Entzündungsstufe** wird häufig eingeleitet durch Ausschwitzungen, Absonderungen, Ergüsse, überhaupt durch das Auftreten von äußeren Erscheinungen, die sich als *Fortsetzung* des entzündlichen Vorganges und bereits als **Einleitung des Regenerierungsvorganges** deuten lassen.
- Zweites Stadium der Entzündungen der serösen Häute (z. B. des Bauch- oder Brustfells), wenn die Ausschwitzung faserstoffartig ist (sog. plastisches Exsudat): Austritt von Faserstoff; fibrinöse (faserstoffartige, dem Blutplasma ähnliche), weiße, weißgraue Ausschwitzungen, gleichgültig, von welchem Organ ausgehend; Anschwellungen aller Art; interstitielle Ergüsse; Zysten, Krebs,
- Nebenwirkungen nach toxischen Einflüssen (z. B. Impfstoffe, Narkose- und Arzneimittel); evtl. Quecksilbervergiftung (Amalgam): einige Wochen lang 3 x tägl. je 5 Pastillen **Kalium chloratum** Nr. 4, **Natrium chloratum** Nr. 8, **Natrium sulfuricum Nr.** 10 + **Aurum metallicum natronatum D 12 oder Mercurius solubile D 4** (siehe auch Zahnsanierung Absatz Nr. **143**).

### Besserung bei/durch

Wärme, Massieren schmerzhafter Teile.

### Verschlimmerung bei/durch

Längere Bewegung, zu trockene Luft, Klimaanlagen, Zugluft, Kälte, Einatmen kalter Luft; gastritische Beschwerden von Kuchen, Fettem, kalten Getränken, gewürzter, fetter Kost.

### Antlitzanalyse 125

(Mangelzeichen im Gesicht – siehe auch Abb. 1.4, S. 48)

#### Milchfarbig

Milchig-weiß, -bläulich , -rötlich oder wenn beide gemischt sind milchig-lila, wässrig wie Magermilch, unter dem unteren Augenlidhof; oft *isoliert* am Unterlid des Auges (!); oberes Lid wie die „Spuren einer Brille"; auf Wangen, Oberlippe, seltener unter der Unterlippe, manchmal auch das ganze Gesicht.

Auch an anderen Stellen des Körpers zeigt die Haut eine *milchig-bläuliche* oder *milchig-rötliche Verfärbung*. Diese Verfärbung kann sich durch Kontraktion der Arteriolen bis zur *Leichenblässe* steigern. Im Ganzen gesehen wirkt die Haut *alabasterartig*, Perlmuttglanz am Ohr.

- Auf der Oberlippe: „Milchbart".
- **Käsig**: *„Quarkähnliche Färbung"* – nur in Verbindung mit **Calcium-phosphoricum**-Mangel.
- Couperose rotblaue Äderchen, v.a. an Wange und Nasenflügel, manchmal über die gesamten Wangen, Nase und Ohren,
- Grießkörnchen, Hautgrieß (kommt meist von zu wenig Trinken),
- Warzen,
- Lymphknotenschwellung,
- Schwellungen,
- Fadenziehender Speichel,
- Schwerhörigkeit,
- Neigung zu Übergewicht.

#### Absonderungen

126
- Weiß bis hellgrau (schleimig oder fadenziehend), dick und zäh, gallertartig (Speichel, Schleim; Stockschnupfen),
- trocknen solche Absonderungen ein, sind sie mehlartig oder bilden kleine, weiß-graue Schuppen,

- wird Faserstoff *unter der Haut* abgelagert: Grieß-, Grützbeutel, Gersten- oder Hagelkorn; zusätzlich **Calcium fluoratum** Nr. 1, bei **Xanthelasma (gelbplattige Cholesterinablagerung)** noch dazu **Kalium sulfuricum** Nr. 6, **Magnesium phosphoricum** Nr. 7, **Natrium phosphoricum** Nr. 9, **Natrium sulfuricum** Nr. 10, **Calcium sulfuricum Nr.**12, **Kalium bichromicum** Nr. 27,
- findet sich Faserstoff vermehrt im Blut, wird es *dick, klumpig, schwärzlich.*

! **Achtung**

**Blutverdickung → Thrombosegefahr!**

- Alle Schwellungen enthalten Faserstoff: Bindegewebe (z. B. bei Verletzung), Drüsen (z. B. Leber, Kropf etc.),
- Absonderung von dickem, weißem Schleim im Urin, die am Boden des Uringefäßes haften bleibt. Niederschlag von Urinsäure; leimartiger, weißer bis schmutzig-gelber Bodensatz; Eiweiß.

### 127 Atmungsorgane

- Allgemeine Neigung zu Erkältungen,
- **Katarrhe:** mit dicker zäher undurchsichtiger, weißer bis weißgrauer, faserstoffhaltiger Absonderung, Schwellung der Schleimhäute (siehe Abs. Nr. 138 „Schleimhaut"),
  - Nasenkatarrh; Stockschnupfen infolge Anschwellung der Nasenschleimhäute,
  - Nasenrachenkatarrh mit Anschwellung der Eustachi'schen Röhre. Subkutane Entzündungen der Luftwege; Ansammlung zähen Schleimes in den oberen Atmungswegen, Bildung festanhaftender Krusten; Bronchialkatarrh.
- ▶ Wenn Nase, Hals oder Kehle durch festsitzenden Schleim verschlossen sind: 3- bis 5 x tägl. je 5 Pastillen Kalium chloratum),
- **Husten** mit röchelndem Schleimrasseln; keuchendes oder pfeifendes Geräusch in der Brust,
- Husten (auch Keuchhusten) mit Auswurf von weißem oder weißgrauem, zähem, schwerlöslichem, fibrinhaltigem, geschmacklosem Schleim,
- **Pseudokrupp:** plötzlich (meist nachts) auftretende Schwellung der Kehlkopfschleimhaut mit rauem, hohlem, bellendem Husten, mühsamer, pfeifender Einatmung und angstvollem Gesichtsausdruck; (**Besserung** in freier, kühler Luft),
- **Asthma** mit Zusammenschnüren der Brust, das sich durch *Aushusten* **bessert,**
- ▶ Diphtherie, gewöhnliche, sog. katarrhalische Form; entzündete Teile mäßig geschwollen; grauweiße Ablagerungen (mit wässriger Lösung gurgeln, evtl. im Wechsel mit **Calcium phosphoricum** Nr. 2),
- ▶ Hals- und Mandelentzündung (nach oder im Wechsel mit **Ferrum phosphoricum** Nr. 3), Schlingbeschwerden,
- ▶ Heiserkeit, akut, kurz, rau, krampfhaft, schmerzhaft (nach **Ferrum phosphoricum** Nr. 3),
- Schmerzen mit Auswürgen von dickem, weißem Schleim (Zungenbelag!),
- **Lungenentzündung**; **Kalium chloratum** löst die nach dem Fieberstadium zurückbleibenden fibrinösen Ausschwitzungen,
- Entzündung des Brustfells (Rippenfells) mit serofibrinöser Flüssigkeit im Brustfellraum.

### Augen (weiße oder weißgraue Absonderungen) 12

- ▶ Augenlidentzündung (neben **Natrium phosphoricum** Nr. 9); verklebte Augenlider morgens,
- ▶ Regenbogenhautentzündung, Glaskörpertrübung (zusätzlich **Natrium chloratum** Nr. 8); Netzhautexsudat; geschwürige Hornhautentzündung; flaches Geschwür; schleichende Formen; mäßige Entzündungserscheinungen,
- Trachom (Körnerkrankheit, ägyptische Augenentzündung),
- skrofulöse Augenentzündung mit weißgrauem Exsudat.

### Blut und Kreislauforgane 12

**Blut** dick, schwärzlich, klumpig (**Blutverdickung = Thrombosegefahr!**), als Folge

Durchblutungsstörungen, auch durch Kontraktion und Krämpfe der Blutgefäße; Couperose, Kreislaufschwäche; Herzklopfen.

### Erläuterung

Bei Kalium-chloratum-Mangel wird viel Faserstoff ausgeschieden, dadurch kommt es zu Blutverdickung. Bei Behebung des Mangels kann der Faserstoff wieder in die Schleimhaut eingebaut werden, wodurch das Blut gereinigt und in Folge auch dünnflüssiger wird.

### 130 Drüsen

- ▶ Allgemeine Trägheit des Drüsensystems; weiche Drüsengeschwülste (zusätzlich **Natrium phosphoricum** Nr. 9);
- Drüsenentzündung der weiblichen Brust; Lymphknotenschwellung und -entzündung; Mumps.

### 131 Gelenke

- Schmerz, Steifheit, Hitze und plastische (verhärtete) Ausschwitzungen,
- chronische Gelenkleiden; Gicht; skrofulöser Rheumatismus *(akuter* und besonders *chronischer)* irgendeines Körperteiles mit Schwellung der Gelenke, besonders der Fingergelenke,
- Sehnenscheiden- und Schleimbeutelentzündung *(Bursitis),*
- **schlimmer** durch die geringste Bewegung.

### 132 Harn- und Geschlechtsorgane

- ▶ Nierenentzündung, akute und chronische, nach Scharlach, Diphtherie (zusätzlich **Ferrum phosphoricum** Nr. 3 und **Natrium phosphoricum** Nr. 9),
- Blasenentzündung, besonders chronische,
- dicke, weiße Schleimabsonderung im Urin; leimartiger weißer oder schmutziggelber Bodensatz von Urinsäure; dunkelbrauner Urin; Eiweiß,
- ▶ Eierstock- und Eileiterentzündung; Weißfluss, Zysten, Myome (zusätzlich **Calc. fluor** Nr. 1, **Calc. phos.** Nr. 2, **Natr. chlor.** Nr. 8, **Natr. sulf.** Nr. 10, **Silicea** Nr. 11, **Aurum muriatricum** Nr. 25).

### Haut und Unterhautzellgewebe 133

- Austritt von Faserstoffen als weiße oder weißgraue Masse, die zu mehlartigem Brei eintrocknet; oder Auftreten von Bläschen mit serofibrinösem (aus Faserstoff und Blutwasser bestehendem) Inhalt. Nach dem Platzen der Bläschen entsteht ein mehlartiger Belag. (Im ersten Fall hat die Oberhaut, im zweiten Fall hat das Unterhautzellgewebe Chlorkalium-Moleküle verloren).
- **Verbrennungen**, Verbrühungen, wenn die Wundfläche mit weißem oder weißgrauem Exsudat bedeckt ist,
- Geschwülste und Ausschwitzungen als Folge von traumatischen Einwirkungen (Verletzungen, Wunden, Quetschungen, Verstauchungen usw.),
- ▶ **Scharlach** (leichtere Fälle: **Ferrum phosphoricum** Nr. 3), Masern, Blattern, Pocken (im Anfangsstadium); Windpocken (Varicellen),
- chronische Ekzeme, Neurodermitis, Psoriasis, Flechten (besonders am Kopf), trockene Hautausschläge etc.,
- ▶ **Frostbeulen** (auch äußerlich anzuwenden): zusätzlich **Natrium sulfuricum** Nr. 10,
- ▶ **Fisteln**, wildes Fleisch: evtl. zusätzlich **Silicea** Nr. 11,
- ▶ **Ausschläge** nach dem Impfen: zusätzlich **Natrium phosphoricum** Nr. 9,
- ▶ **Warzen** an Händen und Füßen: dazu äußerlich Mineralstoffcreme Nr. 10.
- ▶ **Couperose** durch das dickflüssige Blut werden die oberflächlichen Gefäße stark erweitert, und sichtbar (v.a. auf Wangen, und Nasenflügel.)

### Mund 134

- ▶ **Lippen** aufgesprungen, spröde: zusätzlich **Calcium fluoratum** Nr. 1, Ferrum phosphoricum Nr. 3, Natrium chloratum Nr. 8, und **Silicea Nr.** 11,
- ▶ **Fieberblasen** (Herpes); wenn wassergefüllt, **Ferrum phosphoricum** Nr. 3, Natrium chloratum Nr. 8, bes. gut **Natrium sulfuricum** Nr. 10 und Silicea Nr. 11 anwenden,
- ▶ weißes Exsudat auf der Mundschleimhaut, Speichelfluss: zusätzlich **Natrium chloratum** Nr. 8,

- Zungenwurzel mit dicker, weißer, weißgrauer (teigiger), nicht schleimiger Schicht belegt,
- **Aphthen und Soor** (Mundschwämmchen), wenn weiß oder weißgrau,
- nach Quecksilbermissbrauch entstandene Art von Skorbut, mit schwammigem und weichem Gaumen, der zu Blutung neigt; soorartige Geschwüre in Mund und Hals; übler Geruch.

135 **Nervensystem**

- ▶ **Neuralgische Schmerzen**, nur bei Bewegung oder durch Bewegung **verschlimmert** (zuerst **Ferrum phosphoricum** Nr. 3 anwenden),
- ▶ **Kopfschmerz**en, am Nacken beginnend: zusätzlich **Silicea** Nr. 11,
- Genickstarre, zusätzlich oder zum Vergleich **Kalium phosphoricum** Nr. 5, **Magnesium phosphoricum** Nr. 7, **Natrium sulfuricum** Nr. 10, Silicea Nr. 11.
- Epilepsie (Fallsucht); nach Unterdrückung eines Hautausschlages; nach Scharlach.

136 **Ohren**

- ▶ **Schwerhörigkeit** oder Taubheit durch Verschwellung (Verstopfung) und Katarrh der Eustachischen Röhre und der Paukenhöhle: zusätzlich **Natrium chloratum** Nr. 8,
- Taubheit infolge von Ohrenfluss,
- chronischer Mittelohrkatarrh: chronische Eiterung des Mittelohres mit viel Wucherungen im Gehörgang, **schlimmer** durch Störung der Eiterung!
- Entzündung der Ohrspeicheldrüse (Mumps, Parotitis).

137 **Psyche/Gemütszustand**
(Geistig-seelische Funktionsstörungen)

- Der Mensch ist träge, apathisch oder verstockt, ärgert sich über alles und jedes und befürchtet immer das Schlimmste, hat keinen Selbstwert. (Lösungsorientierte Therapien die zu Selbsterkenntnis führen sowie Bach-Blüten-Therapien unterstützen hier sehr gut!)
- Heimweh, bzw. Fernweh,
- Neigung zu Hypochondrie.

**Schleimhaut** 1

Weil jede Schleimhaut (wie auch die serösen Häute und die Gelenkschmiere) bei Mangel zur Gewinnung von Kalium chloratum herangezogen werden kann, wird dieses Mineralsalz bei **allen Problemen mit Schleimhäuten** erforderlich sein: alle Katarrhe, Heiserkeit nach Erkältung, Ausfluss etc.,

- dicke, weiße oder weißgraue, faserstoffhaltige Beläge,
- überempfindliche Schleimhaut; Schwellungen (z. B. Ohrtrompete) und Entzündungen.

**Verdauungsorgane** 1

- **Krankhafter Hunger** (Heißhunger abwechselnd auf Süßes bzw. Scharfes), Milderung durch Trinken von Wasser,
- Magenkatarrh (Gastritis) mit Auswürgen von weißem, fadenziehendem, zähem Schleim; Übelkeit,
- **Verschlimmerung** der Beschwerden nach Genuss von Fett, Kuchen oder schweren Speisen,
- Entzündungen und Katarrhe im Verdauungstrakt (z. B. Blinddarmentzündung),
- Eiweißunverträglichkeit (Getreide) vorwiegend von Kindern (Zöliakie),
- träger Stuhlgang, hellfarbige Stühle,
- ▶ Neigung zu Leber- und Gallenstörungen; Gelbsucht: zusätzlich **Kal. sulf.** Nr. 6, **Magn. phos.** Nr. 7, **Natr. phos.** Nr. 9, **Natr. sulf.** Nr. 10,
- ▶ Ruhr (zusätzlich zu **Ferrum phosphoricum** Nr. 3); Durchfall blutig, blutschleimig.

**Zähne** 14

- ▶ Zahnschmerz; Zahnfleisch und Backe geschwollen: zusätzlich **Calcium fluoratum** Nr. 1 und **Silicea** Nr. 11.

**Zungenbild-Analyse** 14

**Zunge**

Sieht glänzend, nach hinten verstärkt weißlich aus.

**Belag**

Weiß bis grau, weißgrau, teigig (an der Zungenwurzel); weiße bis grauweiße, nicht schleimige Schicht (= **Magen!**), zum Teil auch fadenziehend, dick.

### Speichel

Fadenziehender Speichel (greift besonders die Zähne an → **Karies!**).

## Anwendungsempfehlungen

42 **Einnahme**

- Im **Zweiten Entzündungsstadium**; bei *akuten* Zuständen stündlich (3–5 Pastillen als Trockengabe oder bis zu 10 in heißem Wasser gelöst), auch während schlafloser Nachtstunden. **Potenz: D 6,**
- bei *chronisch langwierigen* Zuständen: 4 Gaben tägl. (jeweils 3–5 Pastillen); **Ferrum phosphoricum** aber nicht sofort absetzen, sondern weiterhin tägl. 5–6 Gaben beibehalten.

**Ergänzung**

- Reicht zur Aufsaugung *(Resorption)* von Exsudaten Kalium chloratum alleine nicht aus, können zur Unterstützung **Kal. sulf.** Nr. 6, **Silicea Nr.** 11, **Calc. fluor.** Nr. 1 oder **Calc. phos.** Nr. 2 mit herangezogen werden.
- **Regenerationshilfe bei Röntgenbestrahlung.** *Während* **der Behandlung nur in Absprache mit dem behandelnden Therapeuten!**
  - **Vor** der Bestrahlung nimmt man **Calcium phosphoricum** Nr. 2 und **Selenium** Nr. 26,
  - **nach** der Bestrahlung **Kalium chloratum** Nr. 4 und **Selenium** Nr. 26.
  - bei möglichen Schwindelanfällen *während* oder *nach* der Bestrahlung **Calcium fluoratum** Nr. 1.

43 **Harmonielehre**

- Alle *Kalium-Salze* (**Kal. chlor.** Nr. 4, **Kal. phos.** Nr. 5 und **Kal. sulf.** Nr. 6) sind angebracht bei dickem Blut, z. B. bei Thrombosen (wirken **blutverdünnend**),
- **Kal. chlor.** mit **Magn. phos.** Nr. 7 und **Natr. phos.** Nr. 9 zur Anregung der Drüsenfunktionen,
- **Kal. chlor.** mit **Calc. phos.** Nr. 2, **Magn. phos.** Nr. 7 und Vitamin C zum Ausgleich von Störungen im Blutelektrolythaushalt. Bei Anstieg der Luftelektrizität (z. B. vor einem Gewitter, in Flugzeugen oder vollklimatisierten Räumen) ist eine Abnahme des Kalium-Gehaltes im Blut festzustellen.
- Alle **Schwellungen und Stauungen** brauchen **Kalium chloratum** Nr. 4. Wenn zusätzlich eine Entzündung vorliegt, ist **Ferrum phosphoricum** Nr. 3 mit indiziert.
- Um **Narben nach Verbrennungen** zu verhüten oder zu vermindern, sind Calc. fluor. Nr. 1, Kal. chlor. Nr. 4, im Wechsel mit Natr. chlor. Nr. 8 und Silicea Nr. 11 zu geben.
- **Bei den ersten Anzeichen einer Erkältung:** **Kalium chloratum** Nr. 4, **Natrium sulfuricum** Nr. 10, **Ferrum phosphoricum** Nr. 3, **Kalium sulfuricum** Nr. 6, **Magnesium phosphoricum** Nr. 7, **Natrium chloratum** Nr. 8 (bei starkem Schwitzen), und **Silicea** Nr. 11; dazu ein **warmes porenöffnendes Bad** (Bürstenbad); viel frischer Obstsaft (bes. Zironen- und Orangensaft), Grapefruitkernextrakt, Lindenblüten- oder Holunder-/Hollertee, heißer schwarzer Holundersaft, Roter Holundergelee und Echinacea pupurea, Melissengeist – und die Erkältung endet, noch ehe sie richtig begonnen hat!
- **Medikamentenausleitung: 10–20 Pastillen Kalium chloratum in heißem Wasser auflösen und 3 Wochen lang tägl. trinken oder 6–10 Pastillen 3 Wochen lang 3 x 5 tägl. lutschen.**
- **Zahnsanierung:** (Kofferdammschutz vom Zahnarzt verlangen) Alle 3 Wochen nur 1 Zahn behandeln (Amalgam herausschleifen lassen); Kunststofffüllung bis zu $^1/_2$ **Jahr**, erst dann die Krone fertig machen lassen. Während dieser Zeit zum Ausleiten **Kalium**

**chloratum** Nr. 4, **Natrium chloratum** Nr. 8, **Natrium sulfuricum** N.10 und **Aurum metallicum natronatum** D 12 oder **Mercurius solubilis** D 4.

144 **Nahrungsmittel**

(Siehe auch Nahrungsmitteltabellen S. 71 ff.)

Über einen besonders hohen Gehalt an Kalium chloratum verfügen:

Spinat (Saft), Dicke Bohnen, Sojabohnen, Linsen, Zuckererbsen, Sauerkraut, Mohnsamen, Pistazienkerne, Erdnüsse, Paranüsse; Senf.

Einen etwas geringeren Gehalt an Kalium chloratum haben:

Wurzelgemüse, Kohl, Kohlrabi, Endivien, Knollensellerie, Kartoffel, Topinampur, Kürbis, Salbei-, Huflattich- und Zinnkraut-Tee, Gurken, Löwenzahn, Roggen, Gerste, Grünkorn (Dinkel), Sesam, Kürbiskerne, Kichererbsen, weiße Bohnen, Artischocken, Avocado, Pilze, Blumenkohl/Karfiol, Brokkoli, Fenchel, Rote Rüben, Kirschen, Kiwi, Bananen, Schwarze Johannisbeeren/Ribisel, Melone, Zuckermais, Passionsfrucht, Bambussprossen, Brombeeren, Haselnüsse, Maronen (Esskastanie), Rindfleisch, Kaninchen, Fische, Geflügel.

145 **Homöopathische Vergleichsmittel**

Carbo vegetabilis, Bryonia, Sulfur, Hydrastis.

146 **Kinesiologischer Test**

Kalium-Punkt rechte Wange.

## Ergänzende Hinweise

147 **Seelische Aspekte von Kalium chloratum**

Die seelischen „Lernaufgaben" spiegeln sich (ähnlich wie in der Organsprache) auch in den Mangelerscheinungen von **Kalium chloratum**:

**Kalium chloratum** ist das Mittel der 2. Entzündungsstufe und häufige Erscheinung in dieser Phase ist die Ausbildung von Schwellungen und schwer löslichem Schleim, welcher Atemwege und Gehörgänge verschließt.

*„Ich habe die Nase voll von … (etwas oder jemandem)"* ist eine gängige Redewendung. Doch nichts in unserer Sprache beruht auf Zufall und es wäre durchaus angebracht, die Umstände der *„vollen Nase"*, der *„verschwollenen Augen"* und ähnlicher Beschwerden etwas genauer anzusehen.

Von *wem* oder *was* haben wir *„die Nase voll"*? Meist wird die Ursache für die Entzündung oder Erkältung im Umfeld des Betroffenen gesucht und auch eine Lösung von dort erwartet. Aber ein ansehnlicher Teil unserer Umgebung ist ein *Spiegel der eigenen Verhaltensweisen* und zeigt uns – v.a. dort, wo uns das Verhalten unserer Mitmenschen auffällt, stört oder gar ärgert – oft auf sehr drastische Art und Weise, wo wir bei *uns selbst* mit Veränderungen beginnen sollten.

Menschen mit Kalium-chloratum-Mangel verfügen oft über große Sensibilität für Probleme ihrer Mitmenschen und sind diesbezüglich auch gute Berater, nur für sich selbst finden sie meist keine Antwort.

Hier sollten wir an der Fähigkeit arbeiten, das vorhandene *„Gespür"* zur persönlichen Veränderung und Entwicklung nutzbar zu machen und unterscheiden zu lernen, wer oder was in unserer Umgebung uns eigene Verhaltensmuster widerspiegelt.

**Bach-Blüten** 14

Kalium chloratum entspricht in seiner Schwingung acht Bach-Blüten-Essenzen aus 3 Gruppen:

- Leitsymptom *„Unsicherheit"*: **Gentian, Gorse, Scleranthus, Wild Oat,**
- Leitsymptom *„Überempfindlichkeit für Ideen und Einflüsse"*: **Walnut,**
- Leitsymptom *„Übertriebene Sorge …"*: **Beech, Chicory, Vine.**

**Farbtherapie** 14

- Bei **Gentian**, **Gorse**, **Sceleranthus** oder **Wild Oat** aus der Gruppe *„Unsicherheit"*, bei **Beech**, **Chicory** oder **Vine** aus der Gruppe *„Übertriebene Sorge …"* wird in der Mitte des Rückens **Grün** und unterhalb des Brustbeins **Rot** bestrahlt,
- bei **Walnut** aus der Gruppe *„Überempfindlichkeit …"* am Nacken **Blau** bestrahlen.

150 **TCM**

Magenmeridian *(sed. M 45, Di 1)*

**Funktionskreis Holz** *(Frühling, Leber/Galle):*
Bei Gallenstau bedingt durch Wut und Ärger,

**Funktionskreis Erde** *(Spätherbst, Magen/Milz-Pankreas):*
Bei Verdauungsblockaden durch Schleimansammlung,

**Funktionskreis Metall** *(Herbst, Lunge/Dickdarm):*
Kalium chloratum bei Erkrankungen durch Kälte (verflüssigt Schleim, Abhusten von weißlichem Schleim).

**Anwendung von Edelsteinen (Lithotherapie)** 151

Adalar, Bernstein, Carneol, Goldtopas, Peridot (Olivin), Rosenquarz, Saphir, Silvin, Sodalith, blauer Topas, Zitrin.

---

## 155 1.5 Kalium phosphoricum Nr. 5

(Phosphorsaures Kalium, $KH_2PO_4$)

### Konstitutionstyp

Meist schlank, schwache Nerven.

### Funktion

**Nervenmittel, Sinne: Sehen, Hören, Riechen, Schmecken**

Phosphorsaures Kalium: Man schätzt den Gehalt an diesem Nährsalz im menschlichen Körper auf ca. 120 g. Es befindet sich hauptsächlich

- in den Gehirn- und Nervenzellen; die Gehirnsubstanz Lecithin wird aus Kalium phosphoricum, Fettsäure und Eiweiß gebildet.
- Bei Mangel an Kalium phosphoricum wird Lecithin in umgekehrter Richtung zerlegt, nämlich in Kalium phosphoricum, Albumine und Sauerstoff. Kalium phosphoricum steuert zur Gänze die graue Substanz. Kalium phosphoricum und Wasser bilden die Basis zur Neubildung von Körpersäften zur Erhaltung der Funktion der Gehirnzellen (Aufrechterhaltung des Alkalispiegels innerhalb der Zelle);
- im Blut (Lecithin ist notwendig für den Aufbau der roten Blutkörperchen und des Blutplasmas),
- reichlich in den Mitochondrien (Atmungsorgane der Zellen, Produktion der Stoffwechsel-Enzyme),
- in Muskeln, Zellkernen und der Interzellularflüssigkeit (Zwischenzellenflüssigkeit).
- Die Schwingungen des Kalium phosphoricum sind die höchsten (oder längsten), denen der physische Körper ausgesetzt werden kann. (Die *Strahlentherapie* vernichtet Krebszellen und *gesunde* Zellen – nicht aber Kalium phosphoricum.)
- Es ist **das** Salz für Jugendliche.
- Kalium phosphoricum ist auch ein wichtiges **Entgiftungsmittel** der Biochemie,
- **Nerven-, Herz- und Entzündungsmittel** mit Beziehung zum zentralen und vegetativen Nervensystem. Es fördert den *Sympathicus* → anregende Wirkung auf den gesamten Organismus.

### Auszug aus der Charakteristik nach Dr. Schüßler 156

„Phosphorsaures Kali ist in den Gehirn-, Nerven-, Muskel- und Blutzellen (Blutkörperchen) sowie im Blutplasma und den übrigen Interzellularflüssigkeiten enthalten. Eine Störung in der Bewegung seiner Moleküle hat zur Folge:

- Im Denkzellengebiet: Zaghaftigkeit, Ängstlichkeit, Schreckhaftigkeit, Weinerlichkeit; Heimweh, Argwohn, Gedächtnisschwäche und ähnliche Verstimmungen;
- in den vasomotorischen Nerven: Puls zuerst klein und frequent, später Verlangsamung;
- in den Gefühlsnerven: Schmerzen mit Lähmungsgefühl;
- in den motorischen Nerven: Muskel- und Nervenschwäche bis zur Lähmung;

- in den trophischen Fasern des Nervus sympathicus: Verlangsamung der Ernährung bis zum gänzlichen Aufhören derselben in einem beschränkten Zellengebiet, daher Erweichung und Zerfall der betreffenden Zellen."

## Anwendungen/Erläuterungen

157 - Kalium phosphoricum ist das am häufigsten eingesetzte biochemische Mittel bei psychischen Störungen – **„Kalium statt Valium!"** Es ist in seiner Wirkung mit *Valium* vergleichbar, hilft bei leichten psychischen Störungen, wie z. B. Hyperaktivität bei Kindern und depressiven Verstimmungen, es wirkt aktivierend und gemütsaufhellend.
- Als **Nervenmittel:** bei nervösen Zuständen aller Art:
  - z. B. nervöse Ermüdungs- und Erschöpfungserscheinungen, nervöses Asthma, nervöse Schlaflosigkeit; nervöse Herz- und Magenschwäche, allgemeine Nervenschwäche,
  - ferner bei Überreiztheit, Herzklopfen mit Angstgefühlen, Platzangst, Gedächtnisschwäche, nervösen Sehstörungen usw.,
  - bei Lähmungen, wie z. B. Gesichts- oder Augenmuskellähmung, Schielen (nach Diphtherie), Schließmuskellähmung des Afters und der Blase.
- **Muskelmittel** bei Muskelschwäche, Muskellähmungen, Epilepsie,
- **milzstärkend,**
- **bei Blutungen:** das Blut des Kalium-phosphoricum-Klienten ist hellrot oder schwärzlich, immer aber wässrig und gerinnt **nicht** (oder nur sehr schwer).
- **Zur Entgiftung:** Kalium phosphoricum hat *antiseptische* Wirkung, baut Fäulnis- und Ermüdungsgifte ab und ist daher **lebenserhaltend.** Anwendung daher bei allen schweren infektiösen Gesundheitsstörungen – **natürlich nur in Anlehnung an die ärztlichen Maßnahmen!**
- Bei schweren **Infektionszuständen**, wie Ruhr, Typhus, Blutvergiftung, Diphtherie, Scharlach, Rotlauf, Tollwut, Pocken, Pest.

▶ Bei **Fieberzuständen ab 38 °C** sollte Kalium phosphoricum (evtl. ausschließlich!) genommen werden; wenn der Klient sehr hinfällig, teilnahmslos oder apathisch ist, bei Schlummersucht oder Delirium-Zuständen,

▶ bei fauligen und brandigen Zuständen: **Fieber über 38 °C** (drohende faulige Blutzersetzung!), **jedoch nicht** beim Fieber des Tuberkulösen (bzw. nur mit Vorsicht – **Arzt!**); stinkende, faulige Entleerungen und Ausdünstungen, schmierige, stinkende Geschwüre, Absonderungen mit schwärzlich-blutigem Inhalt, Mundfäule, Skorbut, Diphtherie, Abszesse, Eitervergiftung etc.

### Mangelerscheinungen

Wenn Zellen unter Kalium-phosphoricum-Mangel leiden, so erschlaffen sie bis zur Lähmung oder zum Zerfall. Bei *großem Mangel* (örtlich oder im ganzen Körper) ist daher auch der *Zerfall* sehr groß. Dies kann so rasch vor sich gehen, dass der Organismus Mühe hat, die Zerfallsprodukte rechtzeitig wegzuschaffen, sodass einzelne dieser Stoffe sich bereits im Körper zersetzen. Einzelne oder alle Abgänge des Körpers können dadurch unangenehm übel riechend werden *(Harn, Kot, Atem, Schweiß).*

Solche unangenehmen Abgänge weisen immer sowohl auf **starken Kalium-phosphoricum-Mangel** als auch auf das Vorhandensein von **körpereigenen Giften** hin.

**Lokale** oder **allgemeine Blutvergiftungen** *(Sepsis)* zeigen durchwegs starken Mangel an **Kalium phosphoricum** und es müssen in solchen Fällen reichlich **Kalium-phosphoricum**-Gaben genommen werden, evtl. auch in Form von Bädern und Wickeln in **Kalium-phosphoricum**-Lösung.

Weitere Details siehe unter „Körperzeichen".

## Körperzeichen

### Konstitutionsmerkmale in alphabetischer Reihenfolge

! **Achtung**

Die Erscheinungsbilder gesundheitlicher Störungen sind oft übergreifend, daher unter Umständen mehrmals angeführt!

58 **Grundsätzliche Symptomatik**

(Siehe auch „Anwendungen/Erläuterungen" im Absatz Nr. **157**)

**Konstituionstyp**

- Meist Nichtraucher und Antialkoholiker (leiden sehr unter Rauchern und schon bei geringem Alkoholkonsum); liebt Kühle, leichte Kleidung, frische Luft,
- Lähmungserscheinungen, Blutvergiftung; chronische Mittelohrentzündung,
- geschwollene Lymphknoten (Hals, Achseln, Leisten usw.),
- nervöses Asthma und Herzklopfen, drückende Kopfschmerzen, Schlaflosigkeit,
- alle Veränderungen im Befinden haben den Charakter der **Depression**; Erschöpfungszustände des Gemütes und des Körpers (sog. irritable Schwäche),
- schlechte Blutzirkulation, rasches Ermüden,
- Blasenschwäche, Weißfluss, Impotenz.

**Besserung bei/durch**

Ruhe, nach dem Essen, Wärme, mäßige Bewegung, Sonne, Bitterstoffe.

**Verschlimmerung bei/durch**

Aufregung, Ermüdung, Alkohol, körperliche und geistige Anstrengung; verrauchte und/oder geschlossene Räume; nachts, morgens, laute Geräusche.

59 **Antlitzanalyse**

(Mangelzeichen im Gesicht – siehe auch Abb. 1.5, S. 49)

**Gesicht**

Aschgrau unter den äußeren Augenlidwinkeln (wie mit Zigarrenasche bestreut); bei Herzschwäche ist diese Färbung besonders deutlich um die Lippen zu bemerken; Unterkiefer und Hals; seltener auf Oberlippe oder Kinn.

Matte Augen, stumpfer Glanz,

eingefallene Schläfen, übernächtiges Aussehen,

Mundgeruch, der sich durch Zähneputzen nicht beseitigen lässt,

Zahnfleischprobleme: Zahnfleischbluten, -taschen, -schwund.

**Aussehen**

Schmuddelig, apathisch; eingefallene Schläfen, frühzeitiges Ergrauen der Kopfhaare.

**Absonderungen** 160

- Schmierig, aashaft-stinkend, ätzend, faulig, dickschleimig,
- gelb, bräunlich, senffarben, stinkender Schweiß, z. B. in den Achselhöhlen.

**Augen** 161

- Sehschwäche durch nervöse Erschöpfung,
- Lähmung der Augenlider, Zucken der Augen,
- Schmerz der Augäpfel, sind auch gegen Druck empfindlich,
- Lichtsehen infolge Überreizung, ohne sonstige Erscheinungen,
- Schielen nach Diphtherie.

**Atmungsorgane** 162

- ▶ Heiserkeit nach Überanstrengung der Stimmorgane (Schauspieler, Sänger benötigen zusätzlich **Ferrum phosphoricum** Nr. 3); schleichende Lähmung der Stimmbänder, Stimmlosigkeit,
- Diphtherie, bösartige, wenn die Entzündung brandig wird. Nach Diphtherie auftretende Schwäche, Lähmungserscheinungen: näselnde Sprache, Schielen usw.,
- Fieberhafte Mund- und Rachenerkrankungen,

- **Gripppe und grippeähnliche Erkrankungen**, zusätzlich Ferr. phosph. Nr. 3, Kal. chlor. Nr. 4, Kal. sulf. Nr. 6, Magn. phosph. Nr. 7, Natr. chlor. Nr. 8 (bei starkem Schwitzen), Natr. sulf. Nr. 10 und Silicea Nr. 11;
  Grapefruitkernextrakt, Lindenblüten-Holunder-/Hollertee, heißer schwarzer Holundersaft, Roter-Holunder-Gelee und Echinacea pupurea.
- Keuchhusten; Husten, krampfhaft, mit nachfolgender großer Erschöpfung; Engbrüstigkeit; Erstickungsanfälle. Auswurf gelb, dick, faulig, stinkend, reichlich,
- Asthma, nervöses; Asthmaanfälle nach dem geringsten Speisegenuss, nach Aufregungen,
- Lungenentzündung mit sehr hohem Fieber; unter Umständen mit großer nervöser Entkräftung und Schlaflosigkeit, mit Kurzatmigkeit und Irresein,
- ▶ Lungenwassersucht, akute (Ausschwitzung von Blutwasser in das Lungengewebe → Ödem); starke Atemnot, Gesicht wird blau, krampfhafter Husten mit schaumig-blutig-serösem Auswurf (v. a. **Natrium chloratum** Nr. 8, Kalium phosphoricum zusätzlich), dicker, gelber oder missfarbiger, salziger, übel riechender Auswurf.

## 163 Blut- und Kreislauforgane

- Kalium phosphoricum steigert zu niedrigen Blutdruck, jedoch nur bis zur normalen Höhe,
- stärkt die Milzenergie,
- trifft der Kalium-phosphoricum-Mangel das Herz, so werden durch die mangelnde Herzkraft alle Organe schlecht mit Blut versorgt und funktionieren dadurch schlecht.
- Anhaltend unternormale Körperwärme (wenn nicht habituell), besonders wenn Mattigkeit und allgemeine Abspannung bestehen,
- Anfälle von Herzschwäche; Herzklopfen mit Angstgefühl; Puls anfangs klein und beschleunigt, später verlangsamt *(Funktionsstörung der vasomotorischen Nerven)*. Durch Kräftigung des Herzens mit diesem Nährsalz kann diese Schädigung behoben werden.
- **Fieberhafte Krankheiten** (Typhus, Wochenfieber, Diphtherie, Scharlach, Pocken usw.); bei braunem Belag an den Zähnen, aashaft stinkenden Stühlen, Absonderung fauligen, zersetzten Blutes,
- sehr hohes **Fieber** mit vorherrschender Schwäche; Fieber mit übermäßigem, erschöpfendem Schweiß,
- ▶ schwere Störungen des Blutbefindens und hieraus entstehende faulige *(septische)* Geschwürprozesse: Blutvergiftung; Skorbut; Blutfleckenkrankheit; Weißblütigkeit (zusätzlich **Natrium sulfuricum** Nr. 10), septische Blutung,
- ▶ Blut hellrot oder schwärzlich-rot, dabei dünn und wässrig, nicht oder nur schlecht gerinnend (zusätzlich **Natrium chloratum** Nr. 8); Anlage zu Nasenbluten,
- ▶ Krampfadern, Krampfadergeschwüre: zusätzlich **Calcium fluoratum** Nr. 1.

### Fieber 16

Bei langdauerndem und heftigem Fieber, meist über 39 °C, wird der Mangel an diesem Nährsalz sehr groß, wobei oft auch Schweißausbrüche keinen Fieberabfall bringen.

- ▶ In solchen Fällen, wo der Organismus zusammenzubrechen droht, **bei sichtlichem Kräfteverfall** und daher **höchster Lebensgefahr**, erweist sich Kalium phosphoricum in reichlichen Gaben (evtl. auch als Bäder und Wickel mit Kalium-phosphoricum-Lösung!) oft als Lebensretter. Dies gilt hauptsächlich für die kritische Zeit bei schweren infektiösen Gesundheitsstörungen.
- ▶ Gaben stets in **wenig Wasser** gelöst verabreichen. *(Natürlich nur in Absprache mit dem* ***Arzt!****)*: 5–12 Pastillen Kalium phosphoricum in Wasser auflösen und in kurzen Abständen geben. Dazu kühle Wadenwickel mit **Kalium-phosphoricum-**Lösung (20 Pastillen). Bei kalten Händen und Füßen: Essig-Handgelenk-Wickel.

## 165 Haare

Kreisrunder Haarausfall an scharf begrenzten Stellen (Alopecia areata) ist meist auf seelische Erschütterungen zurückzuführen.

## 166 Harn- und Geschlechtsorgane

- Nierenentzündung und Nierenbeckenentzündung nach schweren Infektionskrankheiten; Stauungsniere bei Herz- und Lungenleiden; Nierenschrumpfung; Bright'sche Nierenentzündung,
- Harnverhaltung oder unwillkürliches Harnen als Symptom einer allgemeinen oder örtlichen Nervenschwäche (Lähmung des Blasenschließmuskels),
- Bettnässen größerer Kinder; Eiweißharnen, Harnruhr; häufige und starke Harnentleerung; Urin reichlich mit Phosphaten beladen; Blut im Urin; Wundwerden der Teile, die vom Urin benetzt werden,
- Geschlechtsnervenschwäche (infolge einer übermäßigen geschlechtlichen Aufregung); nächtliche Samenverluste; Hysterie,
- drohende Fehlgeburt (Kalium phosphoricum soll die Entbindung erleichtern, wenn es in den letzten Schwangerschaftsmonaten vorbeugend genommen wird); Wehenschwäche,
- Ausfluss von weißem, nicht reizendem Schleim.

## 167 Haut und Unterhautzellgewebe

- Blasse Haut; Gesichtsblässe mit aschgrauer, fahler, bläulich-grauer oder schmutzig grauer Haut, besonders an Kinn und Hals,
- trockene Hautausschläge; Ekzeme, Flechten etc.: Bläschen mit blutigem, jauchigem Inhalt; stinkende, schmierige Krusten oder Schuppen, Fußpilz,
- Pemphigus, bösartiger (Blasen und Bläschen mit wässrig-blutigem Inhalt und welker, faltiger Oberfläche); Nesselausschlag,
- ▶ Blattern, Pocken: bei eintretender Kraftlosigkeit und Blutzersetzung; Karbunkel (zuvor **Calcium fluoratum** Nr. 1),
- Wundsein kleiner Kinder, wenn zugleich Durchfall mit aashaft stinkenden Entleerungen besteht.

## Knochen und Gelenke 168

- **Rachitis**: Abmagerung (Atrophie) mit stinkendem Durchfall; Gefühl von Gliedersteifigkeit (Gelenke) mit Schmerzen; **schlimmer** morgens, **besser** durch langsame, fortgesetzte Bewegung,
- **Rheumatismus**: besonders akuter; Schmerzen in Muskeln und Gelenken mit Schwellung und Entzündung; Ganglion am Handgelenk, Schleimbeutelentzündung im Kniebereich (Bursitis praepatellaris).

## Muskeln 169

*Allgemeine Muskelschwäche, Energiemangel*
Lang anhaltender Kalium-phosphoricum-Mangel kann die Energie-Kreisläufe blockieren und zu Muskelschwäche, -schwund, -krämpfen und -lähmungen führen.

- Nach Überanstrengung der betreffenden Körperteile entstandene Krämpfe: Stimmritzen-, Starr-, Waden-, Schreibkrampf etc.
- ▶ **Anregungsmittel**: Je 5 Pastillen **Kal. phos., Ferr. phos.** Nr. 3, **Kal. sulf.** Nr. 6 und **Natr. chlor.** Nr. 8 über den Tag verteilt einzeln lutschen.

## Nase 170

Überempfindlichkeit; Niesen beim geringsten Luftzug; Heufieber.

## Nervensystem 171

*Allgemeine Nervenschwäche*

### 1. Gefühlsnerven

- ▶ Schmerzen mit Lähmungsgefühl; taub und empfindungslos machend;

**Besserung** durch Anfächeln oder Anwehen kühler Luft.

### 2. Bewegungs- (motorische) Nerven

- Muskel- und Nervenschwäche bis zur Lähmung,
- Lähmungen nach Schlaganfall,

- schleichende Lähmungen mit Atrophie; halbseitige Lähmung; Gesichtslähmung,
- Kinderlähmung,
- fortschreitender Muskelschwund.

### 3. Sympathisches Nervensystem

In den trophischen Fasern des Nervus sympathicus verursachen Störungen eine verlangsamte Ernährung eines beschränkten Zellengebietes bis zum völligen Stillstand, sodass die betreffenden Zellen erweichen und zerfallen (z. B. rundes Magengeschwür).

- Gehirnerschütterung; beginnende Gehirnerweichung,
- Kopfschmerzen blasser, empfindlicher, reizbarer Personen; mit nervöser Überempfindlichkeit,
- Schmerz im Nacken und Hinterkopf mit allgemeiner Reizbarkeit, Verzweiflung, Unruhe, dazu **Kalium chloratum** Nr. 4, Magnesium phosphoricum, Natrium sulfuricum Nr. 10 und Silicea Nr. 11.
- ▶ Stirnkopfschmerz, **besser** durch langsame Bewegung an frischer Luft, zusätzlich **Kalium sulfuricum** Nr. 6,
- Schwindel, nervöser, **schlimmer** durch Bücken,
- Typhus; typhöses Fieber, besonders, wenn das Gehirn zu versagen droht; typhöse Zustände mit Kraftlosigkeit,
- Krämpfe, bedingt durch sog. irritable Schwäche; Epilepsie,
- Schmerzanfälle mit nagenden Schmerzen und nachfolgender großer Schwäche, **schlimmer** in der Ruhe und durch äußere Wärme,
- lähmende Schmerzen im Rücken oder in den Gliedern; **besser** bei mäßiger Bewegung; **schlimmer** durch Anstrengung, z. B. zu lange fortgesetztes Gehen; am heftigsten bei beginnender Bewegung (z. B. nach dem Aufstehen vom Sitzen),
- lähmige Rückensteifigkeit, **schlimmer** nach Ruhe; Hüftschmerzen, neuralgisch,
- Rückenmarksleiden; Blutarmut des Rückenmarks infolge erschöpfender Gesundheitsstörungen.

## 172 Ohren

- Nervöse Ohrenschmerzen,
- Ohren- und Mittelohrentzündung,
- Ausfluss von wässrigem, schmutzigem, bräunlichem Eiter von üblem Geruch.

### Psyche/Gemütszustand 17

(Geistig-seelische Funktionsstörungen)

- **Alle Veränderungen im Befinden haben den Charakter der Depression.**
- Trifft der Kalium-phosphoricum-Mangel das Denkzellengebiet, so sind die Folge:
  Schwäche oder Verlust des Gedächtnisses; Konzentrationsschwäche, Gehirnmüdigkeit; Erschöpfung nach mäßiger geistiger Anstrengung; Unlust zu geistiger Tätigkeit.
- Betrifft meist blasse, empfindsame, reizbare (nervöse) Personen, geistig überarbeitet, ungenügende körperliche Bewegung; geistige Abspannung, ausgelaugt, ausgebrannt; Niedergedrücktheit, Schwäche; vorzeitige Ermüdung, nervöses Herzklopfen, Burnout;
- hypochondrische und hysterische Verstimmungen; Platzangst, geistige Funktionsstörungen; zaghaft, weinerlich, traurig, grüblerisch, pessimistisch, ängstlich, argwöhnisch, gleichgültig gegenüber seinen Angelegenheiten; Heimweh,Traurigkeit, Kummer, Sorgen, Hass, Neid, Geiz, Starrheit;
- mürrisch, überreizt, widerspenstig, innere Unruhe, verdrießlich um Kleinigkeiten; mag nicht, dass man mit ihm spricht; verstimmt, depressiv, Selbstmordgedanken, Ohnmächtigkeitsgefühl; fühlt sich unterdrückt;
- sich immer wieder diesen Emotionen hinzugeben, schafft stets neuen Kalium-phosphoricum-Mangel und ist somit die Ursache für oft schwere Gesundheitsstörungen, welche in erster Linie Kalium phosphoricum benötigen,
- ▶ **Prüfungsangst:** abends 1–2 x eine **„Heiße 7"**, morgens 1–2 x eine **„Heiße 5"** (jeweils 10 Pastillen in heißem Wasser aufgelöst),

- Delirium bei Alkoholkranken (wenn Natrium chloratum Nr. 8 nicht hilft) mit Sinnestäuschungen,
- Hunger nach Essen, aber satt beim Anblick von Speisen.

### 74 Schlaf

- Nervöse Schlaflosigkeit nach übermäßiger Geistesanstrengung,
- schläfrig und doch nervös und ruhelos; nächtliches Aufschrecken,
- ▶ Schläfrigkeit nach dem Mittagessen: zusätzlich **Natrium chloratum** Nr. 8, **Silicea** Nr. 11.

### 75 Schleimhäute

Absonderungen sind sehr stinkend, ätzend, scharf, wundmachend, bluthaltig.

### 76 Verdauungsorgane

- Mundfäule; Aphthen und Soor (Mundschwämmchen), wenn die Beläge von einem hellroten Rand umgeben sind; Wasserkrebs *(Noma)*,
- Speiseröhrenlähmung, Speiseröhrenkrampf,
- ▶ Gallenblasenbeschwerden (zur Anregung der Gallenfunktion **Kal. phos.** **D 3**, **Kal. sulf.** Nr. 6 **D 6**, **Natr. sulf.** Nr. 10 **D 6**, **Berberis D 3** und Gallen-Leber-Tee),
- Milzbeschwerden,
- Magenerweiterung; rundes Magengeschwür,
- Magenentzündung: fortgeschrittene Fälle mit Erscheinungen des Kräfteverfalls, Trockenheit der Zunge; Erbrechen von Blut,
- nervöse Magengeschwüre (Dyspepsie) und Darmfunktionsstörungen; Magenneurasthenie; **schlimmer** durch Aufregung oder Ermüdung; Gastritis, Magen- und Zwölffingerdarm-Geschwüre,
- **Durchfall:** Entleerungen wässrig, schmerzlos, aashaft stinkend (jauchig); große Schwäche nachher, Hungergefühl; Durchfall nach Gemütsbewegungen; Reizdarm;
- Ruhr: wenn sich Delirien, Bauchauftreibung einstellen, die Entleerungen aashaft stinken. Abgang großer Mengen reinen Blutes auch ohne Zeichen der Fäulnis,
- Stuhlverstopfung.

### Zähne 177

Zahnfleischblutungen; Zahnfleisch hat einen hellroten Saum; blutet leicht.

### Zungenbildanalyse 178

#### Zunge

Dunkles Gelb, wirkt wie mit flüssigem Senf bestrichen.

#### Belag

Wie flüssiger Senf, Landkartenzunge.

#### Speichel

Fauliger Geschmack, auffallend unangenehmer Mundgeruch.

## Anwendungsempfehlungen

### Einnahme 179

- ▶ Langzeitig und regelmäßig, **mindestens 6 x tägl.;**
  **Potenz: D 6**

#### Harmonielehre 180

- ▶ Kalium phosphoricum und **Ferrum phosphoricum** Nr. 3 kann man nicht voneinander trennen, denn das *Feuer des Kaliums* wird durch das sauerstoffanziehende Eisen erst entfacht!
- ▶ Um den Wiederherstellungsprozess nach Krankheiten anzuregen, sollten **Ferrum phosphoricum** Nr. 3 und alle drei **biochemischen Formen** von *Kalium* gegeben werden:
- **Ferrum phosphoricum** Nr. 3 liefert das *Lebensfeuer,*
- **Kal. chlor.** Nr. 4 baut neue Zellen, **Kal. phos.** entgiftet und **Kal. sulf.** Nr. 6 reinigt und schwemmt aus,
- **Natrium chloratum** Nr. 8 versorgt die Zellen mit neuen Bau- und Betriebsstoffen.

**Einige Anwendungen dazu:**

- **Kalium phosphoricum + Natrium chloratum** Nr. 8 als Basis für Säfte-Erneuerung,
- **Kalium phosphoricum + Magnesium phosphoricum** Nr. 7 bei Herzschwäche und niederem Blutdruck,
- **Kal. phos., Natr. chlor.** Nr. 8 + **Kal. sulf.** Nr. 6 bei Vergesslichkeit (beginnender Alzheimer?),
- **Kalium phosphoricum + Calcium phosphoricum** Nr. 2 bei Multipler Sklerose,
- **Kal. phos. + Silicea Nr.** 11 + **Zinc. chlor.** Nr. 21 bei Nervenschwäche,
- **Kalium phosphoricum + Kalium sulfuricum** Nr. 6 im Wechsel bei Kopf- und Gelenkchmerzen,
- **Kal. phos., Natr. phos.** Nr. 9 + **Natr. bicarb.** Nr. 23 zum Entsäuern,
- **Kalium phosphoricum + Natrium sulfuricum** Nr. 10 zum Ausscheiden (evtl. auch Vergleichsmittel).

### 181 Nahrungsmittel

(Siehe auch Nahrungsmitteltabellen S. 71 ff.)

Keime und Sprossen; weiße Bohnen, Sojabohnen, Gurken, Rosen- (Sprossen-), Grün- und Weißkohl, Spinat, Erbsen, Linsen, Brokkoli, Feld-/Vogerlsalat, Sauerkraut, Kartoffeln, Blumenkohl; Vollkorngetreide, Weizenkleie, Maronen (Esskastanie); Kürbiskerne, Mohnsamen, Pfifferlinge/Eierschwammerl, Tomatensaft, Frisch- und Trockenfrüchte; Paranüsse, Hasel- und Erdnüsse, Mandeln, Pistazienkerne, Fisch, Geflügel, Rindfleisch.

**! Achtung**

**Tabak** ist ein **Kalium-phosphoricum-Räuber!**

### 182 Homöopathische Vergleichsmittel

Arnica, Gelsemium, Lycopodium, Phosphorus.

**Besonderheiten** 18

Menschen mit starkem Mangel an Kalium phosphoricum haben *Ruhe, Schlaf und Schonung* nötig, Verdacht auf *geopathische Belastung.*

### Kinesiologischer Test 18

Rechte Wange (Kalium).

## Ergänzende Hinweise

### Seelische Aspekte von Kalium phosphoricum 18

Die seelischen „Lernaufgaben" spiegeln sich (ähnlich wie in der Organsprache) auch in den Mangelerscheinungen von **Kalium phosphoricum:**

**Kalium phosphoricum** ist unter anderem besonders wichtig für Funktion und Arbeitsfähigkeit unserer Gehirn- und Nervenzellen. Es sorgt für jene Betriebsstoffe, die uns ermöglichen, dass wir Gedanken *bilden* und *weiterentwickeln* können.

Gedanken wirken auf Empfindungen und Gefühle und diese beeinflussen wiederum alle unsere Handlungen. Damit aber wirken sie direkt oder indirekt auf unseren Körper:

Befinden, Aussehen und Körperfunktionen hängen unmittelbar mit unseren Gedanken zusammen und sind von diesen in hohem Maße beeinflusst. Man denke nur an manche typischen Körper- oder Antlitzmerkmale. Ein säuerlicher Gesichtsausdruck (als Dauerzustand) kennzeichnet oft den Magen- oder Darmkranken (oder einen potenziellen Anwärter hierzu) und weist oft auch auf einen entsprechenden pH-Wert hin!

Aufbauende, freudige, liebevolle oder negative, destruktive Impulse stärken oder schwächen unseren Körper und beeinflussen unseren Gesundheitszustand. Gedanken können somit auch *heilend* auf unseren Körper oder einzelne Organe wirken.

Kalium-phosphoricum-Mangel zeigt uns an, dass wir unseren Gedanken mehr Aufmerksamkeit schenken sollten. Nicht nur *„Positiv denken"* will gelernt sein, sondern wir sollten uns eine ständige *Wachsamkeit über unsere Gedanken* anerziehen, um ihre aufbauenden oder zerstörenden Kräfte und deren möglichen Folgen wahrzunehmen.

Unseren Kindern sagen wir oft: *„Erst denken, dann sprechen!“*, wenn sie alles auf einmal heraussprudeln wollen. Wir könnten diese Aufforderung für uns selbst etwas umwandeln: „Erst *fühlen*, ob uns (oder anderen!) diese Gedanken auch *guttun* und was sie bewirken könnten, bevor wir sie tatsächlich weiterverfolgen.“

86 ### Bach-Blüten

Kalium phosphoricum entspricht dem Schwingungsbereich von fünf Essenzen aus 4 Gruppen:

- Leitsymptom *„Unsicherheit“*: **Gorse** und **Hornbeam,**
- Leitsymptom *„Mangelndes Interesse für die Gegenwart“*: **Olive,**
- Leitsymptom *„Mutlosigkeit und Verzweiflung“*: **Oak,**
- Leitsymptom *„Übertriebene Sorge um das Wohl anderer“*: **Chicory.**

87 ### Farbtherapie

- Bei **Gorse** und **Hornbeam** aus der Gruppe *„Unsicherheit“* und *„Übertriebene Sorge …“* in der Mitte des Rückens **Grün** und evtl. unterhalb des Brustbeins **Rot** bestrahlen,
- bei **Olive** aus der Gruppe *„Mangelndes Interesse für die Gegenwart“* unterhalb des Brustbeins **Gelb** und im Kehlkopfbereich **Türkis** bestrahlen,
- bei **Oak** aus der Gruppe *„Mutlosigkeit“* zwischen den Schulterblättern **Orange** bestrahlen.

### TCM 188

KS Perikard-Meridian, *(sed. KS 7–MP 3)*

**Funktionskreis Feuer** *(Sommer, Herz/Dünndarm):*
Kalium phosphoricum stärkt die Kraft des Herzens, gibt geistige Klarheit und Lebensfreude, beruhigt die aufsteigende Energie (bei Erregung), stärkt das Gedächtnis.

**Funktionskreis Erde** *(Spätherbst, Magen/Milz-Pankreas):*
Kalium phosphoricum bei Milzschwäche durch geistige Überarbeitung und Grübeln.

### Anwendung von Edelsteinen (Lithotherapie) 189

Amazonit, Carneol, Chrysopras, Goldtopas, Granat, Hämatit, Peridot, Rhodochrosit, Rosenquarz, roter Jaspis, Rubin, Sugilith, grüner und roter Turmalin, Gold- und Weißtopas.

---

95 ## 1.6 Kalium sulfuricum Nr. 6

(Schwefelsaures Kalium, $K_2SO_4$)

### Konstitutionstyp

Sauerstoffarmer, nervenschwacher Typ mit Gelenkbeschwerden.

### Funktion

**Stoffwechsel, chronische Entzündungen, versteckte Krankheiten**

Kalium sulfuricum ist in allen Zellen und ungefähr in gleicher Menge wie die beiden anderen Kaliumsalze im menschlichen Körper zu finden, v.a. in der äußeren Oberhaut, der oberen Schicht der Schleimhäute und in allen Zellen, welche Eisen enthalten.

- Kalium sulfuricum ist Sauerstoffüberträger (neben **Ferrum phosphoricum** Nr. 3) in die Zellen. Es belebt und fördert somit auch den Stoffwechsel (Ausscheidung, Entgiftung), unterstützt hormonelle Steuerungsvorgänge und den venösen Blutkreislauf.
- ▶ Es ist das wichtigste **Leberzellen-Mittel** der Biochemie!
- Seine Funktion ist es, Öl herzustellen und zu verteilen. Ein gesunder Körper lässt durch seine Poren ständig Dampf ab – ein

Mangel an Kalium sulfuricum bringt das Blut zum Eindicken und verstopft somit die „Sicherheitsventile", was wiederum die Sekretion zurück in Richtung innere Organe leitet (besonders zur Lunge, Pleura und den Membranen der Nasengänge). Es entstehen verschiedene Formen von Katarrhen. Das Öl, welches sich aus Kalium sulfuricum entwickelt, liefert Brennmaterial, Lösungs-, Schmier- und Reinigungsmittel für den Körper. Im Alter weist der Mensch einen Mangel an Öl auf und die Haut sieht trocken und geschrumpft aus (Haut, Haar, Gedärme, Knochen, Gelenke brauchen eine Menge Öl).

196 **Auszug aus der Charakteristik nach Dr. Schüßler**

„Schwefelsaures Kali, welches in Wechselwirkung mit Eisen die Übertragung des eingeatmeten Sauerstoffes auf alle Zellen vermittelt, ist in allen eisenhältigen Zellen vorhanden. […] Bei ungenügender Versorgung mit Sauerstoff entstehen Abschuppungen (Loslösungen) von Epidermis- und Epithelzellen. Die Abschuppung der Epithelzellen hat Katarrhe mit gelbschleimigen Sekreten zur Folge. […] Kalium sulfuricum heilt auch Katarrhe des Kehlkopfes, der Augenbindehaut und Nasenschleimhaut, auch Magenkatarrh, wenn die Zunge gelblich-schleimig ist; ferner Mittelohr- und Nierenkatarrh. […] Das schwefelsaure Kali vermittelt den Zutritt von Sauerstoff und dieser beschleunigt die Bildung neuer Epidermis- und Epithelzellen, wodurch die in ihrem Verband gelockerten Zellen abgestoßen werden."

## Anwendungen/Erläuterungen

197
- ▶ Mittel der **3. Entzündungsstufe** (Wiederherstellungsphase) bei chronischen Entzündungen aller Art,
- ▶ **Kräftigungs-, Blutreinigungs- und Regenerationsmittel (auch bei Blutarmut, Bleichsucht),**
- **wichtiges Heilmittel der Oberhautzellen:** Der Schwefelanteil unterstützt die verstärkte Ausscheidung der Krankheitsstoffe über Haut und Schleimhäute, regt dadurch die Regeneration derselben an und entlastet damit gleichzeitig das Bindegewebe. Anwendung bei trockener Haut; Neurodermitis, Ekzemen.
- Kalium sulfuricum fördert die **Ausscheidungs-** und **Entgiftungsvorgänge**, besonders die der Leber (bindet das $CO_2$ im Blut) sowie den Stoffwechsel (Verdauungsstörungen) und wirkt bei Allergien. Überall anzuwenden, wo der Stoffwechsel behindert oder träge ist (diese Prozesse entlasten auch das Bindegewebe).
- Bei Schleimhautaffektionen: chronische Katarrhe (Nasen, Ohren, Mittelohrentzündung oder Mittelohreiterung; Hals, Bronchien, Luftröhre, Magen, Darm); chronische Augenbindehaut-, Gallenblasen-, Leber-, Nieren- und Gelenkentzündungen,
- auch bei Unterfunktion des Zellstoffwechsels, Infektionen; fördert den Genesungsprozess nach zehrenden Gesundheitsstörungen,
- wirkt bei hartnäckigen Gesundheitsstörungen, die *„nicht so richtig herauskommen"*, z. B. ohne sonst übliche Hauterscheinungen (Stoffwechsel behindert, träge, das Leiden droht *„nach innen"* zu schlagen),
- bei chronischen Leiden der Atmungsorgane,
- **ferner:** gelbschleimige, milde Absonderungen (nicht ätzend oder scharfmachend), eitrige, schleimige Absonderungen der Schleimhäute; trockene Hautschuppen, ockerfarbene Auswürfe.
- Kalium sulfuricum ist (wie **Ferrum phosphoricum** Nr. 3) ein Sauerstoffüberträger; beeinflusst aber besonders den *venösen* Blutkreislauf (**Ferrum phosphoricum** wirkt mehr auf den *arteriellen* Blutkreislauf). Daraus ergeben sich die günstigen Wirkungen von **Kalium sulfuricum** auf Herz (z. B. koronare Herzerkrankungen), Pfortadersystem und in den dazugehörenden Organen (Leber, Milz, Bauchspeicheldrüse, Dünn- und Dickdarm).

**Die folgenden Symptome sind besonders wichtig** (oftmals sind derartige Anzeichen fast die einzigen Hinweise auf die Notwendigkeit von Kalium sulfuricum):

- Schwere und Mattigkeit in den Gliedern,
- nächtliches Herzklopfen,

- besonderes Bedürfnis nach frischer Luft – z. B. Menschen, die es abends im warmen Zimmer nicht mehr aushalten,
- **Verschlimmerung der Beschwerden gegen Abend** und **in geschlossenen Räumen,**
  eine **Besserung** ist meist in kühler, freier Luft zu beobachten.

### Erläuterung

Bei Mangel an Kalium sulfuricum kann Sauerstoff nur unzureichend verwertet werden. Das führt zu einem verstärkten Auftreten von Beschwerden in geschlossenen, engen, warmen Räumen (Gähnen, Atemnot, Müdigkeit etc.)

- ▶ Auch jene Beschwerden, welche sich am späten Nachmittag oder gegen Abend verstärken, sind mit Kalium sulfuricum günstig zu beeinflussen:
  Der menschliche Organismus unterliegt einem Rhythmus, welcher durch das Sonnenlicht gesteuert wird. Der Organfunktionsablauf ergibt einen erhöhten Bedarf an Kalium sulfuricum vom späten Nachmittag bis etwa Mitternacht.
  **Optimale Einnahmezeit ab 17 Uhr:** Je 5 Pastillen **Ferr. phos.** Nr. 3, **Kal. sulf.** und **Natr. chlor.** Nr. 8, dazu mehrmals am Tag **Tiefenatmungsübungen** in frischer Luft, wenigstens 5 Minuten lang.

Weitere Details siehe unter „Körperzeichen".

## Körperzeichen

### Konstitutionsmerkmale in alphabetischer Reihenfolge

**! Achtung**

Die Erscheinungsbilder gesundheitlicher Störungen sind oft übergreifend, daher unter Umständen mehrmals angeführt!

98 ### Grundsätzliche Symptomatik

(Siehe auch „Anwendungen/Erläuterungen" im Absatz Nr. **197**)

- ▶ Kalium sulfuricum veranstaltet nach fieberhaften Erkrankungen ein *„Großreinemachen"*, wobei die Leber die Hauptarbeit der Entgiftung leistet. Mit vermehrten Kalium-sulfuricum-Gaben kann während dieser Phase die Wiederherstellung der Kräfte unterstützt werden.
- Mattigkeit, Schweregefühl in den Gliedern, unregelmäßiger (leicht schwankender) Gang; Muskelkater, Frostigkeit; Benommenheit, Unlust, Hormonstörungen,
- Angina pectoris,
- Augenentzündungen,
- Hautjucken, Kopfgrind, Abschuppung der Oberhaut,
- gelbliche Haut mit braunen Flecken,
- schief nach innen wachsende Finger- und (z. T. eingewachsene) Zehennägel,
- Husten mit starkem Schleimrasseln in der Brust, Weißfluss,
- Unterschenkelgeschwüre, Grippe, Rheumatismus.

#### Besserung bei/durch

in freier, kühler Luft; Bewegung, Krummliegen (Zusammenrollen).

#### Verschlimmerung bei/durch

Witterungswechsel, Baden und kalte Waschungen; in der Wärme und gegen Abend; in geschlossenen Räumen.

### Antlitzanalyse 199

(Mangelzeichen im Gesicht – siehe auch Abb. 1.6, S. 50)

#### Braungelbe Hautfarbe

Liegt wie ein Make-up auf der Haut.

Bei Unterleibsbeschwerden oder Frauenleiden (oft zur Zeit der Regel leicht erkennbar) ist die bräunliche Hautfarbe im Mund- und Kinnbereich,

sowie bei Bronchialbeschwerden beiderseits der Nasenflügel verstärkt sichtbar, (*„A-Form"* von der Nasenwurzel ausgehend Richtung Unterkante des Kinns),

oft auch nur braune Flecken: matte, ockerfarbige bis dunkelbraune flächige Pigmentflecken (Leberflecken); auch erhaben als Cholesterinablagerungen

(Xanthelasma), Sommersprossen, Altersflecken, Schwangerschaftsflecken; wird verstärkt durch zu viel Kaffeegenuss.

Vitiligo: Kalium sulfuricum und auch Kupfermangel, Cuprum arsenicosum Nr. 19

bei größerem Mangel Braunfärbung im Augenbereich verstärkt sichtbar, auch in den Mundwinkeln häufig wahrnehmbar.

Bei gebräunter Haut sind diese Mangelzeichen nur schwer erkennbar (evtl. im Augenbereich). Im Sommer und auch in der Sauna verstärkt sich der Mangel durch stärkere Entschlackung des Körpers.

**Weitere Merkmale**
Atemnot, Durchschnaufprobleme, muss ständig tief einatmen,

Platzangst,

Gelenkprobleme.

200 **Absonderungen**

- Gelblich-bräunlich, schleimig; schuppige Oberhaut,
- gelb-eitrige bis grünliche, milde Absonderungen, stinkend.

201 **Atmungsorgane**

- Fließschnupfen mit gelbschleimiger Absonderung; Schorfe in der Nase und an den Nasenlöchern,
- ▶ Katarrh mit Verlust des Geruchssinnes; vorsichtig Raventsaraöl auf Nase, Nasennebenhöhlen und Stirn einmassieren, Heiserkeit (zuvor **Kalium chloratum** Nr. 4 anwenden), Stinknase, Polypen,
- ▶ Diphtherie (bei weißem, diphtherischem Belag im Wechsel mit **Calcium phosphoricum** Nr. 2),
- ▶ echter Krupp: im Wechsel mit **Calcium phosphoricum** Nr. 2,
- Asthma: Atemnot, Kurzatmigkeit, Zusammenschnüren, Brustbeklemmung,
- Husten, besonders chronischer; trocken, heiser, kruppartig, kurz, locker, anfallsweise, quälend, erstickend, **schlimmer** abends, nachts, morgens, nach dem Essen, im Liegen, im warmen Zimmer; **besser** in kalter Luft, durch kaltes Trinken,
- Husten durch Kitzeln, Kratzen im Kehlkopf; fortwährender Zwang, sich zu räuspern; brennend, schneidender, stechender Schmerz,
- **Auswurf:** gelbschleimig oder gelb-wässrig, blutig, schwierig (muss verschluckt werden oder schlüpft zurück), eitrig; grünlich-weißer, zäher Schleim; starkes Schleimrasseln auf der Brust,
- Luftröhren- und Lungenentzündung; Keuchhusten im letzten Stadium,
- Anlage zu Tuberkulose; jede Erkältung legt sich auf den Kehlkopf; Kehlkopf-Tbc.

**Augen** 20

- Augenentzündung mit reichlicher Eiterung; Augenentzündung der Neugeborenen,
- gelbschleimige Absonderungen der Bindehaut; verklebende Augenlider; gelbe Borken auf dem Augenlidrand; Bindehautkatarrh *(Konjunktivitis)*.

**Blut und Kreislauforgane** 20

- Herzklopfen; bohrende Schmerzen; Herzklopfen mit Beklemmung, besonders abends und nachts, auch nach dem Aufwachen; Herzklopfen mit Hautjucken,
- ▶ Zeichen für Sauerstoffmangel: blaue Lippen (zusätzlich **Ferrum phosphoricum** Nr. 3),
- Herzbeutelentzündung; schneller Puls; rheumatisches Fieber; Fieber mit abendlicher **Verschlimmerung,**
- Wassersucht infolge Herzkrankheit; Angina pectoris; Schweißlosigkeit,
- ▶ Stauungen im venösen Kreislauf: Krampfadern, Hämorrhoiden, Leberschwellung (zusätzlich **Ferrum phosphoricum** Nr. 3, **Natrium sulfuricum** Nr. 10 und feucht-heiße Leberwickel).

**Drüsen** 20

Entstehender Kropf; Hormonstörungen

**Haare** 20

Büschelweiser Haarausfall; Kahlköpfigkeit, Schuppen; frühes Ergrauen der Haare.

### 6 Harn- und Geschlechtsorgane

- Nierenkatarrh mit gelbschleimiger Absonderung; Eiweißharnen (nach Scharlach);
- Blasenentzündung im 3. Grad mit Ausstoßung von gelbem, schleimigem Eiter aus der Harnröhre,
- ▶ Verklebung der Eileiter; Weißfluss der Frau, Farbe gelb oder grünlich, schleimig oder wässrig (zusätzlich **Calcium phosphoricum** Nr. 2).

### 7 Haut und Unterhautzellgewebe

- ▶ Alle **Kinderkrankheiten** mit Abschuppung: Kalium sulfuricum und **Kalium chloratum** Nr. 4,
- ▶ besonders wichtig beim Abschuppungsprozess nach Scharlach und Masern, denn hier ist leider verabsäumt worden, **Kalium phosphoricum** Nr. 5 zu reichen. Durch den Gewebezerfall wird die schuppige Haut nun abgestoßen und dies verlangt Kalium sulfuricum zur Reinigung.
- Ein weiteres Kalium-sulfuricum-Mangelzeichen sind bräunliche Hautflecken *(zeigt Sauerstoffmangel an)*, welche sich meist an Hals, Unterkiefer unterhalb der Ohren zeigen.
- Entzündliche Hautkrankheiten (Scharlach, Gesichtsrose, Masern etc.) im Stadium der Abschuppung,
- Unterdrückung des Ausschlages von Masern und anderen Ausschlag-Erscheinungen;
- Hautleiden, besonders trockene; Hautjucken (**besser** in frischer Luft),
- Haut trocken, rot, juckend und brennend (besonders nachts), schuppig; Fischschuppenhaut *(Ichthyose)*; nächtliches Hautjucken, zusätzlich Kalium chloratum Nr. 4, Magnesium phosphoricum Nr. 7, Natrium chloratum Nr. 8, Natrium sulfuricum Nr. 10 und Silicea Nr. 11.
- Schuppenflechte, Neurodermitis, Ekzeme mit gelber oder grüner Absonderung,
- reichliche Abschuppungen auf klebrigem Grund durch Zerlegung von Oberhautzellen (Quellfasern) in Kalium sulfuricum und *Schuppen*,
- Hautgeschwüre mit Absonderung von dünnem, gelblichem, wässrigem Eiter,
- Hautkrebs (Epitheliom),
- Wassersucht nach Scharlach,
- Blutgeschwüre (zur Beförderung der Vereiterung); Unterschenkelgeschwüre.

### Knochen und Gelenke 208

- Rheumatismus nach Durchnässung; Schmerzen (wandernde) in Gelenken oder anderen Körperteilen; **Besserung durch Wärme,**
- Gicht; weiche Geschwulst; schwammige Entzündung der Gelenke.

### Muskeln 209

Kalium sulfuricum ist wegen der sauerstoffanziehenden Eigenschaften auch ein wichtiges Muskelsalz und fördert (gemeinsam mit **Kalium chloratum** Nr. 4) die Neubildung der Muskelzellen.

- ▶ Es hilft (wie auch **Ferrum phosphoricum** Nr. 3 und **Natrium phosphoricum** Nr. 9) bei der Beseitigung von **Muskelkater.**

### Erläuterung

**Muskelkater** entsteht meist nach intensiver sportlicher Betätigung oder schwerer körperlicher Arbeit (Milchsäure wird in $CO_2$ und Wasser zerlegt).

- ▶ Ein warmes Vollbad, in welchem je 25 Pastillen **Kal. sulf.**, **Ferr. phos.** Nr. 3 und **Natr. phos.** Nr. 9 aufgelöst sind, kann hier Erleichterung bringen. Außerdem sollte man 3–5-mal tägl. je 2–3 Pastillen **Kal. sulf., Ferr. phos.** Nr. 3 und **Natr. phos.** Nr. 9 langsam im Mund zergehen lassen.
- ▶ Symptome nach schwerer Grippe oder anderen Infektionskrankheiten:
  bleischwere Glieder, Mattigkeit, Hautabschuppungen (3 x tägl. 8 Pastillen **Kal. sulf., Magn. phos.** Nr. 7 und 4 Pastillen **Natr. sulf.** Nr. 10),
- akutes Schmerzmittel bei Druckschmerzen.

### Nervensystem 210

- Schwindel; rheumatischer Kopfschmerz, durch Wärme **verschlimmert,**
- stechende Schmerzen, welche die Stelle wechseln; (**schlimmer** im warmen Zimmer und abends; **besser** in freier, kühler Luft),

- Krämpfe der Unterschenkel,
- Nervenschmerzen in Zähnen und Kiefer.

211 **Ohren**

Mittelohrkatarrh; Ausfluss dünner, gelber Flüssigkeit.

212 **Psyche/Gemütszustand**

(Geistig-seelische Funktionsstörungen)

- Ängstlich, depressiv, traurig, furchtsam, überempfindlich, reizbar, ungeduldig, aggressiv, eifersüchtig, maßlos, Wutausbrüche, tobt, macht andere nieder, keinen Selbstwert; „Türenknaller"!
- Langsames Denken, mangelndes Selbstvertrauen, passives Verhalten, Abneigung gegen Unterhaltung in Beruf und Gesellschaft,
- *„Midlife-crisis"*, nachlassender Ehrgeiz, Unausgeglichenheit, Verstimmung, Katzenjammer, verkrampft, unterwürfig, Klaustrophobie,
- ähnliche Depressionsverstimmungen wie bereits bei **Kalium phosphoricum** Nr. 5 beschrieben.

213 **Schlaf**

Träume vom Fallen und von Geistern; Schreckträume (besonders bei Kindern mit nächtlichem Erwachen und großer Angst vor Ungeheuern).

214 **Schleimhäute**

- Alle entzündlichen und chronisch eitrigen Affektionen (z. B. Nebenhöhlen),
- Schleimhaut trocken, Abschuppung der Epithelzellen,
- Katarrhe mit gelbschleimiger, grünlicher Absonderung.

215 **Schwangerschaft**

Verstärkter Kalium-sulfuricum-Mangel gegen Ende der Schwangerschaft wegen Überlastung der Leber, die zusätzlich die Entgiftung des fetalen Blutes zu bewerkstelligen hat.

**Verdauungsorgane** 2

Die Pfortader sammelt verdaute Nährstoffe aus dem Darm und bringt sie zur Leber, wo sie nochmals zerteilt, gereinigt und für die Speicherung hergerichtet werden. Wenn die Pfortader gestaut ist, wird die Leber träge.

Die Folgen sind unter anderem:

- Magendrücken mit Völlegefühl und gelbschleimigem Belag der Zunge,
- Trommelsucht; Brennen; chronischer Katarrh,
- Magenschmerzen mit Schleimerbrechen bei trägem Stuhlgang; Brechübelkeit; Kolik nach plötzlicher Erkältung,
- Gelbsucht (Ikterus), Gallensteine,
- Blutüberfüllung der Leber (Hyperämie), Leberverhärtung, Fettleber, Vergrößerung der Leber (Hypertrophie), Verkleinerung der Leber (Atrophie),
- Stuhlverstopfung und Hämorrhoiden,
- Durchfall; Ruhr mit heftiger Darmkolik und Stuhlzwang.

**Zähne** 2

- Zahnschmerz; Nervenschmerzen an Zähnen und im Kiefer,
- ▶ Zahnfleischgeschwulst mit Eiterung der Zahnwurzeln (zusätzlich **Natrium phosphoricum** Nr. 9 und **Silicea** Nr. 11).

**Zungenbildanalyse** 21

**Zunge**

Zungenrand und -spitze gerötet.

**Zungenbelag**

Gelb-schleimig.

**Geschmack**

Schal, Geschmacksverlust.

## Anwendungsempfehlungen

**Einnahme** 21

- ▶ Bei *chronischen* Gesundheitsstörungen gibt man 3 x tägl. in **Potenz** D 6. Die Wirkung ist tiefgreifend, umstimmend, *aktiviert* und *fördert* den inneren Stoffwechsel; verstärkte Wirkung erreicht man bei der **Einnahme nach 17 Uhr**.

### 220 Harmonielehre

**Kalium phosphoricum** verstärkt und beschleunigt die Wirkung von Mineralsalzen auf nahezu jede Heilanwendung (ganz besonders auf **Magnesium phosphoricum** Nr. 7).

- **Akute Leberbeschwerden:**
  **Kalium sulfuricum** und **Natrium phosphoricum** Nr. 9 und **Natrium sulfuricum** Nr. 10,
  bei gleichzeitiger Verstopfung noch zusätzlich **Natrium chloratum** Nr. 8,
- bei **Leberträgheit:**
  **Kal. sulf., Magn. phos.** Nr. 7 und **Natr. sulf. Nr.** 10,
- **verminderte Leberfunktion:**
  14 Tage lang 3 x tägl. je 10 Pastillen **Kalium sulfuricum** in heißem Wasser aufgelöst;
  bei weißgrauer Zunge und hellem Stuhl:
  **Kal. sulf., Kal. chlor.** Nr. 4 und **Natr. sulf. Nr.** 10,
- **Grippe:**
  **Kalium sulfuricum** und **Natrium sulfuricum Nr.** 10 für die *Leber-* und *Lymph-Entgiftung*; dazu viel trinken. Vor allem *abgekochtes heißes* Wasser hat eine sehr stark entgiftende Wirkung auf den Organismus: über den Tag verteilt schluckweise trinken (grüner Tee, Entschlackungstee, Lapachotee, Roibuschtee etc.).
  **Die Einnahmen grundsätzlich mit feucht-heißen Leberwickeln und Leber-Gallen-Tee unterstützen.**

### 221 Besonderheiten

- **Erstes Entzündungsstadium**
  Entzündung ohne Ausschwitzung: **Ferrum phosphoricum Nr.** 3.
- **Zweites Entzündungsstadium**
  *Üblicherweise gibt man* zur Lösung und Aufsaugung von Ausschwitzungen (dick, weiß bis grau) **Kalium chloratum Nr.** 4. Wenn im 2. Stadium dieses Mittel versagt, gibt man eine Zeitlang **Kalium sulfuricum** als *Zwischengabe*; ansonsten gibt man es bei Haut- und Schleimhautentzündungen im Stadium der Abschuppung (3. Stadium – siehe unten).
- **Drittes Entzündungsstadium**
  Abstoßung von abgestorbenem Gewebe: **Kalium sulfuricum** und **Silicea** Nr. 11.

### Nahrungsmittel 222

(Siehe auch Nahrungsmitteltabellen S. 71 ff.)

Spinat, Grünkohl, Rosenkohl, Weißkohl, Meerrettich, Gurken, Rindfleisch, Erbsen, Linsen, Roggen, Kernobst, Zitrusfrüchte, Haselnüsse, Wal- und Paranüsse, Mandeln, Erdnüsse.

**! Achtung**

**Kaffee, Nikotin** und **Alkohol** sind **Kalium-sulfuricum-Räuber!**
Bei Leberproblemen sollte man keine Zitrusfrüchte essen!

### Homöopathische Vergleichsmittel 223

Hydrastis, Pulsatilla, Rhus toxicodendron, Hepar sulfuris.

### Kinesiologischer Test 224

Rechte Wange *(Kalium-Punkt)*.

## Ergänzende Hinweise

### Seelische Aspekte von Kalium sulfuricum 225

Die seelischen „Lernaufgaben" spiegeln sich (ähnlich wie in der Organsprache) auch in den Mangelerscheinungen von Kalium sulfuricum:

Kalium-sulfuricum-Mangel zeigt sich zum Teil in Form von chronischen oder gegen Abend *zunehmenden* bzw. sich *verstärkenden* Beschwerden.

Chronische oder sich wiederholende Beschwerden weisen seelisch auf einen zeitlich weit zurückliegenden Auslöser hin. Dies könnten z. B. frühe, nicht verarbeitete Kindheitserlebnisse sein. Solche Ereignisse werden meist verdrängt, wenn sie unangenehm oder gar schmerzhaft waren. Vermutlich treten deshalb auch immer wieder dieselben Beschwerden auf, um auf die noch nicht erfolgte *„Vergangenheitsbewältigung"* hinzuweisen.

Beschwerden, welche gegen Abend zunehmen, erinnern uns an den Tagesablauf:

Sind die Dinge, die uns heute bewegt haben, wirklich alle so wichtig, dass wir sie nach *„morgen"* mit hinüber nehmen müssen? Wäre es nicht sinnvoller, jeden Tag wie ein eigenes Leben zu beschließen?

*„In jedem neuen Tag ist die Chance verborgen, der schönste Tag Deines Lebens zu werden"* – so habe ich einen Spruch in Erinnerung.

Rufen wir uns zum Ausklang doch die erfreulichen Ereignisse des Tages zurück, seien sie auch noch so unscheinbar oder vergänglich: Ein helles, unbeschwertes Kinderlachen oder *„Welch herrliche Wolkenstimmung war heute Morgen …"* – Was immer uns unterkommt, wir sollten versuchen *„mit offenem Herzen zu sehen"*.

Bei Kalium-sulfuricum-Mangel wäre zu klären:

*„Was hat mich heute innerlich bewegt?"*, sodass es nicht verdrängt wird und sich nicht in unserem Inneren manifestiert (festsetzt). Das heißt, Geschehenes zu akzeptieren, vielleicht auch zu verzeihen; sich für die Nacht mit aufbauenden Kräften und Schwingungen der Seele zu verbinden, Vergangenes aufzuarbeiten und zu lösen, damit alte Muster nicht immer wieder die neuen Erfahrungen beeinträchtigen.

#### Bach-Blüten 22

Kalium sulfuricum entspricht dem Schwingungsbereich von drei *Bach-Blüten-Essenzen* aus der Gruppe *„Mangelndes Interesse für die Gegenwart"* – **Chestnut Bud**, **Honeysuckle** und **White Chestnut.**

#### Farbtherapie 22

Unterhalb des Brustbeins **Gelb**, im Kehlkopfbereich **Türkis** bestrahlen.

#### TCM 22

Milz-Pankreas-Meridian *(sed. MP 5–Lu 8)*

**Funktionskreis Holz** *(Frühling, Leber/Galle):* bei Gallenstau bedingt durch Ärger und Wut, verdünnt Kalium sulfuricum den Gallenfluss.

#### Anwendung von Edelsteinen (Lithotherapie) 22

Aventurin, Azurit-Malachit, Bernstein, Chrysokoll, Goldtopas, Granat, Howlith, Jaspis, Katzenauge, Mookait, Moosachat, Pyrit, Sardonyx, Tigerauge, Zitrin.

---

## 235 1.7 Magnesium phosphoricum Nr. 7

(Phosphorsaures Magnesium, $MgHPO_4 \cdot 7H_2O$)

#### Konstitutionstyp

Rasch erregbarer, schmerzempfindlicher, verkrampfter Mensch.

#### Funktion

**Schmerz-, Krampf- und Beruhigungsmittel**

**Phosphorsaures Magnesium** ist das am besten erforschte Mittel der Biochemie und kann am umfassendsten eingesetzt werden. Es ist eines der wichtigsten Mineralsalze für den Organismus, weil es bei allen Organfunktionen beteiligt ist. Rund 50 g Magnesium sind im menschlichen Körper enthalten.

(Rechnet man dies in Magnesiumphosphat um, so wären ca. 250 g davon in unserem Körper vorhanden und zwar größtenteils ungelöst, als Bestandteile der Knochen, Knorpel, Zähne. Gelöst als Nährsalz in allen Zellen, besonders in Blutkörperchen, Muskeln, Rückenmark, Gehirn, Nerven- und Drüsengewebe sowie in einer großen Anzahl innerer Organe wie Herz, Leber, Lunge, Milz, Bauchspeicheldrüse, Nieren, Darm und Schilddrüse.)

- Magnesium phosphoricum ist (mit **Calcium phosphoricum** Nr. 2) der wichtigste **basenbildende Mineralstoff.**
  Durch die heutige Lebens- und Ernährungsweise wird der Organismus zusehends übersäuert. Diese Übersäuerung bildet die Grundlage für viele Krankheiten. Auf Grund des erhöhten Säurespiegels werden Minerale durch die Säure *gebunden*, um sie unschädlich machen zu können. Gerade diese Minerale fehlen dann aber zur Regulation der unterschiedlichen Abläufe im Körper (siehe Abschnitt I/„Übersäuerung").
- Magnesium phosphoricum reguliert das Zusammenspiel zwischen Sympathikus und Parasympathikus *(vegetative Dystonie)*, vermindert die vegetative Erregbarkeit der Nervenzentren, indem es die Nervenimpulsübertragung in den Muskeln dämpft und verlängert die Überleitungszeit der Nervenimpulse am Herzmuskel.

▶ **Blitzmittel** *(schmerz- und krampflösend)*. Es ist das wichtigste **Schmerzsalz** der Biochemie und bei allen *Krämpfen, Spasmen* und wo *Wärme lindert*, indiziert.

- Magnesium phosphoricum erweitert krampfhaft verengte Gefäße, löst energetische Blockaden auf, härtet den Zahnschmelz, bewirkt eine Festigung von Bindegewebe und Knochenhülle und somit einen schlanken, elastischen Körperbau.
- Es fördert nach Dr. Schüßler die „selbstständige Bewegung der Zellen" und regelt die unwillkürlichen (unbewussten) Abläufe im Körper (**Ferrum phosphoricum** Nr. 3 liefert den für die Bewegung notwendigen Sauerstoff). Der Indikationsumfang von Magnesium phosphoricum ist daher sehr groß. Bei einseitiger Ernährung, eiweißreichen Diäten, nach übermäßigem *Alkoholgenuss* und bei **Stress** *sollte* auf eine ausreichende Versorgung mit Magnesium geachtet werden.
- Magnesium phosphoricum hilft bei Thrombosen und Allergien und hat cholesterinspiegelsenkende Wirkung. Eine Abnahme der Magnesium-Konzentration in Blut, Knochen und Nieren fördert die *Demineralisation* der Knochen und lässt die Calcium-Konzentration im Plasma **steigen**. Das freigesetzte Calcium lagert sich in den Gefäßen und Weichteilgeweben ab *(Arteriosklerose!)*.
- Es befähigt den Organismus, abgestorbenes und verhärtetes Gewebe abzustoßen.

### Auszug aus der Charakteristik nach Dr. Schüßler 236

„Wenn die Bewegung der Magnesium-phosphoricum-Moleküle in den Nerven eine Störung erleidet, so entstehen Schmerzen, respektive Krämpfe, auch Lähmungen. Die betreffenden Schmerzen sind gewöhnlich blitzartig, schießend oder bohrend, oft mit dem Gefühl des Zusammenschnürens verbunden oder wechselnd; sie wandern manchmal. Durch Wärme und Druck werden sie gebessert, durch leise Berührung verschlimmert. [...] Magnesium phosphoricum heilt Krämpfe verschiedener Art. Gegen die nicht zu weit fortgeschrittene Tuberkulose und gegen den Lupus hat sich der Einsatz oftmals bewährt."

## Anwendungen/Erläuterungen

▶ **Nervenmittel:** Zusammen mit **Kalium phosphoricum** Nr. 5 hilft es, Erregungszustände zu lösen, 237

▶ **Stärkungsmittel:** Bei allen Schwächezuständen zusammen mit **Calcium phosphoricum** Nr. 2,

▶ **Schlafmittel:** Es setzt die Spannung der glatten Muskulatur herab und wirkt schlaffördernd. Es bewirkt einen ausgeglichenen Tag-Nacht-Rhythmus, unterstützt das Einschlafen am Abend und das Munterwerden am Morgen. Zusätzlich unterstützen **Natrium chloratum** Nr. 8, **Kalium bromatum** Nr. 14 und **Zincum chloratum** Nr. 21.

- ▶ **Entwöhnungsmittel** für alle **Süchte** (siehe Absatz Nr. **247**),
- ▶ **Schmerzmittel:** Schmerzen, die den Einsatz von **Magnesium phosphoricum** erfordern, sind schießend, bohrend, sie wechseln oft die *Stelle*; **Magnesium phosphoricum** wird oft als **„Blitzmittel"** der Biochemie bezeichnet, d. h. es wirkt oft **„blitzartig"** innerhalb weniger Minuten; wird auch gegen sog. „Blitzschmerzen" eingesetzt,

- **Krämpfe:** bei allen derartigen Zuständen ist die „selbstständige Bewegung der Zellen" blockiert oder behindert. Zahnkrämpfe der Kinder (mit **Calcium fluoratum** Nr. 1), Zwerchfellkrampf („Schluckauf/Schnackerlstoßen") Stimmritzen-, Brust-, Herz-, Kinnbacken-, Muskel-, Darm-, Magenkrämpfe, Krampfhusten, Krampfasthma etc.,
- **Koliken:** Gallen-, Nieren-, Magen-, Blasen-, Blähungs-, Darmkolik etc. (Magnesium phosphoricum deshalb, weil alle Koliken auch *krampfartigen* Charakter haben),
- Affektionen von Gehirn und Rückenmark (z. B. Gehirnerschütterung und Sehstörungen, krankhaftes Schielen, anfallsweise Rückenschmerzen).
  Die weiße und graue Substanz sind sehr nahe Verwandte und sie funktionieren durch Zusammenarbeit. Deshalb hier Magnesium phosphoricum zusammen mit **Kalium phosphoricum** Nr. 5!
- ▶ Magnesium und Eisen haben in ihrer Wirkung große Ähnlichkeit, deshalb ist in den meisten Fällen auch jeweils das andere Mittel zu verabreichen:
  **Ferrum phosphoricum** Nr. 3 bringt Sauerstoff und damit die zu Bewegungen notwendige Energie – ohne Sauerstoff keine Verbrennung! (Bei **Entzündungs**- oder **Wundschmerzen** kann evtl. der Wechsel zu **Ferrum phosphoricum** Nr. 3 vorteilhaft sein – siehe auch unter **„Ferrum phosphoricum** Nr. 3", Abs. Nr. 82).

Weitere Details über Magnesium-Mangel siehe unter „Körperzeichen" und in Teil **I**/ „Mineralstoffe des Lebens".

**Besonderheiten** 23

Eine interessante Tatsache ist, dass sich das Magnesium im Körper stets mit *Calcium „vergesellschaftet"* vorfindet. Das deutet darauf hin, dass einerseits die krankhaften Erscheinungen beim Fehlen eines der beiden Salze die gleichen sind, andererseits die Salze sich in der Anwendung **gegenseitig ergänzen** können. Wenn also im Einzelfall Magnesium phosphoricum versagen sollte, dann lässt man an seine Stelle **Calcium phosphoricum** Nr. 2 treten.

Noch eine weitere Besonderheit ist für Magnesium phosphoricum charakteristisch:

Es wird immer dann angewendet, wenn

- Zusammenkrümmen und Wärme (heiße Tücher, Wärmflaschen usw.) die Beschwerden **erleichtert**, bzw. wenn der Klient ausgesprochenes **Verlangen nach Wärme** empfindet,
- durch Kälte eine **Verschlimmerung** eintritt,
- *rechtsseitige* Beschwerden auftreten.

## Körperzeichen

### Konstitutionsmerkmale in alphabetischer Reihenfolge

**! Achtung**

Die Erscheinungsbilder gesundheitlicher Störungen sind oft übergreifend, daher unter Umständen mehrmals angeführt!

#### Grundsätzliche Symptomatik 23

(Siehe auch „Anwendungen/Erläuterungen" im Absatz Nr. **237, 238**)

- Neigung zu Migräne,
- Gefühl von einem Kloß im Hals, Beengungsgefühl in der Herzgegend,
- Schluckauf, Blähungen, Krämpfe aller Art, Koliken bei der Regel (besonders zu Beginn), mit blitzartigen, reißenden bohrenden Schmerzen, Gallen- und Nierenkoliken,
- Stuhlverstopfung, bröckeliger Stuhl.

### Besserung bei/durch

Entspannung, Ruhe, Meditation; Bettruhe; trockene oder feuchte Wärme, warme Kleidung, festen Druck, Zusammenkrümmen.

### Verschlimmerung bei/durch

Stress, Bewegung im Freien und in der Kälte, auch nachts; zarte Berührung.

40 **Antlitzanalyse**

(Mangelzeichen im Gesicht – siehe auch Abb. 1.7, S. 51)

**Magnesia-Röte** *(= Magnesia Rose)*

- Hautfarbe *zartros bis intensiv karmesinrot, kühle Röte (Kosmetik: Rouge Sommerton-„blaue Töne")* besonders auf den Wangen, oft unter kleinen, verdickten Äderchen (in Talergröße links und rechts des Nasensattels, in der Höhe der Nasenflügel und der Ohren), evtl. auch über das ganze Gesicht
  Dies ist übrigens die *hellste* Röte, die man natürlicherweise auf der Gesichtshaut des Menschen beobachten kann. Sie kann ständig bestehen oder als *Verlegenheitsröte* oder *Schamröte* blitzschnell auftreten und sofort wieder verschwinden, denn es ist eine *starke vegetative Störung.*
- Geplatzte Äderchen gehören nicht dazu!
- Bei großem Mangel erscheint das Gesicht wie eine zarte „Rothaut".
- Zu unterscheiden ist die Rötung vor der *umschriebenen Wangenröte* der Tbc (hektisches Fieber) und der intensiveren, hitzigen *Ferrum*-Röte.
- Röte während und nach dem Essen. Durch die Verdauungstätigkeit wird sehr viel Magnesium phosphoricum und auch Ferrum phosphoricum verbraucht, daher kann sich die Röte stark zeigen.
- Röte durch Alkohol (Gefäßerweiterung).

**Weitere Merkmale**

- Schokoladenhunger, Wallungen, Juckreiz, Krampfneigung, „einschießende" Schmerzen, Nervosität.

**Allergien** 241

- ▶ **Magn. phos.** Nr. 7, **Calc. phos.** Nr. 2, **Silicea Nr.** 11, **Ferr. phos.** Nr. 3; **Calc. carb.** Nr. 22 (D 6 bis D 12), **Ars. jod.** Nr. 24, **Selenium** Nr. 26; bei Bedarf auch noch **Natr. chlor.** Nr. 8 und **Natr. bicarb.** Nr. 23.

**In heißem Wasser aufgelöst**: 7–10 Pastillen Magnesium phosphoricum, von allen anderen je 5 Stück. Bis zum Abklingen der Beschwerden etwa 1/2- bis 1-stündlich einnehmen.

**Augen** 242

- Funkensehen, krampfhaftes Schielen; Kopfschmerz, Schwindel (von Sehfehlern),
- Augenentzündung der Skrofulösen,
- Augenlidzucken; Grüner Star,
- heftige, bohrende Schmerzen im Auge (wenn rein nervöser Natur),
- nach Gehirnerschütterung zurückbleibende Sehstörungen.

**Atmungsorgane** 243

- ▶ Stinknase (Ozaena); zusätzlich **Natrium phosphoricum** Nr. 9,
- Nase: Wechsel zwischen Verstopfung und reichlichen Absonderungen,
- Husten, anfallsweise; Gefühl von Zusammenschnüren in Hals und Brust, **schlimmer** im Liegen und nachts; nervöser Kitzelhusten, v.a. abends im Bett, am Einschlafen hindernd; vorhandener Schleim löst sich schwer,
- Krampfhusten, trocken, ohne Auswurf; mit Schmerzen in den Brustwänden,
- ▶ nächtlicher Krampfhusten, trocken und ohne Auswurf (Magnesium phosphoricum ist nachts besonders in **D 12** wirksam),
- Krämpfe bei Keuchhusten *(nervöses Stadium);* Stimmritzenkrampf; Erstickungsanfälle,

- Bronchialasthma, Asthma, nervöses, mit Blähungsbeschwerden und Luftaufstoßen,
- Lungentuberkulose im Anfangsstadium.

244 **Blut- und Kreislauforgane**

- Nervöses Herzklopfen; Zusammenschnürungsgefühl in Hals und Brust,
- Blutdruck zu hoch/zu niedrig oder schwankend, dadurch Schwindel und Kreislaufbeschwerden; Blutandrang zum Gehirn, Herzrhythmusstörungen,
- Blutgefäßkrämpfe, Arterienverkalkung; Thrombosen, Herzkrampf, Angina pectoris (Schmerz strahlt vom Herzen in alle Richtungen aus); Beklemmungsgefühl in der Herzgegend,
- ▶ Blutzersetzung: zusätzlich **Kalium phosphoricum** Nr. 5.
- ▶ Es ist bekannt, dass Tumorgewebe eine **Verarmung** an Magnesium phosphoricum aufweist und auch, dass man alkalischen Harn mit *Magnesium* säuern kann – auch beim Krebskranken! Sollte man da nicht an eine Magnesium-Langzeitanwendung denken?
- ▶ **Infarktprophylaxe:** Die meisten Gefäßveränderungen, Sklerosen, besonders der Zerebralsklerose, verlangen nach Magnesium. Sowohl der Eiweißaufbau als auch der Kohlenhydrat-Stoffwechsel unseres Körpers brauchen Magnesium phosphoricum.
- ▶ **Cholesterinspiegel im Blut erhöht.**

**Erläuterung**

Bei lang andauerndem Magnesium-Mangel befindet sich der Körper immer in einem großen Erregungszustand (Stress), welcher permanent den Grundumsatz erhöht. Dabei kommt es zur **Übersäuerung** des Körpers. Zur Neutralisierung werden zusätzlich Mineralstoffe benötigt. Der Bedarf wird unter anderem aus dem Bindegewebe der Blutgefäße gedeckt. Diese werden wegen des Verlustes an **Calcium fluoratum** und **Silicea** und durch Einwirkung der dabei entstehenden hochaggressiven Aminosäure Homocystein **porös.** Diese *„Lecks“* werden durch Einlagerung eines Ersatzstoffes (Cholesterin) abgedichtet. Cholesterin wird entweder über tierische Fette in der Nahrung zugeführt oder vom Körper in Leber und Darmschleimhaut selbst erzeugt. Dieses eingelagerte Gewebe ist weniger elastisch, sodass sich diese reparierten Gefäßwände verändern – sie werden steifer, härter, wuchern oder wachsen zu und verschließen das Gefäß.

**Senkung des Cholesterinspiegels**

Bei einen Anstieg des Gesamtcholesterins und der Triglyceride und einem gleichzeitigen Abfall des „guten“ HDL-Cholesterins hilft Magnesium dabei, dem Körper, v.a. wenn Dauerstress der Auslöser ist. Dazu braucht man auch **Kal. sulf.** Nr. 6, **Natr. phos.** Nr. 9 und **Natr. sulf.** Nr. 10, außerdem die Erweiterungssalze **Mang. sulf.** Nr. 17, **Cupr. arsen.** Nr. 19, **Selenium** Nr. 26, **Kal. bichr.** Nr. 27).

- Durch Vitamin $B_6$ und $B_{12}$ kann mehr *nützliches* **HDL-Cholesterin** erzeugt werden (fördert den Rücktransport des Cholesterins zur Leber).
- **Natürliches Lecithin** und **Folsäure, Q 10 und hohe Dosen Omega-3-Fettsäuren (besonders miceliert = in flüssiger Form**[7]) tragen ebenfalls zum Cholesterin-Abbau bei.
- **Vitamin C** stimuliert die Leber, das Cholesterin schneller in Gallensäure umzuwandeln. Die fettlöslichen Vitamine **A** und **E** arbeiten zusammen und haben einen heilsamen Einfluss auf Herz-, Gefäß- und Hormonsystem.
- Auch **Hormone** beeinflussen den Cholesterinspiegel – daher sollte man bei einer Erhöhung auch auf einen evtl. **Jod**- oder **Östrogen**-Mangel achten.
  Ferner unterstützen Pektine, Haferkleie, Fischöl, Artischocken, Bitterstoffe, Kombucha, Pangamsäure, Vitamin $B_6$ (Hefe), Vitamin A im Lebertran, Vitamin E im Weizenkeimöl sowie Vanadium, Zink und Chrom den Cholesterin-Abbau.

**Drüsen** 24

- Chronisches Mandelgeschwulst; Kropf,
- ▶ harte Knoten in der Brust: zusätzlich **Calcium fluoratum** Nr. 1,

[7] www.fitlinepower.com, s. S. 70.

- skrofulöse Lymphdrüsengeschwülste, wenn bereits Verkäsung des Drüseninhaltes eingetreten ist (siehe auch **Natrium phosphoricum** Nr. 9).

### 246 Entgiftung

Beim abbauenden Stoffwechsel werden die Fäulnisprodukte in feste und flüchtige Stoffe getrennt. Die bei Fäulnis entstehenden *Giftstoffe* werden dadurch abgebaut, dass sich Magnesium phosphoricum mit den Giften verbindet. Dabei werden stickstoffhaltige Gase (Ammoniak) frei und ausgetrieben. (Besonders wichtig bei blähenden Darmbeschwerden – nähere Erläuterungen siehe Absatz Nr. **266!**)

- ▶ Grundsätzlich wird die *„Vergasung"* durch *heißes Wasser* mit Magnesium phosphoricum verringert, denn abgekochtes Wasser kann mehr Gase binden (absorbieren) als normales Wasser. Es trägt so zur rascheren Beseitigung dieser Gase bei.
- ▶ Magnesium phosphoricum bindet auch Kohlensäure: Daher **mindestens 4 x tägl.** die **„Heiße 7"** einnehmen – möglichst auf nüchternen Magen! (Zubereitung siehe Absatz Nr. **263**).
  Die **„Heiße 7"** (auch *„Heißer Blitz"*) hilft bei allen plötzlich auftretenden, blitzartigen, ziehenden, stechenden, krampfartigen, zum Krümmen neigenden Schmerzen, Koliken, Wehen, Regelschmerzen, Kopfschmerzen, Gallen- und Nierenkoliken, Hexenschuss und bei ziehenden Zahnschmerzen, weil Magnesium phosphoricum *gefäßerweiternd* wirkt.
  **Niemals mit anderen Getränken** (z. B. Tee, Kaffee, Alkohol) **mischen!**
- ▶ Alle diese Schmerzen werden auch durch **Wärme** und **Druck** vermindert.
- ▶ Bei **Cortisonbehandlungen** sind **Magnesium phosphoricum**, und **Calcium phosphoricum** Nr. 2, **Kalium chloratum** Nr. 4 **und Natriumchloratum** Nr. 8 für den Organismus wichtige **Entgiftungssalze.**
- ▶ **Drüsenmittel** deshalb, weil bei Entgiftungsvorgängen auch die Drüsen sehr beansprucht werden.

### Entwöhnungsmittel für alle Süchte 247

- ▶ Regelmäßige Einnahme von Magnesium phosphoricum reduziert das Verlangen nach Kaffee, Alkohol, Spirituosen, Nikotin, Süßigkeiten, Medikamenten etc.!

### Haut und Unterhautzellgewebe 248

- Hautjucken – **schlimmer** in der Bettwärme; Altersjucken,
- weiße Flecken in Finger- und Zehennägeln,
- Schuppenflechte; Fressflechte *(Lupus)*,
- Hämorrhoiden, mit heftigen Schmerzen, ohne dass die Aderknoten entzündet sind,
- ▶ nervöses Hautjucken, Altersjucken: Natürliches Jucken ist ein Leberzeichen → zusätzlich **Natrium chloratum** Nr. 8; ist dabei noch ein Brennen, auch **Calcium fluoratum** Nr. 1 (beschleunigt die Wiederherstellung). Wenn dazu noch eine Rötung (= Entzündung) zu sehen ist, auch noch **Ferrum phosphoricum** Nr. 3. Ebenso unterstützen auch **Kalium sulfuricum** Nr. 6, **Natrium phosphoricum** Nr. 9 und **Natrium sulfuricum** Nr. 10 die Leberentgiftung. Gleichzeitig wende man ein Gemisch aus den **Mineralstoffcremes** Nr. 1, 3, 4, 6, 7, 8 und 12 an.

### Harn- und Geschlechtsorgane 249

- Nieren und Blasenschmerzen,
- Harnverhaltung (krampfhafter Verschluss des Blasenschließmuskels); Blasenkrampf;
- schmerzhafter Harndrang, Urinsediment wie Sand,
- ständiger Harndrang; Harnträufeln, nächtliches Bettnässen; Urin hell, klar, farblos;
- ▶ Nierenstein- und Nierengrießkoliken: **„Heiße 7"** (siehe Absatz Nr. **259**/Gallensteinkolik),
- **Männer:** starke Steigerung des sexuellen Verlangens,
- **Frauen:** Menstruation rund 1 Woche verfrüht; prämenstruelles Syndrom; Schwellung und Schmerzen der äußeren Genitalien; kolikartige Schmerzen *vor* der Menstruation, bei Einsetzen derselben umgehend nachlassend; Krämpfe und Zuckun-

gen der Gesichtsmuskulatur, **Besserung** durch Wärme (evtl. auch **Kalium phosphoricum** Nr. 5),
- Scheidenkrampf; Krampfwehen; Beschwerden in den Wechseljahren (Wallungen).

250 **Kinder**

- Magnesium phosphoricum bewirkt einen festen, gesunden, schlanken Körperbau.
- Krämpfe bei Kleinkindern, zahnenden Kindern (ohne Fieber),
- hilft gut beim Abstillen (Kostumstellung),
- Blähungs- und Nabelkoliken kleiner Kinder *mit* oder *ohne* Durchfall; das Kind krümmt sich und zieht die Beine an den Leib,
- Schulkopfschmerz.

251 **Kopf**

- Im Hinterkopf beginnende Schmerzen, **besser** durch äußere Wärme und Druck; die Schmerzen haben *einschießenden Charakter*, wie elektrische Schläge,
- Kopfschmerzen in der Schule, mit gerötetem Gesicht,
- neuralgische Schmerzen im Gesicht, in Augen und Ohren,
- Blutüberfüllung des Gehirns; Migräne mit Sehstörungen,
- Gehirnerschütterung mit nachbleibenden Sehstörungen.

252 **Knochen und Gelenke**

- Schmerzhaftigkeit und Berührungsempfindlichkeit der Wirbelsäule,
- Schmerzen in Gelenken, Muskeln und Nerven, **besser** bei Wärme, **schlechter** durch Bewegung,
- Knochenfraß; Rheumatismus, chronischer Gelenkrheumatismus; **besser** durch Wärme und Ruhe,
- **Osteoporose** (siehe unter **„Calcium phosphoricum"**, Absatz Nr. **54**).

**Muskulatur** 25

Magnesium phosphoricum steigert die Kraft der automatischen (unwillkürlichen) Muskulatur (Organbewegung: Herz, Kreislauf, Verdauung, Darmtätigkeit, Atmung, Drüsen- und Lymphtätigkeit) und beseitigt muskuläre Adynamie (Körperschwäche) der inneren Organe. Es vermindert die vegetative Erregbarkeit von Muskelzellen durch Dämpfung der neuromuskulären Impulsübertragung (Beruhigung).

- Krämpfe und Zuckungen der Gesichtsmuskulatur,
- Krampfhusten, krampfhaft verengte Blutgefäße, Asthma, Seitenstechen, Zittern,
- Krämpfe, Stimmritzen-, Herz- (= Angina pectoris), Blasen-, Oberschenkel-, Waden-, Schreib- und Magenkrampf, Zwerchfellkrampf (= Schluckauf),
- Herzrhythmusstörungen,
- Schwächung und Reizung des Nerven- und Muskelgewebes durch Überanstrengung (z. B. Krampf der Klavierspieler, Schreibkrampf etc.); Steifigkeit,
- Koliken (Gallen-, Nierensteine),
- schwache Darmperistaltik, Verstopfung (Stuhl bröckelig), bis hin zur Darmlähmung,
- Wehenschwäche, Lymphstau.

**Nervensystem** 25

▶ **Schmerzen, Krämpfe,** *auch* **Lähmungen,** halbseitige Lähmungen; Lähmungen aller Art (zusätzlich **Kalium phosphoricum** Nr. 5).
Die Schmerzen sind lebhaft, **blitzartig schießend, krampfartig, schneidend, durchdringend, bohrend, stechend.** Sie folgen meist den Nervenbahnen, kommen in *Anfällen*, machen *Pausen*, *wechseln* manchmal die Stelle (wandern).

- **Krampfbeschwerden aller Art, nervöse Krämpfe**
(Jeder Krampf basiert auf **Übersäuerung!**)
  - Stimmritzen-, Kinnbacken-, Starr-, Waden-, Zwerchfellkrampf; hysterische

Krämpfe, Schüttellähmung; (siehe auch oben unter „Muskulatur")
- gesteigerte Erregbarkeit der Nerven mit Anfällen von schmerzhaften, sich verstärkenden (tonischen) Krämpfen in (meist symmetrischen) Muskelgruppen und Übererregbarkeit peripherer Nerven gegen elektrische und besonders mechanische Reize (Tetanie) Nach Dr. Schüßler: **Starrkrampfmittel**; Tetanus = jeder langdauernde tonische *Krampf* (Wundstarrkrampf, d. h. durch die Toxine der Tetanusbazillen erzeugte lebensgefährliche Krankheit mit langdauernden tonischen Kontraktionen von Muskelgruppen), unbedingt Kalium phosphoricum Nr. 5 dazugeben

- **nervöse Übererregbarkeit**
  - Schlafstörungen, Allergien, Asthma, Zuckungen (im Gesicht), schmerzempfindlich, Herzrhythmusstörungen; Hautjucken, Blutdruck zu hoch oder zu niedrig; dadurch Schwindel; Gefühl von Zusammenschnürung,
  - Zuckungen der Gesichtsmuskeln und der Augenlider; Tick; Veitstanz (Chorea),
- ▶ **nervöse Schwächezustände aller Art:** (zusätzlich **Kalium phosphoricum** Nr. 5)
  - Erschöpfungszustände; psychische Reaktionen (siehe Absatz Nr. **256**); alle Arten von Spannungen, angespannte Nerven, Stress etc.,
- **Neuralgien aller Art** und in allen Körperregionen, v.a. im Gesicht aber auch in Zähnen, Schädel, Brustkorb, Herz und Gliedmaßen,
  - Kopfschmerzen; **besser** durch festes Umbinden, Wärme und im Dunkeln; halbseitiger Kopfschmerz (auch am Hinterkopf) mit blassem Gesicht,
  - Rückenmarksreizung; Epilepsie,
  - Ischiasbeschwerden, heftig, reißend (im Volksmund: „Reißen"); Ischialgie,
  - Schmerzen infolge Aufenthaltes in der Kälte oder rauem Wind; Hüftschmerzen,
- ▶ **Besserung** durch *Wärme* (heiße Umschläge) und *Druck*,
- **Verschlimmerung** durch leise Berührung und (üblicherweise) durch langsame Bewegung; Schmerz tritt oft *periodisch*, jede Nacht auf.

### Ohren 255

- Nervöse Ohrenschmerzen; blitzartiges Ohrenstechen, heftige, scharfe, aussetzende, rheumatische Schmerzen hinter dem (rechten) Ohr,
- **schlimmer** durch kalte Luft, kaltes Wasser, **besser** durch feuchte oder trockene Wärme.

### Psyche/Gemütszustand 256

(Geistig-seelische Funktionsstörungen)

- Lebensangst; Furcht, Depression, Ängstlichkeit; Lampenfieber, Prüfungsangst, Angst vorm Zahnarzt oder vor schmerzhaften Untersuchungen,
- seelisch und körperlich verkrampft; Zittern, Zuckungen,
- nervöse Ungeduld; rasch wechselnde Stimmung; leicht erregbar, übernervös, cholerisch, hastig, verdrießlich, eigensinnig, hysterisch, schmerzempfindlich (Schmerzen machen wütend), Schluchzen, Verbitterung,
- Übersprungs- und Ersatzhandlungen; Neurosen,
- neugierig, leicht beeinflussbar, leichtgläubig,
- Schwierigkeiten bei geistiger Arbeit, insbesondere beim Auswendiglernen; Vergesslichkeit, langsamer Gedankengang; Geist ermüdet leicht,
- Schlafstörungen und hässliche Träume (siehe auch unter: „Schlaf"),
- süchtiges Verlangen nach Kaffee, Kakao, Schokolade, Nikotin, Tabak; Heißhunger; Hunger ohne Grund,
- hilft beim Abgewöhnen von Süchten und beim Abstillen,
- Beschwerden in den Wechseljahren.

### Schlaf 257

- ▶ Nervöse Schlaflosigkeit, Schlafstörung mit innerer Unruhe, krampfhaftes Gähnen; schwere, schreckhafte, hässliche Träume; Aufwachen gegen 3 Uhr, tagsüber müde und schläfrig (evtl. auch **Calc. phos.** Nr. 2

oder **Kal. phos.** Nr. 5, möglichst nicht zugleich mit **Magn. phos.** einnehmen!).

Unterstützend wirken auch **Kalium bromatum** Nr. 14 oder **Zincum chloratum** Nr. 21.

**Empfehlung**: Wenig gesalzene Speisen am Abend.

258 **Schluckauf**

Schluckauf entsteht durch einen Zwerchfellkrampf → **„Heiße 7"**.

259 **Verdauungsorgane**

Magnesium phosphoricum setzt die Spannung der glatten Muskulatur herab und wirkt daher entkrampfend: Die Darmperistaltik braucht sehr viel Magnesium. Fehlt Magnesium phosphoricum, wird die zusammenziehende Muskelarbeit der Darmwand verlangsamt → es folgen Austrocknung (besonders Mastdarmmuskel) durch die Darmzotten → Verstopfung.

Ähnliche Symptome können auch durch **Ferrum-phosphoricum**-Mangel entstehen (z. B. bei Gallenkolik oder Geburt).

- Krampfhaftes Schlucken; Kneifen im Magen mit Aufstoßen von Luft in kleinen Mengen, ohne dass Erleichterung eintritt; krampfhafter Schluckauf,
- Durst auf Kaltes; Heißhunger, Hunger ohne Grund; große Abneigung gegen Kaffee,
- krampfhafte Magenschmerzen bei nicht belegter Zunge durch kalte Getränke, **besser** durch warme Anwendungen, Berührungsempfindlichkeit der Magengrube, saures Erbrechen gegen Mittag,
- Gefühl von krampfhaftem Zusammenschnüren in der Oberbauchgegend,
- ▶ Bauchschmerzen mit Leibauftreibung durch Blähungen mit kolikartigen, krampfhaften, gewöhnlich von der Nabelgegend ausstrahlenden Schmerzen *(Nabelkolik!)*, manchmal von wässrigem Durchfall begleitet (**Linderung** durch heiße Getränke, feucht-heiße Leibwickel, durch Druck mit der Hand auf den Bauch, durch Zusammenkrümmen; Aufstoßen erleichtert),
- Sodbrennen mit Gasaufblähung; Gefühl von Unterleibsvölle, **besser** bei Hin- und Hergehen,
- Blähungskoliken bei kleinen Kindern mit oder ohne Durchfall (Kind krümmt sich zusammen und zieht die Beine an den Leib),
- ▶ Gallensteinkolik (Gallensteine können nur entstehen, wenn zu wenig **Natrium phosphoricum** Nr. 9 vorhanden ist. Sie brauchen lange Zeit, um sich zu bilden, aber *noch viel länger um sich aufzulösen*. Damit sie aber weitertransportiert werden können, brauchen sie Unmengen von Magnesium phosphoricum für die Bewegung der Ringmuskulatur in den Gefäßen. Es wirkt entspannender als jedes Spasmolytikum).
  Deshalb sollten **beide Salze** in **Daueranwendung** eingesetzt werden.
- Wässriger Durchfall, unmittelbar nach dem Frühstück, schneidende Leibschmerzen vor jeder Entleerung; nach Aufhören des Durchfalls Krampferscheinungen oder Gehirnstörungen,
- ▶ chronische Verstopfung: zusätzlich **Ferrum phosphoricum** Nr. 3, **Natrium sulfuricum** Nr. 10,
- ▶ Verstopfung mit bröckeligem Stuhl: zusätzlich **Natrium chloratum** Nr. 8, **Natrium sulfuricum** Nr. 10,
- Hämorrhoiden (bei heftigen Schmerzen, ohne dass die Aderknoten entzündet sind).

**Wärmeregulierung** 26

- Frostigkeit, Kältegefühl im Rücken,
- ▶ Hitzewallungen mit Schweißausbrüchen: zusätzlich **Ferrum phosphoricum** Nr. 3, **Silicea** Nr. 11.

**Zähne** 26

- ▶ Zahnherde; Zahnschmerz wechselt rasch die Stelle; macht Pausen,

**Verschlimmerung** durch Kälte, leise Berührung,
**Linderung** durch Druck, Wärme (warme Getränke),

- **Zahnen der Kinder:**
  Krämpfe ohne Fieber, Kehlkopfkrampf; Krampfhusten; (zusätzlich mit **Calcium fluoratum** Nr. 1 zur Stärkung und Bildung von Zahnschmelz und Knochenhaut).

### 2 Zungenbildanalyse

#### Zunge

Empfindliche Zungenoberfläche.

#### Belag

Rein und trocken; gelbglänzend (sieht aus wie frisch gefirnist).

#### Speichel

Dünn, klar, süßlicher Geschmack.

#### Geschmack

Süßlich; schlechter Geschmack im Mund (besonders morgens).

## Anwendungsempfehlungen

### 3 Einnahme

(Siehe auch unter „Entgiftung"/Absatz Nr. **246**)

**Besonderheiten für Krämpfe und Koliken und die** Anwendung als Schmerzmittel:

- In **akut** auftretenden Fällen wird Magnesium phosphoricum in folgender Weise angewendet:
  **„Heiße 7":** 7–10 Pastillen in einem Likörglas mit *sehr heißem* Wasser auflösen und langsam schluckweise einnehmen *(alle 2–5* Min. *1 Schluck)* und im Mund ziehen lassen, sodass die Schleimhäute das Magnesium phosphoricum gut aufnehmen können. Häufig umrühren (keinen Metalllöffel verwenden!); wirkt besonders schnell bei Koliken.
  Bei Zahnkrämpfen von Kindern: zusätzlich **Calcium fluoratum** Nr. 1, **Calcium phosphoricum** Nr. 2.
- In **chronischen** Fällen genügen tägl. 4 Pastillen der **Potenz: D 6**
  **Einnahmezeit:**
  - morgens (wirkt *erfrischend* = Muntermacher),
  - am späten Nachmittag, abends, nachts (*schlaffördernd* – natürliche Ermüdung).
- Bei Versagen von Magnesium phosphoricum ist evtl. ein Wechsel zu **Calcium phosphoricum** Nr. 2 erfolgbringend (siehe im Abschnitt **„Besonderheiten"**, Absatz Nr. **238**),
- **Allergien**: siehe Absatz Nr. **241.**

### Harmonielehre 264

- Als **Nervenmittel** zusammen mit **Kalium phosphoricum** Nr. 5. (Bei ausgesprochenen **Erregungszuständen** wird **Magnesium phosphoricum** besser zusammen mit **Calcium phosphoricum** Nr. 2 angewendet.)
- Bei Koliken und Krämpfen: siehe *„Einnahme"*, evtl. zusätzlich **Kalium phosphoricum** Nr. 5,
- bei Gallen- oder Nierensteinen: zusätzlich **Ferr. phos.** Nr. 3, **Natr. phos.** Nr. 9, **Natr. sulf.** Nr. 10 (abwechselnd alle 5 Minuten, später in Schmerzabständen),
- bei allen **Schwächezuständen** zusätzlich **Calcium phosphoricum** Nr. 2,
- morgendliche Nervosität: Nr. 7 schon vor dem Frühstück,
- **Schlafmittel: „Heiße 7"** oder 3–5 Pastillen langsam im Mund zergehen lassen; evtl. zusätzlich 2–3 Pastillen **Kalium bromatum** Nr. 14 und **Zincum chloratum** Nr. 21,
- **Magnesium phosphoricum** und **Silicea** Nr. 11 festigen den Menschen,
- **Frauenmittel: Magnesium phosphoricum** und zusätzlich Kamillen-, Schafgarben- oder Frauenmanteltee bei Menstruationsbeschwerden; langsam (schluckweise) trinken; **nicht mischen!**

265 **Nahrungsmittel**

(Siehe auch Nahrungsmitteltabellen S. 71 ff.)

Frische grüne Kräuter und Salate und Algen; Hafer, Haferflocken, Grünkern, Kürbiskerne, Sesam, weiße Bohnen, Roggen, Weizen, Vollkornbrot, Naturreis, Mais; Hasel-, Wal-, Erd- und Paranüsse; Sojabohnen, Gurken, Kohlrabi, Erbsen, grüne Bohnen, Spinat, Bananen, Papaya, Passionsfrucht; Seelachs.

### Anmerkung

Leider werden durch die Zusammensetzung des Kunstdüngers nach Liebig die natürlichen Bakterien des Bodens vernichtet und ihm damit das Magnesium vorenthalten. Unsere Nahrung wächst auf magnesiumarmen Böden. Dies trägt sicher nicht zur Gesunderhaltung der Menschen bei, denn es fehlen die notwendigen **natürlichen Mineralstoffe** in unserer Nahrung!

266 **Warum soll Magnesium phosphoricum mit heißem Wasser eingenommen werden?**

(Siehe auch Absätze Nr. **238, 246, 263**)

Harnsäure kann sich mit Kalk, Kieselerde usw. verbinden. Die dabei entstehenden Kristalle werden dann im Bindegewebe, an Nervenfäden, in Gelenken, als Gallen-, Blasen-, oder Nierensteine usw. abgelagert. Fehlt dazu auch noch Magnesium phosphoricum, bildet sich in der Lunge kohlensaures Ammoniak!

Eine der Aufgaben von Magnesium phosphoricum ist es, die flüchtigen Ammoniakgase zu *binden* und mit dem Urin oder über den Darm auszuscheiden. Ammoniak entsteht oftmals durch Zersetzung von Gewebe oder infolge gestörter Verdauungstätigkeit. Wenn Magnesium fehlt, führt dies zu Gasstauungen, die sich als Blähungen oder auch als Ansammlung an den Zahnwurzeln *(Karies)* zeigen. **Heißes Wasser** in Verbindung mit Magnesium phosphoricum unterstützt die Bindung dieses schädlichen *Ammoniakgases.*

### Erläuterung

Kaltes Wasser enthält einen Anteil Ammoniak, den es aus der Luft bezieht. Beim Kochen des Wassers werden Luft- und Ammoniakanteile verdampft. Erst danach kann das Magnesium das bei der Verstoffwechslung im Körper angefallene Ammoniak binden:

Das heiße Wasser nimmt bei der Abkühlung das flüchtige Ammoniakgas im Darm auf und bringt es zur Ausscheidung. Es unterstützt dadurch die Wirkung des Magnesiums, von welchem nun mehr Anteile frei bleiben, um die Funktionen des vegetativen Nervensystems zu unterstützen. Das *Magnesium* steht jetzt *sofort* zur Verfügung und wirkt deshalb schneller.

Zusätzlich wird durch den heißen Trunk die Aufnahme des Salzes über die Mundschleimhaut verbessert, weil sich die Poren durch die Erwärmung erweitern und so das Mineralsalz schneller ins Blut und damit zu den Zellen gelangt. (siehe auch im Teil **I** „Grundsätze des biochemischen Heilsystems", S. 6).

**Homöopathische Vergleichsmittel** 2

Belladonna, Cuprum metallicum, Chamomilla, Gelsemium, Veratrum album, Zincum metallicum.

**Kinesiologischer Test** 2

Daumenbreite rechts neben dem Bauchnabel (links = Mangan)

### Ergänzende Hinweise

**Seelische Aspekte von Magnesium phosphoricum** 2

Die seelischen „Lernaufgaben" spiegeln sich (ähnlich wie in der Organsprache) auch in den Mangelerscheinungen von Magnesium phosphoricum:

Dies äußert sich meist in Form von stechenden, schneidenden, krampfartigen Schmerzen, innerer Unruhe und einer rasch auftretenden, kräftigen *Verlegenheitsröte.* Menschen erröten meist in Situationen, durch die sie seelisch stark bewegt werden, in Augenblicken der Freude, Verlegenheit, Scham, Wut etc. Bei diesen körperlich-seelischen Vorgängen ist Magnesium phosphoricum v. a. im *vegetativen Nervensystem* sehr stark beteiligt. Die Röte weist darauf hin, dass diese inneren Bewegungen noch nicht umgesetzt werden konnten. Wir schalten auf *„Rot“*, um unserer Umgebung zu signalisieren, dass wir noch Zeit für die Verarbeitung der Situation brauchen. Die Angst, sich in einer (oft selbst gewählten) Rolle bloßzustellen, zeigt sich dann in Aussagen wie *„Am liebsten hätte ich mich in Luft aufgelöst …“*. Wir sollten überprüfen, warum und wie weit wir uns – entgegen den eigenen Wünschen – doch immer wieder an unsere Umgebung anpassen.

Auch die blitzartigen Schmerzen, Krämpfe oder Koliken symbolisieren diesen Wunsch: Sie verhindern durch ihre Intensität, dass wir uns mit äußeren Dingen beschäftigen, sie zwingen uns, sich auf den Schmerz und auf *uns selbst* zu konzentrieren. Es bleibt einfach keine Energie mehr übrig, sich um die Meinung anderer zu kümmern.

Grundsätzlich wären bei Magnesium-phosphoricum-Mangel unsere Beweggründe und inneren Regungen zu überprüfen:

*„Geben wir unserer Seele genügend Raum zur Entfaltung, oder ersticken wir sie im Alltagsstress? Zwingen wir uns selbst in Rollen, nur um anderen zu entsprechen? Wechseln wir im Rhythmus von Aktivität und Entspannung, oder vergessen wir auf die Pflege der seelischen Bereiche?“*

### Bach-Blüten 270

Magnesium phosphoricum entspricht dem Schwingungsbereich von zwei Bach-Blüten-Essenzen aus der Gruppe *„Überempfindlichkeit für Ideen und Einflüsse“*: **Centaury** und **Holly**.

### Farbtherapie 271

Am Nacken **Blau** bestrahlen. Wurde die Bach-Blüten-Essenz **Holly** als passend ermittelt, zusätzlich **Orange** in der Mitte der oberen Schamhaargrenze bestrahlen.

### TCM 272

Gallenblasen-Meridian

**Funktionskreis Feuer** *(Sommer, Herz/Dünndarm):*
Magnesium phosphoricum normalisiert den Herzrhythmus.

### Anwendung von Edelsteinen (Lithotherapie) 273

Bergkristall, Chrysopras, Coelestin, Dendritenquarz, Diamant, Diopsid, Serpentin, Silber, Smaragd, Tigerauge, weißer Topas, Edeltopas.

---

## 80 1.8 Natrium chloratum Nr. 8

(Kochsalz, Natrium muriaticum, NaCl)

### Konstitutionstyp

Bleichsüchtiger, blutarmer Rheumatiker mit Traurigkeit.

### Funktion

**Blutmittel, reguliert Säure-, Basen- und Wasserhaushalt**

Die Wichtigkeit des Kochsalzes in unserem Körperhaushalt ist allgemein bekannt. Es befindet sich vorwiegend in der extrazellulären Flüssigkeit, zu 1/3 in Knochen- und Knorpelgeweben, Magen und Nieren (hohe Konzentration). Der menschliche Körper besteht zu ca. 60 % aus Wasser. Darin ist ständig eine große Menge NaCl notwendig, um physiologische Funktionsabläufe zu ermöglichen.

- Natrium chloratum reguliert die Zirkulation der Flüssigkeiten durch das Gewebe, den **aufbauenden Wasserhaushalt** (Osmose, siehe Absatz Nr. **283**) und fördert dadurch die Zellernährung. Die Flüssigkeit mit den notwendigen Elementen fließt in das Gewebe, gibt die Nährstoffe dort ab, fließt zurück und bringt den Abfall weg. Ohne dieses Salz kann die Zelle keine Flüssigkeit aufnehmen. Kochsalz sichert die Durchlässigkeit aller Zellgewebe und reguliert den Flüssigkeitshaushalt. In der Zwischenzellflüssigkeit ist NaCl vorherrschend und das wichtigste Mittel zur Aufrechterhaltung des **Säure-Basen-Gleichgewichtes** (Säurepuffer). Es fördert den Zustrom der Ernährungssäfte zu den Zellen.

- **Zellneubildung:** Es reguliert den Säure-Basen-Haushalt, bildet Knorpelgewebe, Schleimstoffe, Gelenkschmiere und Hirnsäfte, und bestimmt Ernährung, Wachstum und Vermehrung der Zellen, wirkt aktivierend,
- die Zelle kann NaCl allerdings nur in **sehr verdünnter Lösung** aufnehmen. Gegen konzentrierte Kochsalzlösungen wehrt sie sich, indem sie Zellsaft ausstößt. Sie verliert dadurch allerdings selbst Kochsalz und andere Nährsalze, was wiederum zu einer Verdickung des Blutes führt (vgl. z. B. Durst nach dem Genuss salziger Speisen).
- Die weißen Blutkörperchen sind Eiweißgebilde, welche sich durch Zellteilung vermehren und die „Blutpolizei" bilden; sie zerstören altersschwache rote Blutkörperchen. Zur Bildung der roten und weißen Blutkörperchen wird daher stets **Calcium phosphoricum** Nr. 2 und **Natrium chloratum** Nr. 8 benötigt.

**Wo immer zu viel oder zu wenig Wasser im Körper vorhanden ist, leistet Natrium chloratum seine ausgleichende Arbeit.**

281 **Auszug aus der Charakteristik nach Dr. Schüßler**

„Das Wasser, welches als Getränk und mittels der Speisen in das Verdauungsrohr eingeführt wurde, tritt durch die Epithelzellen der Schleimhaut in das Blut, und zwar durch die Vermittlung des in den genannten Zellen enthaltenen Kochsalzes, welches bekanntlich die Eigenschaft hat, Wasser anzuziehen. Das Wasser hat die Bestimmung, alle Gewebe, bzw. Zellen, zu durchfeuchten. Jede Zelle enthält Natron. Mit diesem verbindet sich naszierendes Chlor, welches vom Chlornatrium der Interzellularflüssigkeit abgespalten wurde.

Das in der Zelle durch die erwähnte Verbindung entstandene Chlornatrium zieht Wasser an. Demzufolge vergrößert sich die Zelle und teilt sich. Bildet sich in der Zelle kein Kochsalz, so bleibt das für sie bestimmte Durchfeuchtungswasser in den Interzellularflüssigkeiten. Dadurch entsteht eine Hydrämie. Die betroffenen Kranken haben ein wässrig-gedunsenes Gesicht; sie sind matt, schläfrig und zum Weinen geneigt. Sie sind frostig, leiden an Kälte der Extremitäten und verspüren ein Kältegefühl längs des Rückgrates. Dabei haben sie großes Verlangen nach Kochsalzgenuss. Das Kochsalz, welches sie in verhältnismäßig großen Mengen genießen, heilt ihre Krankheit nicht, weil die Zellen Kochsalz nur in sehr verdünnten Lösungen aufnehmen können.

Eine Störung ihrer Funktion durch einen fremdartigen Reiz hat eine umgekehrte Störung zur Folge. Es tritt Blutwasser in das Darmrohr; es entsteht ein wässrig-schleimiger Durchfall. […] Hat eine Partie Zellen, die sich unter der Epidermis befinden, kein Kochsalz, so können sie das für sie bestimmte Wasser nicht aufnehmen; dasselbe wölbt die Epidermis bläschenförmig empor. Der Bläscheninhalt ist wasserhell."

Durch übermäßigen Kochsalzkonsum (besonders durch zu viel geröstete, saure, scharfe Speisen) kommt es – so paradox das klingt – zu NaCl-Mangel. 28
Nehmen wir zu viel Kochsalz zu uns, steigt die NaCl-Konzentration in der Zwischenzellflüssigkeit. Die Zellen können weder Flüssigkeit, noch Nahrung, noch NaCl aufnehmen, da sie sonst an *Überdosierung* absterben würden, denn NaCl in zu hoher Konzentration wirkt für die Zelle tödlich.

Die Zelle braucht für ihr Wachstum *sehr fein dosiertes* NaCl und **Flüssigkeit**:

Wenn einige Millionen Zellen nach NaCl und *Flüssigkeit* verlangen, ist dies die Erklärung für großen Durst und Appetit auf Gesalzenes. Durch das Stillen dieses Verlangens mit gesalzenen Nahrungsmitteln kommt es jedoch zu einer *noch höheren* Konzentration an NaCl, welches nicht verwertet werden kann. Somit schließt sich dieser Teufelskreis. Erst das Unterbrechen dieses Kreises durch **absolutes**

**Kochsalzverbot** und der Ersatz durch biochemische Gaben von Natrium chloratum D 6 (feinstofflich) ermöglichen die Neutralisierung der Zwischenzellflüssigkeit und die Ernährung der unterversorgten Zellen).

- **Zu viel Kochsalz** überlastet Nieren und Haut. Letztere eröffnet sich Ausscheidungsmöglichkeiten, wie z. B. Ekzeme, offene Beine, Katarrhe, (oft mit ätzendem Beißen verbunden = „Salzbeißen“).
- **Zu viel Salz im Blut** scheidet Harnsäure kristallinisch aus und führt u. a. zu Gelenkrheuma, Arthritis, Arthrose, Gicht (Muskelrheuma), Bandscheibenschäden, Gedächtnisschwäche,
- **zu viel Salz in den Verdauungssäften** verursacht Sodbrennen und Magengeschwüre;
- **zu scharfes Essen** führt auf Dauer zu Schäden: dickes Blut, hoher Blutdruck, Arterienverkalkung, Ödeme etc.
- Man gibt zwar Natrium chloratum D 6, muss aber das **Kochsalz in der Nahrung** bis auf ein **absolutes Minimum** einschränken (versteckte Salze in Lebensmitteln beachten!).
- **Lebensregel: tägl. höchstens 5 g Kochsalz den Speisen zusetzen!**

33 **Aufbauender Wasserhaushalt** (Osmose)

Natrium chloratum zieht Wasser an (in die Zellen hinein), welches im Körper verwertet werden soll:

- **Neubildung** *von Zellen (Blutbildung),*
- **Entgiftung**: „Säfte-Erneuerung“ macht Fremdstoffe und Toxine durch Wasseraufnahme (Hydrolyse) ausscheidungsfähig:

Ähnlicher Vorgang: **Kalium chloratum** Nr. 4,

Entgegengesetzter Vorgang: **Natrium sulfuricum Nr.** 10 (siehe Absatz Nr. **377**).

## Anwendungen/Erläuterungen

34 ▶ Bei zu geringem Durstgefühl (besonders im Alter) 14 Tage lang 10 Pastillen Natrium chloratum in 1 Liter heißem Wasser auflösen und schluckweise über den Tag verteilt einnehmen (entwässert und bringt das Durstgefühl zurück).

▶ Bei Blutarmut und Bleichsucht (zusätzlich **Calcium phosphoricum** Nr. 2); Blutverwässerung (sog. hydrämische Konstitution),
- bei Migräne und Depression,
- schwabbelige, aufgedunsene Stellen am ganzen Körper; wässrige, tränende Augen,
- Kribbeln und Taubheitsgefühl oder Kältegefühl an Händen oder Füßen,
- Kochsalzhunger (unnatürliches Verlangen nach Kochsalz, Essig, Pfeffer, scharf gewürzten Speisen),
- salzige Absonderungen mit wasserhellem, oft ätzendem Inhalt (Bläschen,

Tab. 2.1 Regulierung des Wasserhaushaltes.

| Wasseraufnahme | zu wenig | zu viel |
|---|---|---|
| Blut | Dehydratation | Blutverwässerung (Hydrämie) |
| Blutdruck | zu niedrig | zu hoch |
| Nasenschleimhaut | zu trocken | Fließschnupfen |
| Schlund | trocken | verschleimt |
| Zunge | trocken | dickschleimig, schmerzende Bläschen |
| Speichel | trockener Mund | übermäßige Speichelbildung |
| Lippen | trocken | Fieberblasen (Herpes) |
| Gewebsflüssigkeit | Austrocknung, großer Durst | Ödeme, Zellulitis, aufgedunsen, Abneigung gegen Getränke |
| Darminhalt | Verstopfung | wässriger Durchfall |
| Kopfhaut | Schuppen | fette Haare (Schleimstoff) |
| Tränenflüssigkeit | zu trocken | tränende Augen |
| Haut | trockene, weiße Schüppchen | Bläschen mit wasserhellem Inhalt |

Ausschwitzungen, Ausfluss), wie Tränen-, Speichel-, Salzfluss, salziger Geschmack im Mund etc.

- Natrium chloratum hat eine spezifische Beziehung zum Schleimstoff- und Knorpelgewebe: Bandscheibenbeschwerden werden mit **Calcium fluoratum** Nr. 1 und **Silicea** Nr. 11 bei regelmäßiger Einnahme über einen längeren Zeitraum reduziert.
- Stillenden, blutarmen Müttern sind Natrium chloratum und **Calcium phosphoricum** Nr. 2 bei Milchmangel besonders zu empfehlen!
- Weitere Details siehe unter „Körperzeichen".

## Körperzeichen

### Konstitutionsmerkmale in alphabetischer Reihenfolge

**! Achtung**

Die Erscheinungsbilder gesundheitlicher Störungen sind oft übergreifend, daher unter Umständen mehrmals angeführt!

285 **Grundsätzliche Symptomatik**

(Siehe auch „Anwendungen/Erläuterungen" im Absatz Nr. **284**)

- Bleichsüchtig, blutarm, Kältegefühl (Frieren) am Rücken, kalte Extremitäten (Hände und Füße) zusätzlich **Ferrum phosphoricum** Nr. 3,
- Heißhunger oder Appetitlosigkeit, Verlangen nach Kochsalz; saure und pikante Speisen bevorzugt,
- Stiche in der Leber und Milzgegend, Kreuzschmerzen,
- Tagesschläfrigkeit und nächtliche Schlaflosigkeit (zusätzlich Nr. 1, 3), Wechselfieber, Wallungen mit Schweiß, zusätzlich **Magnesium phosphoricum** Nr. 7 und evtl. **Kalium bromatum** Nr. 14,
- unsicher beim Gehen – Füße knicken leicht um, knacken bem Auftreten, Zittern in den Händen,
- Sausen und Klingen in den Ohren,
- Magenschwäche, langwierige, hartnäckige Stuhlverstopfung, Nesselausschlag,
- Seitenstechen (meist Milzschwäche: weist auf unausgeglichenen Energiehaushalt hin – zusätzlich **Magnesium phosphoricum** Nr. 7),
- **periodisch auftretende Beschwerden** sind ein Hinweis auf Natrium-chloratum-Mangel.

**Besserung bei/durch**

in frischer, kühler Luft, kalte Waschungen; Schwitzen; warmes, trockenes Wetter; Liegen auf fester Unterlage (evtl. mit Rückenstütze); Aufenthalt im Hochgebirge.

**Verschlimmerung bei/durch**

meist morgens, Mattigkeit nach geistiger und körperlicher Anstrengung, in der Sonnenhitze (trotz innerer Frostigkeit), feuchtkühles Wetter; Aufenthalt an Binnenseen, am Meer (bes. an Südküsten), in feuchtem, nebeligem Wetter.

**Antlitzanalyse** 28

(Mangelzeichen im Gesicht – siehe auch Abb. 1.8, S. 52)

**Gesicht**

Bleichsüchtig, wässrig gedunsen, teigig, aufgeschwemmt, zeitweise auch mager; schlaff, welk, fahl, glänzend wie frisch eingefettet. (Brillen sind immer schmierig, frisch gewaschenes Gesicht wird innerhalb von wenigen Minuten wieder fettig!) mit vergrößerten Poren.

Vermehrte Flüssigkeitseinlagerung oder feuchtigkeitsarme, trockene, schuppige Haut; übermäßige oder fast keine Schweißbildung.

**Gelatine-Glanz**

Wie der feuchte Glanz einer Schnecke; besonders am Unter-, später am Oberlid.

Die Wimpern stehen manchmal vereinzelt ab.

Feuchter, unterbrochener Glanz, der die Poren erkennen lässt, keine spiegelblanke Fläche (zu bewerten: flächenmäßige Ausdehnung und die Stärke des Glanzes).

**Schmieriger Lidrand**

Beim Blick nach oben erscheint häufig auf Ober- und Unterlidern ein schmierig-schleimig wirkender, 1–2 mm breiter Hautstreifen *(Schneckenspur)*, vom inneren Augenwinkel ausgehend; aber auch auf Wangen, Kinn und Stirn,

kann auch rötlich entzündeter Lidrand sein, auch an Haaransatz und Stirn.

**Platzbacken:** pralle, gespannte, mit Gelatine-Glanz überzogene Wangen,

**erweiterte Poren:** mit erhöhtem Rand um die Öffnung, ähnlich einer Orangenschale; manchmal kann man punktartige Ausschwitzungen – besonders nach Sonnenbestrahlung – beobachten; dunkle Punkte an der Nasenspitze Schläfen, Wange und Kinn (Mitesser).

Die Haut neigt zu **Schrunden;**

Lippen gespannt oder aufgesprungen, Riss mitten in der Ober- und Unterlippe, Mundwinkel eingerissen, Nasenflügel wund; Ausschlag an der Stirnhaargrenze nach oben, Haarausfall, Kopfschuppen.

**Weitere Merkmale**

Gelenkeknacken, Schlundbrennen, übermäßige Schweißbildung

87 **Absonderungen**

- Hellwässrig, glasig (wie gekochtes Kartoffelmehl aussehend),
- scharf, salzig, ätzend; brennend und wundmachend; auf der Haut eingetrocknet, bilden sich trockene, weiße Schüppchen,
- *Schweiß:* leichtes Schwitzen, Wallungen mit Schwitzen; Handschweiß.

88 **Atmungsorgane**

- Fließschnupfen, wässrig, hellschleimig; ätzend; mit Verlust des Geruches,
- chronische Katarrhe der Nasenschleimhaut mit leichter Erkältlichkeit; abwechselnd Fließschnupfen und Verstopfung der Nase; Nase wund; auch chronisches Nasenbluten, v.a. mit vorübergehendem Verlust des Geschmacks- und Geruchssinnes; Niesen,
- Katarrh der Eustachi'schen Röhre (zieht vom Rachen zum Mittelohr), dadurch Schwerhörigkeit,
- Husten, durch Kitzeln im Hals und Herzgrube; trocken oder mit Auswurf von klarem, durchsichtigem (salzigem) Schleim; mit berstendem Kopfschmerz, Urinabgang und Tränenfluss; Keuchhusten,
- Entzündung des Kehlkopfes und der Luftröhre; Bronchialasthma,
- Entzündungen mit Aphthen, Soor und Krupp, Rachenkatarrh mit weißgrauen Pfröpfchen auf den Mandeln mit chronischer Mandelentzündung,
- chronischer Rachenkatarrh mit viel Schleimabsonderung und Schluckbeschwerden,
- Brust- und Seitenstechen, besonders beim Tiefatmen und Husten; Entzündung des Rippenfells,
- ▶ akute Lungenwassersucht: Atemnot, Bläue des Gesichts; Krampfhusten, wobei eine schaumig-seröse Masse herausbefördert wird (zusätzlich **Kalium phosphoricum** Nr. 5).

**Augen** 289

- Weißliche Absonderung der Augen, Entzündung der Hornhaut mit wenig Röte und Schmerzen,
- chronisch rote Augen, Entzündung der Regenbogenhaut und Aderhaut mit Trübung des Glaskörpers,
- Bindehautkatarrh: wässrig-schleimige „schaumige" Absonderungen der Bindehaut; Augenbrennen,
- ▶ skrofulöse Augenentzündung, Lidrandentzündung (siehe auch **Kalium chloratum** Nr. 4),
- tränende Augen durch Wind, Zug und kalte Luft; Tränenfluss reichlich, scharf,
- Trockenheit der Augen; Brennen wie Sand,
- Schmerz (tägl. zu einer bestimmten Zeit) mit Augentränen,
- Steifheitsgefühl in den Augenmuskeln,
- Schwachsichtigkeit (Buchstaben fließen zusammen); Lichtscheue; Erscheinen feu-

riger Ränder um Gegenstände; Überempfindlichkeit der Netzhaut,
- Bläschen auf der Hornhaut; Hornhautflecken (äußerlich); Star,
- Zucken der Lider mit brennenden, juckenden, drückenden Schmerzen.

290 ▶ **Bienen-, Zecken-(Gelsen-) und Wespenstiche:**

**Mehrmalige Gaben von Natrium chloratum und Auflagen verhindern ein Anschwellen der Stichstelle.**

Auch eine Wespen-Allergie ist durch die Biochemie behebbar – ein **akuter Schock** jedoch bedarf sofort eines **Notarztes!**

291 **Blut und Kreislauforgane**

Natrium chloratum und **Calcium phosphoricum** Nr. 2 regen die Bildung der roten Blutkörperchen an und helfen Blutzellen aufzubauen.

▶ Neigung zu Blutungen; dünnes, wässriges, schlecht gerinnendes Blut von hellroter oder schwärzlicher Farbe (zusätzlich **Kalium phosphoricum** Nr. 5); Skorbut,
- Herzklopfen bei jeder Bewegung, den Körper erschütternd; **schlimmer** beim Linksliegen (**besser** durch Aufsetzen oder höhere Kissen); nach dem Essen; mit Angstgefühl, Herzstechen; Klopfen in den Blutgefäßen oder Pulsieren durch den ganzen Körper (besonders nachts),
- Herzflattern mit Schwäche und Ohnmachtsgefühl, **schlimmer** beim Niederlegen,
- zittrige Schwäche mit Angst, Kurzatmigkeit und Herzklopfen,
- Herzschlag unregelmäßig; setzt bei jedem dritten Schlag aus; Kältegefühl am Herzen, **schlimmer** durch geistige Anstrengung; Beschwerden bei Herzklappenfehlern,
- leichtes, reichliches Schwitzen; Handschweiß; Gesichtsschweiß während des Essens,
- akutes Wechselfieber, auch chronisches mit Siechtum; Frost vormittags mit Durst, berstendem Kopfschmerz; reichlicher Schweiß (siehe auch **Natrium sulfuricum** Nr. 10),
- fieberhafte Krankheiten, wenn Betäubung, Trockenheit der Zunge und Erbrechen wässriger Flüssigkeit eintreten,

▶ *„Säfte-Erneuerung" und* **Entgiftung**: bringt Fremdstoffe und metallische Gifte zur Ausscheidung; Arsenik, Rauch, Quecksilber (Amalgam); **NaCl sowie Kalium chloratum Nr. 4** und **Mercurius solubilis** D 4 oder **Aurum metallicum natronatum** D 12 helfen, nach Plombenentfernung oder -erneuerung die ins Blut gewanderten Gifte zu beseitigen. Schwermetallallergie beachten!

**Drüsen** 29

- Chronische und subakute Entzündungen der Brustdrüse,
- Anschwellen der Achsellymphknoten,
- Diabetes (bei sehr großem Durstgefühl).

**Haare** 29

- Büschelweiser Haarausfall; auch mit Schuppen auf der Kopfhaut,
- Schuppen (Schinn); fettige Haare,
- Haaransatz an der Stirn kann frühzeitig ergrauen.

**Harn- und Geschlechtsorgane** 29

- Nierenentzündung; Nierenbeckenentzündung, Wassersucht; Eiweißharn,
- Blasenkatarrh; unwillkürlicher Harnabgang beim Gehen, Husten, Niesen; plötzliche, reichliche Absonderung oder spärlich mit Brennen und Schneiden in der Harnröhre beim Harnen und danach,
- Urin reichlich (blass, hell, farblos), oder spärlich (trübe, lehmfarbig, dunkel); scharfer stechender Geruch, großperlender Schaum von zartrosa Farbe. Schmaler roter Zirkel. Enthält gedehnte, aber unzusammenhängende, graufarbene Wolkenbildung. Bodensatz rötlich-sandig, schleimig, mehlartig; kann in Gegenwart anderer keinen Harn lassen,
- klebrige, eitrige Absonderungen aus der Harnröhre,
- Jucken im Genitalbereich,

- Abneigung gegen Coitus, erschlaffte männliche Geschlechtsteile, mangelnde Erektion, geschlechtliche Schwäche; Beinschwäche, Verstimmtheit und Rückenschmerz nachher, nächtliche Samenergüsse und Impotenz,
- **Menstruationsstörungen der Frau**
  - Ausbleiben der Periode, bzw. Regelblutung meist zu spät und spärlich,
  - vorausgehende **Verschlimmerung** von Gemütssymptomen,
  - jeden Morgen herabdrängende Schmerzen im Unterleib; muss sich setzen, um einen Gebärmuttervorfall zu verhüten; Spannung in der Leistengegend, als ob die Haut zu kurz wäre,
  - chronischer Gebärmutterkatarrh, Weißfluss (dünn, scharf),
  - Trockenheit der Scheide; Depression gegen Ende der Menstruationsblutung: wortkarg, verdrossen, große Gereiztheit, ärgerlich, Stimmungslabilität,
- Wundsein bei kleinen Kindern,
- Unterleibsschwäche der Kinder (Skrofulose: Abmagerung, Heißhunger, großer Durst auf Wasser, Drüsenanschwellung und chronischer Speichelfluss).

95 ### Haut und Unterhautzellgewebe

- ▶ Haut trocken, gelblich, zeigt Neigung zu Schrunden: zusätzlich **Calcium fluoratum** Nr. 1,
- ▶ Hautjucken: Pastillen + Cremes Nr. 1, 2, 5, 6, 7, 11;
- ▶ Bläschenflechte: Bläschen mit wasserhellem Inhalt, später weiße Schuppen in den Gelenkbeugen; Bläschenflechte um den After, Wundsein der Kinder (zusätzlich **Natrium phosphoricum** Nr. 9),
- Fieberblasen (Herpes); Blasen nach Verbrennungen,
- Bläschenausschlag um den Mund; Ausschlag am Haarrand, wunde Nasenflügel; chronische Nesselausschläge; nässende Ausschläge,
- Einrisse in Haut und Nagelhaut; Neigung zu Niednägeln (kleiner Riss oder Abhebung am Nagelwall); Warzen in den Handtellern,
- Flechten und infizierte Ekzeme, besonders in den Gelenkbeugeseiten mit scharfer Absonderung,
- Gürtelrose, Nesselfieber, Masern, Blattern, Pocken: bei Zusammenfließen der Pusteln;
- Unterschenkelgeschwüre (Salzfluss),
- Wundgehen; Folgen von Insektenstichen,
- ▶ Hautpilz: Pastillen + Cremes Nr. 1, 6, 8, 10, 11.

#### ▶ Erste-Hilfe-Mittel bei Verbrennungen 296

Durch die Hitze wird den Zellen die Zellflüssigkeit entzogen.

**Die Brandwunde sofort unter eiskaltes Wasser halten, dann in einem kalten „8-er-Bad" (Natrium chloratum) lange Zeit baden und zuletzt das zerstoßene Pulver aufstreuen** (Nr. 2, 3, 4, 8, 11, 12).

**Salben oder Gele** (**Nr. 3** und **8**) erst **nach** Abklingen der Akutphase anwenden *(Rötung ohne Brennen)*; zusätzlich immer reichlich Natrium chloratum einnehmen.

Natrium chloratum sollte man auch anwenden bei:

wässrigen Schwellungen, Blasen, Insektenstichen, Sonnenstich, Durchfall, Verstopfung, Heuschnupfen, Erkältungen, Trockenheit der Schleimhäute im Mund etc.

### Knochen und Gelenke 297

Natrium chloratum sorgt für den Aufbau und die Erneuerung des Knorpelgewebes in den Gelenken (Mangel zeigt sich in den Gelenksknochen und durch zu wenig Gelenkschmiere); unterstützend wirken Agar-Agar (natürliches Geliermittel) oder Gelatine *und* **Glucosamine**, *zusätzlich* **Kalium sulfuricum** *Nr. 6.*

- Große Muskelschwäche, schmerzende Muskeln beim Bewegen,
- Gelenke schwach, besonders die Knöchel; (**schlimmer** *morgens*); Umknicken der Fußgelenke wegen Bänderschwäche,
- rheumatische Schmerzen in Muskeln und Gelenken mit Schwellung und Entzündung,
- Gelenkrheumatismus, Arthritis, Polyarthritis (bei Arthrose andere Salze zusätz-

lich → **Antlitzanalyse unerlässlich!**); Morbus Bechterew, Morbus Scheuermann, Bandscheibenschäden, knackende Gelenke und Finger, Bänderschwäche → **Rheumamittel!**

- Kniegelenkwassersucht; elastische entzündliche Geschwulst auf der Kniescheibe (**Kal.sulf.** Nr. 6 und Na.cl. Nr. 8 und Glucosamine) ,
- Rückgrat empfindlich, wie zerschlagen; **besser**, wenn man auf etwas Hartem liegt oder mit einem Kissen den Rücken stützt,
- ▶ akuter Bandscheibenvorfall; ein massiver Aufbau der Bandscheiben könnte mithilfe der Biochemie erfolgreich sein (Calc.fl. Nr. 1, Ferr.phos. Nr. 3, **Kal.phos.** Nr. 5, Kal.sulf. Nr. 6, **Na.cl.** Nr. 8, **Silicea** Nr. 11 und hochdosierte Gaben von Glucosaminen 3x2 Kps.); zur **Schmerzlinderung: Magnesium phosphoricum** Nr. 7 und **Chiropraktik,**
- Kribbeln und Taubheitsgefühl an Händen und Füßen, oft verbunden mit „Einschlafen" derselben.

### 298 Kopf

- Kopfschmerz, chronischer, kongestiv, klopfend, wie zum Bersten; kommt in Anfällen; auch halbseitig, meist morgens oder vormittags, mit Übelkeit und Schwindel; mittags am heftigsten; Schmerzen werden gegen Nachmittag und durch Hinlegen **besser**; lassen nach Sonnenuntergang nach; sie **verschlechtern** sich durch Kälte,
- **periodisch** auftretende Kopfschmerzen; steigen und fallen mit dem Sonnenlauf,
- Migräne; Schmerzen mit der Sonne steigend,
- Kopfschmerzen beim Denken und Sprechen,
- rasender Stirnkopfschmerz; oft mit Sehstörungen, Gesichtsverdunkelung,
- ▶ Kopf- und Genickschmerzen: zusätzlich **Kalium chloratum** Nr. 4 und **Silicea** Nr. 11,
- Kopf- und Gesichtsschmerz als Ausdruck eines verlarvten Wechselfiebers,
- Schmerzen **schlimmer** durch jede Bewegung, auch der Augen; Gesichtsfarbe blass oder schwach gerötet,
- Blitzen und Flimmern vor den Augen mit Übelkeit; Kopfschmerz durch Augenanstrengung; nach der Menstruation, **besser** beim Niederlegen,
- ▶ Schwindelgefühl durch Blutleere im Kopf: zusätzlich **Ferrum phosphoricum** Nr. 3 und **Kalium phosphoricum** Nr. 5.

### Nase 29

Natrium chloratum ist besonders bei Katarrhen angebracht:

- Fließschnupfen, hell wässrig, scharf, salzig mit Verstopfung der Nase abwechselnd,
- chronisches Nasenbluten mit Verlust des Geruchs- und Geschmackssinnes.

### Nervensystem 30

- Konzentrationsschwäche (Natrium chloratum unterstützt die Durchblutung der Gehirnzellen durch Säfte-Erneuerung)
- Ganglion am Handgelenk,
- Trigeminusneuralgie,
- Epilepsie (Fallsucht),
- Typhus: mit tiefer Betäubung.

### Ohren 30

- Mittelohrentzündung mit Verstopfung der Tube,
- ▶ Schwerhörigkeit, verursacht durch katarrhalisches Verschwollensein der Eustachi'schen Röhre und der Paukenhöhle: zusätzlich **Kalium chloratum** Nr. 4,
- Knacken und Knallen im Ohr, gelb-eitriger Ohrausfluss; Jucken hinter den Ohren.

### Psyche/Gemütszustand 30

(Geistig-seelische Funktionsstörungen)

- Bleichsüchtige, blutarme Menschen; Hypochonder, Neurastheniker, Hysteriker,
- Menschen mit schwacher Lebensenergie, von höchster Empfindlichkeit gegen Gemütsbewegungen; die z. B. nach starkem Ärger vor Muskelschwäche zittern, kalt schwitzen und lahme Arme haben,
- Zukunftsangst; Angst vor Einbrechern, Überfällen,

- müde und matt, Denken fällt schwer; sehr zerstreut, Gedächtnis lässt nach, vergesslich (lässt gerne etwas liegen, benennt Dinge falsch),
- traurig und weinerlich (auch unwillkürlich), dabei Neigung zu Heftigkeit, Hass gegen sich selbst; rachsüchtig, trägt lange nach,
- Neigung zu quälendem Grübeln; unangenehme Gedanken haften lange, hindern am Schlafen; brütet jahrelang über alte, belastende Erlebnisse – kann Probleme schlecht verarbeiten und braucht lange, sie zu lösen (und zu *verdauen*), kann nicht verzeihen;
- Gleichgültigkeit, große Tagesschläfrigkeit, Mangel an Lebensfreude und Durchsetzungsvermögen; pessimistische Lebensanschauung,
- Zaghaftigkeit, selbstquälerische, hartnäckige Gedanken,
- Beschwerden **verschlechtern** sich durch Trost und beim Sprechen über die Probleme (oder wird wütend); Rückzug nach innen, Abschottung, eigenbrötlerisch, abweisend, hört nicht zu,
- **Depression** bis zur Hoffnungslosigkeit und Verzweiflung (besonders nach Verlusterlebnissen).
- **Bei diesen Gemütssymptomen oft Herzklopfen und schnell wechselnde Pulsfrequenz!**

### 03 Schlaf

- Einschlafstörungen und häufiges Erwachen (nachts zwischen 2 und 4 Uhr) mit Durst,
- Schlaflosigkeit wegen zu wenig Flüssigkeit im Gehirngewebe,
- Schlaflosigkeit kann aber auch wegen *zu viel* Flüssigkeit im Gehirngewebe auftreten – dann erwacht der Mensch wie gerädert und fühlt sich elender als am Abend zuvor (hier gleicht Natrium chloratum aus und wirkt schlaffördernd),
- Schlaflosigkeit wegen unangenehmer Gedanken,
- ängstliche, lebhafte Träume von Mord, Feuer, Schlägereien und Dieben; Wallungen,
- Morgenmuffel (braucht große Überwindung, um morgens aufzustehen),
- große Tagesschläfrigkeit, besonders nach dem Essen.

### Schleimhäute 304

Die Bildung und Erhaltung von Schleimstoff ist die Grundlage aller Zellen. Aus Schleimstoff wird gebildet: Gelatine-Glanz, Gelenkschmiere, Hirnsäfte (Liquor cerebrospinalis).

Der schleimhautschützende Schleimstoff *Muzin* kann sich nur bilden, wenn genügend NaCl zur Verfügung steht. Bei Mangel tritt ungebundene Schleimflüssigkeit von glasiger Konsistenz an die Oberfläche, meist auch brennend oder ätzend, oder die Schleimhäute trocknen aus. Werden die Schleimhäute wegen NaCl-Mangel nur ungenügend aufgebaut, kann es zu Geschmacks- und Geruchsverlust kommen (siehe auch Absatz Nr. **283**).

- ▶ **Absonderungen**: hell, wässrig durchsichtig, wundmachend, glasig-blasiger Schleim,
- ▶ Trockenheit der Schleimhäute; eiweißhaltige (albuminöse) sowie Blutwasser und Eiweiß enthaltende (seroalbuminöse) Absonderungen (zusätzlich **Silicea** Nr. 11),
- ▶ bei beginnendem Schnupfen, sofort wenn die Nase zu laufen beginnt: 1/4-stündlich 1 Pastille Natrium chloratum bis die Symptome abklingen; zusätzlich Salzfußbad, Vitamin C und salzarme Nahrung,
- Katarrhe mit Verdickung der Schleimhaut; Wucherungen (Polypen),
- Erguss seroalbuminöser Flüssigkeit in seröse Säcke (Häute). weiche Geschwulst auf der Kniescheibe (Hygroma patellae); Kniegelenkwassersucht.

305 **Verdauungsorgane**

- Natrium chloratum reguliert alle Verdauungssäfte: Speichel, Magensäure, Bauchspeichelsaft etc.,
- **Mangelerscheinungen**: Magenkatarrh, Magenbeschwerden, weitere siehe folgende Absätze.

306 **1. Magenbeschwerden**

*a)* **zu wenig Magensäure**

- Bei Mangel an NaCl wird zu wenig Magensäure produziert, deshalb sondert die Schleimhaut zu viel alkalischen Schleim ab → **Magenkatarrh,**
- **chronische Verdauungsschwäche**; Salzsäuremangel im Magen,
  - Beschwerden unmittelbar nach dem Essen; verträgt stärkemehlhaltige Nahrung besser als eiweißreiche,
  - Erbrechen von langziehendem, durchsichtigem Schleim oder wässriger Flüssigkeit,
  - Heißhunger mit schneller Sättigung, trotzdem fortschreitende Abmagerung, Appetitlosigkeit,
  - Abneigung gegen Schwarzbrot und Mehlspeisen.

307 *b)* **zu viel Magensäure**

Dieses weitverbreitete Leiden wird oft nicht ernst genommen und vernachlässigt.

Fehlt NaCl, kann auch *zu viel* Salzsäure produziert werden. Zur Abschwächung derselben hat man oft das Verlangen nach Milch.

▶ Die biochemischen Mittel gegen Magensäure sind **Magnesium phosphoricum** Nr. 7, zweckmäßigerweise **vor** dem Essen und **Natrium phosphoricum** Nr. 9, **nach** dem Essen einzunehmen. Gleichzeitig kurmäßige Anwendung von **Magentees** und **Magentropfen.** Wichtig ist auch eine gründliche **Umstellung der Ernährung** auf basenreiche Kost mit vorübergehendem Verzicht auf viele Säurebildner.

308 ▶ Bei Säureüberschuss sollten von den auf den Seiten 11 f. beschriebenen Säurebildnern die stark wirkenden Speisen und Getränke **möglichst gemieden** und auch milde Säurebildner nur in geringen Mengen genossen werden.

**Zur Anwendung bei Verdauungsbeschwerden** 3C

**Natr. Chlor. Nr.** 8 **in Kombination mit anderen Mineralsalzen → Symptome beachten!**

▶ **Nr. 8 + Kalium sulfuricum** Nr. 6:
  - bei Völlegefühl nach dem Essen, Druck im Magen, Herzklopfen, fühlt sich matt und schläfrig,

▶ **Nr. 8 + Natrium phosphoricum** Nr. 9:
  - bei saurem und scharfem Aufstoßen; Sodbrennen;
  - bei Erbrechen saurer Flüssigkeit, sauren Stühlen, Magenkatarrh nach fetten Speisen (Fettunverträglichkeit),

▶ **Nr. 8 + Natr. sulf.** Nr. 10 plus **Leber-Gallen-Tee**
  - bei bitterem Mundgeschmack, gleichzeitig Leberschwellung, Gallerbrechen, schmutzig glasigem (auch bräunlichem!) Zungenbelag;

▶ **akuter Magenkatarrh:** alle vorstehenden Mittel zusammen mit **Ferrum phosphoricum** Nr. 3 und **Kalium chloratum** Nr. 4, abwechselnd alle 2 Stunden je 2 Pastillen,

▶ **krampfartige Schmerzen, Koliken, Blähungen** (besser durch Zusammenkrümmen): **„Heiße 7"** (Zubereitung siehe Absatz 263),

▶ **Salzgeschmack im Mund:** im Wechsel **Magnesium phosphoricum** Nr. 7 und **Natrium chloratum** Nr. 8,

▶ **Magenleiden** von bleichsüchtigen, blutarmen, rachitischen, tuberkulösen und skrofulösen Personen: **Silicea** Nr. 11 und **Calcium phosphoricum** Nr. 2 unter Hinzunahme der nach dem **Zungenbelag** (morgens, gleich nach dem Aufstehen) sich ergebenden Mittel.

0 **2. Magen- und Zwölffingerdarm-Geschwüre**

- ▶ **Blähungen:** Nr. 8 + **Magn. phos.** Nr. 7 + **Kal. chlor.** Nr. 4, **Kal. sulf.** Nr. 6
- ▶ **chronischer Magenkatarrh mit Durchfallneigung:** Nr. 8 + **Calcium phosphoricum** Nr. 2,
- ▶ **Entzündung durch Übersäuerung:** Nr. 8 + **Natrium phosphoricum** Nr. 9, Nr. 3,
- ▶ **Magensenkung:** Nr. 8 + **Calc. fluor.** Nr. 1 + **Silicea** Nr. 11,
- ▶ **psychische Belastung:** Nr. 8 + **Magn. phos.** Nr. 7 + **Kal. phos.** Nr. 5,
- ▶ **Völlegefühl:** Nr. 8 + **Natr. sulf.** Nr. 10 + **Kal. sulf.** Nr. 6.

11 **3. Weitere Anwendungen von Natrium chloratum Nr. 8**

- Verlangen nach Salz und stark gewürzten Speisen, Milch,
- Magenschmerz mit Wasserzusammenlaufen im Mund; **besser**, wenn die Kleider zusammengeschnürt werden,
- Übelkeit und Erbrechen durchsichtiger, gallig-schleimiger Massen oder von wässriger Flüssigkeit,
- glasiger Schleimbelag auf der Zunge, Trockenheit der Zunge, beißt sich leicht in die Zunge, Appetitlosigkeit und Durst,
- große Müdigkeit und Schläfrigkeit nach dem Essen,
- dünne wässrige Stühle, morgens früh und gegen 11 Uhr, oder Trockenheit des Mastdarms mit Verstopfung. Verdauungsbeschwerden **bessern** sich nach dem Stuhlgang, zusammen mit dem übrigen Befinden,
- ▶ träger Stuhlgang, Stuhl hart, krümelig wie Schafkot, mit Brennen im After, hartnäckige Stuhlverstopfung infolge Untätigkeit (Trockenheit) des Mastdarms, Verstopfung bei Aufenthalt an der See: zusätzlich **Magnesium phosphoricum** Nr. 7 und **Natrium sulfuricum** Nr. 10,
- Durchfall, besonders chronischer; wässrig, schleimig, reichlich; schmerzlos,
- Kollern im Bauch, unfreiwillige Stühle,
- After rissig, wund, schmerzhaft, juckend, blutet zuweilen,
- Schleimhämorrhoiden, Madenwürmer.

**! Achtung**

**Strengstes Nikotinverbot bei allen Verdauungserkrankungen!**

## Wärmeregulierung 312

- Wenig Widerstand gegen Kälte, Frieren und Frösteln bei nasskaltem Wetter; kalte Füße und Hände, oft auch Kältegefühl längs der Wirbelsäule,
- bei Hitze und Sonnenbestrahlung große Schwäche und Ohnmachtsgefühl (schwarz vor den Augen),
- ▶ bei Hitzestau, Hitzschlag: Natrium chloratum und **Kalium chloratum** Nr. 4 in häufigen Gaben, zusätzlich je 10 Pastillen in einem großen Glas Wasser aufgelöst trinken und kühlende Umschläge mit nassen Tüchern,
- ▶ bei Untertemperatur, Unterkühlung (z. B. nach dem Schwimmen): NaCl zusätzlich **Calc. phos.** Nr. 2, **Ferr. phos.** Nr. 3 **und Kal. phos.** Nr. 5,
- ▶ warmer Hand- und Nachtschweiß, Schweiß bei jeder Anstrengung: zusätzlich **Silicea** Nr. 11 und **Ferrum phosphoricum** Nr. 3.

## Zähne 313

- Bohrende Zahnschmerzen mit Speichelfluss oder Augentränen, durch Kälte **schlimmer,**
- Probleme beim Zahnen der Kinder (österr. „Geifern"; Brei mit **Calcium fluoratum** Nr. 1, **Calcium phosphoricum** Nr 2, **Ferrum phosphoricum** Nr. 3), **Magnesium phosphoricum** Nr. 7, **Natrium chloratum** Nr. 8, **Silicea** Nr. 11 bereiten und einfrieren, „Eislutscher" langsam lutschen lassen oder vorsichtig und kurz auf Kiefer streichen, Kiefer damit benetzen).

## Zungenbildanalyse 314

### Zunge

- Lippen geschwollen; am Rand klein-blasiger Speichel,
- Haargefühl auf der Oberfläche; auch reine, feuchte oder trockene Zunge,

- Zungenbrennen, besonders an der Zungenspitze schmerzende, brennende Bläschen,
- Geschwüre auf der Zunge.

**Belag**

Landkartenzunge; meist hell-weißgrau-schleimig.

**Speichel**

- Mundtrockenheit oder starker Speichelfluss; feuchte Aussprache,
- übler Mundgeruch; räuspert ständig klaren Schleim,
- Entzündung der Mundschleimhaut und des Zäpfchens.

**Geschmack**

Salzig, Geschmacksverlust (Übersäuerung durch zu viel Kaffee, Fleisch, Wein, ...).

## Anwendungsempfehlungen

315 **Einnahme**

- ▶ **Wichtig: Viel hilft nicht viel!**
- ▶ Üblicherweise gibt man Natrium chloratum D 6, 4–6 x tägl.
- ▶ **Übersättigte Salzlösung** in heißem Wasser ist ein **vorzügliches Gurgelmittel** bei allen Mund-, Hals- und Rachenerkrankungen.
- ▶ **Wässriger Durchfall:**
  10 Pastillen in $^1/_4$–$^1/_2$ Tasse kurz gekochten Wassers auflösen und innerhalb von 15 Minuten trinken. Durchfall möglichst **nicht** sofort mit Kohletabletten oder dunkler Schokolade stoppen, da der Körper somit anfallende Gifte ausscheiden kann!

316 **Harmonielehre**

- ▶ **Bandscheiben und Ischiasbeschwerden**
  **Natr. chlor., Calc. fluor.** Nr. 1, **Ferrum phosphoricum** Nr. 3, **Kalium phosphoricum** Nr. 5, **Magnesium phosphoricum** Nr. 7 und **Silicea** Nr. 11,
- ▶ **Insektenstiche**
  **Natrium chloratum** und **Calcium fluoratum** Nr. 1, **Calcium phosphoricum** Nr. 2, **Magnesium phpsphoricum** Nr. 7 und **Natrium sulfuricum** Nr. 10 auf den Stich geben und einige Pastillen lutschen,
- ▶ **Milchmangel stillender Mütter**
  **auch Calcium phosohoricum Nr. 2, Natrium chloratum** und **Calcium phosphoricum** Nr. 2,
- ▶ **kalte Hände und Füße**
  **Natrium chloratum** und **Calcium phosphoricum** Nr. 2, **Ferrum phosphoricum,** Nr. 3, **Magnesium phosphoricum** Nr. 7,
- ▶ **Verbrennungen**
  **Natrium chloratum** und **Ferrum phosphoricum** Nr. 3, **Calc.fl.** Nr. 1 und **Calc.phos.** Nr. 2, **Kal.cl.** Nr. 4 **innerlich** und **äußerlich** (kaltes Wasserbad und Umschläge); nach der Akutphase *(Rötung ohne Brennen)* bei weiterer *innerlicher* Einnahme auch *äußerlich* mit **Creme** Nr. 3 und Nr. 8 behandeln. Zur Verhütung von Narben zusätzlich **Creme** Nr. 4 im Wechsel mit **Silicea** Creme Nr. 11.
- ▶ **Entgiftung**
  NaCl bindet – meist zusammen mit **Kalium chloratum** Nr. 4 – viele Arten von Giften und leitet sie aus:
  *Gase* (durch Umweltverschmutzung, Rauch ...), *Flüssigkeiten* (z. B. Alkohol ...), *organische Gifte* (Pflanzengifte, Insektenstiche, -bisse), *chemische* und *metallische Gifte*, wie Pflanzenschutzmittel, Pestizide, Nitrate (aus überdüngtem Gemüse, besonders Treibhausware), Arzneimittelgifte (z. B. aus der Massentierhaltung); Arsen, Amalgam etc.
  **Alkohol- und Rauchentwöhnung**
  Je intensiver der Alkoholkonsum war, umso mehr Natrium chloratum braucht der Organismus zum Entgiften. Je größer der *Salzmangel* wird, umso größer wird das Verlangen nach Alkohol = Sucht. Dieser Teufelskreis lässt sich nur durch konsequente Einnahme von **Natrium chloratum** und

**Magnesium phosphoricum** Nr. 7 und eine Reduktion des Alkoholkonsums unterbrechen. Gleiches gilt auch für das Rauchen.
Auch **Natrium chloratum** und **Kalium phosphoricum** Nr. 5 ergänzen sich: **Kalium phosphoricum** Nr. 5 bindet und entsorgt Fäulnisgifte (z. B. bei Fieber) und stoppt dadurch den Zerfall von Gewebe,
NaCl wirkt beim Wiederaufbau mit und unterstützt die Säfteerneuerung in den Gehirnzellen.

- Wenn **ein** Natriumsalz indiziert ist, sind **fast immer alle drei** Natriumsalze angebracht:
  - **Natrium sulfuricum** Nr. 10 wirkt stark hygroskopisch, ausscheidend auf natürlichem Wege über Niere und Haut,
  - **Natrium phosphoricum** Nr. 9 erhält das Säure-Basen-Gleichgewicht konstant,
  - **Natrium chloratum** Nr. 8 entnimmt dem Blut die Flüssigkeit, gibt es an Zellen weiter und ist somit maßgeblich für die Zellteilung verantwortlich.
- Jucken ist ein *Leberzeichen*. Alles was juckt, verlangt nach **Natrium chloratum** Nr. 8, wenn noch *„Brennen"* dazu kommt, ist außerdem **Calcium sulfuricum** Nr. 12 indiziert (beschleunigt die Regenerierung). Zusätzlich hilft **Calcium fluoratum** Nr. 1, **Kalium sulfuricum** Nr. 6, **Magnesium phosphoricum** Nr. 7, **Natrium phosphoricum** Nr. 9, **Natrium sulfuricum** Nr. 10 und **Silicea** Nr. 11).
- Wenn zusätzlich noch eine *Rötung* (Entzündung) besteht, dann auch noch **Ferrum phosphoricum** Nr. 3,
- falls ein Ekzem lange Zeit bestanden hat, dann liegt ein Gewebeschaden vor und **Kalium chloratum** Nr. 4 ist *zusätzlich* indiziert. Ein Gemisch aus den folgenden vier biochemischen Salben wird helfen:
  **Natr. chlor.** Nr. 8, **Calc. sulf.** Nr. 12, **Ferr. phos.** Nr. 3 und **Kal. chlor.** Nr. 4, evtl. **Kal.sulf.** Nr. 6 und **Mag.phos.** Nr. 7.
- **Zincum metallicum** ist ein guter Stoffwechsel-Katalysator und bewirkt in Kombination mit den Mineralsalzen einen schnelleren Umstimmungseffekt.

### Nahrungsmittel 317

(Siehe auch im Absatz Nr. **308** sowie die Nahrungsmitteltabellen S. 71 ff.)

Rote Rüben, Karotten, Kohl, Linsen, Löwenzahn, Radieschen, Brunnenkresse, Kohlrabi, Tomaten, Kopfsalat, Feldsalat, Knollensellerie, Hafer, Spinat, Erdbeeren, Feigen, Kokosnüsse, Nüsse.

**Die nachfolgend angeführten Lebensmittel enthalten besonders viel Kochsalz** (Konservierung!) **und sind deshalb bei Übersäuerung zu meiden:**

Instantsuppen, -soßen und Fertiggerichte; Meer- und Kräutersalz, Cornflakes, Chips, gesalzenes Knabbergebäck; Blauschimmelkäse, Brie, Edelpilzkäse, griechischer Schafskäse, Oliven, Magermilch- und Schmelzkäse, Tilsiter; Matjesheringe, Kabeljau, Thunfisch in Öl, Fische (besonders Kaviar, Kaviarersatz); Rind-, Hammel-, Puten-, Schweinefleisch, Schinken, Leberkäse, Rauch- und Selchfleisch, Salami, Weißwurst.

**Salzige Nahrung** fördert die Ansammlung und Bindung von Flüssigkeit im Körper; sie wirkt appetitanregend, schwerefördernd, ermüdend, befeuchtend und wärmend, abführend; sie verursacht Durst und Brennen im Körper.

### Besonderheiten 318

Natrium chloratum erleichtert beim Saunabesuch das *Schwitzen* und beugt *Hitzestaus* vor.

### Homöopathische Vergleichsmittel 319

Bryonia, Nux vomica, Pulsatilla, Sulfur.

### Kinesiologischer Test 320

Linke Wange, Kiefergelenk (Natrium-Punkt)

## Ergänzende Hinweise

321 **Seelische Aspekte von Natrium chloratum**

Die seelischen „Lernaufgaben" spiegeln sich (ähnlich wie in der Organsprache) auch in den Mangelerscheinungen von **Natrium chloratum:**

NaCl hat – wie in der vorstehenden Beschreibung aufgezeigt wurde – viel mit *Wasser* zu tun. Bei Natrium-chloratum-Mangel ist im seelischen Bereich die Fähigkeit zu stärken, sich den lebenspendenden und erneuernden Kräften aus der*„Quelle des Lebens"* zu öffnen.

Diese Kräfte können jedoch nur in einem geeigneten Umfeld richtig wirken:

Klarheit und Reinheit be- und verzaubert uns Menschen zu jeder Zeit. Ein klares, ausdrucksvolles Gesicht, eine klare, volltönende Stimme, ein reines unschuldiges Herz … Ein spiegelklarer Bergsee erfreut (und stärkt) uns allein durch seinen Anblick. Frisches Quellwasser oder guter Wein munden aus einem exquisiten Kristallglas noch einmal so köstlich, als wenn sie in einem verschmutzten Plastikbecher angeboten würden.

Was ich damit sagen will? Wenn wir unsere Seele und unseren Körper zu einem klaren, sauberen Gefäß gestalten, werden die belebenden Energien uns leichter erreichen und besser in uns wirken können.

Schmerz- oder Symptombehandlung ohne *tatsächliche innere Veränderung* kann nicht zu einer *echten* Heilung führen.

Grundsätzlich sollten wir uns bei Natriumchloratum-Bedarf fragen:

*„Wie gehe ich mit dem ‚Wasser' aus der Quelle des Lebens um? Bin ich bestrebt, meine Seele und meinen Körper zu einem klaren, sauberen Gefäß zu formen? Habe ich Angst, zu kurz zu kommen und halte möglichst viel von meinen Kräften und Fähigkeiten zurück, oder vertraue ich darauf, dass ich das, was ich benötige, von Gott jederzeit erhalten werde?"*

### Bach-Blüten 3

Natrium chloratum entspricht dem Schwingungsbereich von 3 Essenzen aus der Gruppe *„Mutlosigkeit und Verzweiflung"*: **Crab Apple, Elm, Star of Betlehem.**

### Farbtherapie 3

- **Orange** zwischen den Schulterblättern,
- wenn die Bach-Blüten-Essenz **Crab Apple** als passend ermittelt wurde *zusätzlich* **Violett** in der Mitte der oberen Schamhaargrenze und oben am Scheitelpunkt (Kronenchakra) bestrahlen.

### TCM 3

Blasenmeridian; *sed. B 65–G 41*

**Funktionskreis Wasser** *(Winter, Niere/Blase):* stärkt das Yin, reguliert den Wasserhaushalt.

### Anwendung von Edelsteinen (Lithotherapie) 3

Blauer Achat, Amazonit, Aquamarin, Falkenauge, Howlith, Katzenauge, Onyx, blauer Topas, Türkis, schwarzer Turmalin.

---

330 ## 1.9 Natrium phosphoricum Nr. 9

(Phosphorsaures Natron, $Na_2HPO_4 \cdot 12H_2O$)

### Konstitutionstyp

Übernervöser Mensch mit Magenübersäuerung und schlechter Haut.

### Funktion

**Azidose – Säure und Fett**

Phosphorsaures Natron ist ein alkalisches Salz, welches Säuren bindet, mit der Aufgabe, das Gleichgewicht zwischen den Körperflüssigkeiten zu erhalten. Es wird bei der Verbrennung von Kohlenhydraten zu Kohlendioxid und Wasser benötigt und kommt fast im gesamten Körper vor, insbesondere in Gehirnzellen, Blutkörperchen, Blut- und Gewebeflüssigkeit, Muskel- und Nervenzellen.

- Natrium phosphoricum hält die im Blut befindliche Harnsäure, die sich beim Zerfall der Eiweißstoffe bildet, in Lösung und bringt sie zur Ausscheidung. Bei Zuckerkranken kann es durch **Insulinmangel** oder Hunger zu **Säurevergiftung** kommen *(Ketoazidose, Diabetisches Koma).* Dabei steigt die Kohlensäure-Konzentration im Blut (siehe auch Absatz Nr. **352** „Stoffwechsel").
- Es bindet u. a. die im Blut befindliche Kohlensäure: Jedes Molekül Natrium phosphoricum kann zwei Moleküle Kohlensäure binden und in die Lunge transportieren, wo das $CO_2$ ausgeatmet wird. Es hilft auch mit, die Fettsäuren im Darm zu verseifen.
- Milchsäure, welche durch Muskelarbeit aus Glykogen entsteht, wird durch **Natrium phosphoricum** in Wasser und Kohlensäure gespalten. Bei einem Mangel an diesem Mineralsalz verbleibt zu viel Milchsäure im Organismus und es kommt zu einer allgemeinen Übersäuerung (auch *Muskelkater* genannt).
- Es ist wichtig für den Eiweißstoffwechsel (baut Eiweiß zu ausscheidungsfähigem Harnstoff ab).
- Natrium phosphoricum unterstützt alle physiologischen Verbrennungsprozesse und regt den Stoffwechsel an. Es verhindert die Überproduktion von Säuren im Organismus und fördert damit dessen Leistungsfähigkeit.
- **Mangel** an Natrium phosphoricum entsteht durch säurebildende Nahrungsmittel (s. Absätze Nr. **308, 352, 353**).
- ▶ Es ist ein so wichtiges Salz, dass es häufig erst als **Wegbereiter** gegeben werden muss, bevor andere Salze vom Körper aufgenommen werden können!

### 331 Auszug aus der Charakteristik nach Dr. Schüßler

„Geschwülste können, solange sie nicht verhärtet sind, mittels Natrium phosphoricum beseitigt werden, weil dieses Salz die Milchsäure tilgt, indem es dieselbe in Kohlensäure und Wasser zerlegt. Ist die Milchsäure getilgt, so werden die geronnenen, noch nicht verhärteten Eiweißstoffe wieder flüssig und können demnach wieder in den Lymphstrom eintreten. Da die Lymphe auch Fett enthält, können die geronnenen Eiweißstoffe verkäsen. Vollzieht sich eine Verkäsung in Drüsen oder an anderen Stellen, so ist Magnesium phosphoricum in Anwendung zu bringen."

## Anwendungen/Erläuterungen

- Natrium phosphoricum wirkt als **Antiacidotikum** (Entsäuerungsmittel): Alle Säuren werden durch **Natrium phosphoricum** in *Kohlensäure* und *Wasser* zerlegt. Natrium phosphoricum bindet die dabei übrig gebliebene Kohlensäure und gibt sie über die Lungen durch die Wirkung des eingeatmeten Sauerstoffs frei. 332
- Diese Zerlegung verhindert auch die Gerinnung von Eiweißstoffen der Lymphe, wodurch sich keine Eiterungen und Geschwüre mehr bilden können.
- Eiweiß wird durch Natrium phosphoricum zu Harnstoff abgebaut. Fehlt Natrium phosphoricum, führt der dann unvollständige Eiweißstoffwechsel (insbesondere bei Glutamin) zur Bildung von **Harnsäure**. (Harnsaure Diathese = Veranlagung zu Harnsäure-Überproduktion.)
- Bei allen **Übersäuerungskrankheiten** anzuwenden, wie z. B. Sodbrennen, saurer Geschmack, Salzsäure-Überschuss des Magens, Gicht, Rheumatismus, Ausschläge usw. Auch Krampfadern, Hämorrhoiden, Venenentzündungen, schlecht schließende Wunden sind meist „Säurekrankheiten". Viele innere Leiden, wie Herz-, Nieren-, Gallen-, Leber- und sogar Nervenleiden beruhen auf **Übersäuerung!**
- **Störung des Fettstoffwechsels: Übergewicht, Fettsucht; dickflüssiges Blut, Arterienverkalkung, fette Haut, Mitesser, Akne.**

Weitere Details siehe unter „Körperzeichen".

## Körperzeichen

### Konstitutionsmerkmale in alphabetischer Reihenfolge

**! Achtung**

Die Erscheinungsbilder gesundheitlicher Störungen sind oft übergreifend, daher unter Umständen mehrmals angeführt!

333 **Grundsätzliche Symptomatik**

(Siehe auch „Anwendungen/Erläuterungen" im Absatz Nr. **332**)

**Konstitutionstyp**

Fette Haut und Haare, Achselschweiß, saurer Körpergeruch; schwammiger Körperbau; Abneigung gegen Eier-Mehlspeisen, Brot und alle Fette (bekommt Beschwerden davon); Verlangen nach Alkohol, Fisch, Fleisch, Milch; Rauchtabak.

- Augenentzündungen,
- Übelkeit am Morgen,
- periodische Schmerzen, dumpf, quälend,
- Gelenkrheumatismus, Gicht,
- Störung des Fettstoffwechsels, Lymphknotenschwellungen,
- Sodbrennen, Neigung zu Aufstoßen (Milch lindert) und Blähungen,
- entzündliche Blasen- und Nierenbeschwerden, Harngrieß- und Harnsteinbildung,
- saurer Durchfall, Wurmleiden bei Kindern.

**Besserung bei/durch**

Licht, evtl. Höhensonne; Wärme und warme Bekleidung.

**Verschlimmerung bei/durch**

kalter, feuchter Witterung; Witterungswechsel; fette, schwere Speisen; Baden und kalte Waschungen.

334 **Antlitzanalyse**

(Mangelzeichen im Gesicht – siehe auch Abb. 1.9, S. 54)

**Gesicht**

- Fahl, oft gelblich, eingesunken, schwammig wirkende Haut,
- *gelbe Punkte* in den Augenwinkeln zeigen *Fett-Unverträglichkeit* an (Gallenfluss-Stau → Gelbfärbung der Haut),
- *gelbe Punkte* in den Mundwinkeln deuten auf starke *Leberbelastung* hin.
- *Säurefalten auf der Oberlippe,*
- *rote Säureflecken,*
- *gerötetes Kinn,*
- **Rote Nase** (Dyspeptiker),
- Fleckige Haut; Gesichtsröte nach dem Essen zeigt Natrium-phosphoricum-Mangel (aber auch Ferrum phosphoricum- und Magnesiummangel) an!

**Fettglanz**

- Stumpf-fettiger, speckiger Glanz (lässt die Poren erkennen, meist an Nasenrücken, Stirn und Kinn),
- bei käsigem Gesicht: Fettausschwitzung unterbunden, dafür bilden sich *Mitesser,*
- *fettige Brillengläser.*

**Mitesser**

- Kleine schwarze Poren mit Ablagerungen harnsaurer Fette, meist auf Nase, Mundwinkeln, Stirn und Kinn; Pickel, Akne,
- *weiße Mitesser* sind ein Symptom für *Nierenschäden.*

**Fettbacken**

Starke Hängebacken (wie Speckschwarte), Hamsterbacken, Doppelkinn,

Fettiger Schweiß, fettige oder trockene Haut und Haare.

**Weitere Merkmale**
Sodbrennen, Heißhunger auf Mehlspeisen, sauer riechender Schweiß.

**Absonderungen** 3

- Gelbrahmiger Ausfluss; auch aus den Augen,
- Auswurf dick-gelb, honiggelb,
- fette Ausschwitzungen; Eiterungen,
- Ausschläge, Krusten; saurer Schweiß.

## 6 Atmungsorgane

- ▶ Schnupfen, Fließschnupfen (Absonderungen dick, eitrig), Stockschnupfen (bei Skrofulösen); Stinknase: zusätzlich **Magnesium phosphoricum** Nr. 7,
- Nasenjucken (Allergie gegen Stoffwechselprodukte von Würmern im Darm-Trakt),
- Nasenrachenkatarrh mit dickem, gelbem, unappetitlichem Schleim,
- Diphtherie mit gelbem Belag,
- Mandelschwellung und -eiterung; Mandel-Rachen-Katarrh,
- Hals- und Zahnfleischerkrankungen,
- Drüsenschwellung, besonders am Hals, (aber nicht hart),
- Husten (Auswurf rahmartig, hell bis dunkelgelb oder eitrig, auch blutig-eitrig),
- Bronchitis mit dick-gelbem Auswurf; Asthma,
- Lungenentzündung mit Exsudat gleicher Beschaffenheit – langdauernde Fälle; auch wenn Übergang in Tbc droht; Rippenfellentzündung mit eitrigem Exsudat.

## 7 Augen

- ▶ Augenlidentzündung: zusätzlich **Kalium chloratum** Nr. 4,
- Augenentzündung der Neugeborenen, der Skrofulösen, Gerstenkorn (skrofulös),
- Hornhautentzündung mit gelbem Exsudat,
- krampfhaftes Schielen, verursacht durch Würmer (siehe auch unter „Nasenjucken"),
- heftige bohrende Schmerzen im Auge, rheumatischer Natur,
- ▶ Funkensehen: zusätzlich **Magnesium phosphoricum** Nr. 7,
- ▶ Bindehautentzündung mit dicker, goldgelb-rahmartiger (eitriger) Absonderung: zusätzlich **Silicea** Nr. 11.

## 8 Blut und Kreislauforgane

Übersäuerung des Blutes (siehe auch unter „Stoffwechsel"):

- Herzleiden; dickes Blut (Kollämie) → infolge Überladung mit Harnsäure,
- Füße am Tag eiskalt, Brennen in der Nacht,
- Krampfadern, Hämorrhoiden, Venenentzündungen, schlecht schließende Wunden.

## Brust 339

- ▶ Bei Brustentzündung gleich am Anfang in häufigem Wechsel mit **Ferrum phosphoricum** Nr. 3,
- Brustdrüsenentzündung (Mastitis): Natrium phosphoricum kann, wenn frühzeitig gegeben, eine Wiederaufsaugung (Resorption) bewirken.

## Drüsen 340

- Lymphdrüsenschwellung (Kloß im Hals),
- Lymphdrüsengeschwülste bei Vorhandensein von Milchsäure,
- Drüsenvereiterungen, Mandelgeschwulst, Mandelvereiterungen, Kropf.
- Wenn Zahn- und Ohrenschmerzen zusammen auftreten und zugleich die Mandeln (Drüsen) der betreffenden Gesichtsseite schmerzhaft und empfindlich sind. Beschwerden beim Schlingen.
- Brustdrüsenentzündung,
- ▶ Natrium phosphoricum zusätzlich bei *Diabetes mellitus*, (Zuckerkrankheit). Durch Insulinmangel kann es zur Säurevergiftung (Kohlensäurekonzentration im Blut steigt!!!), dem daraus resultierendem Koma und sogar zum Tod kommen.

## Haare 341

Fette Haare und Kopfschuppen.

## Harn- und Geschlechtsorgane 342

- ▶ Nierensteine und -grieß: abwechselnd mit **Silicea** Nr. 11,
- ▶ akute Nierenentzündung: zusätzlich **Ferrum phosphoricum** Nr. 3, **Natrium sulfuricum** Nr. 10,
- ▶ chronische Nierenentzündung: zusätzlich **Silicea** Nr. 11,
- ▶ Nierensteine: zur Vorbeugung zusätzlich **Natrium sulfuricum** Nr. 10, **Silicea** Nr. 11,
- ▶ Blasenkatarrh: häufiges Harnlassen, plötzlicher Harndrang (chronisch: zusätzlich **Silicea** Nr. 11 sowie evtl. auch **Natrium sulfuricum** Nr. 10),
- Inkontinenz; Bettnässen bei Kindern, die an Würmern leiden,
- Harnabgang aussetzend, krampfhafte Harnverhaltung; Harnausscheidung vermehrt oder vermindert; Harnruhr,

- **Urin** gelblich-trüb, sauer-scharf; bei Gicht hochrot, dunkel, eitrig; Niederschlag trüb, dunkel, harnsauer,
- Sexuelle Erregbarkeit bei Erektionsschwäche, lüsterne Träume; nächtliche Pollution ohne irgendein Gefühl. Danach Schwäche des Rückens und Zittern der Knie, als wollten sie den Dienst versagen. Geschlechtstrieb herabgestimmt; dünner wässriger Samen.

### 343 Haut und Unterhautzellgewebe

- Mitesser, Pickel, Akne (betupfen mit Zitronenöl), fette Haut (fettig beschlagene Brillengläser),
- ▶ offene Beine, schlecht schließende Wunden; Milchschorf; saurer Schweiß: zusätzlich **Silicea** Nr. 11,
- ▶ Rose (im Wechsel mit **Ferrum phosphoricum** Nr. 3), Erysipel,
- Hornhautbildung durch Ausscheidung von Harnsäure,
- weiße Flecken an den Fingernägeln,
- ▶ Hühneraugen mit **Mineralsalzcreme** Nr. 9 behandeln.
- ▶ Fersensporn (Entsäuerung!!!): Mischung von Nr. 1, 2, 9, 10, 11 und Rhododendronsalbe).
- ▶ **Cellullite:** Wenn die anfallende Säure aus dem Zellstoffwechsel auf Grund des Minerstoffmangels nicht mehr abtransportiert werden kann, wird sie abgepuffert, in Fettzellen eingespeichert und im Unterhautzellgewebe zwischengelagert. Mit Vorliebe dort, wo wenig Muskulatur bzw. Bewegung stattfindet (zusätzlich Nr. 1, 10, 11, 12).
- ▶ **Lipome** (Fettgeschwulst): Hier wirkt auch zusätzliches Einmassieren der **Mineralsalzcreme** Nr. 9.

### 344 Kinder

**Natrium-phosphoricum-**Mangel bei Kindern, die mit Zucker-, Weißmehl- und Milchprodukten „ernährt“ werden. Dabei kommt es in den Drüsen zu Milchsäure-Überschuss. Das Eiweiß in der Lymphe gerinnt, die Drüsen schwellen dadurch an. Mit **Natrium phosphoricum** kann man beginnende Lymphdrüsenschwellung behandeln:

- ▶ **Natrium-phosphoricum**-Salbe auftragen und Pastillen einnehmen. Außerdem empfiehlt sich ein **Quark-(Topfen-)wickel** mit je 3 Pastillen **Natrium phosphoricum, Ferr. phos.** Nr. 3, **Kal. chlor.** Nr. 4, **Kal. phos.** Nr. 5, **Natr. chlor.** Nr. 8, **Natr. sulf.** Nr. 10 und **Silicea** Nr. 11; dazu evtl. auch noch *Bach-Blüten-Notfalltropfen.*
- Sodbrennen, Erbrechen käsiger Massen und gelblich-grüne Durchfälle bei kleinen Kindern,
- Milchschorf; Augenentzündung der Neugeborenen und Säuglinge,
- Bettnässen infolge von Wurmleiden,
- Schnupfen und Stockschnupfen; Rachitis.

### Knochen und Gelenke 3

Ablagerungen von Harnsäurekristallen in der Nähe von Gelenken weisen auf Natrium-phosphoricum-Mangel hin. Durch die Übersäuerung ist der Körper nicht mehr in der Lage, die Harnsäure in Lösung zu halten, in Harnstoff umzubilden und auszuscheiden. Um Harnsäurekristalle abzubauen, benötigt man **Silicea** Nr. 11 (daher steigt bei lang anhaltendem Natrium-phosphoricum-Mangel auch der **Silicea-Bedarf**). Harnsäure verbindet sich oft mit Calcium oder Magnesium, wodurch Nieren-, Blasen-, Gallensteine oder kristalline Ablagerungen an Gelenken, im Gewebe von Gefäßen und Organen entstehen können (siehe Absatz Nr. 352, 353).

- Rachitis bei Säureüberschuss,
- Knacken in den Gelenken beim Bewegen,
- Hüftgelenkentzündung auf skrofulöser Grundlage; tuberkulöse Gelenkentzündung,
- Rheumatismus und Gicht durch *harnsaure Diathese*:
  akuter Gelenkrheumatismus, Podagra; rheumatisch gichtige Hüftschmerzen, Hexenschuss, Schmerzen in Hand und Fingergelenken,
- ▶ **Gichtanfall:** mindestens 1 Stunde lang alle 10 Minuten je 1 Pastille Natrium phosphoricum und **Silicea** Nr. 11. Bei Gichtanfällen mit Fieber noch zusätzlich

**Ferrum phosphoricum** Nr. 3 (besonders bei Abnahme der Kräfte).

46 **Nervensystem**

Natrium phosphoricum ist auch in den Nervenfäden enthalten. Bei Mangel entstehen u. a. Rheumatismus, Ischias, Neuralgien.

**Nervenleiden** beruhen oft auf einer **Übersäuerung**, also einem Natrium-phosphoricum-Mangel; dabei ist auch **Kalium phosphoricum** Nr. 5 indiziert:

- ▶ Da die beiden *Antagonisten* sind, sollten sie *wechselweise* gegeben werden. Ein Mangel an **Kalium phosphoricum** Nr. 5 und **Natrium phosphoricum** Nr. 9 verursacht Schwäche, Übermüdung, auch morgendliche Müdigkeit und Schwere, Überreizung und Nervosität.
- ▶ Übersäuertes Blut beeinträchtigt die Leitfähigkeit der Nervenfäden (daher im Wechsel mit **Silicea** Nr. 11 einnehmen).
- Periodisch das Gefühl von einem Kloß im Hals,
- Nervenschmerzen; nervöse Reizung durch Eingeweidewürmer,
- Zucken der Gesichtsmuskeln; Epilepsie,
- Schmerzen **schlimmer** am Abend, durch Kälte, kalte Luft.

47 **Ohren**

- ▶ Ausfluss von dickem gelben Eiter: zusätzlich **Silicea** Nr. 11,
- Ohren schmerzen äußerlich, meist ist eines davon rot und heiß,
- häufiges Jucken.

48 **Psyche/Gemütszustand**

(Geistig-seelische Funktionsstörungen)

- Reagiert *sauer* (siehe „Organsprache"!): ärgert sich leicht; aggressiv, starrsinnig, mürrisch, missmutig, verhärtet,
- einsam, ängstlich reizbar, wenig sensibel,
- Minderwertigkeitsgefühle, bezieht alles auf sich,
- gedrückte Stimmung, alles schlägt sich auf den Magen.

**Schlaf** 349

Periodisches Erwachen um 2 Uhr morgens mit anschließenden Einschlafschwierigkeiten.

**Schleimhäute** 350

- ▶ Absonderungen und Belag honiggelb, rahmartig, eitrig: zusätzlich **Silicea** Nr. 11.

**Schwangerschaft** 351

Natrium phosphoricum hilft beim Entsäuern des Körpers und gegen **Schwangerschaftserbrechen.**

**Stoffwechsel** 352

Oft ist der Organismus der Aufgabe, Kohlensäure abzuatmen, nicht mehr gewachsen, weil zu viele Säurebildner oder säurehaltige Nahrungsmittel aufgenommen werden und nicht genügend Natrium phosphoricum zum Abbau der Säure zur Verfügung steht.

Bei saurem Milieu greift die Säure die Zellmembran an und kann dadurch die Zelle zerstören.

Säure entsteht durch Natrium-Mangel und durch die Gärung der Nahrung (v.a. von zu viel denaturierten Nahrungsmitteln).

Auch **Schnaps** verursacht Natrium-phosphoricum-Mangel!

**Die häufigsten Symptome sind:**

- nagendes Gefühl im Magen (erinnert an Hunger!),
- starkes Verlangen nach Süßigkeiten, Weißmehlgebäck, Sandwiches, Geselchtem und Geräuchertem usw. – alles „Gesunde" wird abgelehnt,
- reagiert auch im Stimmungsbereich: der Mensch wird schnell „sauer".

Wenn die Nahrung durch Säureüberschuss (mangels Natrium phosphoricum) zu lange im Körper bleibt, weil sie kaum verdaut werden kann, führt dies zu *Sekundärstörungen*:

- rheumatische Beschwerden,
- saurer Schweiß, der sauer riecht und die Haut reizt (besonders bei Aufregung),

- hält dieser Zustand länger an, sind Magen-, Blasen- und Nierenstörungen die Folge,
- stark wechselndes Sehvermögen und Sehstörungen (*„Mückensehen“*) zeigen Übersäuerung an,
- die durch die Gärung gebildeten Substanzen bilden einen idealen Nährboden für **Darmparasiten (besonders Spulwürmer, Pilze etc.)**, Natrium phosphoricum entzieht durch Säureabbau diesen Parasiten die Lebensgrundlage!

353 **1. Kohlenhydrat- und Eiweißstoffwechsel**

**Zucker ist ein totes chemisches Produkt, das von allen Nährstoffen getrennt wurde!**

- Er wird im Organismus zu Kohlensäure und Wasser zerlegt. Weil Zucker kein Mineralsalz für die Verarbeitung hat, holt er das fehlende Natrium phosphoricum aus den Reserven, bzw. *stiehlt es* der zugeführten eiweißhaltigen Nahrung, denn Zucker ist in diesem chemischen Prozess der Stärkere! Für die weitere Verarbeitung des Eiweißes **fehlt** aber dieses Natrium phosphoricum!
- Das Endergebnis einer guten Eiweißverdauung ist der *Harnstoff*. Normalerweise wird dieser leicht von den Nieren ausgeschieden. Wegen des fehlenden Mineralsalzes kann das Eiweiß *nur mehr bis zur Harnsäure* abgebaut werden, welche als *Fremdkörper* im Organismus großen Schaden anrichtet:
  Es kommt zu Verbindungen mit *Kalk, Kieselerde* etc. und zu *Ablagerungen* an Nervenfäden, Blutgefäßen, Gelenken und Organen (Gallen-, Blasen- und Nierensteine).
- **Harnsäure ist oft die Ursache von Vereiterungen!**

**2. Fettstoffwechsel (Verseifung der Fette durch die Galle)**

Eine Störung des Fettstoffwechsels hat zur Folge:

- **dickflüssiges Blut** und **erhöhter Cholesterinspiegel,**
- **Fettablagerungen** – es kommt zu *Fettleibigkeit* und *Herzverfettung*; Gifte werden im Fett- und Bindegewebe abgelagert,
- **Fettflöckchen** können die feinen Blutgefäße verstopfen (*Thrombosen, Arterienverkalkung!*),
- fehlerhafte Fettverdauung im Darm kann die Bildung von harten Steinen bewirken.

**Alle Übersäuerungskrankheiten bedürfen einer langen Behandlungsdauer sowie einer kompletten Ernährungsumstellung**

- Vollwerternährung mit wenig tierischem Eiweiß,
- keine konzentrierten Produkte (z. B. Fruchtsäfte),
- wenig bis gar kein Fleisch und keinen weißen Zucker! (Erlaubt: Ahornsirup, Fruchtsüße etc.),
- ▶ 2 x wöchentlich ein Entschlackungs- und Entsäuerungsbad mit mindestens 30 Pastillen Natrium phosphoricum im Badewasser.

**Verdauungsorgane** 35

**Magenbeschwerden** mit starken Säureerscheinungen nach Fettgenuss; abnorme Gärungsvorgänge im Magen; Bildung von Milch-, Essig- und Buttersäure (Übersäuerung des Magens), saures Aufstoßen; Sodbrennen;

- Kopfschmerzen am Schädeldach,
- nagendes Gefühl im Magen (irrtümlich als Dauerhunger ausgelegt) mit starkem Verlangen nach Süßem oder Saurem, Geselchtem oder Alkohol,
- Erbrechen saurer Flüssigkeit oder käsiger Massen, besonders morgens, auch Blut, Speisen, Schleim,
- gastritische und peptische *Ulzerationen* (Magengeschwüre durch Magensäfte),
- Übelkeit am Morgen, **Seekrankheit**; Übelkeit beim Fahren.

**Bei Sodbrennen und ähnlichen Zuständen unterscheidet man**

- ▶ *Sodbrennen* benötigt **Natrium phosphoricum** Nr. 9,
- ▶ *Brennen im Schlund* benötigt **Natrium chloratum** Nr. 8,
- ▶ *ätzendes Brennen* braucht **Calcium fluoratum** Nr. 1,

- *Sodbrennen* und *saures Aufstoßen* nach üppigen Mahlzeiten:

3–6 Pastillen Natrium phosphoricum (evtl. bis zu 20 Stück!), unmittelbar nach dem Essen zusätzlich **Ferrum phosphoricum** Nr. 3. Außerdem saure Nahrungsmittel und Säurebildner reduzieren, bis der Säure-Basen-Haushalt wieder in Ordnung ist.

**Steinbildung**

Natrium phosphoricum verhindert die Kristallisierung von Galle, daher ist dieses Salz notwendig bei Gallensteinen – sie können sich nur bilden, wenn zu wenig Gallensaft bzw. Natrium phosphoricum vorhanden ist. Gallen-, Nieren- oder Harngrieß und Harnsteine brauchen lange Zeit um sich zu bilden, aber noch viel länger, um sich aufzulösen, wenn dies überhaupt möglich ist. Deshalb muss in solchen Fällen Natrium phosphoricum als *Daueranwendung* eingesetzt werden!

Weiter ist Natrium phosphoricum anzuwenden bei

- Gelbsucht,
- Bauchauftreibung, Blähkoliken durch Säureüberschuss,
- Darmblutungen ohne Schmerzen,
- Durchfall infolge überschüssiger Säure. Entleerungen eitrig, blutig-eitrig (evtl. **Silicea** Nr. 11), grün oder hellfarbig, sauer riechend, wundmachend,
  - bei Kindern gelblich-grünlich (wie gehackte Eier),
  - Durchfall nach fetten Speisen; mit Blähungen schmerzlos; mit viel Schleim; gallertartige Stühle mit gallertartigen Schleimmassen; plötzlicher Stuhldrang,
  - tageweiser Wechsel zwischen *Stuhlverstopfung* und *Durchfall*. After wund, rissig,
- **Spulwürmer**: Natrium phosphoricum tilgt überschüssige Milchsäure *(= Lebensbedingung für die Würmer!)*.

### Zähne 355

- Zahnfleischerkrankungen,
- rheumatische Zahnschmerzen,
- Zähneknirschen.

### Zungenbildanalyse 356

**Zunge**

- Gefühl eines Haares auf der Zunge *(Leber-Gallen-Probleme)*,
- brennende, stechende Bläschen an der Zungenspitze,
- Schleimhaut der Mundhöhle katarrhalisch entzündet mit gold-gelbem Exsudat,
- der Gaumen scheint erweicht mit einem rahmartigem Belag bedeckt,
- Aphthen und Soor (Mundschwämmchen), wenn gelb.

**Zungenbelag**

- Dick, grau-weiß oder goldgelb/feucht belegte Zunge; rahmartig, schmutzig,
- gelber Belag auf dem hinteren Teil der Zunge, erstreckt sich wie eine Linie von der Basis (Wurzel) in Richtung der Spitze; wenn die Leber stärker beteiligt ist, wird die Basis braun → zusätzlich **Natrium sulfuricum** Nr. 10

**Geschmack**

Sauer, bitter, metallisch.

## Anwendungsempfehlungen

**Einnahme** 357

Natrium phosphoricum **ist ein so wichtiges Salz,** dass es häufig erst einmal als **Wegbereiter** gegeben werden muss, bevor andere, für die Körperfunktionen wichtige Salze vom Körper aufgenommen werden können!

- **Radikal** anzuwenden bei allen **akuten** Gesundheitsstörungen,
- bei **chronischen** Störungen der Gesundheit:
  unbedingt säurebildende Nahrungsmittel längere Zeit **meiden** (siehe Absatz Nr. **308**).

- Bei *„Um-Stimmung“* der Säurenaturen empfiehlt es sich, die Kombination mit **Silicea** Nr. 11 über *sehr lange Zeit* hinweg zu geben!
- **Schlafstörungen** (regelmäßiges Erwachen um ca. 2 Uhr):
  tagsüber 3–8 Pastillen Natrium phosphoricum plus jeweils 2 Pastillen **Silicea** Nr. 11,
- **Sodbrennen** nach dem Mittagessen:
  3–6 Pastillen (evtl. bis zu 20 Stück!) unmittelbar nach dem Essen,
- **Potenzierung**
  Potenz D 6: im Normalfall bis zu 6 Gaben tägl.;
  Potenz D 3 in häufigeren Gaben bei Verwurmung der Kinder, Stuhlverstopfung, Magenkatarrh nach Fettgenuss mit Blähungen und Säure-Erscheinungen.

358 **Besonderheiten**

(Gegenüberstellung **Kalium phosphoricum** Nr. 5 und **Natrium phosphoricum** Nr. 9)

- **Kalium phosphoricum** ist das **Entgiftungsmittel** der Biochemie. Wenn sich irgendwo in den Zellen **Giftstoffe** angesammelt haben, dadurch Schwäche mit Erschlaffung und Ermüdungszuständen eingetreten ist, oder wenn Giftstoffe zu Überreizungszuständen bezüglich Körpertemperatur *(Fieber)* und Temperament *(Erregungszustände)* geführt haben, dann ist **Kalium phosphoricum** angezeigt.
- Natrium phosphoricum ist das **Entsäuerungsmittel** der Biochemie: Wenn die obigen Schäden (Schwäche, Ermüdung, Überreizung) auf **Übersäuerung** beruhen, dann sollte Natrium phosphoricum angewendet werden.

Die Enderscheinungen *(Ermüdung, Erschlaffung, Überreizung, ...)* können die gleichen sein, trotzdem muss ein Unterschied in der Auswahl des Mittels – je nach *Krankheitsursprung* – gemacht werden.

**Harmonielehre** 35

- **Natrium phosphoricum** und **Silicea** Nr. 11 lösen die Harnsäure und bringen sie in Fluss (besonders für Menschen, welche zu starker Übersäuerung neigen, empfiehlt es sich, über längere Zeit **Natrium phosphoricum** und **Silicea** Nr. 11 zu nehmen).
- **Natr. phos., Kal. sulf.** Nr. 6 und **Natr. sulf.** Nr. 10 *scheiden sie aus,*
- **Natr. phos., Kal. chlor.** Nr. 4, **Kal. phos.** Nr. 5, **Magn. phos.** Nr. 7 zum **Entgiften.**

**Nahrungsmittel** 36

(Siehe auch Nahrungsmitteltabellen S. 71 ff.)

Linsen, Erbsen, Weizen, Roggen, Hafer, Gerste, Nüsse; Kopfsalat, Endivie, Spinat, Sellerie, Kohlrabi, Karotten, Schwarzwurzel, Spargel, Radieschen, Rettich; Hagebutte, Himbeeren, Stachelbeeren, Erdbeeren, Brombeeren, Birkenblätter, Heidelbeerblätter, Brennnesseln, Löwenzahn, auch Tees davon.

**Nachfolgende Nahrungsmittel enthalten viel Natrium und sind daher bei allen akuten Krankheiten generell und ohne Ausnahme zu meiden.** (Vor allem bei *chronischen* Erkrankungen sollte für längere Zeit auf diese Lebensmittel verzichtet werden, bzw. eine generelle **Ernährungsumstellung** angestrebt werden.)

Rindfleisch, Schinken, Rauchfleisch, Würste; Fisch, Ei, Käse; eingelegte, marinierte Fische, Meersalz, Kräutersalz, Sojasoße, Bratensoße, Cornflakes, Oliven, Suppenbrühen, Suppenwürfel.

**Ferner zu meiden sind**

Fette aller Art, Kaffee, Süßigkeiten, Alkohol;

**Gegen Übersäuerung** helfen

Karotten- und Kartoffelsaft, rohe Haferflocken, Mandeln, Heilerde, Holzasche, Käsepappel.

Täglicher Natrium-phosphoricum-Bedarf: ca. 0,5 g (von Alter, Geschlecht, Schweißausscheidung abhängig).

361 **Diät-Empfehlung**

(Siehe auch oben unter „Einnahme"/Absatz Nr. 357)

Bei den zuvor angeführten Störungen sollte man alle Nahrungsmittel meiden, die im inneren Stoffwechsel zur Säurebildung führen.

**Das sind v.a.** weißer Zucker, weißes Mehl, Fleisch, Eier, Käse, Fisch, Fette aller Art, Rosenkohl, Preiselbeeren; Kaffee, Süßigkeiten, Alkohol; konzentrierte Fruchtsäfte.

Dies gilt **radikal bei akuten Störungen**, bei *chronischen* beschränkt auf längere Zeit!

362 **Homöopathische Vergleichsmittel**

Chelidonium, Colchicum, Lycopodium.

363 **Kinesiologischer Test**

Linke Wange, Kiefergelenk *(Natrium-Punkt)*

## Ergänzende Hinweise

364 **Seelische Aspekte von Natrium phosphoricum**

Die seelischen „Lernaufgaben" spiegeln sich (ähnlich wie in der Organsprache) auch in den Mangelerscheinungen von Natrium phosphoricum:

Natrium phosphoricum hilft mit, das Säure-Basen-Gleichgewicht in unserem Körper zu erhalten. Im seelischen Bereich entspricht dies einem *Gleichgewicht der Emotionen.*

Untersuchungen belegen, dass ein unmittelbarer Zusammenhang zwischen Ernährung und Verhalten besteht. Säure ist notwendig, um Nahrungsmittel *verdauen* zu können, die Basen bewirken den notwendigen Ausgleich. Konzentrierte Säure ist *ätzend.* Wenn jemand – z. B. durch falsche Ernährung – ständig übersäuert ist, wird dies meist auch im seelischen Bereich zutreffen. Ausdrücke wie *„ätzender Spott"* oder *„er sieht aus, als wenn er ständig eine Zitrone im Mund hätte"* zeigen die Parallelen zwischen Körper und Seele auf. Säure ist aggressiv (lat. „aggressio" = Angriff, etwas in Angriff nehmen, verändern).

Ohne eine gewisse Aggressivität lässt sich kaum eine Veränderung bewirken. Wichtig ist dabei aber das Maß der eingesetzten Kraft. Menschen, welche übersäuert sind, neigen meist dazu, ihre Kräfte *„überdosiert"* anzuwenden. Damit werden die dynamischen Kräfte der Veränderung vom Umfeld als *„Angriff"* empfunden. Durch ein Gleichgewicht der Kräfte werden Veränderungen in aufbauender Art und Weise ermöglicht.

Alle verändernden Energien sollten daher, der jeweiligen Situation entsprechend, mit *„Maß und Ziel"*, wie es der Volksmund bezeichnet, eingesetzt werden.

Natrium phosphoricum steht auch für *Sanftmut. Sanftheit* und *Mut* – nur scheinbare Gegensätze, wenn wir an das Gleichgewicht der Kräfte denken. *„Nicht zu viel* und *nicht zu wenig"* heißt, mit einem Mindestmaß an Aufwand, ohne zerstörerischen Druck zum gewünschten Ziel zu gelangen.

**Bach-Blüten** 365

Natrium phosphoricum entspricht dem Schwingungsbereich von zwei *Bach-Blüten-Essenzen* aus der Gruppe *„Mangelndes Interesse für die Gegenwart"* – **Mustard** und **Wild Rose.**

**Farbtherapie** 366

**Gelb** unterhalb des Brustbeins, **Türkis** im Kehlkopfbereich bestrahlen.

**TCM** 367

Herzmeridian *(sed. H 7–MP 3)*

**Funktionskreis Feuer** *(Sommer, Herz/Dünndarm)*
Natrium phosphoricum tilgt die Säure (1 Molekül Natr.phos.bindet 2 Moleküle Kohlensäure), die u. a. verantwortlich für die Überhitzung des Herzens ist, die schon aus einem Hitzestau der Leber herrührt; baut mit Silicea Ablagerungen in den Gefäßen ab, die zum Verschluss führen würden; lindert Reizbarkeit.

**Funktionskreis Holz** *(Frühling, Leber/Galle)*
Natrium phosphoricum regt den gesamten, aber besonders den Fettstoffwechsel an und hält die Harnsäure in Lösung.

### Anwendung von Edelsteinen (Lithotherapie) 36

Apatit, Aquamarin, Baumachat, Chyta, Howlith, Jade, Lapislazuli, Magnesit, Obsidian, Rauchquarz, grüner Turmalin.

---

## 375 1.10 Natrium sulfuricum Nr. 10

(Schwefelsaures Natrium, $Na_2SO_4 \cdot 10H_2O$; auch entwässertes Natriumsulfat, Glaubersalz, schwefelsaures Natron)

### Konstitutionstyp

Schwacher, fettleibiger Mensch mit Leberstörung.

### Funktion

**Entschlackungsmittel, Abbau und Ausscheidung;**

**Generalmittel für Körperentschlackung und -entgiftung** und Unterstützungsmittel für die Reinigungsorgane Leber und Galle. Regelt auch die Gallensaftabsonderung und die Tätigkeit des Dickdarms.

- Wirkt in allen Körpersäften: Natrium sulfuricum hilft (wie alle Natriumsalze), die Körperflüssigkeiten zu regulieren. Es fördert den rückführenden Stoffwechsel, den abbauenden Wasserhaushalt und den Zuckerstoffwechsel. Zieht das Wasser bzw. die verbrauchten Säfte der Zellen an, d. h. regt Epithelzellen *(Harnkanälchen)* und Nerven zu erhöhter Tätigkeit an und bringt dadurch überschüssiges Wasser mit den darin enthaltenen Abbaustoffen über die natürlichen Ausscheidungswege (Niere, Harnorgane, Haut) zur Ausscheidung. Es reguliert den Cholesterinspiegel.
- Ausscheidung alles „Über-Flüssigen" (Blutverwässerung), von Abfallstoffen (Stuhlverstopfung), aber auch von Giften (z. B. Medikamente, Umweltgifte) sowie von Fremdstoffen (Bluterhaltung!),
- Natrium sulfuricum ist ein sehr guter Katalysator und beschleunigt alle Stoffwechselprozesse,
- hilft bei allen Erkrankungen der Ausscheidungsorgane (Leber, Galle, Niere, Blase),
- 1 Molekül Natrium sulfuricum kann 2 Moleküle Wasser ausleiten; zerlegt tote Zellen zum Abtransport in flüssige und feste Stoffe, regt die Zellen an, Schlacken auszuscheiden.

### Auszug aus der Charakteristik nach Dr. Schüßler 37

„Indem das Natriumsulfat die Epithelzellen der Gallengänge, der Pankreasgänge und des Darms reizt, bewirkt es die Absonderung der Sekrete der genannten Organe. Werden die motorischen Nerven des Dickdarms nicht in genügendem Maße vom Natriumsulfat beeinflusst, so entstehen Verstopfung und Blähungskoliken. […] Wenn infolge einer Störung in der Bewegung der Natriumsulfat-Moleküle die Eliminierung des überschüssigen Wassers aus den Interzellularräumen zu langsam vonstatten geht, so entsteht eine Hydrämie. Dieselbe, bzw. die Funktionsstörungen im Gallenabsonderungsapparat, sind die Bedingungen für das Entstehen folgender Krankheiten: Wechselfieber, Gallenfieber, Influenza, Diabetes, Galleerbrechen, gallige Durchfälle, Ödeme, ödematöse Rose; auf der Haut Bläschen, welche gelbliches Wasser enthalten, nässende Flechten, Ringflechten, sykotische Auswüchse, Katarrhe mit gelbgrünem oder grünem Sekret etc."

**Entgiftung, Drüsenmittel und Bluterhaltung** 37
Natrium sulfuricum ist faktisch in allen Körpersäften enthalten. Es ist wie **Natrium chloratum** Nr. 8 dazu bestimmt,

den Wasserhaushalt im Körper zu regulieren. Die Natriumsalze allgemein sind besonders in allen Zell- und Gewebsflüssigkeiten wirksam. Vor allem die beiden Salze Nr. 8 und 10 sind stark „hygroskopisch“ (wasseranziehend).

Der Unterschied zwischen den beiden Salzen liegt aber in Folgendem:

- **Natrium chloratum** Nr. 8 zieht Wasser aus den *Körperflüssigkeiten* (Blut- und Zwischenzellflüssigkeit) in die Zellen *hinein* und bewirkt dadurch deren *Vergrößerung* und schließlich ihre *Teilung*; somit ist **Natrium chloratum** das Mittel zur *Neubildung der Zellen.*
- Natrium sulfuricum Nr. 10 hingegen zieht das Wasser an, um es auf den natürlichen Ausscheidungswegen (insbesondere Nieren, Harnorgane, Haut) aus dem Körper zu *entfernen.* Es charakterisiert sich also als **das** Ausscheidungsmittel im weitesten Sinn.

## Anwendungen/Erläuterungen

378 ▶ **Erste Hilfe bei Erfrierungen und Frostbeulen!**

▶ Natrium sulfuricum Nr. 10 wirkt besonders bei Grippe vorbeugend und entgiftend,

- Rheumatismus der Finger mit Anschwellung,
- bei Bettnässen empfohlen,
- nässende Unterschenkelgeschwüre,
- Ausschläge, Flechten, alte Wunden (Farbe beachten!),
- geistige und nervliche Störungen nach Kopfverletzungen,
- wirkt unterstützend bei Reduktionskuren.

Weitere Details siehe unter „Körperzeichen“.

## Körperzeichen

### Konstitutionsmerkmale in alphabetischer Reihenfolge

**! Achtung**

Die Erscheinungsbilder gesundheitlicher Störungen sind oft übergreifend, daher unter Umständen mehrmals angeführt!

### Grundsätzliche Symptomatik 379

(Siehe auch „Anwendungen/Erläuterungen“ im Absatz Nr. 378)

### Konstitutionstyp

Mag keine Gürtel oder festsitzende Kleidung um die Körpermitte; lehnt mehlige Nahrung (Brot, Gebäck …) ab;

Wasserüberschuss im Blut und in den Geweben (Hydrämie): Körper aufgedunsen, aufgeschwemmt, aufgebläht. Das gilt auch für Menschen, die trotz vorsichtiger Ernährung und Diäthaltung stark zunehmen: das lymphatische System füllt sich durch ständiges Atmen in feuchter Luft mit zusätzlicher Flüssigkeit, die auch als Körperfülle in Erscheinung treten kann.

- Mattigkeit, Abgeschlagenheit vor und nach Krankheiten (diese Symptome entstehen v.a. bei Infektionskrankheiten: durch den anlaufenden Abwehrmechanismus werden mehr Leukozyten produziert; danach müssen die angefallenen Giftstoffe wieder abtransportiert werden),
- Benommenheit im Kopf, besonders morgens,
- Schläfrigkeit, Blähungen, Zerschlagenheitsgefühl,
- ständig frostig, kann auch nachts im Bett nicht warm werden,
- chronische Folgen von Verletzungen, besonders am Kopf,
- langwierige Eiterungen weißblütiger (leukämischer) Personen,
- Skrofulose, Tuberkulose; üble Folgen von Impfungen.

**Beschwerden**

Oft *periodisch* wiederkehrend; kommen in plötzlichen, heftigen Anfällen; Schmerzen v.a. *linksseitig* (z. B. durchdringend stechend, schneidend, brennend), Schmerz in der linken Hüfte, in den Fersen; Verlangen nach Alkohol, kalten Speisen und Getränken.

**Besserung bei/durch**

trockenes, warmes Wetter, Wärme; Druck, warme Kleidung.

**Verschlimmerung bei/durch**

Bewegung; morgens, nachts; schwüles, heißes Wetter; Wechsel von trockenem zu feuchtem Wetter, in feuchten Wohnungen und an Binnenseen, nebeliges oder feuchtes Wetter, Nasskälte, Genuss von wasserreichen Nahrungsmitteln und Fischen.

380 **Antlitzanalyse**

(Mangelzeichen im Gesicht – siehe auch Abb. 1.10, S. 55)

**Grünlich-gelb**
Schwefelgelb-grüner Unterton, meist vom Kinn ausgehend oder über Stirn, Schläfen, äußerer Augenwinkel, äußere Wangen, Nasenwurzel und vor den Ohren; im ganzen Gesicht oder als Flecken besonders an Mundwinkeln, Ober- und Unterlippe und Backenknochen, oder am ganzen Körper (galliger Typ).

Gelblich wirkende Augäpfel – selten vorkommend, meist bei Schwerkranken (Gelbsucht) gelbe Sklera.

**„Entzündliche Röte"**
Zyanose = bläuliche Röte durch Abnahme des Sauerstoffgehaltes im Blut (keine Entzündung!), erweckt den Anschein, als sei sie nur lose aufgetragen, während die anderen Röten direkt auf der Haut liegen; hauptsächlich auf der Stirn – besonders Stirnbeinhöcker, Nase und Wange nahe Nasensattel, Nasenspitze („Schnapsnase"), hinter den Ohren oder insgesamt als „Glühwürmchen"

Geschwollene Tränensäcke: Schwellungen an den Augen sind aber auch ein Hinweis darauf, dass die Nieren (Korrespondenzzone am Unterlid) oder das Herz (am Oberlid) zu wenig arbeiten;

auch der Augenschweiß kann sich gelblich verfärben.

Bei diesen Anzeichen liegt immer eine Stoffwechselstörung vor, weil die Leber die Schlacken nicht schnell genug entsorgen kann. Durch bestimmte Vergärungsprozesse (durch Enzymmangel) im Dickdarm entsteht ein Fuselalkohol, der sehr giftig ist und kaum abgebaut werden kann. Dieser Vorgang läuft ab, wenn wir am Abend Rohkost essen. Zu dieser Tageszeit werden bei den meisten Menschen (z. T. schon ab 14.00 Uhr) keine Verdauungsenzyme bereitgestellt, um die Rohkost zu verarbeiten. Als Folge entsteht eine derartige „Alkoholvergiftung"!

**Weitere Merkmale**

Übelriechende Winde, Gelenkschmerzen, Juckreiz, Kopfschmerzen.

**Absonderungen** 38

Gelblich bis gelb-grün oder gelb-wässrig.

**Auswurf**
- Grünlich, grüngelb, schleimig, schleimig-eitrig,
- reichlich, dick zäh, klebrig, eiweißartig, bitter schmeckend.

**Speichelfluss**
- Sehr dünn und reichlich nach den Mahlzeiten,
- zäher bitterer Schleim im Mund.

**Stühle**
- Morgenentleerung wässrig, spritzend,
- starke Blähungen, v.a. morgens,
- Knurren und Rumpeln im rechten Oberbauch,
- plötzlicher Durchfall abwechselnd mit Verstopfung.

382 **Atmungsorgane**

- Ständiger Drang, tief einzuatmen, besonders bei Nebel,
- Atemnot mit Beklemmung; Asthma mit Rauschen, lautem Schleimrasseln in der Brust,
- Asthma auf sykotischer Grundlage; erwacht nachts damit (asthmatischer Nachthusten); **schlimmer** bei jedem Wechsel von trockenem zu feuchtem Wetter,
- Schnupfen, Stinknase (Ozaena) mit Absonderung grünen Schleimes (Folge von Durchnässung),
- Nasenkatarrh; Grippe und deren Folgekrankheiten,
- lockerer (auch trockener) Husten mit Wundheit, Schmerz durch untere Seite der linken Brust (Schmerzen in Kopf und Brust, Klient springt im Bett in die Höhe und presst die Hände gegen die Brustseiten, um den Schmerz zu lindern),
- Husten beim Betreten warmer Räume (oft mit schwer löslichem grünlichem Auswurf),
- Brustkatarrhe als Folge der Unterdrückung von Hämorrhoiden oder Afterfisteln,
- Pituitöser Katarrh (Bronchorrhoea serosa) alter Leute mit reichlicher Schleimabsonderung,
- Lungenentzündung (meist links), besonders unterer Lappen; Stechen (9.–10. Rippe),
- Absonderung bzw. Austritt von gelblich-grüner Flüssigkeit in den Brustfellraum.

383 **Augen**

- Skrofulöse Augenentzündung mit Lichtscheu,
- Bindehautentzündung, Bindehautkatarrh mit gelblich-grüner Absonderung,
- Trockenheitsgefühl in den Augen,
- ▶ Grüner Star (Glaukom) → zusätzlich im Wechsel **Natrium chloratum** Nr. 8.

384 **Blut und Kreislauforgane**

- Nasenbluten blutarmer, schnell gewachsener Kinder;
- übermäßige Vermehrung der weißen Blutkörperchen (Leukämie),
- Blut und Gewebe verwässert (Ödeme); Blutkrankheit,
- erhöhter Harnsäurespiegel,
- Schwere (vorwiegend Waden), matt, müde, benommen,
- Gefühl von einem großen Gewicht auf den Schultern.

**Erläuterung** 385

Bei **Flüssigkeitsstauungen** (Ödemen) versucht der Körper, die im Augenblick nicht ausscheidbaren Giftstoffe in wässriger Lösung zu *neutralisieren* und einzulagern.

Natrium sulfuricum hilft, diese im Körper gestauten Flüssigkeitsansammlungen aufzulösen und auszuscheiden. Es unterstützt auch die Ausscheidung über den Darm, indem es auf die Epithelzellen des Darmes einen Reiz ausübt.

- **Schüttelfrost** kann durch Natrium-sulfuricum-Mangel entstehen:
  Fehlt dieses Salz, ist es möglich, dass das Blut zu wässrig wird. Dadurch werden verschiedene Körpergewebe nicht ausreichend mit Nährstoffen versorgt. Dies führt im Organismus zu „*Panik*": Die „*Wasserträger*" (Natrium-sulfuricum-Ionen) sind nicht in genügender Zahl vorhanden, um das überflüssige Wasser auf natürlichem Wege abzutransportieren. Der Organismus versucht deshalb in einem Gewaltakt, z. B. durch einen Krampf der Blutgefäße, des Nerven- und Muskelsystems, das überschüssige Wasser abzutransportieren und auszuscheiden. Hat der Körper ausreichend Wasser ausgeschieden, herrscht für eine gewisse Zeit Ruhe. Wird aber das nötige Natrium sulfuricum nicht zugeführt, kommt es nach etwa 48 Stunden erneut zu einer Schüttelfrost-Attacke.
- ▶ **Offene Beine** sind für den Organismus meist eine **Notöffnung**, durch die er sich jener Giftstoffe entledigt, die er sonst nicht ausscheiden könnte. Durch ausgiebige und regelmäßige Natrium-sulfuricum-Einnahme (3 x tägl. 12–20 Pastillen), kann das Ausscheidungsvermögen gesteigert werden. Es ist möglich, dass nach län-

gerer Einnahmezeit dieses Problem nicht mehr auftritt. Ein schnellerer Erfolg ergibt sich zusätzlich durch eine Umstellung der Lebens- und Ernährungsweise. (Weniger Belastungsstoffe zuführen!)

**Harter Wundrand: Natrium sulfuricum** und **Calcium fluoratum** Nr. 1;

**Geschwollener Wundrand: Natrium sulfuricum** und **Natrium chloratum** Nr. 8.

### 386 Drüsen

Bei Natrium-sulfuricum-Mangel stehen Stoffwechsel und Zellen unter starkem inneren Druck;

- Irritation der Schilddrüse (hat eine steuernde und überwachende Funktion auf Drüsen, Organe, v.a. auf Herz, Leber, Milz, rote Blutkörperchen und Zellkerne),
- Drüsenschwellung und -abszesse,
- Entzündung der Bauchspeicheldrüse, Zuckerkrankheit *(Diabetes)*,
- Übergewicht, übermäßige Schweißabsonderung fettleibiger Personen,
- **Verminderte Milchabsonderung der Stillenden!**
  **Zum Abstillen mit 1 Pastille beginnen und tägl. erweitern, bis keine Milch mehr kommt**
  **(Zeitraum zum Abstillen mit der Pastillen-Menge abstimmen.)**

### 387 Harn- und Geschlechtsorgane

**Natrium sulfuricum** wirkt auf Bauchspeicheldrüse und Gallenblase *(Galle produziert Leberzellen)*. Es reizt auch die sensorischen Nerven der Harnblase und erzeugt somit das Bedürfnis, die Blase zu entleeren. Dieser Reiz ist notwendig, um das unwillkürliche Harnlassen *(Bettnässen, Inkontinenz)* zu verhindern oder zu beheben. Können die motorischen Nerven der Harnblase keinen Reiz empfangen, weil zu wenig Natrium sulfuricum vorhanden ist, kommt es zu *Harnverhaltung*.

- Alle Nierenleiden; Harnverhaltung oder unwillkürliches Harnen *(Inkontinenz)*; Blasenentzündung, Blasenlähmung, Bettnässen,
- Harnabgang zu gering/zu stark, zu oft/zu selten,
- Harnruhr *(Diabetes inspidus)*; Zuckerharnruhr *(Diabetes mellitus)*,
- durchdringender Schmerz in beiden Leistengegenden; mit Drang zum Urinieren, meist nachmittags, beim Spazierengehen,
- beim Sitzen Kneifen um den Nabel mit Urindrang; der Schmerz erstreckt sich bis in die Leistengegend. Urin geht unter *Brennschmerz* in kleinen Mengen ab,
- Satz im Urin: ziegelstaubähnlich, rötlich, rotgelblich (morgens weißgelblich), klebt fest am Boden und an den Seiten des Uringefäßes; sandiger Satz im Urin (Grieß); heißer Harn, zuckerhaltig,
- ▶ Myome: **Natr. sulf.** Nr. 10, **Calc.fluor.** Nr. 1, **Calc. phos.** Nr. 2, **Kal. chlor.** Nr. 4 und **Aur.mur.** Nr. 25.

### Haut und Unterhautzellgewebe 38

- Gelbe Hautfarbe; grünliche oder gelbliche (sog. Leber-)Flecken im Gesicht, besonders an den Mundwinkeln und Backenknochen oder am Körper,
- Anlage zu warzenähnlichen Hautknötchen (kleine Hautwucherungen, -auswüchse),
- ▶ Warzen an Händen und Füßen: äußerlich Creme Nr. 4 und Nr. 10,
- Hautjucken beim Auskleiden (im Zusammenhang mit Gelbsucht oder Malaria-Symptomen),
- Brennen der Haut, treibt zum Wundkratzen, besonders nachts,
- nässende Ausschläge (Ekzeme, Flechten usw.) mit grünlicher, gelbgrünlicher Absonderung; Austritt von gelblichem Wasser; Bläschen mit gelblich-wässrigem Inhalt; gelbliche Schuppen,
- Blasen und Bläschen mit wässrigem Inhalt und praller Oberfläche, wenn die darin enthaltene Flüssigkeit gelblich ist *(Pemphigus vulgaris)*,
- Bart- und Ringflechte (Herpes Iris et circinatus); Scherflechte (Herpes tonsurans);
- alte, immer wieder aufbrechende Wunden,
- Neigung zu Ödemen (wassersüchtigen Anschwellungen), Zellulitis,
- Rose: Haut entzündet, wässrig geschwollen, weich, teigig,

- Couperose: Für die Blutverdünnung nimmt man Nr. 4 und zur Entsäuerung Nr. 9 und Nr. 10 (Schlackenüberladung des Blutes!)
- Unterschenkelgeschwüre; jahrelange, umgeben von fistelartigen, höhlenbildenden Abszessen,
- Frostbeulen, frische und eiternde.

## 9 Knochen und Gelenke

- Gicht: Harnsäure im Blut erhöht; Knacken in den Gelenken,
- Rheumatismus der Finger mit Anschwellung,
- Reißen, Ziehen in den Gliedern, Kraftlosigkeit,
- stechende Gelenkschmerzen (Knie oder Ferse, besonders morgens).

## 0 Nervensystem

- Nervöser, dumpfer Kopfschmerz mit Schwindel,
- Druck in der Stirn und auf dem Scheitel; neuralgische Kopf-und Gesichtsschmerzen,
- heftiger Schmerz im Hinterkopf und auf dem Scheitel mit Blutandrang; **besser** in Ruhe,
- Kopf- und Gesichtsschmerzen als Äußerung eines verlarvten Wechselfiebers,
- durchdringende Schmerzen in der linken Brustseite (etwa 9. und 10. Rippe),
- Rückenmarkshautentzündung,
- durchdringend, stechender Schmerz in der linken Hüfte oder im linken Hüftgelenk (Ischias); kann nicht gehen; **schlimmer** beim Hinsetzen und Aufstehen; wacht nachts damit auf und hält in keiner Lage lange aus. **Besserung** durch Umdrehen im Bett.
- Epilepsie (auch nach mechanischen Verletzungen als Ursache),
- Grippe (Influenza) und deren Folgeerscheinungen.

## 91 Ohren

Mittelohrentzündung; die Entzündung der Ohrspeicheldrüse *(Mumps, Parotitis).*

## Psyche/Gemütszustand 392

(Geistig-seelische Funktionsstörungen)

- Gleichgültig, schwerfällig; schweigsam, kontaktarm; missvergnügt, reizbar, rastet aus; will die anderen zugrunde richten,
- mangelnde Lebensfreude, depressiv, Lebensüberdruss; Neigung zu Suizid; verstimmt; melancholisch, niedergeschlagen, trübsinnig,
- überdurchschnittlich belastet durch Ärger oder Schreck,
- Geistesstörung infolge von Schlägen auf den Kopf,
- matt und dusselig im Kopf, tut sich schwer beim Lernen und kann Gelerntes schwer behalten; vormittags schläfrig, v.a. bei geistiger Arbeit,
- ängstlich, v.a. bei Gewitter; Musikhören regt zum Weinen an,
- Menschen, die alles haben und immer *„Ja, aber …"* sagen, sollten Nr. 10 nehmen *(Unzufriedenheit),*
- alle seelischen Belastungen laufen über die Leber und belasten sie schwer.

## Schlaf 393

- Schläfrigkeit hydrämischer Naturen,
- nächtliches Erwachen meist um Mitternacht bis ca. 2–3 Uhr morgens,
- asthmatischer Nachthusten,
- ärgerliche Träume von erlittenen Beleidigungen; Träume als fliege man.

## Schleimhaut 394

Absonderungen grün, gelbgrünlich, gelblichwässrig.

## Verdauungsorgane 395

**Zuckerstoffwechsel in der Leber:** *Aufbau, Speicherung, Abbau;*

Die Leber ist die größte Drüse des menschlichen Körpers und gleichzeitig unser blutreichstes Organ. Sie ist die **Entgiftungsstation** und hat mannigfaltige Aufgaben zu erfüllen. Deshalb sind Erkrankungen der Leber stets ernst zu nehmen und erfordern fachmännische (ärztliche) Betreuung. Die Leber regeneriert sich am besten nachts in Wärme und Ruhe.

- Durst vormittags und abends (meist unstillbar), bitterer Geschmack im Mund,
- Speichelfluss; Anhäufung von sehr dünnem Speichel, reichlicher nach den Mahlzeiten; zäher, bitterer Schleim im Mund,
- klopfende Schmerzen in der Magengrube,
- Blähungen, Sodbrennen, Aufstoßen nach dem Essen, geschmacklos, bitter oder sauer,
- Blähungskolik mit Verstopfung bei Erwachsenen,
- Verdauungsschwäche durch Überschuss an Magensäure (Dyspepsia acida); niedere Verdünnungen,
- Magen-Darm-Katarrh mit Gelbfärbung der Sklera, auch mit Fieber und Durchfällen,
- Zwölffingerdarmkatarrh; Störungen in der Tätigkeit der Bauchspeicheldrüse,
- Empfindlichkeit und Schmerzhaftigkeit der Lebergegend gegen Berührung und beim Bücken, leichtem Druck, beim Gehen und bei jeder Erschütterung. Kann keine feste Kleidung tragen (Gürtel, Hosen- oder Rockbund zu eng!); Stiche in der Lebergegend beim Durchatmen; Leberbeschwerden, **schlimmer** beim Liegen auf der linken Seite.
- Leber geschwollen (Gelbsucht) mit Schmerzen, Völlegefühl im Leib, Schwere,
- Gallenabsonderung vermehrt oder vermindert; wird zu wenig Gallensaft in den Zwölffingerdarm geleitet, sind Verdauungsstörungen die Folge: Blähungen, Verstopfung, schneidende Leibschmerzen etc. Gallensaft-Mangel begünstigt die Bildung von Gallensteinen und Leber-Galle-Migräne.
- Erbrechen von reiner Galle,
- Koliken, Leberschwellungen und -schmerzen,
- ▶ Gallensteine (**Natrium phosphoricum** Nr. 9 wirkt auflösend); Gallenblasenentzündung; Gallensteinkolik – unbedingt **„Heiße 7"!**
- Gelbsucht bei entzündlichen Lebererkrankungen oder bei Gallenblasenentzündung,
- ▶ Bleikolik: Natrium sulfuricum – evtl. in Potenz **D 2**,
- Brennen im Bauch; Kneifen, **besser** durch Kneten des Unterleibs,
- Zerschlagenheitsschmerz in den Eingeweiden,
- geräuschvolle, übel riechende Blähungen,
- „Windkollern" in den Gedärmen (vorwiegend rechte Bauchseite), wahrscheinlich im ansteigenden Grimmdarm; Schmerzen durch Windstauung im Dickdarm,
- subakuter Blähungsschmerz in der rechten weichen Bauchgegend – Ileozäkalklappe (Übergang vom Dünndarm in den Dickdarm),
- ▶ Durchfälle mit frühmorgendlicher **Verschlimmerung**:
  Sobald der Kranke aufsteht und beginnt, sich hin und her zu bewegen. Den Durchfällen gehen schneidende Leibschmerzen voraus, Stühle dünngelb bis grasgrün (gallig-)wässrig, voluminös, plötzlich und unwiderstehlich, gussweise kommend, spritzend, bei jedem Stuhlabgang reichlich Blähungen (skrofulöse Fälle verlaufen meist schmerzlos) → zusätzlich **Calcium phosphoricum** Nr. 2;
  Durchfall wechselt mit Verstopfung. Stühle knotig, schafkotartig; *unfreiwillige* Stühle, wenn ein Wind abgeht.
- Cholerine und Cholera,
- Bauchspeicheldrüsenentzündung,
- Zuckerkrankheit (Diabetes), besonders, wenn diese nach Lebererkrankungen auftrat,
- Weintrinker leiden besonders an Natrium-sulfuricum-Mangel:
  - Natrium sulfuricum hilft auch, Alkohol abzubauen. Nicht nur den getrunkenen, sondern auch jenen, der durch ungünstiges Essverhalten entsteht.
  - Wird Rohkost zu wenig gekaut, kommt es durch den in der Rohkost enthaltenen Zucker zu einem *Gärungsprozess*. Es bildet sich während der Verdauung schwer abbaubarer Alkohol.
- **Anzeichen** für Natrium-sulfuricum-Mangel sind:
  Müdigkeit nach dem Essen, blaurote Färbung im Gesicht („Schnapsnase").

6 **Wechselfieber**

Heftige Frostanfälle, **schlimmer** gegen 16 Uhr; Gallenfieber; chronische Malaria.

7 **Zähne**

- Zahnschmerz; Zahnfleisch und Backe geschwollen: **Silicea** Nr. 11, **Calcium fluoratum** Nr. 1,
- Zahnschmerz **besser,** wenn kaltes Wasser im Mund behalten wird, **schlimmer** durch heiße Getränke.

8 **Zungenbildanalyse**

**Zunge**

Schwammig (Zahneindrücke sichtbar!).

**Belag**

Bräunlich, grau-grünlich, schmutzig weiß, gelb, braun, grau.

**Speichel**

Sehr dünn und reichlich nach den Mahlzeiten, zäher bitterer Schleim im Mund.

**Geschmack**

Bitter, pfeffrig (gallig); Geschmacksverlust.

## Anwendungsempfehlungen

9 **Einnahme**

Natrium sulfuricum ist ein stark konstitutionsgebundenes Mittel.

In allen Fällen ist eine **Kombination** von **Mittelbehandlung** mit **Umstellung der Ernährung** erfolgversprechend. **Entwässerung** durch *Einschränkung* oder zeitweises Weglassen von Kochsalz mit *Verminderung der Nahrungsmenge* sollten der häufig auftretenden Fettleibigkeit abhelfen!

In manchen Fällen muss die Flüssigkeitsmenge pro Tag auf das *Mindestmaß* beschränkt werden!

- **Potenz**: Normalerweise wird die 6. Dezimalverreibung (D 6) gegeben,
- bei **hochakuten Gesundheitsstörungen** (Durchfälle, Leberentzündung) gibt man das Mittel alle 15 Min. bis stündlich, sonst bis zu 6 Gaben tägl.
  **Weitere Möglichkeit:**
  5–10 Pastillen in heißem Wasser um ca. 14 Uhr und nochmals spätnachmittags.
- Bei akuten Beschwerden wirkt es sehr schnell und direkt,
- sehr gute Wirkung auch bei chronisch tiefsitzenden Problemen (Langzeit-Einnahme): mehrmals tägl. 1–3 Pastillen Natr. sulf. in heißem Wasser auflösen; zur Unterstützung noch abwechselnd 2 x tägl. **Ferr. phos.** Nr. 3 und **Kal. sulf.** Nr. 6.
- **Vormittagsgaben** beeinflussen Niere, Blase, Dünndarm;
- **Nachmittagsgaben** unterstützen vorwiegend Leber, Galle Dickdarm.

**Harmonielehre** 400

Wenn ein *Natriumsalz* indiziert ist, fehlt ihm meist das **Natrium chloratum** Nr. 8. In solchen Fällen sind **fast immer alle drei Natriumsalze notwendig!**

- **Grippe: Natr. sulf.** und **Kal. sulf.** Nr. 6 sind in der Wirkung verwandt mit **Natr. chlor.** Nr. 8. Wenn die Reaktion auf dieses Mittel *nachlässt* oder *ausbleibt,* können in Folge die anderen beiden (Nr. 6, 10) gut angewendet werden, außerdem reichlich **Fer.phos.** Nr. 3 bzw. bei hohem Fieber noch **Kal.phos.** Nr. 5.
- **Unausgeglichenheit**: **Natr. sulf., Natr. phos.** Nr. 9 und **Silicea** Nr. 11.

**Nahrungsmittel** 401

(Siehe auch Nahrungsmitteltabellen S. 71 ff.)

Linsen, Rindfleisch, Brunnenkresse, Spinat, Feldsalat, Roggen, Meerrettich, Hafer, Hammelfleisch, Kabeljau.

**Kinesiologischer Test** 402

Linke Wange *(Natrium-Punkt)*

403 **Homöopathische Vergleichsmittel**

Dulcamara, Bryonia, Thuja, Nux vomica.

## Ergänzende Hinweise

404 **Seelische Aspekte von Natrium sulfuricum**

Die seelischen *„Lernaufgaben"* spiegeln sich (ähnlich wie in der Organsprache) auch in den Mangelerscheinungen von Natrium sulfuricum:

Natrium sulfuricum ist nach *Dr. Schüßler* das **Hauptausscheidungsmittel** der Mineralstoffe. Es hilft, überflüssige, belastende oder giftige Substanzen auszuscheiden.

*Ausscheidung* – nicht nur im körperlichen Sinn – heißt, sich von etwas trennen, loszulassen. Die Energien, die mit unserer Nahrung verbunden sind, gehen in unseren Körper über. Die verbleibenden Stoffe sind nur mehr leere, energetisch entladene Hüllen. Sie müssen unbedingt ausgeschieden werden, bevor unser Körper davon *vergiftet* wird.

Diese Vorgänge lassen sich auf geradezu klassische und symbolträchtige Weise mit den seelischen Vorgängen vergleichen:

Auch unsere Seele benötigt Nahrung und sie hängt davon ab, ob wir ihr *„Konserven"*- oder *„Vollwertkost"* zukommen lassen.

Bei Natrium-sulfuricum-Mangel wäre demnach unser *seelischer Stoffwechselprozess* zu überprüfen:

*„Mit welcher Art von Nahrung versorgen wir unsere Seele? Kauen wir das, was wir aufnehmen auch richtig durch? (Überprüfung!); Kauen wir vielleicht zu viel? (Wiederkäuen, ohne an einer echten Lösung zu arbeiten); Trennen wir uns rechtzeitig von verbrauchten (leeren) Stoffen, oder halten wir krampfhaft an alten Erkenntnissen fest, ohne zu überprüfen, ob sie uns auch in den gegenwärtigen Situationen noch hilfreich und förderlich sind? Schaffen wir Raum für Neues? Sind wir offen für Inspiration? Haben wir den Mut, ‚altbewährtes' (leider meist überholtes) Gedankengut loszulassen, uns neuen Ideen zu öffnen?"*

**Bach-Blüten** 4

**Natrium sulfuricum** entspricht dem Schwingungsbereich von 5 Essenzen aus 2 Gruppen:

- Leitsymptom *„Angst":* **Aspen, Mimulus,**
- Leitsymptom *„Mutlosigkeit und Verzweiflung"*: **Elm, Larch, Pine.**

**Farbtherapie** 4

- Bei Leitsymptom *„Angst"* (**Aspen** oder **Mimulus**) wird **Gelb** am Akupunkturpunkt *KG 15* bestrahlt,
- bei Leitsymptom *„Mutlosigkeit und Verzweiflung"* (**Elm**, **Larch** und **Pine**) wird **Orange** zwischen den Schulterblättern bestrahlt.

**TCM** 4

Lebermeridian *(sed. Le 2–H 8)*

**Funktionskreis Holz** *(Frühling, Leber/Galle):*
Natrium sulfuricum D 6 kühlt, schwemmt Nässe und Hitze aus Leber und Gallenblase und verdünnt den Gallenfluss.

**Funktionskreis Feuer** *(Sommer, Herz/Dünndarm):*
Bei bitterem Mundgeschmack und Schlaflosigkeit *(Schleimblockaden der Herzleitbahn)*, leitet Hitze aus.

**Funktionskreis Metall** *(Herbst, Lunge/Dickdarm):*
Natrium sulfuricum D 6 bei Fülle in der Brust, Abhusten mit grünlichem Schleim, bei Darmhitze *(übel riechende Blähungen)*.

**Funktionskreis Wasser** *(Winter, Niere/Blase):*
Natrium sulfuricum D 6 bei Wasseransammlungen im Gewebe, fördert die Ausscheidung.

**Anwendung von Edelsteinen (Lithotherapie)** 4

Achat, Azurit-Malachit, Carneol, Chyta, blauer Calcedon, Diamant, Fluorit, Glimmer, Goldtopas, Granat, Hämatit, Howlith, Jade, rosa Koralle, Moosachat, Mondstein, Obsidian, Rhodochrosit, Rhodonit, Rosenquarz, Rubin, Saphir, Sodalith, roter Turmalin, Zitrin.

## 5 1.11 Silicea Nr. 11

(Kieselsäureanhydrit, Kieselsäure, $SiO_2$)

### Konstitutionstyp

**Erwachsener:** unterernährt aussehender, graublasser Bindegewebsschwächling; Glatze, tief liegende Augen; (nicht durch Nahrungsmangel, sondern durch Anlage, Konstitution),

**Kinder:** skrofulös, weinerlich nervös, zurückgeblieben.

### Funktion

**Bindegewebe, Nerven, „Lanze der Biochemie – Chirurg der Natur";**

Kieselerde und damit Silicium findet sich in allen Zellen und in allen Geweben des menschlichen Körpers. Sie greift tief in den Körperhaushalt ein und wirkt als Bindemittel für den organischen Aufbau, besonders auf Bindegewebe, Oberhaut (Epidermis), Blut, Knochen, Drüsen, Haut, Haare, Nägel, Muskeln, Sehnen und Nerven. Weiter findet sich Silicea in den elastischen Häuten (z. B. Muskelhäute); Es fördert die mechanische Festigkeit der Gewebe und steigert somit ihre Widerstandskraft. Bei Mangel magert das Bindegewebe ab.

- Kieselerde gibt auch der Seele Halt – stärkt den Selbstwert,
- Silicea steht zu den weißen Blutkörperchen in Beziehung (**Ferrum phosphoricum** Nr. 3 – rote Blutkörperchen) und fördert deren Vermehrung (Immunsystem),
- es bewirkt die Auflösung von Harnsäurekristallen und von gichtigen Ablagerungen (zum Vergleich: **Natrium phosphoricum** Nr. 9 hält die Harnsäure in Lösung, **Natrium sulfuricum** Nr. 10 scheidet sie aus),
- reguliert die Schweißbildung (Fußschweiß; Anregung bei ungenügender Schweißbildung),
- **Kindermittel:** Silicea fördert die Aufnahme von *Calcium* aus der Nahrung (vgl. Resorption von **Calcium phosphoricum** Nr. 2, Absatz Nr. 67 und Nr. 426),
- **Nervenmittel:** Silicea reguliert die Leitfähigkeit der Nerven (zusammen mit **Kalium phosphoricum** Nr. 5 und **Magnesium phosphoricum** Nr. 7),
- **Drüsenmittel:** Silicea reguliert jede Drüsentätigkeit,
- **Verjüngungsmittel:** In jungen Geweben ist der Silicea-Gehalt wesentlich höher als in gealterten, geschwundenen Geweben. Durch die straffende Wirkung bleibt die Faltenbildung weitgehend aus.

### Auszug aus der Charakteristik nach Dr. Schüßler 416

„Hat sich in einer entzündeten Bindegewebs- oder Hautpartie ein Eiterherd gebildet, so ist Silicea anwendbar. Nachdem durch eine Zufuhr von Silicea-Molekülen die durch den Druck des Eiters verminderte Funktionsfähigkeit der Bindegewebszellen im Integrum restituiert wurden, sind letztere imstande, Feindliches (Eiter) abzustoßen.

Demzufolge wird Eiter entweder mittels der Lymphgefäße resorbiert, oder er wird nach außen gedrängt; in diesem Falle vollzieht sich ein sog. spontaner Durchbruch des Eiterherdes. […] Silicea kann auch bewirken, daß ein in einem Gewebe befindlicher Bluterguss mittels der Lymphgefäße resorbiert wird. Silicea heilt auch chronische gichtische, rheumatische Affektionen, indem es mit dem Natron des harnsauren Natrons eine lösliche Verbindung (Natronsilikat) bildet, welche von den Lymphgefäßen aufgenommen und fortgeführt wird."

## Anwendungen/Erläuterungen

- **Basismittel** bei Lähmungen und schwachen Nerven; bei Licht und Geräuschempfindlichkeit, Übererregbarkeit, Störungen der Nervenreizleitungen, Schreckhaftigkeit, Reizbarkeit, Zittern, Schlagen und Zuckungen der Glieder, Augenlidzucken im Halbschlaf; bei Schlafstörungen, wenn der Schlaf nicht erholsam ist (abends fit, morgens müde), 417
- bei Schwindel, Blutdruckschwankungen durch Nervenstörungen. Phantomschmerzen können gelindert werden.

- Es beschleunigt die Wiederaufsaugung (Resorption) von Blutergüssen, Eiter und eiweißhaltigen Ergüssen in Körpergeweben (blaue Flecken) und leitet sie aus,
- Drüsen: Neigung zu Anschwellung und Verhärtung,
- bei Haar-, Haut- und Nagelproblemen,
- bei rheumatischen Beschwerden.

Weitere Details siehe unter „Körperzeichen".

## Körperzeichen

### Konstitutionsmerkmale in alphabetischer Reihenfolge

**! Achtung**

Die Erscheinungsbilder gesundheitlicher Störungen sind oft übergreifend, daher unter Umständen mehrmals angeführt!

418 **Grundsätzliche Symptomatik**

(Siehe auch „Anwendungen/Erläuterungen" im Absatz Nr. 417)

- ▶ **Hauptmittel bei akuten und chronischen Eiterungen** aller Art: Entzündungen, die in Eiterungen übergehen; bei allgemeiner Neigung zu Eiterungen,
- Silicea hilft alte, therapieresistente Krankheitsprozesse oder zu langsam verlaufende Krankheiten zu aktivieren und auszuheilen,
- extreme Wetterfühligkeit, **Verschlimmerung** bei Neu- und Vollmond,
- Mangel an Lebenswärme, selbst wenn er Bewegung macht. Glieder kalt, große Kälteempfindlichkeit mit ständigem Frösteln bei der geringsten Entblößung; fürchtet kühle Luft, Luftzug; muss sich sehr warm halten; dazwischen kurzes Überlaufen von Hitze. Erkältet sich, wenn er den Hut absetzt oder die Füße entblößt.
- Große allgemeine Schwäche. Überempfindlichkeit gegen äußere Eindrücke aller Art,
- große Reizbarkeit und Schmerzempfindlichkeit der Haut bei Berührung,
- schwächliche Leute mit zarter Haut, blassem Gesicht, schlaffen Muskeln,
- entspricht nach der Bezeichnung früherer Zeiten der nervösen, „skrofulösen", rachitischen, gichtischen Konstitution; besonders im Kindesalter;
  Skrofulose = Allgemeinerkrankung bei Kindern, mit besonderer Verletzlichkeit der Gewebe und hartnäckigen Entzündungen der Haut, Schleimhäute, Knochen und des Lymphgefäßsystems (bei Lymphknotenschwellungen, die oft eitrig-käsig zerfallen), rachitische, blutarme, sehr muskelschwache Kinder mit magerem Körper, dünnen Beinen, unverhältnismäßig großem Kopf, hagerem, bleichem, wächsernem, erdfarbenem oder gelblichem, alt aussehendem Gesicht und dickem Bauch; schlecht genährt infolge mangelhaften Stoffumsatzes (Assimilation).
- Heißhunger und Verlangen nach Süßigkeiten,
- Kinder schwitzen stark am Kopf (bei trockenem Körper), lernen schwer gehen und sprechen,
- Bleichsucht, schwere Form,
- flache Atmung; juckende Nasenspitze,
- Folgen von Impfungen, Überanstrengung, Durchnässung.

**⇧ Besserung bei/durch**

Wärme und warmes Einhüllen; Ruhe, Urinieren.

**⇩ Verschlimmerung bei/durch**

abends, nachts, Neu- oder Vollmond, Bewegung, Witterungswechsel, während Gewitter (Mattigkeit), nasses, kaltes Wetter, Überempfindlichkeit aller Art bei Lärm, Geräuschen, Erschütterungen, Licht, geistiger Anstrengung.

**Antlitzanalyse**

(Mangelzeichen im Gesicht – siehe auch Abb. 1.11, S. 57)

**Gesicht**

Hager, eingefallen, graue Hautfarbe, bleich, blass, mit Runzeln und Falten.

4

**Glasurglanz**

Polierter Glanz, der die Poren schlecht erkennen lässt (z. B. Glatze), v.a. auf der Nasenspitze, Nase, Stirn, Ohren und Schienbeinen; durchscheinend glasige Haut, die Hochglanz zeigt oder wie *Seidenpapier* wirkt (hauchdünne Siliceaschicht, ein glasklarer Firnisglanz, in dem sich das Licht bricht und der sich wie ein Film über Haut, Netzhaut der Augen, Wimpern und Haare ablagert; schillert zum Teil in Perlmuttfarben). **Beachte:** Gesunde Haut ist stets ohne besonderen Glanz!

**Entzündliche Röte**

Vor allem am Nasensattel, aber auch sonst im Gesicht, kann sich eine *entzündliche Röte* zeigen; durch den Hochglanz der glasigen Haut stellt sich diese Röte dar, als wenn man sie *„unter Glas"* sehen würde. Die Wangen sind glänzend bis glasig gerötet und haben das Aussehen von *„Platzbacken"*. Der glasige Glanz der Haut, der meist zuerst an der Nasenspitze auftritt und sich dann zum Ohr hin ausbreitet, ist das wichtigste Zeichen für einen Silicea-Mangel. Bei längerem Anhalten dieser Störung können *„Geheimratsecken"*, Kahlköpfigkeit (z. T. mit Glasurglanz, besonders nach Cortisongaben) auftreten!

**Krähenfüße**

Kleine oder *starke verästelte* Hautfalten in den äußeren Augenwinkeln, ziehen in Richtung Ohren oder Schläfen, seltener über die äußeren Wangen; Lachfalten, Steilfalten vorm Ohr, starke Faltenbildung allgemein (verschwinden mit der Zeit durch längere Einnahme).

**Lidhöhlen**

Durch Silicea-Mangel schwindet das Collagen im Bindegewebe und das Mineralstoffdepot sinkt. Dabei zieht sich die Oberhaut nicht mehr so schnell bzw. gar nicht mehr zusammen, daher wirken die Augen eingefallen und Falten bilden sich. Über dem Augapfel im Bereich des Oberlids zeigt sich eine eingefallene Höhlung (Augenhöhlen). Wenn der Blick nach oben gerichtet wird, erkennt man dies *(jahrelange Einnahme nötig!)*.
Tiefe Falten zwischen Augapfel und Augenbrauen. *Geplatzte Äderchen im Augapfel durch Bindegewebsschwäche.*

**Weitere Merkmale**

Haarspliss, brüchige, splitternde Finger- und Zehennägel, blaue Flecken, geplatzte Äderchen, Lärm- und Lichtempfindlichkeit, Schreckhaftigkeit.

**Absonderungen** 420

Eitrig, blutig-eitrig, dünn, wässrig, ätzend, scharf, übel riechend.

**Auswurf**

Reichlich, übel riechend, gelblich-grüner Eiter oder zäher, milchiger, beißender Schleim, blasses, schaumiges Blut.

## Atmungsorgane 421

- ▶ Stock- und Fließschnupfen: Absonderungen scharf, wässrig, dünn, blutig, ätzend bis dick-eitrig: zusätzlich **Natrium phosphoricum** Nr. 9,
- lästige Trockenheit der Nase; innen trockene, harte Krusten,
- Halsentzündung, Heiserkeit,
- Mandelentzündung *(Tonsillitis)*; Geschwüre des Halses *(Ulzerationen)*,
- Husten, trocken, erschütternd, bellend, quälend, hohl, rasselnd, krampfartig, durch Kitzel im Hals, besonders im Halsgrübchen; Haargefühl im Hals; **schlimmer** durch kaltes Trinken, Sprechen, Hinlegen, nachts,
- Katarrh der Eustachi'schen Röhre mit Einschränkung des Hörvermögens,
- Neigung zum Nasenbluten,
- Bronchitis: Auswurf reichlich, übel riechend; gelb-grüner Eiter oder zäher, milchiger beißender Schleim; blasses schaumiges Blut,

- Erschlaffung des Bindegewebes der Lunge *(Tuberkulose)*; Lungenemphysem,
- Steinhauerlunge *(Silikose)* besonders bei Müllern, alten Leuten, Sandsteinmetzen mit riesigen Mengen von Auswurf, besonders morgens; Schleimaushusten bei inneren Ausbuchtungen der Bronchien,
- verschleppte Lungenentzündung geht in Eiterung über; Lungenfisteln.

### 422 Augen

**Silicea** ist in der Augenlinse enthalten, ebenso wie **Calcium fluoratum** Nr. 1.

- ▶ Zusammenlaufen der Buchstaben beim Lesen; Entzündung der Lider, der Binde- und Hornhäute mit schleimig-eitriger Absonderung: zusätzlich **Natrium phosphoricum** Nr. 9,
- Schwellung und Entzündung der Tränensäcke und -kanäle; Augen tränen im Freien,
- Lid-, Hornhaut-, Bindehaut-, Augenentzündung,
- rote Augenlider; krampfhaftes Zucken der Augenlider,
- ▶ Gerstenkörner, Knötchen, Verhärtungen der Lider: zusätzlich **Calcium fluoratum** Nr. 1 und **Kalium chloratum** Nr. 4,
- tiefes Geschwür auf der Hornhaut. Eiterauge *(Hypopyon)*,
- gichtische Augenschmerzen: Tageslicht blendet,
- Schwachsichtigkeit, nervöse oder nach unterdrücktem Fußschweiß.

### 423 Blut und Kreislauforgane

- Neigung zu Blutungen oder zu blutigen Absonderungen,
- Blutandrang zum Kopf vom Genick hoch,
- Bindegewebserschlaffung des Herzmuskels, von Gefäßwandungen, z. B. Krampfadern, Hämorrhoiden,
- Herzrhythmus- und Reizleitungsstörungen durch nervöse psychische Ursachen; Herz hämmert bei der kleinsten Bewegung,
- organische Herzkrankheiten (Geräusch am Herzen) bei Kindern,
- schleichendes Fieber unbekannten Ursprungs; **schlimmer** nachts; besonders bei Kindern,
- Zellgewebsentzündung *(Phlegmone)*,
- große allgemeine Schwäche; Herzklopfen nach jeder Bewegung,
- Glieder zittern, schlafen ein, wenn man unbequem sitzt oder liegt; muss sich vor Schwäche oft hinlegen,
- Arteriosklerose; Arterienverkalkung, erhöhter Cholesterinspiegel,
- ▶ **Silicea** hilft bei der Resorption von Blutergüssen über die Lymphgefäße (auch beim Schlaganfall!) plus **Arnica** D 4 (3 x tägl. je 5 Globuli).

### Drüsen

- Lymphdrüsen angeschwollen und verhärtet; Skrofulose, Drüsenentzündungen, -schwellungen, -verhärtungen und -eiterungen,
- ▶ bei harten Knoten in der Brustdrüse zusätzlich **Calcium fluoratum** Nr. 1.

#### Eiterungen

Wenn Eiter abgesondert werden muss, ist immer Silicea indiziert, damit der Eiter abfließen kann (zu Eiterungen kommt es durch einen Mangel an **Calcium sulfuricum** Nr. 12).

Silicea D 12 bewirkt die Rücksaugung und Zerteilung des Eiters. Dessen Abtransport erfolgt dann über die Lymphe, nachdem die Bildung von weißen Blutkörperchen (*Leukozyten*) sowie *Phagozyten* (Infektabwehr!) angeregt wurde.

Dies ist besonders wichtig für die biochemische Behandlung von alten Ergüssen, die oftmals nicht verschwinden wollen (Rippenfell, Herzbeutel, Bauchfell, Schleimbeutel, Gelenkergüsse etc.).

- ▶ Eine Anregung der Ausscheidung erfordert eine *tiefere Potenz* – nämlich **Silicea** D 6,
- ▶ zusätzlich gibt man **Calc. fluor.** Nr. 1, **Calc. phos.** Nr. 2 und **Kal. chlor.** Nr. 4.

**Anwendung bei Abszessen**

- ▶ Anfangs alle 10 Min. je 1 Pastille **Silicea** plus **Ferr. phos.** Nr. 3 – abwechselnd mit **Kal. phos.** Nr. 5,

- bei noch geschlossener, pochend schmerzender Eiterbeule **Silicea** und **Ferrum phosphoricum** Nr. 3; dazu warme Kompressen (Kamille, Teebaumöl, Ichthiol …) oder heiße Bäder von 40–45 °C, unter Zusatz von *Schmierseife*.
  Stets das ganze Glied, nicht nur die erkrankte Stelle baden.
  **Bei Verschlechterung selbstverständlich einen Arzt konsultieren!**
- Ab Eintritt der Eiterung zusätzlich **Natrium phosphoricum** Nr. 9,
- wenn Abfluss vorhanden, abwechselnd mit **Silicea** und **Calcium sulfuricum** Nr. 12 fortsetzen,
- bei harter Geschwulst und/oder ätzend-brennendem Schmerz zusätzlich **Calcium fluoratum** Nr. 1,
- bei brennendem Schmerz zusätzlich **Natrium chloratum** Nr. 8,
- bei grünlichem Eiter oder ödematösem, wässrigem Eiter (Haut rötlich-blau, glänzend) zusätzlich **Natrium sulfuricum** Nr. 10,
- bei hohem Fieber, Blutvergiftung, blutig-jauchigem, schmutzigem, übel riechendem Eiter: zusätzlich **Kalium phosphoricum** Nr. 5; → **unbedingt den Arzt rufen!**
- Nach Abheilung (zur Erzielung einer weichen Vernarbung) *monatelang* **Silicea** und **Calcium fluoratum** Nr. 1, innerlich und äußerlich (Salben oder Gele).

## Sonstige Anwendungen z. B.

Silicea ist das Hauptmittel bei **akuten** und **chronischen** Eiterungen aller Art.

- Entzündungen, die in Eiterung übergehen,
- Zellgewebeeiterung und -entzündung (Phlegmone), besonders, wenn nach chirurgischer Behandlung Eiter, Verhärtungen und Gewebereste sich nicht abstoßen wollen,
- Eiterpusteln, Eiterpickel, Furunkel; Karbunkel (Nacken),
- Fisteln aller Art (Fistel heißt der Kanal, den sich der Eiter aus der Tiefe nach außen gefressen hat; aus dieser Haut- oder Schleimhautöffnung entleert sich der Eiter),
- Folgen von Impfungen (Rotlauf, Durchfall, chronische Zustände),
- Schwund des Bindegewebes; Krebs,
- bei Erguss von eiweißhaltigen Flüssigkeiten: zusätzlich **Calcium phosphoricum** Nr. 2.

## Ernährungsmängel 426

Alle derartigen Erkrankungen *(Drüsen, Skrofulose, Rachitis etc.)* benötigen Silicea. Üblicherweise liegen solchen Fällen *Ernährungsstörungen* zugrunde. Wenn Silicea im Wechsel mit **Calcium phosphoricum** Nr. 2 monatelang eingenommen wird, kann man oft eine geradezu erstaunliche Entwicklung der kindlichen Klienten beobachten.

**Einige besonders charakteristische Erkrankungen:**

- Drüsenentzündung, -schwellung, -verhärtung, -eiterung,
- Knochenhautentzündung, Knochenfistel, überhaupt alle Affektionen der Knochen auf skrofulöser Basis, Hüftgelenkentzündung *(skrofulös)* → hier evtl. mit **Calcium fluoratum** Nr. 1 und **Silicea,**
- schlechter Knochenbau beim Kleinkind (Kopf und Bauch groß und dick), saurer, übel riechender Kopfschweiß; schwache und oft krumme Beinchen und Ärmchen (zusätzlich **Calcium phosphoricum** Nr. 2),
- Erkrankungen der Bauchspeicheldrüse,
- **mangelhafte Resorption und Verarbeitung der Nahrung:**
  Die Kinder gedeihen nicht (trotz reichlichster Ernährung). Silicea-Kinder sind weinerlich, zeigen übergroße Neigung zu Erkältungen, Eiterungen, sie sind reizbar. Die Absonderungen (Schweiß, Zungenbelag, Hautunreinheiten) sind scharf, übel riechend und ätzend (wundmachend).
- Rückgratverkrümmung *(Skoliose, Kyphose)*, Rachitis:
  **Calc. fluor.** Nr. 1, **Calc. phos.** Nr. 2,

**Kal. phos.** Nr. 5; bei großer Schwäche und stinkendem Durchfall, starkem Kopfschweiß noch **Silicea** und **Natrium chloratum** Nr. 8.

427 ## Haare und Nägel

**Silicea** verleiht Haar und Nägeln Glanz (sollte mit **Calcium fluoratum** Nr. 1 zusammen gegeben werden).

- Bei allen Störungen und auch einfachen Abnormitäten, wie Ausfallen und Brüchigwerden der Haare, bei juckender, überempfindlicher Kopfhaut, Schuppenbildung (zusätzlich **Natrium chloratum** Nr. 8), Spalten; Auftreten kleiner, erbsengroßer Knötchen auf der behaarten Kopfhaut; häufige statische Aufladung, Funkenbildung (im Wechsel mit **Natrium phosphoricum** Nr. 9), Ergrauen der Haare;
- Veränderungen der Fingernägel: Brüchigwerden, Splittern, Risse, Gelbwerden, Verdickung, Verkrüppelung, Flecken, Nagelbettentzündung, Nagelgeschwür, Fingerwurm (Panaritium);
- bei der Behandlung von Nägeln und Haaren, insbesondere auch zur Erhaltung derselben, ist mit gutem Erfolg auch die äußerliche Anwendung mit der biochemischen Creme Silicea und dem biochemischen Haarwasser *Sternosan* (enthält Silicea in kolloidaler Form) angeraten. Wird Silicea 1–2 Jahre lang kurmäßig genommen, stellt sich neuer Haarwuchs ein, vorausgesetzt, es werden auch die anderen Salzmängel behoben (beruhen meist auf Übersäuerung → daher zusätzlich **Natrium phosphoricum** Nr. 9).

### Erläuterung

Eine Übersäuerung kann auch als Folge häufiger sportlicher Betätigung in anaerobem Zustand (Sauerstoffschuld) entstehen.

Mangel an Sauerstoff bewirkt einen hohen Verbrauch an Mineralstoffen und beeinträchtigt somit direkt und indirekt sämtliche Stoffwechselvorgänge. Die benötigten Minerale werden vorwiegend Haut, Haaren und Nägeln entzogen und verursachen dadurch die zuvor beschriebenen Mangelerscheinungen.

### Harnsaure Kristallablagerungen 4

Sie bestehen aus (unlöslichem) harnsaurem Natron und entstehen durch Silicea-Mangel (z. B. Gichtknoten, schmerzhaftes Knirschen in Zehen- und Fingergelenken, Rheumatismus); durch Silicea werden sie in *lösliches Natronsilikat* umgewandelt.

Die meisten Formen der *Nierensteine* haben ebenfalls harnsaure Struktur. **Natrium phosphoricum** Nr. 9, das bei derartigen Leiden im Wechsel mit Silicea eingenommen werden soll, hält die Harnsäure im Körper in Lösung. Für einen einigermaßen schmerzfreien Abtransport ist zusätzlich **Magnesium phosphoricum** Nr. 7 notwendig (*Peristaltik* = Bewegung der Ringmuskulatur in den Gefäßen und Hohlorganen).

In solchen Fällen wird durch den Mangel an **Natrium phosphoricum** der Silicea-Bedarf stark erhöht, was letztlich zu einem Silicea-Mangel führen kann.

## Harn- und Geschlechtsorgane 4

- Harnmenge vermehrt, brennende Schmerzen in der Harnröhre während des Urinierens, gelegentlich geringe Mengen dunkelfarbigen Urins mit starkem Geruch, gelbliches oder rötliches Urinsediment; oft nächtliches Urinieren,
- chronischer Blasenkatarrh: zusätzlich **Natrium phosphoricum** Nr. 9, evtl. noch **Natrium sulfuricum** Nr. 10,
- Nierensteine: zur Vorbeugung zusätzlich **Natrium phosphoricum** Nr. 9 und **Natrium sulfuricum** Nr. 10,
- bei Koliken: zusätzlich **„Heiße 7“**, solange die Schmerzen anhalten,
- akute Nierenentzündung: zusätzlich **Ferrum phosphoricum** Nr. 3 und **Natrium sulfuricum** Nr. 10,
- chronische Nierenentzündung: zusätzlich **Natrium phosphoricum** Nr. 9,
- **Männer:** Schmerzhafte Erektionen morgens vor dem Aufstehen, Zerschlagenheit am ganzen Körper nach dem Geschlechtsverkehr,

- **Frauen:** wässriger wundmachender, übel riechender Ausfluss, schmerzhafte Brustwarzen; Schmerzen während der Menstruation,
- **Säuglinge:** verschmähen die Mutterbrust und erbrechen sich nach dem Saugen.

### 430 Haut und Unterhautzellgewebe

- Haut überempfindlich; trocken, spröde, glasig, welk und runzelig; regeneriert schwer;
- rote Hautflecken (Erythem); rote knollige Flecken,
- Bindegewebsschwäche; besonders Gesichtshaut: **Silicea** strafft, klärt, reinigt,
- Zellgewebsentzündung (Phlegmone),
- Affektionen der Oberhaut: meist Absonderungen mit juckendem Inhalt,
- ▶ Jucken: Hautjucken (auch ohne äußere Erscheinung, insbesondere bei älteren Menschen). Zusätzliche evtl. zum Vergleichen: **Calcium fluoratum** Nr. 1, **Kalium chloratum** Nr. 4, **Kalium sulfuricum** Nr. 6, **Natrium chloratum** Nr. 8, **Natrium phosphoricum** Nr. 9 und **Natrium sulfuricum** Nr. 10. Gleichzeitige Anwendung der **Mineralstoffcreme** Nr. 11, 1, 4, 6, 7, 8, 9, 10).
- ▶ Ekzeme, Flechten usw.: Bläschen mit eitrigem Inhalt: zusätzlich **Natrium phosphoricum** Nr. 9; später gelbe Eiterkrusten,
- ▶ brandige Entzündungen, Furunkel (Blutschwäre), Karbunkel: zusätzlich **Kalium phosphoricum** Nr. 5,
- Eiterpusteln auf entzündetem Grunde; Entzündung und Eiterung der Talgdrüsen,
- Talggeschwulst, Fettgeschwulst,
- Wildfleisch in Geschwüren. Beingeschwüre, in die Tiefe gehend; harte, hohe Ränder,
- ▶ Silicea fördert die Reifung und Resorbierung von Eiterungen, Fisteln aller Art – siehe unter „Eiterungen"/Absatz Nr. 425,
- ▶ Hitzebläschen (zusätzlich **Natrium chloratum** Nr. 8), Warzen: zusätzlich **Kalium chloratum** Nr. 4,
- Wunden, Risse, Einrisse, Hautausschläge aller Art, Narben,
- ▶ Wundwerden zwischen den Zehen; Nagelpilz, Pilzbefall der Großzehe:
  **Fußbad** mit etwa 20 **Silicea**-Pastillen, anschließend **Mineralstoffcreme** Nr. 11 mit **Teebaumöl** oder **Grapefruitkern-Extrakt** auftragen.

Weitere Kombinationsmöglichkeiten (innerlich Pastillen/äußerlich Mineralstoffcreme-Mischung: **Silicea** mit **Calc. fluor.** Nr. 1, **Calc. phos.** Nr. 2, **Kal. chlor.** Nr. 4, **Kal. sulf.** Nr. 6, **Natr. chlor.** Nr. 8 – siehe auch im Kapitel „Wirkung und Anwendung der Mineralstoffe als Salbe, Creme, Cremegele und Gel"/Absätze Nr. 523, 530, 532, 533.

### Kinder 431

- Schwäche von Kindern und Jugendlichen, mit saurem, übel riechendem Kopf- und Fußschweiß,
- die Muskeln sind schlaff, die Haut lässt sich abheben, die Falte kann lange bestehen bleiben,
- große Muskelschwäche, Durchfälle, Kopfschweiß; häufig kleinere Verletzungen;
- die Kinder sehen alt aus, graublass bis wachsgelb, „durchscheinend",
- Ärmchen und Beinchen erschreckend dünn, Kopf groß, Bauch dick und fest (siehe auch Absatz Nr. 426 „Ernährungsmängel"),
- allgemeine Neigung zu Haut- und Schleimhauteiterungen, ohne recht damit voranzukommen; wunder Po,
- Drüsenentzündungen und -verhärtungen,
- immer gleich erkältet; schleichendes Fieber unbekannter Herkunft (Lunge röntgen lassen!) mit nächtlicher **Verschlimmerung,**
- *Rachitis* (neben Lebertran, Vitamin D, Bestrahlung usw.) besonders im Spätstadium (v.a. zu Beginn der rachitischen Wirbelsäulenverbiegung heftige Brustschmerzen!),
- Bettnässer; Bettflüchter, Trotzphasen; Heimweh,
- Blutarmut: Zustände von Gehirnermüdung, viel Schwindel.

### Knochen und Gelenke 432

Siehe auch Absatz Nr. 425 „Eiterungen".

*Weizen, Korn, Hafer* – alle Halme brauchen Silicea, um aufrecht stehen zu können.

Auch der Mensch braucht Silicea, denn es stärkt die motorischen Nerven, sodass sie immer den nötigen Spannungszustand haben, den wir zum Gehen, Stehen, Bücken etc. brauchen.

- Bindegewebsschwäche ist Silicea-Mangel und lässt die Gewebe durchhängen, es kommt zu Muskelbrüchen und allen möglichen nervlichen Störungen.
- Chronische Mittelohreiterung, auch im Knochenfortsatz hinter dem Ohrläppchen,
- Knochenschmerzen, -verkrümmung, -entzündung, -entkalkung, Rheuma, Gicht,
- Verrenkungen, Umknicken der Gelenke durch überdehnte oder zu schwache Bänder,
- Knocheneiterungen, Knochenfisteln; Knochen- und Beinhautentzündung,
- Knochenmarkentzündung (Osteomyelitis), Hüftgelenkentzündung, „Knochenfraß",
- ▶ Rachitis: zusätzlich **Calcium phosphoricum** Nr. 2 und **Natrium phosphoricum** Nr. 9.

433 **Kopf**

- Kopfschmerzen, mit Lichtempfindlichkeit; **bessern** sich durch Einhüllen des Kopfes; **verschlimmern** sich bei geistiger Anstrengung und Lärm; Schweregefühl,
- Kopfschmerzen über den Rücken zum Nacken aufsteigend bis zur Stirn und Augen,
- unklare Schwächeerscheinungen mit viel Schwindel und Gedächtnisermüdung,
- Migräne mit klopfendem Schmerz, meist über dem rechten Auge, mit Übelkeit und Ohnmachtsgefühl, Verdunkelung des Gesichtes („schwarz vor den Augen"); die **Besserung** ist verbunden mit Entleerung reichlichen, hellen Urins,
- chronische Kopfschmerzen, nachts oder morgens.

434 **Muskeln**

- Schwäche und Schlaffheit der Muskeln (kraftlos), Gliederzittern, -zuckungen,
- Steifigkeit und Lahmheit (besonders in Rücken und Gliedern),
- Gelenkschmerzen, die sich durch Bewegen **bessern** und in *Ruhe* **verschlimmern.**

**Nase** 4

- Wundsein und Geschwürigkeit der Nasenlöcher mit Absonderung einer dünnen, wundmachenden, beißenden oder blutigen Flüssigkeit,
- Nasenrachenkatarrh mit gelb-eitriger Absonderung,
- trockene Krusten und lästige Trockenheit in der Nase,
- ▶ Jucken der Nasenspitze: **Alium cepa** D 4 und **Chamomille** D 12, D 30.

**Nervensystem** 4

Regulierung der Leitfähigkeit der Nerven:

Silicea wird nicht eingebaut, sondern wirkt als *Katalysator.* Bei Silicea-Mangel werden Nervenimpulse an den Synapsen zu wenig gedämpft und „schlagen durch". Dadurch werden normal starke Licht- und Schallreize als überstark empfunden. Silicea ist (möglicherweise) bei den Synapsen an der Bildung von Azetylcholin und am Kalium-Natrium-Potenzial beteiligt.

Die Leitfähigkeit der Nerven wird auch durch **Natrium phosphoricum** Nr. 9 verbessert. Fehlt **Natrium phosphoricum** über längere Zeit, setzt sich Harnsäure auch im Nervengewebe fest. Um die Übermittlung der Nervensignale gewährleisten zu können, wird Silicea zum Abbau der Säure gebraucht. Dadurch erhalten die Nervenfäden wieder ihre Leitfähigkeit zurück.

Silicea ist gut mit **Natrium phosphoricum** Nr. 9 zu kombinieren.

- Erschöpfung mit erhöhter Nervenerregbarkeit; Gereiztheit, Überempfindlichkeit, Zerstreutheit,
- Kopfschmerz mit Frösteln, **schlimmer** durch geistige Anstrengung, Bewegung, Geräusche, Berührung, kalte Luft, **besser** durch warmes Einhüllen,
- blitzartige Schmerzen vom Nacken bis zum Scheitel hoch: zusätzlich **Magnesium phosphoricum** Nr. 7,
- heftiger Kopfschmerz, der meist im Nacken beginnt, nach dem Scheitel

sich ausbreitet und sich in der Stirn und über dem rechten Auge festsetzt,
- Migräne, klopfender Schmerz über dem rechten Auge, mit Übelkeit und Ohnmachtsgefühl, Gesichtsverdunkelung; **Besserung** bei Entleerung reichlichen Urins,
- chronischer Kopfschmerz nachts oder morgens,
- Kopfhaut empfindlich gegen Hutdruck,
- Zustände von Gehirnermüdung; beginnende Gehirnerweichung,
- Schwindel, vom Rückgrat in den Nacken und Scheitel steigend, mit Neigung nach vorn oder nach links zu fallen. Schwindel beim Bücken,
- Epilepsie; nächtliche Anfälle; **schlimmer** bei Neu- bzw. Vollmond,
- Schlaganfall; nächtliche Krampfanfälle,
- Phantomschmerz; Glieder schlafen ein, wenn man darauf liegt,
- vom Rückenmark ausgehender, fortschreitender Muskelschwund,
- Rückenmarksreizung mit Lähmungserscheinungen; Lähmungen nach unterdrücktem Fußschweiß auch von beginnenden Gehirn- und Rückenmarksleiden,
- Schmerzen in Lenden und Beinen; hinunterschießend; Neuralgien, Ischialgie,
- Zuckungen und Schlagen der Gliedmaßen, v.a. im Schlaf; krampfhaftes Augenzucken; nervöses Finger- oder Fersenklopfen; schreckhaftes Zusammenfahren beim geringsten Anlass.

### 37 Ohren

- ▶ Äußerer Gehörgang entzündlich verschwollen; Absonderungen aus dem Innenohr dünn oder dick, eitrig, übel riechend, blutig; chronische Mittelohreiterung, auch im Knochenfortsatz hinter dem Ohrläppchen; Katarrhe der Eustachi'schen Röhre mit Einschränkung des Hörvermögens: zusätzlich **Kalium chloratum** Nr. 4;
- ▶ Erweiterung und Austrocknung des äußeren Gehörganges bei alten Leuten; Schwerhörigkeit durch verhärtete Ausschwitzungen im Innenohr: zusätzlich **Calcium phosphoricum** Nr. 2; Altersschwerhörigkeit kann auch auf geschwundenes Bindegewebe (Silicea-Mangel) zurückzuführen sein,
- ▶ Mittelohrentzündung: bei Verdacht auf Eiterbildung, sofort Silicea geben. Dadurch kann Eiter abfließen oder abgebaut werden (5 x tägl. je 5–10 Pastillen).
- Verschiedene Ohrgeräusche, Ohrensausen,
- Verstopfungsgefühl in den Ohren (sind wie „zugefallen"; öffnen sich mit Knall).

### Psyche/Gemütszustand 438

(Geistig-seelische Funktionsstörungen)

- Sanfter Charakter, anpassungsfähig; hochsensibler, nervöser, abgearbeiteter Mensch; Gewissensbisse schon bei Kleinigkeiten,
- Minderwertigkeitsgefühle; überduldsam, aber weinerlich; auch das Gegenteil ist möglich: aggressiv, spitz, ausfallend,
- Mangel an Lebenswärme, schwach, verzagt, ängstlich, schreckhaft, eigensinnig, unruhig; sanft, nachgiebig, niedergedrückt; Lebensüberdruss,
- unentschlossen; es fehlt an Mut, Wünsche in die Tat umzusetzen,
- Ängstlichkeit, Gedächtnisschwäche mit Konzentrationsmangel, kann nicht denken; verspricht sich leicht; schnell erschöpft,
- innere und äußere Ruhelosigkeit, nervös, flippig,
- Angst vor jeder körperlichen und geistigen Arbeit, aber einmal am Zuge fühlt er sich nicht unwohl,
- reizbar, verschlossen; fixe Ideen, kann keinen Widerspruch vertragen; Heimweh, Grübeln,
- überempfindlich gegen Licht und Schall (blend- und lärmempfindlich, schreckhaft),
- Kinder sind halsstarrig und eigensinnig; schreien, wenn man ganz freundlich zu ihnen spricht.

### 439 Schlaf

- Unruhiger, zerhackter Schlaf, nächtliche Schlaflosigkeit,
- ▶ morgendliche Zerschlagenheit, unausgeschlafen, große Tagesschläfrigkeit, (meist fehlt hier auch **Kalium sulfuricum** Nr. 6); Schläfrigkeit nach dem Essen (evtl. zusätzlich Nr. 5, 6, 8, 9, 10).
- Auffahren im Schlaf mit Augenzucken, Schlagen und Zucken der Gliedmaßen,
- übergroße Licht- und Geräuschempfindlichkeit, Schreckhaftigkeit,
- angstvolle, schreckliche Träume, Alpdrücken, Schlafwandeln,
- saure, übel riechende Nachtschweiße.

### 440 Schleimhäute

- Absonderungen eitrig, dünn, scharf, übel riechend,
- Schleimhautgeschwüre; Schleimhauteiterungen, z. B. in Blase und Luftwegen.

### 441 Schwangerschaft

- ▶ **Silicea, Calc. fluor.** Nr. 1, **Calc. phos.** Nr. 2, **Natr. chlor.** Nr. 8 – besonders während der Stillzeit; bei großer Erschöpfung auch noch **Ferrum phosphoricum** Nr. 3,
- ▶ äußerlich auch die **Cremes** Nr. 1, 2, und 11 verwenden!

### 442 Schweißregulierung

Silicea hat eine Beziehung zu den Schweißdrüsen und hilft, die Schweißproduktion zu regulieren und belastende Substanzen über die Haut auszuscheiden.

Wird die natürliche Schweißabsonderung künstlich unterdrückt (Schweißhemmer, aggressive Deos …) kann dies zu schweren inneren Erkrankungen führen. Silicea aktiviert die Schweißabsonderung wieder, wodurch die Folgeerscheinungen der Unterdrückung verschwinden.

- Neigung zu übermäßiger Produktion von Kopf-, Hand-, Fuß- und Nachtschweiß,
- Schweiß riecht unangenehm, sauer; stinkender Fußschweiß, macht die Zehen wund,
- bei Fuß- und Nachtschweiß mit gelblicher Verfärbung an Körper und Bettwäsche ist immer ein *chronischer* Silicea-Mangel vorhanden.

### Schwindel 4

Vom Genick in Nacken und Scheitel steigend, besonders beim Aufwärtssehen, mit Neigung nach vorne oder nach links zu fallen; beim Bücken.

### Verdauungsorgane 4

- Halsschmerzen beim Schlucken, Lymphdrüsen am Hals und Speicheldrüsen schmerzhaft geschwollen,
- ▶ bei krebsartiger Verhärtung an den Lippen: zusätzlich **Calcium fluoratum** Nr. 1,
- erschwertes Schlucken; verschluckt sich oft; Schwäche der Schlundmuskulatur; Mandelgeschwür,
- Magenleiden bei Menschen mit schlechten Zähnen; schlechter Mundgeschmack,
- Erbrechen auf jedes Trinken,
- Abneigung gegen Muttermilch, Erbrechen und Durchfall nach Milchgenuss,
- Verlust des Appetits oder geringer Hunger, Widerwillen gegen warme, gekochte Speisen und gegen Fleisch; Appetitlosigkeit, wechselnd mit Heißhunger und Durst,
- starke Gasansammlung im Leib; mit lauten Blähungen, eingeklemmte Winde; gehen mit Schwierigkeiten ab; sehr übel riechend,
- Durchfälle stinkend, hellgelb, eitrig, blutig-eitrig,
- Verstopfung mit vergeblichem Stuhlgang, Stuhl tritt unter großen Anstrengungen teilweise heraus und gleitet dann wieder zurück,
- Darmentzündung *(Kolitis)*; Stuhl eitrig, blutig, stinkend; Hämorrhoiden; Fisteln, Aftereinrisse,
- **Verschlechterung** durch alkoholische Getränke, speziell Bier, durchblähende Nahrung wie Bohnen und Erbsen, fette Speisen (insbesondere Fleisch), geräucherte Nahrungsmittel, kalte Nahrung, kaltes Wasser, Milch, Pfeffer und Wein,

- zur Verhinderung von Gallensteinbildung 2x jährlich eine Kur mit **Silicea**, **Natr. phos.** Nr. 9 und **Natr. sulf.** Nr. 10.

### 5 Wärmeregulierung

- Große Frostigkeit mit innerem Frieren; immer frostig, kalte Hände und Füße,
- fürchtet jeden kleinsten Luftzug und Kühle,
- große Erkältungsneigung, kann nie ohne Kopfbedeckung oder barfuß gehen,
- muss sich sehr warm anziehen und einpacken; dazwischen kurze Hitzeschauer.

### 6 Zähne

- Zahnfleisch empfindlich gegen Kälte, geschwollen, entzündet, lockere Zähne, Zahnschmerz durch Kälte *(„Zahn zu lang“);* **Silicea** strafft das Zahnfleisch und verbessert den Zahnschmelz; zusätzlich **Calc. fluor.** Nr. 1, **Calc. phos.** Nr. 2 und **Magn. phos.** Nr. 7),
- klopfende Schmerzen; auch am Zahn, mit Wangengeschwulst; nächtlich stechende Zahnschmerzen; Karies.
- Wenn sich nach einer Zahnextraktion noch *Splitter* in der Wunde befinden, so gibt man Silicea und die Splitter kommen komplikationslos an die Oberfläche.
- **Zahneiterungen:** 5x tägl. 10 Pastillen Silicea; (auch wenn die Zahnschmerzen nachgelassen haben, weiterhin nehmen); Zahnwurzeleiterungen, -geschwüre.

### 7 Zungenbildanalyse

#### Zunge

Haargefühl auf der Zunge oder Spitze; brennende Zungenspitze, Mundfäule (zusätzlich **Natrium chloratum** Nr. 8); Zungenkrebs.

#### Belag

Bräunlich, schleimig, eitrig, gelb, dick, morgens rahmartig belegt, fettig.

#### Geschmack

Übel; schmeckt nach Blut oder Seifenwasser; Geschmacksverlust.

## Anwendungsempfehlungen

#### Einnahme 448

Beste Wirkung in heißem Wasser: Die „**Heiße 11**“ kann man rund um die Uhr nehmen. Zu Silicea passen alle anderen Mineralsalze.

Eiter kann sich bilden, wenn eine Übersäuerung vorliegt. **Silicea** hilft Eiter über die Lymphe abzubauen und auszuscheiden. Bei allen Eiterungen reichlich **Silicea** und basenbildende Nahrung (siehe auch Absatz Nr. 425 *„Eiterungen“*);

- D 6 **fördert** und **verstärkt** akute Eiterungen,
- D 12 für die meisten chronischen Krankheitszustände, evtl. nur wenige Gaben in der Woche, aber **nicht mehr als 3x tägl.** Bei chronischen Eiterungen können Gaben in D 6 manchmal zu stürmischen, bedrohlichen Reaktionen mit erhöhter Einschmelzung (Zerlegung) von Gewebe führen, welche unerwünscht ist!
- **Silicea** kann sich in geeigneten Fällen mit **Calcium fluoratum** Nr. 1 und **Calcium phosphoricum** Nr. 2 ergänzen lassen.
- Bei *eiternden Fisteln* mit **Calcium sulfuricum** Nr. 12 fortsetzen, wenn Abfluss vorhanden;
- **Blutergüsse:** werden mit **Silicea** gelöst und abtransportiert,
- **Knochenbrüche: Silicea, Calc. fluor.** Nr. 1 und **Calc. phos.** Nr. 2.

#### Harmonielehre 449

Eiter entsteht durch **Calcium sulfuricum**-Mangel → **Silicea** eliminiert den Eiter.

Fehlt dem Gehirn- und Nervensystem **Silicea**, dann auch automatisch **Calcium fluoratum** Nr. 1!

**Silicea** wird meist mit **Calc. fluor.** Nr. 1, **Calc. phos.** Nr. 2 und **Natr. phos.** Nr. 9 ergänzt.

- **Überreizte Nerven: Ferrum phosphoricum** Nr. 3 und **Silicea**,

- **schwache Nerven: Calcium phosphoricum** Nr. 2 und **Silicea,**
- **Krampfadern: Calcium fluoratum** Nr. 1 und **Silicea,**
- **Schönheitsmittel: Magnesium phosphoricum** Nr. 7 und **Silicea,**
- **Kopfschmerzen: Calc. fluor.** Nr. 1, **Magn. phos.** Nr. 7 und **Silicea,**
- **jede Allergie: Calc. phos.** Nr. 2, **Magn. phos.** Nr. 7, **Natr. chlor.** Nr. 8 und **Silicea,**
- **unruhiger Schlaf, morgendliche Zerschlagenheit, Gliederzucken: Kalium sulfuricum** Nr. 6 und **Silicea,**
- **Zincum metallicum** D 6 lässt sich zur Umstimmung gut dazu kombinieren.

### 450 Nahrungsmittel

(Siehe auch Nahrungsmitteltabellen S. 71 ff.)

Vollgetreide, Hirse, Hafer, Vollreis, Roggen, Weizen, Brennnessel, Gerste, Karotten, Erbsen, grüne Bohnen/Fisolen, Gurke, Kopfsalat, Lauch/Porree, Petersilie, Rettich, Kohl, Pastinaken, Sellerie, Spargel, Spinat, Feigen, Mandeln, Erdbeeren, Bananen, Johannisbeeren, Löwenzahn, Zinnkraut-Tee.

### 451 Besonderheiten

Bei diesem Mittel ist das **Studium der Konstitution** besonders wichtig!

▶ Die **Häufigkeit der Gaben** muss keinem starren Schema unterliegen. Manche Therapeuten geben bei chronischen Gesundheitsstörungen *nur wenige Gaben in der Woche!*

### 452 Homöopathische Vergleichsmittel

Graphites, Phosphorus, Sulfur, Thuja.

### 453 Kinesiologischer Test

Haartest

## Ergänzende Hinweise

### Seelische Aspekte von Silicea 45

Die seelischen „Lernaufgaben" spiegeln sich (ähnlich wie in der Organsprache) auch in den Mangelerscheinungen von Silicea:

Silicea gibt im Körper Halt und Festigkeit und reguliert unter anderem die Nervenleitfähigkeit. Das Bindegewebe enthält besonders viel Silicium und verbindet, wie der Name bereits sagt, verschiedenste organspezifische Gewebebereiche miteinander. Die Nerven sorgen für die *Verbindung* nach innen und außen.

Auch im seelischen Bereich geht es bei Silicea um *Verbindung, Austausch* und *Abgrenzung:*

Unsere Verbindung nach außen ist sehr komplex und findet auf vielen Ebenen gleichzeitig in Form eines ständigen *Energieaustausches* mit unserer Umgebung statt, was bedeutet, dass wir Energie aufnehmen oder (un-)freiwillig abgeben. Daher ist es notwendig, sich auch einmal abgrenzen zu können.

Menschen mit Silicea-Mangel haben damit meist Probleme. Sie sind lange Zeit sehr offen und dadurch verletzlich. Irgendwann sind sie gezwungen, sich in ihr Schneckenhaus zurückzuziehen, weil sie dem ständigen Energieentzug nichts entgegenzusetzen haben.

Grundsätzlich geht es bei Silicea um Beziehungen kommunikativer Art:

*„Sind meine Verhaltensweisen für mich und meine Mitmenschen stärkend oder schwächend? Kann ich meine Fähigkeiten so einsetzen, dass sie andere unterstützen, ohne sie zu überfordern? (Austausch, Verbindung) Stehe ich zu meinen Schwächen? Nehme ich Hilfe von anderen an, oder halte ich mich für unfehlbar? Kann ich die innere ‚Tür' auch einmal zusperren, ohne danach in Schuldgefühlen zu ertrinken?" (Abgrenzung)*

### Bach-Blüten 4

Leitsymptom *„Unsicherheit"*: **Hornbeam** und **Wild Oat.**

### Farbtherapie 4

In der Mitte des Rückens **Grün**; unter dem Brustbein **Rot** bestrahlen.

57 **TCM**

Nierenmeridian *(sed. Ni 1–Le 1)*

**Funktionskreis Wasser** *(Winter, Niere/Blase):* Silicea D 12: bei wackelnden Zähnen = Hinweis auf *Nieren*-Yin-Leere.

**Anwendung von Edelsteinen (Lithotherapie)** 458

Amethyst, Ametrin, Aventurin, Azurit, Baumachat, Bergkristall, Calcedon, Chrysopras, Jaspis, Katzenauge, rote und schwarze Koralle, Lapislazuli, Larimar, Malachit, Saphir, Sodalith, Sugilith, (Edel-)Topas.

---

## 55 1.12 Calcium sulfuricum Nr. 12

(Schwefelsaurer Kalk, Gips, Alabaster; $CaSO_4$)

### Konstitutionstyp

Skrofulöse Menschen mit Bindegewebsschwäche, eitrigen, borkigen Absonderungen, chronischen Erkrankungen, Rheumatismus, Gicht, Flechten, unreiner Haut, Mattigkeit, Eiterpickeln, Hautverfärbungen (braune Flecken).

### Funktion

**Reinigung**

Schwefelsaures Calcium ist im Gallensaft, in der Leber, Herz, Milz, Eierstöcken, Hoden, Knorpeln, Muskeln, Stütz-, und Bindegewebe und im Gehirn enthalten (und gespeichert), geht aber nicht in die konstante Zusammensetzung des Organismus ein.

- Wichtigstes **Reinigungs**- und **Regenerierungsmittel** der Biochemie (klärt die Lymphe, wirkt schleimlösend, scheidet die Abbauprodukte aus und verhindert Ablagerungen schädlicher Stoffe),
- Betriebsstoff für die Durchlässigkeit der Gewebe,
- es kann die Wirkung der anderen 11 Mittel beträchtlich verstärken („Joker“!),
- Zwillingssalz zu **Silicea** Nr. 11: **Silicea** baut ab, **Calcium sulfuricum** wirft es hinaus..
- Calcium sulfuricum hat eine hervorragende Wirkung auf Haut, Schleimhaut und Drüsen.
- Es übt eine entzündungshemmende, lösende und ausscheidende Wirkung auf die Schleimhäute aus, bringt alle eitrigen Prozesse zum Abfließen und unterstützt die Neubildung von Zellen, fördert die rasche Wiederherstellung.
- Es regt den inneren Stoffwechsel, den Hormonstoffwechsel und den Selbstschutz innerhalb der Zelle an (die *Sulfat*-Anteile unterstützen die Verbrennungsprozesse, bzw. die Energiegewinnung und bewirken „innere Wärme“).
- Wichtiger Bestandteil von *Aminosäuren* (Baustoffe des Eiweißes). Vernichtet abgestorbene rote Blutkörperchen durch Entzug von Wasser, damit dieses weiter vom Körper verbraucht werden kann.
- Steigert die Blutgerinnung; daher wichtig bei allen inneren und äußeren Blutungen (zusätzlich Nr. 3 und 17),
- Mittel zur Bildung von Stütz- und Bindegewebe (z. B. Knorpel, Haut etc.),
- Calcium sulfuricum nimmt nur beschränkt Wasser auf und ist säurefest. Es beschichtet alle Innenwände des Körpers, die mit Flüssigkeit zu tun haben und entfaltet seine Wirkung entweder dort, wo Flüssigkeiten am Ein- und Austreten gehindert werden, oder Gewebe vor der Einwirkung von Flüssigkeiten geschützt werden soll (Augäpfel, Nasendurchgänge, Mund, Kehle, Speiseröhre, Magen, Gallenblase, Milz, Blase, Harnröhre, Harnleiter, Eierstöcke etc.). Alle Teile des Körpers, welche mit Flüssigkeiten zu tun haben, müssen Anteile dieses Salzes aufweisen.

*Beispiel:*
Die Magenschleimhaut kleidet die Oberfläche des Magens aus, damit das Organ von der Magensäure nicht verätzt werden kann. Calcium sulfuricum ist im Magensaft enthalten und legt sich schützend an die Magenwände an. Es ist hauptverantwortlich dafür, dass sich unser Magen nicht selbst verdaut!

Bei Veränderung der Magenschleimhaut können Geschwüre entstehen.

466 **Auszug aus der Charakteristik nach Dr. Schüßler**

Calcium sulfuricum wurde, obwohl ursprünglich in seinem System vorhanden, später wieder von Dr. Schüßler entfernt, weil es „nicht in die konstante Zusammensetzung des Organismus eingeht."

„[…] das Funktionsmittel der Bindegewebsröhren, heilt folgende Krankheiten: Akuten und chronischen Rheumatismus. (Bei akutem Gelenkrheumatismus müssen je nach Umständen Ferrum phosphoricum oder Kalium chloratum vorangeschickt werden.) Rheumatische Zahnschmerzen, Ischias, Podagra, Katarrhe mit dickem eiterähnlichem Sekret, fibröse Polypen, Scharlachfriesel, Abszessbildung, Flechten, verhärtete Drüsen mit oder ohne Eiterung […]"

## Anwendungen/Erläuterungen

467
- **Bindegewebsmittel;** alle Arten von Rheumatismus und Gicht,
- Flechten und Katarrhe mit dickem, weißgelbem Sekret, verhärtete Drüsen,
- jede Entzündung der Schleimhaut mit Schwellung und/oder mit Eiter,
- bei chronischen Eiterungen der Haut, Drüsen, Mandeln (Mandelentzündung, Mandelabszess), Nebenhöhlen, Stirnhöhlen und Knochen; klebrige Ausscheidungen,
- unreine Haut, Pickel, Pustel,
- Schwäche und Mattigkeit,
- periodisch wiederkehrendes Nasenbluten; Zahnfleischblutungen,
- bei allen akuten, tiefsitzenden oder unterdrückten Krankheiten (zusätzlich **Kal.sulf.** Nr. 6 und Silicea Nr. 11),
- bei geringen neuralgischen Schmerzen und Zuckungen; Schlaflosigkeit.
- Weitere Details siehe unter „Körperzeichen".

## Körperzeichen

**Konstitutionsmerkmale in alphabetischer Reihenfolge**

**! Achtung**

Die Erscheinungsbilder gesundheitlicher Störungen sind oft übergreifend, daher unter Umständen mehrmals angeführt!

**Grundsätzliche Symptomatik** 46

(Siehe auch „Anwendungen/Erläuterungen" im Absatz Nr. 467)

- Augenentzündungen,
- Absonderungen und Katarrhe, dick-gelbe, grüne Krusten in der Nase,
- Blasenbildung an Lippen und Zunge,
- unreine Haut, Pickel, Pusteln,
- verunreinigtes Blut; zahlreiche Eiterbeulen über den Körper verteilt,
- Ulzerationen, Fisteln, Durchfälle,
- sehr langsame Regenerierungsprozesse, Schwäche, Mattigkeit,
- Kinder verlangen unbedeckt und kühl zu schlafen.

**Besserung bei/durch**

alle Maßnahmen zur Kräftigung und Energiestärkung; Wärme; Urlaub am Meer (Sandstrand); stabile Temperatur- und Wetterverhältnisse.

**Verschlimmerung bei/durch**

extreme Temperaturunterschiede, große Hitze/Kälte; psychische Faktoren (z. B. zu großer Druck, Versagensangst).

**Antlitzanalyse** 46

(Mangelzeichen im Gesicht – siehe auch Abb. 1.12, S. 59)

- Blass und wächsern durchschimmernd, grau, gelblich bis bräunlich, grünlich; wirkt ungewaschen,
- alabasterfarben (durchscheinend), kreidebleich, „weiß wie die Wand", v.a. wenn auch noch Calcium phosphoricum dabei ist; wirkt, als ob dieser Ton von innen herausscheint

(nicht auf der Haut liegt); aschfahl, wenn es mit Kalium phosphoricum (Erschöpfung) gemischt ist.
- Alterspigmente, Leberflecken (besonders in der Schwangerschaft),
- dunkle, erweiterte Poren, unreine Haut, Pickel, Pusteln.

**Weitere Merkmale**
- Zu Eiterungen neigend, deckt sich beim Schlafen ab, wirkt sehr erholungsbedürftig, urlaubsreif; chronische Erkrankungen.

### 70 Absonderungen

Dicker, gelber Eiter und gelbliche, grünliche Krusten; weiß-gelb-grünlich, dick, eitrig, blutig, stinkend, wundmachend, borkig.

**Ausschläge:** klebrig, schorfbildend

### 71 Augen

Eitrige Augenbindehautentzündung, Augenentzündung mit gelbem Eiter; Star.

### 72 Atmungsorgane

- Katarrhe: Ausscheidungen der Schleimhäute mit dickem, weißgelbem, gelb bis grünem Sekret, klumpig, schleimig oder eitrig,
- Nase: laufend oder verstopft, auch ausgetrocknet, dick-gelbe bis grünliche Krusten, Stockschnupfen,
- akuter und chronischer Schnupfen mit Beteiligung der Stirn- und Kieferhöhlen mit stinkendem, blutig-eitrigem, wundmachendem Ausfluss,
- Herde im HNO-Bereich; Halsentzündung, eitrige Mandelentzündung, Mandeleiterungen oder -abszesse,
- eitrige Bronchialkatarrhe; Husten mit lockerem Schleim im Kehlkopf,
- chronische Bronchitis, chronische Mittelohrentzündung,
- Lungenkrankheiten mit reichlichem, schleimigem und eitrigem Auswurf,
- periodisches Nasenbluten, besonders morgens,

► Calcium sulfuricum zur Unterstützung der Behandlung bei fortgeschrittener Bronchitis alter Menschen.

### Drüsen 473

Verhärtete Drüsen bei Zuckerkrankheit (Diabetes).

### Harn- und Geschlechtsorgane 474

- (Eitrige) Blasen-, Nierenbecken-, Eierstock- und Prostataentzündung, -abszesse,
- die menschliche Eizelle enthält Calcium sulfuricum – ein Mangel davon kann die Ursache für Unfruchtbarkeit sein.

### Haut und Unterhautzellgewebe 475

- Häufig „blaue Flecken" (zeigt auch Vitamin-C- und Vitamin-K-Mangel an),
- gelbe Fingernägel, Nagelbett-Eiterungen,
- krustige Ekzeme, Lupus vulgaris, Flechten, Schorfbildung,
- Zellgewebsentzündung; eitrige und klebrige Ausschläge,
- unreine Haut, Pickel, Pusteln; zahlreich verstreute Eiterbeulen auf der Haut; Fisteln,
- Eiterungsprozesse bei offenen Wunden; aufgebrochene Eiterungen, Abszesse, Furunkel, Karbunkel, die nicht zur Abheilung kommen wollen,

► Calcium sulfuricum zur Unterstützung bei malignen Geschwüren und Geschwülsten; kann bei rechtzeitiger Anwendung ein Weiterwachsen verhindern – **nur mit ärztlicher Kontrolle!**

► Bei **Verbrennungen** zusätzlich zu **Calc. phos.** Nr. 2, **Ferr. phos.** Nr. 3, **Natr. chlor.** Nr. 8,

- **Kinder**: Milchschorf, Ausschläge, Wundsein, laufende Nase, beim Zahnen und schwierigen Entwicklungsphasen.

### Knochen und Gelenke 476

- Chronisch, fokal (von einem Herd ausgehend) bedingter Rheumatismus; Gicht,
- Knochenschwund, Knocheneiterungen, aufgetriebene Entzündungen.

477 **Magen**

- ▶ Magengeschwüre entstehen in erster Linie durch Übersäuerung und obwohl zur Besserung Calcium sulfuricum indiziert ist, muss immer auch **Natrium phosphoricum** Nr. 9 gegeben werden, um die **Ursachen** zu beseitigen.

478 **Muskeln**

- Schwache Muskulatur; Überanstrengung von Muskeln, Sehnen und Bändern, Muskelzuckungen,
- Rheumatismus, Gicht.

479 **Nervensystem**

- Schlaflosigkeit, Gedächtnisschwäche, Schwindel,
- geringe neuralgische Schmerzen und Zuckungen; Neuralgien,
- heftige Hitzewallungen, Erröten, Pulsieren und Pochen im ganzen Körper.

480 **Psyche/Gemütszustand**

(Geistig-seelische Funktionsstörungen) Calcium sulfuricum klärt und stärkt die Psyche.

- Fühlt sich unverstanden, zurückgesetzt; Unzufriedenheit;
- geistige Ermüdung, Vergesslichkeit, Gedächtnisschwäche, Schwindel, Verwirrung nach geistiger Anstrengung,
- neigt zu Unklarheit, will sich nicht festlegen,
- übersteigerte Selbstdisziplin, Verzweiflung, wenn nicht alles nach Plan läuft,
- launenhaft, ungerechtes, widersprüchsvolles Verhalten,
- Apathie/Hysterie, Traurigkeit oder übertriebene Ausgelassenheit,
- lässt sich leicht unterdrücken (Opferrolle),
- erhöhte Aggressivität, Verlangen nach Alkohol und Tabak.

481 **Schlaf**

Calcium sulfuricum wird bei Schlaflosigkeit empfohlen.

**Verdauung** 48

- Abneigung gegen Fleisch, Kaffee, Milch, Verlangen nach alkoholischen kalten Getränken, Saurem und Süßigkeiten, Tee, Most und Wein,
- **Verschlechterung** durch Gebäck und nahrhafte Speisen,
- Störungen im Pankreas-Bereich mit Durchfällen,
- chronischer Durchfall, der sich lange hinzieht,
- Afterfisteln, Ulzerationen.

**Zähne** 48

- Periodisch sich wiederholende Zahnfleischblutungen, Zahnfisteln, Zahnfleischentzündung und -taschen (zusätzlich **Kal.phos.** Nr. 5),
- eitrige Prozesse im Zahnwurzel- und Kieferbereich.

**Zungenbildanalyse** 48

**Zunge**

Blasenbildung auf Zunge oder Lippen, Wundheitsgefühl.

**Belag**

hinten an der Wurzel belegt mit einer Schicht, die wie abschabbarer, halbtrockener Lehm aussieht.

## Anwendungsempfehlungen

**Einnahme** 48

Calcium sulfuricum wirkt besonders, wenn etwas in Fluss kommen soll; durch abgekapselte Schadstoffe und Säure wird das Bindegewebe „kompakt" verhärtet (z. B. „Myogelosen") und bildet regelrechte Barrieren, z. B. Narbengewebe. Durch Verabreichung von Calcium fluoratum wird das Bindegewebe wieder durchlässig. Zusätzlich sollte man Natrium phosphoricum Nr. 9 und Natrium sulfuricum Nr. 10 geben, um die Schadstoffe zu neutralisieren und ausleiten zu können.

**Dieses Salz ist zu jeder Regenerierung notwendig! Zusätzlich kann auch Calc.phos. Nr. 2 und Silicea Nr. 11 gegeben werden.**

Wegen der nahen Verwandtschaft mit **Silicea** Nr. 11 empfiehlt es sich oft, *wechselweise* **beide** *Salze* einzunehmen. Bei *chronischen* Prozessen kann **Calcium sulfuricum** D 12 2–3 x tägl., bei *akuten* Zuständen in D 6 bis zu 6 x tägl., verabreicht werden.

Bei **Eiterungen Calcium sulfuricum** erst geben, wenn der Eiter abfließen kann:

**Silicea** Nr. 11, **Ferr. phos.** Nr. 3, **Kal. phos.** Nr. 5 schaffen Abflussmöglichkeiten.

**! Achtung**

Bei **akuten Eiterungen** *ist sehr darauf zu achten*, dass keine **zu tiefen Potenzen** verabreicht werden – **nicht unter D 12!** (Pro Gabe 2–3 Pastillen, Kinder 1 Pastille.) Bei **zu niedrigen** Potenzen wäre die Reaktion zu extrem!

**Siehe auch Absatz Nr.** 425 **„Eiterungen“** und Abs. 448!

**Beste Einnahmezeit:**
Morgens und spätnachmittags (ca. 15–19 Uhr), bei häufigeren Gaben über den Tag verteilt.

36 **Harmonielehre**

**Ergänzende Mittel**

Je nach Erscheinungsbild **Kalium chloratum** Nr. 4 oder **Ferrum phosphoricum** Nr. 3 voran geben:

- **Calcium phosphoricum** Nr. 2 zur Kräftigung,
- **Ferrum phosphoricum** Nr. 3 zur Aktivierung (gegen Trägheit, Apathie),
- **Kalium chloratum** Nr. 4 um Eiter auszuleiten,
- **Silicea** Nr. 11 (zum Gift- und Eiterabbau) und **Calcium sulfuricum** immer **abwechselnd** geben, wenn Abfluss vorhanden,
- **Kal. sulf.** Nr. 6, **Magn. phos.** Nr. 7 und **Natr. sulf.** Nr. 10 bei Leber-, Gallenstau,
- **Calc. fluor.** Nr. 1, **Calc. phos.** Nr. 2, **Ferr. phos.** Nr. 3 zur Regeneration,

Anstelle mit **Calc. sulf.** könnte man auch mit **Natr. phos.** Nr. 9, bzw. **Silicea** Nr. 11 arbeiten!

### Nahrungsmittel 487

(Siehe auch Nahrungsmitteltabellen S. 71 ff.)

Sprossen, Keimlinge, frische, junge Kräuter und Gemüse; Hafer, Gurken, Linsen, Grünkohl, Kohlrabi, Bohnen, Sojabohnen, Schnittlauch, Blumenkohl, Erbsen, Kopfsalat, Spinat, Zwiebeln, Gerste, Weizen, Roggen, Kleie, Rhabarber; am Baum gereifte Orangen, Zitronen und Grapefruit; Nüsse, Paranüsse, Mandeln, Pfefferminze, Senf, Gersten- und Weizengras-Saft, Trinkwasser

**Besonderheiten** 488

Calcium sulfuricum wird angewendet, wenn **Silicea** Nr. 11 längere Zeit keinen Erfolg bringt. Ein Erholungsurlaub an sandigem Meeresstrand reichert den Körper mit *natürlichem* Calcium sulfuricum an.

### Homöopathische Vergleichsmittel 489

Hepar sulfuris; Berberis D 3.

### Kinesiologischer Test 490

Ca-Punkt linkes Schlüsselbein Mitte

## Ergänzende Hinweise

### Seelische Aspekte von Calcium sulfuricum 491

Die seelischen „Lernaufgaben“ spiegeln sich (ähnlich wie in der Organsprache) auch in den Mangelerscheinungen von Calcium sulfuricum:

Calcium sulfuricum entfaltet seine Wirkung in erster Linie in den Häuten und Membranen der verschiedenen Organe, indem es Gewebe vor körpereigenen Flüssigkeiten schützt (abgrenzt), bzw. verhindert, dass

Flüssigkeit austritt. Es besteht eine gewisse Ähnlichkeit mit **Silicea**, auch auf seelischem Gebiet:

**Silicea** steht für *Verbindung, Austausch* und *Abgrenzung* v.a. nach *außen*.

Calcium sulfuricum grenzt mehr nach *innen* ab, wie Häute und Membranen dies im körperlichen Bereich tun.

Die verschiedenen Organe stehen in Beziehung zu den vielfältigen Kräften und Fähigkeiten des Menschen. **Calcium sulfuricum** hilft, diese im Inneren zu *bewahren*, indem es die einzelnen Wirkungsbereiche gegeneinander abgrenzt und dadurch verhindert, dass sich unkontrolliert Energien verbreiten. Solche Kräfte wirken meist schwächend oder zerstörend und begünstigen die Ausbildung von psychischen Problemen, wie Unlust, Antriebslosigkeit, Depressionen, Angst (besonders Angst vor der Nacht und die Zukunftsangst), weil das Kräftepotenzial, aus welchem *Vertrauen* wachsen könnte, immer wieder zerfließt.

Typisch ist ihr zwanghaftes Verhalten. Meist wird es von Angst bestimmt. Sie denken oft nur an die Anderen (z. B. Kinder) und deren Probleme, und vergessen sich selbst dabei. Wenn die Sorgen und Ängste um die Anderen abnehmen, bekommen sie den Mut, mehr für sich selbst zu tun und ihr Vertrauen in ihr eigenes Leben zu stärken. Oder umgekehrt: Sie versinken in sich und ihre Probleme und nehmen vom Außen nichts wahr (Abkapseln gegenüber der Umwelt). Nachdem die Angst ums eigene Leben abgenommen hat, interessieren sie sich wieder mehr für andere Dinge oder Menschen.

Das Vertrauen, die Zukunft bewältigen zu können, erwächst aus den schöpferischen Kräften des Menschen.

Jede *kreative Beschäftigung* wie Malen, Töpfern, Handarbeiten, Basteln, Schreiben, Schauspielern, Rezitieren, Tanz, Gartenarbeit, Wandern usw., fördert die Sammlung, Führung und den guten Fluss dieser Kräfte.

**Calcium sulfuricum** fördert den richtigen Umgang damit. Bei einem Mangel sollte man dies an erster Stelle beachten.

### Bach-Blüten 4

Calcium sulfuricum entspricht der Schwingung von 5 Bach-Blüten-Essenzen aus 2 Gruppen:

- Leitsymptom *„Angst“:* **Cherry Plum** und **Red Chestnut,**
- Leitsymptom *„Unsicherheit“:* **Gentian, Hornbeam** und **Wild Oat.**

### Farbtherapie 4

- Wenn der Klient eher *unsicher* wirkt und man die Essenzen **Gentian, Hornbeam** oder **Wild Oat** gewählt hat, bestrahlt man in der Mitte des Rückens **Grün**, unterhalb des Brustbeins **Rot,**
- wenn der Klient eher *ängstlich* wirkt und man die Essenzen **Cherry Plum** und/oder **Red Chestnut** gewählt hat, bestrahlt man **Gelb** am Akupunkturpunkt KG 15.

### TCM 4

Dickdarm-Meridian *(sed. Di 2–B 66)*

*Funktionskreis Metall, Herbst, Lunge/Dickdarm*
Die reinigende Funktion klärt Darm und Lunge, bes. bei Schleim- und Energieblockaden, und leitet sie aus.

### Anwendung von Edelsteinen (Lithotherapie) 4

Carneol, Gips, Hämatit, Howlith, Rauchquarz, roter Turmalin.

# 2 Erweiterungsmittel (500–516)

## 2.1 Kalium arsenicosum Nr. 13

(Kaliumarsenit, $K_3AsO_3$)

Kaliumarsenit ist im Körper nur in kleinen Mengen vorhanden. Speziell nachgewiesen in keratinhaltigen Geweben, wie Haut, Haaren, Schilddrüse, Leber, Nieren und Gehirn, in der quergestreiften Muskulatur und in den Zeugungsorganen.

Es beeinflusst die biochemischen Vorgänge bei der Sauerstoffumsetzung (Oxidation/Reduktion), fördert die Verdauung, Es hat bei Entzündungen einen verlangsamenden Einfluss auf die Umwandlungsprozesse und wirkt außerdem bakterienhemmend, gegen Katarrhe und dämpft Reizzustände; hilft bei Erkrankungen mit vermehrtem Eiweißabbau und langsamer Rekonvaleszenz.

#### Konstitution

Abmagerung, Kräfteverfall, allgemeine Körperschwäche.

### Anwendungsgebiete

- **Vor allem Haut:** fast alle Hauterkrankungen und schwer zu beeinflussenden Hautleiden, chronische Hauterkrankungen mit heftigem Jucken und Schuppen (Psoriasis), Hautverdickung,
- Nervenstörungen, besonders bei blutarmen, schwächlichen Personen; Neuralgien, psychischen Erkrankungen, Angstanfällen, Reizbarkeit, Gedächtnisschwäche,
- Muskelzucken, Reißen der Gliedmaßen, Schmerz-, Lähmungsempfindungen und Krämpfe der Muskeln (bes. Oberschenkel und Waden) und Gelenke; Epilepsie,
- Herzklopfen, Herzangst, Oppressionsgefühl, Herzschwäche, unterstützend bei Myo-und Pericarditis, dazu passt schwere Müdigkeit, Tagesschläfrigkeit, nächtliche Schlaflosigkeit, Ödeme der Füße,
- Atemnot, Asthma; Schwächezustände, Entzündungen der Schleimhäute (brennend, ätzend),
- Katarrhe der Rachen- und Kehlkopfschleimhaut, Mandelentzündung mit brennenden Schmerzen,
- Heiserkeit bis Stimmlosigkeit, trockener Reiz und Kitzelhusten,
- Harnausleitend, chronische Nierenentzündungen; Albinurie, Schrumpfniere, Ödembildung,
- Menstruationsstörungen,
- brennende Schmerzen; Knochenschmerzen, Knochen- und Bindegewebsentzündungen,
- Ischias; Rheumatismus; Gicht- und Lymphknotenschwellungen,
- **Verdauungstrakt:** Durstgefühl, drückende, brennende Schmerzen im Magen, Magenkrämpfe, Brechdurchfälle, Magen- und Darmschleimhautentzündungen mit hochgradigem Kräfteverfall; besonders bewährt bei wässrigen Durchfällen, Sommerdurchfällen der Kinder, Meteorismus, erhöhte Druckempfindlichkeit des Bauches, Afterbrennen,
- **Störung der Bauchspeicheldrüse,**
- **Fettleber,**
- Abmagerung, Auszehrung, Anämie, Chlorosis (Bluterkrankung mit verminderter Bildung des Blutfarbstoffs Hämoglobin), Milzvergrößerung, Lymphdrüsenschwellung.
- **Besserung:** durch trockene Wärme,
- **Verschlimmerung:**
  - Abends, nachts (meist mit innerer Unruhe und Angst verbunden),
  - bei Wetterwechsel, fallender Luftdruck, atmosphärischer Tiefdruck, (Zunahme von Gelenkschmerzen), empfindlich gegen Kälte, Nässe,
  - durch Gehen, Wärme, beim Ausziehen von Bekleidung, Bettwärme.

#### Antlitzanalyse

- Dunkle blaue Augenringe, wässrige Schwellungen der Unterlider, der Wangen und der Lippen, Augenbindehautentzündung, trockene Augen,

- Taubheitsgefühl auf der Zunge,
- Durstgefühl.

**Einnahme**

Kalium arsenicosum wird gewöhnlich in D 6 oder in D 12 angewendet.

Gut kombinierbar mit Nr. 1, 2, 3, 5, 8, 11.

**! Achtung**

Die Verordnung von **niedrigeren Potenzen** als D 6 unterliegt dem **Rezeptzwang!**

---

502 ## 2.2 Kalium bromatum Nr. 14

(Kaliumbromid, KBr)

Im Körper findet sich Kaliumbromid in den endokrinen (innersekretorischen) Drüsen, Nebennieren, Schilddrüse, Leber, Hoden, Knochenmark, Haut und/oder Nervensystem.

### Anwendungsgebiete

Ein Mangel an Brom macht Menschen ruhelos, nervös, und gleichzeitig antriebs- und teilnahmslos.

Man verspürt oft ein inneres Beben, Vibrieren, innere Unruhe, und trotzdem ist man nach außen sehr müde und antriebslos.

Vermindert die Reizaufnahme und Sinneserregbarkeit

- ▶ mit sehr schnellem Erfolg bei Kindern, die nicht schlafen wollen (2–3 Pastillen etwa 5 Min. vor dem Schlafengehen, evtl. nach 20 Min. wiederholen!),
- ▶ Beruhigungs- und Einschlafmittel bei Schlaflosigkeit, wenn andere Anwendungen, wie z. B. die **„Heiße 7“** nicht den erwarteten, prompten Erfolg zeigten,
- **Atemwegsorgane**
  bei nervösen Reizungen der oberen Luftwege: nervöses Asthma; trockene Schleimhautreizungen; Tubenkatarrhe, Schleimhautkatarrhe in Kehlkopf und Bronchien. Drüsenschwellungen, schleichende Entzündung mit Fieber, chronische Tonsillitis, Pharyngitis, Parotitis, Sinusitis

**! Achtung**

Frühzeitig eingenommen verhindert es ein Übergreifen auf Tuben, Rachen und Nebenhöhlen.

Trockener, ermüdender nächtlicher Husten, Taubheitsgefühl in Kopf und Rachen.

- **Augen:** nervöse Sehstörungen,
- **Nervenzentren**
  - wirkt bei Nervenleiden, Rückenmarks- und Gehirnleiden (Hirnreizungen), gesteigerte Reflexerregbarkeit,
  - motorische Unruhe der Extremitäten;
  - nervöse Zuckungen der Muskeln, der Finger; inneres Beben, Unruhe,
  - Beruhigungsmittel bei Erregungszuständen; Kopfschmerzen nach geistiger Anstrengung oder Aufregung; Migräne, ruhelos nervös oder völlig gleichgültiges Gemüt,
  - Melancholie; geistige Müdigkeit;
  - Neuralgien.
- Akne, Pusteln auf Brust, Schultern, Gesicht; Schuppenflechte (Psoriasis), Furunkulose,
- Nervöse Irritationen der Verdauungsorgane, erhöhter Speichelfluss, nervöse Schluckbeschwerden, Schwangerschaftserbrechen, Magendruck, nervöses Aufstoßen; Schleimerbrechen, wässrige Durchfälle, Koliken, schneidende Schmerzen,
- Multiple Sklerose,
- übertriebene Libido bei Frauen; zystische Tumore der Eierstöcke; Menstruationsprobleme; Impotenz,
- ▶ Drüsenstörungen: Überfunktion der Schilddrüse; Kropfleiden; Basedow (hier im Wechsel mit **Kalium jodatum** Nr. 15),
- ▶ hilft auch bei Zahnkrämpfen von Kindern.
- ▶ **Seelisch geistige Wirkung**: Extreme Aufmerksamkeit gegenüber der Umwelt; „liest jeden Wunsch von den Augen ab“; alle Erwartungen oder Erfordernisse wer-

den noch vor Anordung erfüllt; kann nichts unfertig liegen lassen (manchmal auch zwanghaft).

### Wichtig

Bei Mangel an diesem Mineralsalz wird Wärme nicht vertragen; außerdem muss die Kochsalzzufuhr verringert werden (behindert die Aufnahme von Kalium bromatum). Das Mittel wird rasch aufgenommen, aber langsam ausgeschieden.

### Antlitzanalyse

Deutlich hervortretende Augenäpfel (Basedow), inneres Beben,

### Einnahme

D 12; **tiefere Potenzen nur nach ärztlicher Verordnung!**

Die begrenzte Haltbarkeit dieses Mittels muss berücksichtigt werden

Gut kombinierbar mit Nr. 5, 6, 7, 11.

---

# 2.3 Kalium jodatum Nr. 15

(Kaliumjodid, KJ)

Fast alle Zellen des Körpers enthalten diese Substanz. Speziell in der Schild-, Vorsteher- und Lymphdrüse, Prostata, Milz, Bauchspeicheldrüse, Nieren, Nebennieren, Haut, Haaren, Nägeln und im Magen sowie in Gebärmutter, Sehnen, Dünndarm. In den übrigen Geweben ist Jod nur in geringen Mengen vorhanden. Trotzdem ist eine deutliche Wirkung auf verschiedene Organe und Gewebe festzustellen, v. a. auf Nervensystem, Herzgefäße, Leber, Drüsen und besonders auf Binde- und Fettgewebe.

Für den Jod-Haushalt ist hauptsächlich die **Schilddrüse** verantwortlich.

## Anwendungsgebiete

*Vor allem bei Störungen der Schilddrüse*

### 1. Überfunktion

- Ständige Überforderung aus einem inneren Antrieb heraus,
- **Blutarmut:** zusätzlich **Calc.phos.** Nr. 2 und **Natr. chlor.** Nr. 8,
- bei Basedow, beschleunigtem Herzschlag, Unruhe, erhöhtem Blutdruck – in D 6. **Kal. jod.** im Wechsel mit **Kal. brom.** Nr. 14, evtl. noch unter Hinzunahme von **Kal. phos.** Nr. 5, **Magn. phos.** Nr. 7, **Natr. sulf.** Nr. 10;
- **blutdrucksenkend:** zusätzlich Schilddrüsenhormon und Hirtentäschl-Tee,
- **Hitzewallungen und Blutandrang zum Kopf:** zusätzlich **Ferr. phos.** Nr. 3,
- **übermäßige Schweißbildung:** zusätzlich zu **Silicea** Nr. 11 (evtl. auch noch **Natr. sulf.** Nr. 10),
- **bei Herzbeschwerden: zusätzlich Kal. phos.** Nr. 5, **Kal. sulf.** Nr. 6, **Magn. phos.** Nr. 7 und *Herztropfen.*

### 2. Unterfunktion

- Niedriger Blutdruck, Herzschwäche, Schwachsinn, Idiotismus, Kretinismus in **tiefer Potenz**, gewöhnlich D 4 (**nur mit ärztlicher Betreuung!**).

### ! Achtung

**Noch tiefere Potenzen**, wie D 3 oder D 2, welche ab und zu verordnet werden, **nur auf ärztliches Rezept!**

## Weitere Anwendungen/Symptome

- Universell einzusetzendes Mittel bei Entzündungen und Schwäche der körpereigenen Abwehr, reaktiven Reizzuständen sowie ödematösen Schwellungen; Anregung der Herz- und Hirntätigkeit; erhöht den Blutdruck, reguliert Wachstum, Gefühle und Empfinden;
- Augenschleimhaut-, Bindehautentzündung; zumeist scharfe wässrige Sekrete, chronisch degenerative Augenleiden,

- Kopf- und Augenschmerzen; schmerzende Wangenknochen,
- Katarrhe, dicke, (gelb)grüne, oft übel riechende Absonderungen aus Nase, Bronchien, Augen, Ohren,
- brennende, wundmachende, wässrige bis eitrige Nasenabsonderung, aber auch trockene Katarrhe, chronische Rhinitis mit Nasenverstopfung, Rachenkatarrh, Tubenkatarrh, Angina, ödematöse Schwellungen, Heiserkeit, Bronchialasthma mit reichlich dünnem Sekret, Erstickungsangst, nächtliche Schweißausbrüche,
- ständiges Niesen, Schnupfen, der sich im Freien verstärkt,
- ständiges Räuspern, Druck oder Würgegefühl (Kloß) im Hals, chronische Heiserkeit, Hals- und Kehlkopfentzündung, Knötchen im Rachen, vergrößerte Tonsillen, Trockenheitsgefühl und nächtlicher Schmerz an der Zungenwurzel,
- weicher, lymphatischer Kropf,
- Drüsenverstopfung durch veraltete Schleimabsonderung,
- Milchgeschwülste der Brust,
- Fettsucht, schwere Leberleiden mit Aszites,
- Magen und Milzverhärtung
- flatternde Herzschmerzen; Arterienverkalkung; Alterserscheinungen,
- Reizung des Nervensystems, Reiz-Hyperämie mit Wallungen, Symptome erhöhten Gehirndrucks: stechende Kopfschmerzen, Schlafsucht, Schwäche, Pupillenerweiterung,; neuralgische Schmerzen peripher, Ischialgie und Trigeminusneuralgie.
- bei Haarausfall; Metallvergiftung,
- Förderung des Appetits und der Verdauung; Magen-Darm-Reizung und -entzündung,
- rheumatische Gelenkschwellungen; Verwachsungen der Gelenke, Ablagerungen in den Gelenken, Gelenkeknacken, Kniegeschwulst, Gicht, Ischias; Verkalkung; chronische Entzündung des Knochengewebes, Knochenhautentzündung, Hornhaut- und Rippenfellentzündung,
- Ödeme,
- kalte rote Hände,
- Gebärmutter, Geschwüre; Weißfluss; chronische Infekte,
- **Psyche:** Reizbarkeit, Härte, Strenge, Weinerlichkeit, Traurigkeit, nervöse Unruhe, Ruhelosigkeit und Nervosität, Überforderung; veranlassend zu ständiger Bewegung,
- **Besserung von Symptomen**
  durch warme Getränke (bei gleichzeitiger Lust auf kalte Speisen und Getränke) sowie bei Bewegung an frischer Luft,
- **Verschlimmerung**
  sofortige Verschlechterung der Symptome bei Rückkehr ins Haus.
- **Natürliche Quellen:**
  Der Jodgehalt in den meisten Lebensmitteln ist minimal; natürliches Vorkommen in Innereien, Meeresfischen, Eiern, Lebertran, Kiwi, Brunnenkresse, siehe S. 26.

### Antlitzanalyse

Spannung und Schwellung am Hals mit andauerndem Druckgefühl, Kloß im Hals, Würgegefühl, oft rote hektische Farbe, manchmal wie ein Schmetterling – eigentlich ein Magnesium-phosphoricum-Zeichen;

**bei Unterfunktion** eher Neigung zu schwammigem Gewebe wie bei Natrium phosphoricum Nr. 9,

**bei Überfunktion:** Hervortreten der Augen durch großen Druck auch bei Kalium bromatum Nr. 14 ersichtlich,

oft begleitet das Gespräch chronisches, krampfhaftes Räuspern, um den Druck im Hals zu lösen.

### Einnahme

D 12; **tiefere Potenzen nur nach ärztlicher Verordnung!**

## 2.4 Lithium chloratum Nr. 16

(Lithiumchlorid, LiCl)

Dieses Salz ist in sehr geringen Mengen, hauptsächlich in der Lunge enthalten und beeinflusst den Eiweißstoffwechsel (Steigerung der Quellkraft und Vermehrung der organischen Eiweißkolloide des Zellgewebes und Neubildung von Zellen).

Es wirkt entschlackend und entgiftend. Lith. chlor. bewirkt die vermehrte Lösung und Ausscheidung von Harnsäure sowie eine Aufhebung der schädigenden Wirkung von bestimmten Stoffen im Zellinneren. Somit ist es ein Mittel gegen Gicht, Rheuma, Hexenschuss, rheumatische Gelenk- und Muskelerkrankungen mit schmerzhafter Anschwellung und Versteifung der Gelenke (auch chronischer), besonders der kl. Gelenke.

### Anwendungsgebiete

- Allgemeine Erschöpfung, Abmagerung, Auszehrung,
- fördert die Ausscheidung rheumatisch, gichtiger Ablagerungen; chronische Schwellungen und Rötungen der Gelenke, Lähmungsgefühl,
- gichtig-rheumatische Schmerzen in den kl. Gelenken wie Fingern, Zehen, Mittelfußknochen, ferner Knie, Schulter, Arme. Schwere Beweglichkeit der Muskulatur mit Schmerzen. Deformierung, Versteifung, Verhärtung der Knorpel- und Gelenkkapseln, Gewebsschrumpfung, Ablagerungen, Verdickungen bes. an den kl. Gelenken.
- Kopfschmerzen, die sich durch Essen bessern, rheumatischer Kopfschmerz, „Gichtkopfschmerz",
- trockener Schnupfen.
- Schwachsichtigkeit mit schmerzender Augenbindehaut; Altersfehlsichtigkeit, Augenschmerzen beim angestrengten Sehen, Trockenheit der Bindehäute,
- Arterienverkalkung; Herzklopfen mit stechenden Schmerzen, Herzzittern, -flattern, Drücken („Herzgicht"),
- Herzbeschwerden verschlechtern sich vor der Menstruation (Anstieg des Blut-Harnsäure-Spiegels). Besserung durch reichliche Harnentleerung,
- Juckreiz bei Hauterkrankungen verschlimmert sich durch Bettwärme,
- Magenschmerzen, Darmkoliken; Blähungen, Übelkeit, Völlegefühl, Druckempfindlichkeit im Magen, Magenschmerzen werden besser durch Essen,
- Gewebeschrumpfung, -zerfall,
- bei Entzündungen und Katarrhen der ableitenden Harnwege, Nieren- und Blasensteinen, Blasenbeschwerden (Reizblase), Nierenbeckenkatarrh mit Grießbildung, trüber Urin mit reichlichen Schleimmengen und rotbraunem Satz, ausgesprochen scharf,
- gute Wirkung auf Drüsen und Nerven und bei manisch-depressiven Zuständen, hat einen aggressionsdämpfenden Effekt.

#### Einnahme

D 12; **tiefere Potenzen nur nach ärztlicher Verordnung!**

Es sollte im Wechsel mit **Calc.fl.** Nr. 1, **Calc.phos.** Nr. 2, **Kal. phos.** Nr. 5, **Natr. chlor.** Nr. 8, **Natr. phos.** Nr. 9 und **Silicea** Nr. 11 eingenommen werden.

**Wichtig**: Lithiumtherapie sollte nicht plötzlich abgebrochen werden; die Enzyme, die Kalium aktiviert, werden durch Lithium gehemmt.

## 2.5 Manganum sulfuricum Nr. 17

(Mangansulfat, $MnSO_4$)

Bereits seit über 80 Jahren ist bekannt, dass Mangansalze bei der Bildung des roten Blutfarbstoffs eine bedeutende Rolle spielen. Mangan ist im Blut als ständiger Begleiter des so wichtigen Eisens vorhanden, wenn auch in wesentlich kleineren Mengen. Es ist auch in den Muskelfasern enthalten, unterstützt die

Bindung des Sauerstoffs und bildet den Farbstoff der roten Blutkörperchen. Es kommt in allen Fällen zur Anwendung, in denen **Ferr. phos.** Nr. 3 angezeigt ist → **Blutbildungsmittel**.

- Auf 10 Pastillen **Ferr. phos.** nimmt man 1 Pastille Manganum sulfuricum.
- Es ist an einer Menge Stoffwechselprozesse beteiligt; spielt eine wichtige Rolle im Knochenwachstum, den Keimdrüsen; steigert die Vitamin-B1-Verwertung und fördert daher den Eiweiß-, Kohlehydrat-, Fett- bzw. Cholesterinstoffwechsel.
- Mangan ist ein Antioxidationsmittel. Gemeinsam mit Zink und Kupfer schützt es die Mitochondrienmembran vor oxidativer Zerstörung, Selen hemmt die Entzündungsaktivität.
- Es hat eine große Bedeutung im entzündlichen wie rheumatischen Formenkreis, weil dieser zusammen mit Natr. chlor. Nr. 8 den Knorpelstoffwechsel steuert. Freie Radikale bedingen im zunehmenden Maße die Entstehung und Fortschreitung rheumatischer Erkrankungen.
- Manganmangel kann zu Sterilität und Knochendeformierung führen.
  Der Mensch ist müde, erschöpft, kann sich nur bei körperlich-geistiger Ruhe wohlfühlen.

## Weitere Anwendungsgebiete

- Es wirkt gegen Allergien, hemmt Bakterienwachstum und tonisiert die Blutgefäße v. a. bei Neigung zu Erkältungskrankheiten.
- Hautblässe, Anämie, Blutungen; schlechtes Blut, Rötung, Schwellung, Schmerzen,
- neurovegetative Zirkulationsstörungen, Überfüllung der Blutgefäße, „fliegende Hitze" auch mit Frostschauern, Herzklopfen, unregelmäßiger Puls, Kreislaufschwäche,
- juckende Hautausschläge, trockene Ekzeme, Flechten, Schuppenflechte, Neurodermitis,
- entzündliche und chronische Katarrhe der Luftröhre und der Bronchien; langwierige Heiserkeit; Ohrenschmerzen,
- trockene Mundschleimhaut, Brennen und Bläschen am Zungenrand,
- Berührungsempfindlichkeit des Bauches, Krampf und Einschnürungsgefühl am After, Leibschmerzen, in beiden Hypochondrien (seitl. Gegend unter den Rippenbögen und in der Nabelgegend), übler Mundgeschmack; Gastritis, Enteritis, Blähungen, Obstipation, Magen-Darm-Probleme durch schlaffe Blutgefäße und dadurch bedingte Stauungen,
- Nerven-, Gedächtnis- und Konzentrationsschwäche, Neuralgien, Störungen der Bewegungskoordination und des Gleichgewichts,
- Schwellung und Taubheitsgefühl in den Extremitäten, Vasomotorenparese (Lähmung der Gefäßnerven), Palliativmittel bei Parkinson und Multipler Sklerose mit Muskelschwäche und Zittern,
- Sehschwäche, Augenlidentzündung, Kongestionsbeschwerden mit Druckgefühl, Funkensehen (**Augenarzt konsultieren!** Gefahr v. Glaukom oder Netzhautablösung),
- Muskel-, Gelenk- und Knochenschmerzen, Osteoporose,
- chronische Polyarthritis, dunkel, bläuliche Haut über den erkrankten Gelenken,
- Ermüdungszustände, Muskelzittern,
- rheumatische Beschwerden und Zahnschmerzen,
- Schwerhörigkeit, Depression, Neigung zu manisch-depressiven Zuständen,
- schwache Menstruation (zu früh oder zu spät),
- Störungen der Leberfunktion, zu hohes Cholesterin,
- **erhöhtes Cholesterin: „Heiße 7"** + 2 Pastillen Nr. 17 + viel Ananas und Artischocken,
- **Verschlimmerung von Symptomen:** bei Witterungswechsel und nasskaltem Wetter.

### Nahrungsmittel

Hülsenfrüchte, Volkorngetreide, Buchweizen, Erd- und Haselnüsse, Sonnenblumenkerne, Haferflocken, grüne Blattgemüse, Bananen, Bierhefe, schwarzer Tee.

### Einnahme

D 12; **tiefere Potenzen nur nach ärztlicher Verordnung!**

D 3 für Hauterkrankungen, D 6 bei Gelenkerkrankungen, D 12 bei Erkrankungen des Nervensystems.

Gut kombinierbar mit **Calc. phos.** Nr. 2, **Ferr. phos.** Nr. 3, **Kal. chlor.** Nr. 4, **Kal. phos.** Nr. 5, **Kal. sulf.** Nr. 6, **Silicea** Nr. 11.

---

## 06 2.6 Calcium sulfuratum Nr. 18

(Calciumsulfid, Schwefelleber, CaS)

Beide Komponenten dieses Salzes sind Bestandteile aller Zellen, ohne *Schwefel* kein *Eiweiß*, ohne *Eiweiß* keine *Zelle*. Es steht in ganz besonderer Beziehung zu Haut, Schleimhäuten, Drüsen- und Muskelsubstanz. Das $O_2$-freie, stark wasserstoffbindende Calciumsulfid vermindert den übersteigerten oxidativen Stoffwechsel (verhindert das „Ranzig"-werden!) und fördert die Glucosespeicherung in Leber und Muskulatur. Außerdem wirkt es entsäuernd, fördert die Ausscheidung der Schlackenstoffe und begünstigt den aufbauenden Stoffwechsel.

### Anwendungsgebiete

- Allgemeine Übersäuerung, Übersäuerungskrankheiten; dickflüssiges Blut (zu viele Schlacken, wegen der Überproduktion der ausscheidungspflichtigen Substanzen!), speziell Gicht, Rheuma,
- übermäßiger Durst und Müdigkeit,
- Schwächung des Immunsystems,
- Diabetes,
- Erschöpfungszustände und Gewichtsverlust (trotz Heißhungers),
- Neuralgien,
- Lungenprobleme mit erhöhter Disposition zu TBC,
- Verstopfung,
- Trübung der Linsen (Katarakt), Hornhautgeschwüre,
- hartnäckige Beschwerden und Eiterungen aller Art an Haut und Schleimhaut bis zum Gewebszerfall, Skrofulose, Furunkulose, krustige Ekzeme, große Eiterbeulen, Hornhautabszesse und -geschwüre,
- ▶ Milchschorf (zusätzl. **Calc. phos.** Nr. 2),
- Drüsenleiden,
- Knochenleiden; Probleme mit Gelenken, Sehnen und Bändern,
- Krampfadern, Hämorrhoiden, Verstopfung,
- Quecksilber- und Bleivergiftungen, Amalgam.

### Einnahme

D 12; **tiefere Potenzen nur nach ärztlicher Verordnung!**

Evtl. im Wechsel mit **Calc. sulf.** Nr. 12.

Auch gut kombinierbar mit **Kal. sulf.** Nr. 6, **Natr. phos.** Nr. 9, **Natr. sulf.** Nr. 10.

---

## 07 2.7 Cuprum arsenicosum Nr. 19

(Kupferarsenit, $Cu_3[AsO_3]_2$)

- Kupfer ist eines der wichtigsten **Krampfmittel!** Kupfer ist ein essentielles Spurenelement und wesentlicher Bestandteil vieler Enzyme die am Sauerstofftransport beteiligt sind. Es wird im menschlichen Organismus in geringen Spuren (80–120 mg) beobachtet, am reichlichsten kommt es in Leber und Galle vor. Resorbiert wird es in Magen und Dünndarm. Das Wirkungsgebiet ist ähnlich wie jenes des *Zinks*. Durch diese beiden Elemente werden Nerven, Haut und Verdauungsorgane und das Blutgefäßsystem beeinflusst. Es ist ein wichtiges Antioxidationsmittel.

## Anwendungsgebiete

- Es ist ein Dyskrasiemittel (Regulierung der Körpersäfte),
- **Antioxidationsmischung gegen freie Radikale: Nr. 2, 3, 4, 6, 7, 10, 11, 12, 16, 17, 18, 19, 21, 26, 27** dazu Q10, Vit. A, C, E, OPC und Chlorella-Spirulinaalgen.
- Es ist auch wichtig für die Funktion des Zentralnervensystems, regt den Gehirnstoffwechsel an,
- Nervenumstimmung,
- Krampfmittel: Epilepsie, Veitstanz, Muskelkrämpfe, Brust-, Magen-, Darm- und Wadenkrämpfe,
- zur Linderung von Kolikschmerzen bei Magen-Darm-Katarrhen, chronischem Durchfall, wässrig-schleimiger Stuhl, Stuhlzwang, Durchfall mit Übelkeit und Kopfschmerzen, Darmentzündungen, (zusätzl. Mag. phos. Nr. 7 – „Heiße 7" und feucht-heiße Wickel mit Mineralstoffcreme Nr. 7 und Rote „Kupfersalbe" von Wala),
- Druckschmerz im epigastrischen Winkel,
- Gallenkoliken, Zirkulationsstörungen in der Leber mit anfänglicher Vergrößerung und späterer Schrumpfung (chronische Hepatitis),
- Pankreasstörung (Diabetiker brauchen mehr Kupfer),
- schwache Herztätigkeit, mit raschem Puls, Extrasystolie und Beklemmungsgefühl, Herzklopfen,
- Anämie, Gefäßspasmen, Gangrän bei peripherer Durchblutungsstörung, Krampfadern, nächtliche Wadenkrämpfe durch tief liegende Krampfadern, Venenentzündung, -geschwüre und Thrombosen,
- Kopfschmerzen; schießend, chronisch,
- Tinnitus, Ohrgeräusche,
- bei nervenschwachen Personen mit nervöser, reizbarer Konstitution, überforderten Nerven, Stress, allgemeine Nervenschwäche mit geistiger und körperlicher Erschöpfung durch Überanstrengung, Schlafstörung, bei Erregungs- und Angstzuständen, Gehirnreizung,
- chronische Neuralgien, abdominelle Neuralgien, und Ischias,
- chronische Katarrhe der Atmungsorgane, Bronchitis, Asthma, Keuchhusten,
- Hautkrankheiten; blasse bläuliche Haut mit Neigung zu juckenden Ausschlägen, kalter klebriger Schweiß, akute und chronische Ekzeme mit Flüssigkeitsabsonderungen, Akne vulgaris in Gesicht und im Genitalbereich; Furunkel und Karbunkel,
- Drüsenschwellungen und -entzündungen mit Ödemen.
- Um die Bindegewebsproteine (Elastin und Collagen) aufzubauen und zu vernetzen, benötigt der Körper Kupfer. Dieses Enzym steuert den Stoffwechsel des Bindegewebes und der Knochen. Daher wird es speziell für Bindegewebsverhärtungen, Weichteil- und Gelenkrheuma, Gelenkschmerzen, und Bindegewebsschwäche eingesetzt. Sehr unterstützend für Cuprum arsenicosum ist **Calc. sulf.** Nr. 12 und **Kal. chlor.** Nr. 4.
- Daher ist es auch wichtig bei Osteoporose,
- Krämpfen der Muskulatur (akut, chronisch, rheumatisch), bes. der Finger; krampfartige Brennschmerzen mit zuckenden Beinen, Schwäche der Unterschenkel, Lahmheitsgefühl im Rücken, Schmerzen unter den Schulterblättern (Reflexzone der Verdauungsorgane),
- unterstützend bei Multipler Sklerose (steht meist in Verbindung zu Schwermetallvergiftung),
- ebenso bei Parkinson (hier ist meist eine Aluminium- und Bleibelastung vorzufinden),
- unterstützt die Schwermetallausleitung.
- Es ist auch wichtig für die Schilddrüse (v. a. bei Unterfunktion). Kupfer ist an der Synthese der Schilddrüsenhormone T3 und T4 beteiligt.
- Ödeme im Zusammenhang mit Nierenleiden, Nierenkoliken, chronische Nierenaffektionen, Niereninsuffizienz und Harnzwang, Urämie,
- Immunstärkung, bes. bei Grippe und grippalen Infekten, v. a. gastrointestinale Formen,
- anregend für den Eisenstoffwechsel (zusätzl. Nr. 3, 17, 27, Kobalt und Vitamin C und Vitamin-B-Komplex, bes. Niacin und Folsäure, wichtig).
- Durch Kupfer**mangel** kommt es zu erhöhtem Gesamt-Cholesterin, durch reichliche

Gaben kann es wieder ausgeglichen werden.

- Vitiligo ist eine Störung im Melaninhaushalt (Weißfleckenkrankheit), die auch durch Kupfermangel bedingt ist,
- ▶ genauso wie Schwangerschaftserbrechen, Erbrechen von Säuglingen nach dem Trinken (2x **„Heiße 7"** plus 2 Pastillen Nr. 19),
- ▶ Cuprum arsenicosum verhilft in der Schwangerschaft zu einer ausgewogenen Kupferversorgung.
- ▶ Kupfer wird aus der Muttermilch zu 75%, aus der Kuhmilch nur zu 23% resorbiert.
- ▶ Für Kinder im Wachstum ist eine gute Kupferversorgung Voraussetzung für die geistige Entwicklung.
- ▶ Kupfer ist ein erprobtes Mittel gegen Spul-, Maden- und Bandwürmer (zusätzlich).

Empfehlenswert: ISO-W 1-Alium-CP (Darmmittel), ST1 Cochliara CP (Magenmittel), G10 Podophyllus (nervöse Störungen, Magen-Darm-Trakt), Calcium-Brausetabletten, dazu 4x tägl. eine **„Heiße 7"**.

### Hinweise auf Kupferarsenit-Mangel

Zungenbelag dick, schmutzig-braun oder -weiß, verbunden mit trockenem Mund und metallischem Geschmack; der Harn hat oft einen knoblauchartigen Geruch.

- **Besserung:** im Stehen, bzw. nach dem Aufstehen aus liegender Stellung,
- **Verschlimmerung** von Symptomen meist nach Mitternacht.

### Antlitzanalyse

Heller Augenlidknorpel vom inneren Augenwinkel bis zum Lidrand.

### Nahrungsmittel

Milchsauer vergorenes Gemüse, Hülsenfrüchte, Knollen- und Wurzelgemüse, Nüsse, Früchte, Sonnenblumenkerne, Hafer, Weizen, Fleisch, Innereien, Milch u. Milchprodukte, Fisch, Eier, grünes Blattgemüse.

### Einnahme

D 12; **tiefere Potenzen nur nach ärztlicher Verordnung!**
Evtl. im Wechsel mit **Zincum chloratum** Nr. 21.

**Homöopathische Mittel:** Abrotanum, Cina, Spigelia, Ferrum.

Gut kombinierbar mit Ferr. phos. Nr. 3, Magn. phos. Nr. 7, Natr. phos. Nr. 9, Silicea Nr. 11, Mang. sulf. Nr. 17, Zinc. chlor. Nr. 21, Selenium Nr. 26 Kal. bichr. Nr. 27.

## 2.8 Kalium aluminium sulfuricum Nr. 20

(Kalium-Aluminiumsulfat, Alaun, $AlK[SO_4]_2 \cdot 12\ H_2O$)

Dieses Salz hat großen Einfluss auf die glatte Muskulatur und die Blutgefäßwände. Es ist verantwortlich für die Stabilität des elektrolytischen Potentials an den Membranen und ein wichtiger Regulator für die Membrandurchlässigkeit. Es schützt die Zellen vor Mineral- und Wasserverlust. Wie Nr. 1, 11 und 12 ist es ein Bindegewebsmittel (v. Metzger). Seine Wirkung ist hauptsächlich gegen Erkrankungen gerichtet, welche auf einer Störung der Blutzufuhr infolge ungeregelter Gefäßspannung beruhen.

Alaun wurde bereits im Altertum verwendet. (Alaunerde = Argilla zum Binden der Magensäure u. gegen Durchfallerkrankungen, essigsaure Tonerde äußerlich u. innerlich gegen krankhafte Sekretionen, schwefelsaure Alaunerde gegen infektiöse Katarrhe).

### Anwendungsgebiete

- Funktionsstörungen und Irritationen des zentralen und peripheren Nervensystems,
- arterielles und venöses Gefäßsystem,
- betroffen sind vorwiegend Organe die mit glatter Muskulatur ausgestattet sind: Blut- u. Lymphgefäße, Magen-, Darmtrakt, Harnblase, Uterus und das Zentralnervensystem.

- Schwindelgefühl, Kopfschmerzen bes. am Scheitel (drückend, brennend), Erschöpfung, neuralgische Störung bes. am Rücken, Muskelparesen, Schwindel (v. a. in Rückenlage), Sensibilitätsstörungen, Parästhesie (Taubheitsgefühl), „Einschlafen" der Extremitäten, Ameisenlaufen, Empfindungen, als ob „Spinnengewebe" im Gesicht wären.
- Katarrhe der Schleimhäute, der Nase und Bronchien mit milden, gelben, zähen, Absonderungen; Hustenanfälle am Morgen; trockener Mund und Nase, Krustenbildung, Nebenhöhlenaffektionen, chronischer Rachenkatarrh und chronische Heiserkeit,
- „Winterhusten", trockener Husten bes. morgens, schwächende Brustkatarrhe alter Menschen mit zähem Auswurf, v. a. am Morgen auch blutig; Asthmabronchiale mit zähem Schleim,
- Halstrockenheit, Speiseröhrenkrampf, Erschöpfungs-, Magen-, Darm- und Blähungskoliken, Gastritis, Enddarmentzündung, wenig bis keinen Stuhldrang, atonische Obstipation mit Meteorismus. hartnäckige Verstopfung durch Trägheit des Mastdarms, Stuhl kann nur mit großer Schwierigkeit entleert werden (unabhängig von der Konsistenz). Leichtes Bluten nach dem Stuhlgang; schmerzhafte, auch geschwürige Hämorrhoiden,
- Gefäßlähmungen, Gefäßstauungen
- Blasenschwäche und Bettnässen,
- Haut kalt, trocken, spröde, rissig, schlaff, und von geringem Trigor, Kälteempfindlich, Krampfadern, Altersjucken,
- Fuß- und Nachtschweiß,
- zittrige Schwäche, Beinmüdigkeit, unsicherer Gang,
- Funktionsstörungen hüftabwärts der Lendenwirbelsäule,
- ▶ Kniegelenkschmerzen: 2 x **„Heiße 7"** plus 2 Pastillen Nr. 20.

### Einnahme

D 12; **tiefere Potenzen nur nach ärztlicher Verordnung!**

Gut kombinierbar mit Calc. fluor. Nr. 1, Kal. chlor. Nr. 4, Natr. chlor. Nr. 8, Silicea Nr. 11 und Calc. sulf. Nr. 12.

---

509 ## 2.9 Zincum chloratum Nr. 21

(Zinkchlorid $ZnCl^{2}$)

Dieses Salz ist konstanter Bestandteil jeder Zelle, vieler Enzyme und Gewebesäfte. Es ist sehr wichtig für das Zellwachstum und den normalen Ablauf zahlreicher Stoffwechselvorgänge und hat auch großen Einfluss auf Nerven- und Blutgefäßsystem.

- **Es sollte nur in kleinen Mengen gegeben werden!**

### Anwendungsgebiete

Die Wirkung von Zincum chloratum zielt v. a. auf Gehirn und Rückenmark:

- Wichtig bei Reizungen im Bereich der peripheren Nerven und der von ihnen versorgten Muskulatur und des Zentralnervensystems.
- Aggressivität, Hyperaktvität, Lernschwächen, Depression, Psychosen, Schizophrenie, Lethargie,
- Nervenberuhigungs- und Schmerzlinderungsmittel speziell bei Neuralgien, Oxidationskatalysator,
- Nervenkrankheiten, nervöse Schlaflosigkeit, evtl. mit Kribbeln, Unruhe in den Beinen (auch Nr. 3, 5, 7, 11, 14),
- Muskelunruhe und Koordinationsstörung bei willkürlicher Bewegung; Muskelzuckungen, Krämpfe, Lähmungserscheinungen, Neuralgien, Ischias, Brachialneuralgie, auch Herpes zoster,
- Epilepsie, Multiple Sklerose, Veitstanz (Chorea),
- Personen mit leicht verzagtem Gemüt und reizbaren Zuständen des Nervensystems,
- Rückenschmerzen,

- Schwindel, Hirnreizungszustände, Nervenschwäche; Geräuschempfindlichkeit; lichtscheu, Tränen,
- schwaches Gedächtnis; Kopfschmerzen mit Druck auf Stirn und Nasenwurzel oder durch Überarbeitung bes. am Hinterkopf, Augenmigräne, Reizungen der Augenschleimhäute;
- Zink und Vitamin A sind voneinander für den Augenstoffwechsel abhängig. Bei Mangel, verzögerte Hell-/Dunkeladaption (Nachtblindheit),
- Ameisenlaufen, Kribbeln auf der Haut, nächtlicher Juckreiz v. a. an den Extremitäten,
- Zink eignet sich hervorragend zur Regeneration der Haut und Haarzellen sowie zur Beschleunigung der Wundheilung,
- Zuckungen, Kiefersperre, Schreibkrampf, Fazialislähmung, Trigeminusneuralgie,
- Zink ist ein Antioxidans, ein Radikalenfänger s. S. 31,
- bei Verlust des Geschmacks und Geruchsempfindens.
- Es reguliert die Gefäßfüllung, wirkt beruhigend bei Gefäßerethismus und beschleunigtem Puls und verstärkter Herztätigkeit, unregelmäßigen schwachen Herzkontraktionen, Herzklopfen, Tachykardien, unbestimmbare Empfindungen im Epigastrum, pektangiöse Beschwerden, Krampfadern, Neigung zu kapillaren Blutungen.
- Die Thymusdrüse braucht viel Zink, um eine gesunde Abwehrkraft zu entwickeln.
- Zink wird eingesetzt bei schweren Infektionskrankheiten, Keuchhusten, Asthma, erschwerter Atmung (Dyspnoe) mit Schleimhautreizungen, Bronchien, Nasen- und Rachenraum,
- eine bessernde Wirkung erzielt man bei Mittelohr- und Augenentzündungen,
- Appetitlosigkeit, Magen-Darmkoliken, Magenübersäuerung, spastische Verstopfung, wechselnd mit nervösen Durchfällen,
- Krämpfe der Speiseröhre und Schlingmuskulatur, hat sich bewährt beim Dumping-Syndrom (Müdigkeit, Übelkeit, Kopfschmerzen u. Ohnmachtsgefühl nach dem Essen) nach Magenresektion.
- Wichtig bei *Diabetes* und zu hohem Cholesterin.
- Zinkmangel bedingt eine Störung im Fett-, Eiweiß- und Kohlehydratstoffwechsel,
- Entzündungen der Nerven und der Blase; Brennen beim Urinieren, Sphinkterlähmung der Blase mit Harnabgang, Inkontinenz,
- krampfartige Beschwerden vor und während der Menstruation, Amenorrhö und andere Menstruationsstörungen, Wechselbeschwerden, Magersucht,
- Wichtig für das Wachstum, die Hormonproduktion und die Fruchtbarkeit; bei **Mangel:** verringerte Testosteronproduktion, Unterfunktion der Hoden, der Eierstöcke, verminderte Spermienzahl, eingeschränkte Spermienbeweglichkeit, verzögerte Eireifung, mangelnde Libido, Infertilität, Impotenz und Unfruchtbarkeit),
- besonders bei Kindern gibt es bei Mangel Störungen im Skelettwachstum, Zahnungskrämpfe, nervöses Erbrechen vor und nach dem Essen; auch wichtig für Jugendliche als Kuren;
- übermäßige Sekretionen, kalter Schweiß,
- Hitze an den Fußsohlen; Hautjucken; Haarausfall,
- Weiße Flecken an den Fingernägeln,
- **Schmerzstillend: „Heiße 7“** plus 2 Pastillen Nr. 21 (bei Bedarf öfter wiederholen),
- **Zinkmangel entsteht durch Dauerstress und Mangelernährung, zu viel Weißmehlprodukte.**

### Nahrungsmittel

Fisch, Schalentiere (Austern,), Milch, Milchprodukte, Fleisch, Innereien, Linsen, gelbe Erbsen, weiße Bohnen, Mais, Haferflocken, Eier, Weizen-, Vollkornprodukte, Sonnenblumenkerne, Sesam, Sauerkraut.

### Einnahme

D 12; **tiefere Potenzen nur nach ärztlicher Verordnung!** Evtl. im Wechsel mit **Cuprum arsenicosum** Nr. 19 geben.

Gut kombinierbar mit Nr. 3, 5, 7, 9,11 sowie Nr. 14, 17, 18, 19, 26, 27.

## 510 2.10 Calcium carbonicum Nr. 22

(Calciumcarbonat, $CaCO_3$, aus Austernschalenkalk gewonnen)

Wirkt besonders auf das vegetative Nervensystem, wobei der im Körper reichlich vorhandene kohlensaure Kalk den Stoffwechsel günstig beeinflusst. Es steuert die Nahrungsaufnahme. Es wirkt sehr langsam aber anhaltend bei geistigen oder körperlichen Erschöpfungszuständen (z. B. Überarbeitung), Abszessen in tieferliegenden Muskeln, chronischen Schleimhautkatarrhen der Luftwege, Augen und Ohren, Störungen des Blutkreislaufes; **Kindermittel** zur Umstimmung bei chronischen Erkrankungen; Allergien.

Begünstigt die Eliminierung intrazellulärer Stoffwechselrückstände, wirkt gegen Übersäuerung, beschleunigt den abbauenden Stoffwechsel und beschleunigt den Grundumsatz.

### Grundsätzliche Symptomatik

- Schlupflider (z. B. Unterlid schlüpft über das Oberlid),
- zuweilen alle 8 oder 14 Tage auftretender Kopfschmerz, stechend, pulsierend, als wollte der Kopf zerspringen. Der Schmerz steigert sich gegen Abend immer mehr (bis zu Übelkeit und Erbrechen); Migräne,
- **Besserung:** durch heiße Anwendungen,
- **Verschlimmerung:** durch Anstrengungen jeder Art, Tageslicht, Geräusche, Sprechen, Bewegen; jeder Witterungswechsel verschlimmert den Allgemeinzustand.

## 511 Weitere Anwendungsgebiete

- Chronische Krankheiten, bei denen auch **Calc. phos.** Nr. 2 und **Calc. sulf.** Nr. 12 angezeigt sind,
- Kopf heiß, trotz Kälteempfindens; Nacken steif und unbeweglich,
- Mittelohrvereiterung mit Kopfschmerz und Drüsenschwellung; Schwerhörigkeit,
- Ausschläge (auch übel riechende); Ausschläge im Gesicht und an den Lippen,
- Schweißausbrüche; Schwitzen am Kopf und im Gesicht,
- kalte Füße, kaum zu erwärmen, Kältegefühl an den Knien und dem ganzen Unterschenkel, Frostigkeit, Gefühl der Kälte mit Abneigung gegen frische Luft,
- chronische Schleimhautkatarrhe der Augen, herabsteigende nasale Katarrhe der Ohren und Luftwege, Haut und Schleimhäute; Nasenpolypen,
- Stockschnupfen; hartnäckiger Katarrh mit dickem gelbem Ausfluss,
- große, schwärzliche Klumpen in der Nase,
- Drüsen-, Lymphknoten- und Lymphdrüsenschwellungen; schmerzhafte Schwellung von Ohrspeichel- und Unterkieferdrüsen, Mandeln; Drüsenverhärtung,
- Schleimrasseln in Luftröhre und Bronchien, häufig grippale Infekte, Erkältungskatarrhe des Kehlkopfes sowie der Bronchien, Disposition zu Emphysem und Bronchialasthma;
- starker Schluckschmerz und trockenes, würgendes Gefühl,
- chronische Hautleiden, Milchschorf, Ekzeme, schlecht heilende Wunden,
- wunder Mund; rissige, blutige Lippen,
- Mundgeruch, übel riechend, stinkend; saurer Mundgeschmack,
- häufiges saures (auch lautes) Aufstoßen; mit Sodbrennen, Magendruck, Durchfall, Bauchkrämpfe bes. bei Kindern, Magenkrämpfe;
- Leber- und Darmprobleme; Verstopfung: Stuhl hart, hell, weiß, gelblich,
- Appetitmangel oder -verlust; andererseits starkes Verlangen nach Eiern, Salz, Süßigkeiten,
- Gährungsdyspepsie, Anazidität, saurer Geschmack, saures Aufstoßen, saures Erbrechen, saure Stühle,
- Leberschwäche,
- Störungen des neurovegetativen Gleichgewichts, Hemmung zentralvenöser Funktionen, Neurasthenien, Parästhesien, Zittern,
- Unterfunktion der Hypophyse („Meisterdrüse“, die alles steuert), Schilddrüse und den Keimdrüsen,
- Überfunktion der Nebennierenrinde,
- Insuffizienz der Nebenschilddrüse, Hydrogenoidismus,

- frühzeitige Alterserscheinungen,
- Kitzelhusten,
- Anämie, Herzrasen, Herzschwäche, Herzklopfen, Unruhe; chronische Störungen, Blutandrang in den Brustkorb mit Beengung und Atemnot,
- Arteriosklerose;
- häufiges Urinieren,
- verstärkte Krümmung der Brustwirbelsäule, der Extremitätenknochen, Disposition zur Altersosteoporose, allgemeine Muskelschwäche, rheumatische Schmerzen, gichtig-rheumatische Gelenkbeschwerden, Arthrosen.
- **Psychische Beschwerden**
  - Angst (häufig); Einschlafstörungen; Reizbarkeit,
  - Lebensunlust; Niedergeschlagenheit, Weinerlichkeit; Hoffnungslosigkeit besonders auf Krankheit bezogen; Zähneknirschen nachts,
  - Erschöpfung durch permanente Überforderung der Psyche und des Körpers durch zu wenig Ruhe- und Erholungsphasen, in schwierigen Lebenssituationen, oder durch anstrengende Berufe, welche die Mineralstoff-Ressourcen aufzehren (z. B. Rutengeher); bei all diesen Zuständen zusätzlich **Kal. phos.** Nr. 5.
- Calcium carbonicum wird auch bei frühzeitigen Alterserscheinungen durch permanente Überanstrengung (Nichtbeachtung seiner körperlichen Grundlagen!) empfohlen.

2

- **Schwangerschaftsbeschwerden**
  - große Erschlaffung und Schwäche; drohende Fehlgeburt; Gebärmutterpolypen,
  - Weißfluss, reichlich, dick, scharf, mit Jucken, Schmerzen und Brennen,
  - Schwäche, Schweißausbrüche, Erschöpfung nach der Entbindung, beim Stillen.
- **Kinder**
  Calcium carbonicum ist ein wichtiges **Kindermittel**, besonders bei rachitischer Konstitution.
  - Fontanellen schließen sich sehr spät,
  - schwieriges Zahnen, oft verbunden mit schrecklichen Träumen,
  - leicht geschwollene Drüsen; nässende Ausschläge,
  - bewährtes Mittel bei pastös-lymphatischen Pyknikern (blonde, schwammige, immer verschnupfte Kinder),
  - ständig verkühlt, permanenter Schnupfen mit laufender oder krustiger Nase,
  - dicker Bauch, dünne Beine,
  - spätes Laufenlernen, Plumpheit, Unbeholfenheit,
  - sehr angepasst, klebt an der Mutter, entwickelt keine Eigenheiten, will Realität nicht wahrhaben und betäubt seine Wahrnehmungen (z. B. schlechtes Hören durch Schleimhautschwellungen).

### Antlitzanalyse

Schlupflid, frühzeitiges Altern, schwere Erschöpfungszustände.

### Nahrungsmittel

Milch und Milchprodukte, Gemüse (bes. Kohl, Grünkohl, Kraut, Sauerkraut), Hülsenfrüchte (bes. Bohnen), Soja, Sesam, Haselnüsse.

### Wichtig

Phytate (in Getreide), Phosphate und Oxalate hemmen die Calziumaufnahme.

Aminosäuren, Zitronen, Lactose fördern sie (nach Siegenthaler).

### Einnahme

D 12; **tiefere Potenzen nur nach ärztlicher Verordnung!** Es wirkt langsam, aber anhaltend.

Gut kombinierbar mit Silicea Nr. 11 sollte unbedingt im Wechsel mit Nr. 22 öfters tägl. genommen werden; auch Calc. jod. hilft, die Wirkung zu unterstützen. Außerdem Ferr. phos. Nr. 3, Natr. sulf. Nr. 10, Calc. phos. Nr. 2 und Calc. sulf. Nr. 12.

## 513 2.11 Natrium bicarbonicum Nr. 23

(Natriumbikarbonat, doppelkohlensaures Natron, $NaHCO_3$)

**Natriumbikarbonat** aktiviert den Stoffwechsel, insbesondere die Ausscheidung von harnpflichtigen Substanzen (z. B. Harnsäure); auch die Bauchspeicheldrüse wird angeregt. Die wesentliche Aufgabe des Natriums ist die Bindung und der Abtransport der in den Zellen ständig entstehenden Kohlensäure. Geschieht dies nicht, so ist die Verbrennung nicht mehr vollständig, aufgenommener Zucker und Fette lagern sich in Form von Fett und Glykogen in den Geweben ab (unvollständige Dissimilation).

Auch der Aufbau der Eiweißkörper ist dadurch gehemmt. Die Folge ist eine Überschwemmung des Körpers mit giftiger Harnsäure (Natrium bicarbonicum reinigt den Körper auch über die Darmschleimhäute).

### Anwendungsgebiete

- **Allgemeine Übersäuerung:** Harnsäure-Überladung des Blutes und der Gewebe, Schlackenausscheidung
- Gicht, Rheuma (mind. 4x tägl. 3–5 Pastillen),
- träger Stoffwechsel mit ungenügender Entschlackung; dunkles, träge fließendes Blut,
- Durst; Fettsucht, zu hohes Cholesterin, Diabetes,
- erhöhte Erregbarkeit mit Beteiligung des Magen-Darm-Trakts und der Gallenwege, anormale Säure- und Gallenbildung,
- saures Erbrechen, saure Durchfälle, Schwangerschaftserbrechen – auch mit Azetonämie,
- häufiges Magenbrennen, saures Aufstoßen, Kardialgie, Enteralgie, brennende Schmerzen im Abdomen,
- nässende Ekzeme, Hautausschläge, skrofulöse Erkrankungen,
- Kopfschmerzen durch Hitze und Schwüle; Nachtschweiß,
- Widerwillen gegen Fleisch und Fett; Unverträglichkeit von Milch und Gemüse,
- Neigung zu Erkältungen; allgemeine Frostigkeit.

#### Einnahme

D 12; **tiefere Potenzen nur nach ärztlicher Verordnung!**
Evtl. im Wechsel mit allen *Natriumsalzen:* **Natr. chlor.** Nr. 8, **Natr. phos.** Nr. 9 und **Natr. sulf.** Nr. 10. und **Silicea** Nr. 11.

---

## 514 2.12 Arsenum jodatum Nr. 24

(Arsentrijodid, $AsJ_3$)

Die Wirkung von Arsenum jodatum konzentriert sich auf die serösen Häute der Lymphdrüsen und der Lunge sowie der Haut. Es wirkt aufsaugend (resorbierend) bei Ergüssen und bei allen allergischen Krankheiten, außerdem wirkt es stoffwechseldämpfend und energiesparend. In kleinen Gaben wirkt es tonisierend und appetitanregend.

#### Hinweise für Arsenum-jodatum-Mangel

- Symptome überwiegend auf der *rechten* Körperseite auftretend,
- **Verschlimmerung** während der Regel, bei kaltem Wind und Wetter, geistiger oder körperlicher Anstrengung, durch Wärme, Föhn (Wetter), durch Umhergehen.

### Anwendungsgebiete

- Augenschmerzen beim Lesen (meist Sehschwäche, verringerte Sehschärfe),
- Augen- und Bindehautentzündung,
- gerötete Augen, Wundheitsgefühl in den Augäpfeln,
- wirkt bei Allergien der Schleimhäute und der Oberhaut, v. a. zur Einleitung einer Desensibilisierung,

- wirkt v. a. auf Schleimhäute und seröse Häuten, auf die oberen Atemwege und die Lungen,
- exsudative Entzündungen mit scharfen Absonderungen,
- Stärkung und Reinigung des Lymphsystems,
- chronische Entzündung der Lymphknoten, mit Schwellung und nachfolgender Induration, Mammatumoren, unterstützend auch bei malignen Lymphomen,
- Entzündungen und Eiterungen der Schleimhäute, gangröse Prozesse, chronische Bronchitis im hypertrophischen Stadium, Heuschnupfen, Heuasthma,
- Ekzeme und Flechten, besonders im Gesicht im Bereich der Nase; jugendliche Akne; Eiterungen an der Oberhaut,
- Heuschnupfen (Nr. 24 plus **Apis** D 12 plus **„Heiße 7" – Vorsicht** mit **Apis** bei Bienengift-Allergien!), dazu Nr. 3 und 8, bei Niesanfällen Nr. 7 in kurzen Abständen; ansonsten geht man nach der Sekretbeschaffenheit: Schwellung, Sekret milchig-weiß, mild: Nr. 4; glasklar, dünnflüssig: Nr. 8
- Blutandrang zum Kopf, nächtliche Kopfschmerzen, Bluthochdruck, Infarkt, Arterienverkalkung,
- akuter Schnupfen; Fieber; Bronchialasthma,
- vermehrte Schleimabsonderungen: dick, gelb, gelbgrün und honigartig,
- Ohrenschmerzen; stechend, reißend; chronischer Ohrenfluss,
- Mittelohrentzündung; Drüsenschwellungen, -verhärtungen,
- entzündliche Prozesse im Bronchialgebiet; monatelanger Husten; Bronchitis mit schwer löslichem Auswurf, auch chronisch, Asthma,
- Lungenerkrankungen, die mit Abmagerung und großer Ermattung einhergehen,
- beginnende Lungenentzündung und Lungen-Tbc;
- Reizzustände der serösen Häute, exsudative Entzündungen und Erschöpfung der Körperkräfte, Perikaditis, Pleuritis, eitrige pleuritische Exudate,
- chronische Reizzustände des Verdauungstraktes,
- chronische Gastritis; häufiger Schluckauf; Sodbrennen,
- Eiterungen des Blinddarms und des Bauchfells,
- Darmkatarrh, auch chronisch; damit verbundene Auszehrung der Kinder,
- nervöses Erbrechen, nervöse Durchfälle,
- Störungen der Lymphdrüsen des Bauch- und Rippenfells,
- Afterjucken, Krampfgefühl in den Körperöffnungen; äußere Hämorrhoiden,
- chronische Sehnenscheidenentzündung,
- Schmerzen, lähmend, kneifend, pressend, stechend, reißend,
- Zerschlagenheitsgefühl am ganzen Körper; Schwäche; Nachtschweiß,
- Gefühl von Zusammenschnürung, innerlich und äußerlich,
- Stimmungslage sehr wechselhaft; Lärmempfindlichkeit; Hitzewallungen.
- Schildddrüsenerkrankung, Giftkropf, Basedow,
- Nierenerkrankungen, Schrumpfniere, Retina-Affektionen Nierenkranker,
- Bettnässen und Inkontinenz,
- chronische Rückenmarksentzündung, chronische Osteomyelitis,
- progressive Muskelatrophie, Facialislähmung,
- Arteriosklerose, Altersbrand.

### Nahrungsquellen

Muscheln, Garnelen, Seefisch.

### Einnahme

D 12; **tiefere Potenzen nur nach ärztlicher Verordnung!**
Evtl. im Wechsel mit **Calc. phos.** Nr. 2, **Kal. chlor.** Nr. 4 und **Silicea** Nr. 11.

515 ## 2.13 Aurum muriaticum natronatum Nr. 25

(Gold-Natriumchlorid)

Wirkung speziell auf das Gemüt und bei chronischen Krankheiten ohne Fieber.

### Anwendungsgebiete

- Gereizte, melancholische Gemütsverstimmungen, Angstzustände; Schwermut, Jähzorn, Zanksucht,
- Blutandrang zum Kopf, nächtliche Kopfschmerzen,
- Bluthochdruck, Infarkt, Arterienverkalkung, Thrombosegefahr, Schlaganfall-, Infarkt-Prophylaxe.
- Wirkt positiv auf Krankheiten, die ohne Fieber verlaufen (z. B. syphilitische Hautgeschwüre),
- Rheuma, Gicht,
- Gebärmuttersenkung, Gebärmutterentzündung, Eierstockentzündung, Myome und Zysten,
- Skrofulöse, syphilitische Hautgeschwüre, Polypen,
- **Stärkung des Immunsystems** (Entzündungen)
  Zusätzl. Nr. 25 plus **Ferr. phos.** Nr. 3, **Magn. phos.** Nr. 7, **Natr. chlor.** Nr. 8, **Silicea** Nr. 11.

### Einnahme

D 12; **tiefere Potenzen nur nach ärztlicher Verordnung!**

---

516 ## 2.14 Selenium Nr. 26[8]

(Selen, Se)

Außergewöhnlich wirksames **Zellschutzmittel** gegen Umweltgifte, Viren, krebserregende Substanzen, radioaktive Strahlung. Fördert den Abbau von giftigen Substanzen (z. B. Schwermetalle), erhöht den Vitamintransport durch die Zellwände. Hat als Bestandteil vieler Ezyme verschiedene Schutzfunktionen.

### Anwendungsgebiete

- Als Antioxidans (+ Vitamine) schützt es gegen freie Radikale (Antioxidationsmischung siehe S. 31 und 200)
- Selen ist wichtig für das Wachstum aller Zellen und rasch für den Körper als „Radikalenfänger" verfügbar. Es schützt v. a. die Erythrocyten, Phagocyten, Thrombocyten, Leber und Augenlinse,
- gut anzuwenden bei Arteriosklerose und Thromboseneigung,
- ist ein sehr starkes umfangreich wirkendes Zellschutzmittel und fördert Abbau und Ausscheidung der schädigenden Noxen, verursacht u. a. durch Mikroorganismen und radioaktive Strahlung,
- Augenerkrankungen und Sehstörungen; Netzhaut und Iris sind besonders reich an Selen, Gefahr speziell bei diabetischer Netzhautschädigung und Makuladegeneration und bei Katarakt sollte Selen genommen werden und dazu Nr. 1, 2, 4, 7, 8, 10, 11, 21, 26 und Nanolutein.
- Selen ist ein Drüsenstärkungsmittel,
- Leberentgiftung: In der Kombination mit Natr. sulf. Nr. 10 und Kal. sulf. Nr. 6 schützt man die Leber vor oxidativen Schädigungen durch freie Radikale. Die Entgiftungsleistung wird stark angekurbelt. (Auch ein Leberwickel unterstützt gut. Antlitzanalytisch zeigt sich der Mangel als Grübchen im inneren Augenwinkel.)
- Selen unterstützt eine durch Alkohol belastete Leber gemeinsam mit Zinc. chlor. Nr. 21.
- Selen ist Bestandteil der Enzyme, die für die Schilddrüsenhormone (T3 u. T4) benötigt werden, der Dejodasen. Daher wirkt es Schilddrüsenerkrankungen entgegen.
- Ferner verhindert Selen die Oxidation der Fettsäuren (Fettembolie), unterstützt die Zellen in ihrem Wachstum; Zeugungsfähigkeit (wichtig für die Entwicklung der Spermien).

[8] Quelle: Thomas Feichtinger.

- Bauchspeicheldrüse/Diabetes; Selen ist am Aufbau des Insulins beteiligt, daher sehr unterstützend bei Diabetes II,
- Herpes, zusätzl. Natr. sulf. Nr. 10,
- allgemeine Erschöpfung, neurasthenische Beschwerden, Nachlassen der geistig und körperlichen Kraft,
- stärkt und unterstützt das Immunsystem, Leistungsfähigkeit.
- Bei Chemo- und Strahlentherapie sowie Sauerstoff-Ozon-Therapie werden vermehrt freie Radikale gebildet, die häufigere Selengaben bedingen;
- Schwermetallausleitung (Nr. 4, 8, 19, 21, 26) Aurum metallicum oder Mercurius solubilis.
- Es kann prinzipiell zu jeder Schüßlergabe dazu gegeben werden.
- Nach Beobachtungen sollen Brustkrebs und Herzinfarkt bei selenreicher Nahrung *seltener* auftreten. Man weist *Selen* bei Krebs eine gewisse Schutzwirkung zu.

### Einnahme

D 12; Tägl. 1–2 Pastillen; im Falle von vermehrter Umweltbelastung die Dosis je nach Bedarf erhöhen. Kann zu allen anderen Salzen dazugegeben werden.

## 2.15 Kalium bichromicum Nr. 27

(Chrom, $K_2Cr_2O_7$)

Aufgrund der Forschungen von Frau Mag. pharm. Susana Niedan-Feichtinger und Thomas Feichtinger gibt es jetzt ein weiteres Schüßlersalz, die Nr. 27.

### Anwendungsgebiete

Die Anwendungsgebiete für Chrom sind aus der Orthomolekularen Medizin bekannt. Chrom ist ein essentieller Nährstoff für den Menschen. In verschiedenen Ländern der Erde wird Chrom im menschlichen Körper in sehr unterschiedlicher Menge angegeben, bei Europäern 1,7–6 mg.

- Chrom ist ein wichtiger Bestandteil für die Verdauung und maßgeblich am Kohlehydratstoffwechsel beteiligt.
- Es ist Bestandteil des „Glucose-Toleranzfaktors" (GTF, ein Aminosäurekomplex, in den dreiwertiges Chrom eingebunden ist, siehe S. 23). Er steuert die Bindung von Insulin an dessen Rezeptor und ist somit für die Glucoseaufnahme in der Zelle verantwortlich. Der GTF ist unentbehrlich für die Kontrolle des Blutzuckerspiegels. Es wirkt sich auch auf unser Hunger- und Sättigungsgefühl aus.
- Bei Diabetes Typ I, besonders wenn Insulingaben schlecht einstellbar sind, hilft eine Kombination von Nr. 6, 17, 21, 26.
- Bei Diabetes Typ II sollte die Kombination Nr. 1, 10, 17, 26 und 27 gegeben werden.
- Chrom braucht man zur Eisenresorption für den Eisenstoffwechsel.
- Chrom steuert die Cholesterinsynthese in der Leber. Ist genügend Chrom vorhanden, wird weniger Cholesterin gebildet. Bewährte Kombination mit Nr. 6, 7, 9, 10.
- Chrom ist auch wichtig für die Cholesterinsynthese. Es bewirkt insgesamt niedrigere Cholesterinwerte und erhöht das „gute" HDL-Cholesterin. Chrommangel bedingt daher erhöhtes Cholesterin und greift auch störend in den Fettstoffwechsel ein, wodurch die Herz-Kreislauf-Erkrankungen (z. B. hoher Blutdruck, Arteriosklerose) begünstigt wird.
- Durch Dauerstress und intensiven Sport verbrauchen wir doppelt so viel Chrom wie normal.
- Unterstützend wirkt Chrom auch bei Schleimhautkatarrhen, Hautirritationen und Geschwüren,
- gut einsetzbar bei Akne und Hautunreinheiten,
- „tödliches Quartett" (Übergewicht, gestörte Glucosetoleranz, Bluthochdruck und erhöhte Blutfette) bedingt eine höhere Einnahme dieses Mineralstoffs!

### Empfehlung

D 12; **tiefere Potenzen nur nach ärztlicher Verordnung!**

1–3 x 2–3 Pastillen tägl.

# 3 Wirkung und Anwendung der Mineralstoffe als Salbe, Creme, Cremegel und Gel (520–534)

520 ## 3.1 Die Haut

Die Haut ist das wichtigste Organ für *Sinneswahrnehmungen*, aber auch für Kreislauf, Stoffwechsel und Atmung. Sie bedeckt den gesamten Körper, begrenzt und schützt ihn und ermöglicht den Austausch mit der Umgebung.

Die Haut ist somit ein *Nerven-Sinnesorgan*, durch welches unser Körper Licht, Wärme, Kälte, Berührung, Druck, Schmerz etc. wahrnehmen und darauf reagieren kann. Sie ist mit unzähligen *Tastkörperchen* ausgestattet, welche mit dem Zentralnervensystem in Verbindung stehen und diesem alle Reize übermitteln.

Sowohl die Haut als auch das Zentralnervensystem entwickelten sich aus dem äußeren Keimblatt (Ektoderm) des Embryonalknotens und haben dadurch eine besonders enge Verbindung.

Die Vorgänge im Inneren unseres Körpers (und auch deren seelische Auswirkungen) *spiegeln* sich auf der Haut wider – um mit Goethes Worten zu sprechen: *„Nichts ist drinnen, nichts ist draußen, denn was Innen, das ist Außen"*.

Viele Redensarten wie *„aus der Haut fahren wollen", „sich seiner Haut wehren", „unter die Haut gehen", „sich in seiner Haut nicht wohl fühlen", „hautnah" etc.*, weisen auf unsere Beziehung zu Umgebung oder Mitmenschen hin und nicht selten äußern sich diese Empfindungen als Erkrankungen der Haut oder anderer Organe.

Der englische Arzt Dr. Head fand heraus, dass verschiedene Hautzonen mit bestimmten Organen in Verbindung stehen (Head'sche Zonen, Reflexzonen).

Schmerzende Reflexzonen (Gesicht, Ohren, Zunge, Zähne, Hände, Füße, Bauch, Rücken etc.) machen oft auf organische Störungen aufmerksam. Die Behandlung dieser Zonen mit Mineralsalzen, Cremes, Bädern, Massagen, Licht etc., kann oft eine deutliche Linderung oder gar die Beseitigung von Beschwerden bewirken.

Ein nicht unwesentlicher Teil unseres Stoffwechsels wird über die Haut getätigt:

Etwa 200 Millionen Schweißdrüsen regulieren gemeinsam mit dem Zentralnervensystem den Wasser- und Wärmehaushalt unseres Körpers. Jede dieser Schweißdrüsen ist von Kapillargefäßen umgeben und dadurch mit dem Blut- und Lymph-Kreislauf verbunden.

Der Salzhaushalt des Körpers wird im Wesentlichen durch die Schweißdrüsen und Nieren reguliert.

Bei Belastung des Organismus durch Übersäuerung und Giftstoffe (Toxine) werden diese auch über die Haut ausgeschieden – bemerkbar an vermehrter Schweiß- und Geruchsbildung. Dadurch werden gleichzeitig andere Ausscheidungsorgane (wie z. B. Nieren und Lunge) unterstützt.

Die Talgdrüsen sondern ein öliges Sekret ab und erhalten dadurch Haut und Haare geschmeidig.

Der Säuremantel der Haut schützt den Organismus vor Krankheitserregern und Infektionen. Es muss daher besonders darauf geachtet werden, dass er durch falsche Pflege nicht zerstört wird:

Feste Seifen und billige Reinigungsmittel gefährden ihn bei jeder Anwendung, deshalb sollte man nur *natürliche und alkalifreie* Produkte verwenden.

Die Haut als Speicherorgan ist in der Lage, lebensnotwendige Fette und Mineralsalze aufzunehmen, die bei Bedarf (besonders wirksam über die Reflexzonen) den Organen zugeführt werden können.

## 21 3.2 Heilung und Körperpflege

Die **Mineralstoffcremes** sind *biochemische Kosmetika* mit vielseitigen Möglichkeiten zur Unterstützung der Mineralsalzanwendungen. Ihre Auswahl richtet sich nach den im Organismus fehlenden Mineralsalzen. Man verwendet sie hauptsächlich bei Haut-, Bindegewebe-, Gefäß-, Muskel-, Gelenk- und Nervenproblemen sowie zur Beeinflussung der Organe von außen. Durch die tägliche Körperpflege mit Mineralstoffcremes wird die Haut genährt und auch geschmeidig, dem Organismus werden dabei gleichzeitig die wichtigen Mineralsalze zugeführt.

Für die Schleimhäute und für Anwendungen, wo das *Fett* der Salbe hinderlich ist (z. B. bei Akne) verwendet man Gel, Cremegel oder Tropfen.

### Auszug aus der Charakteristik nach Dr. Schüßler

„In Krankheitsfällen, wo eine äußerliche Applikation möglich ist, also bei Quetschungen, Verbrennungen, Frostbeulen, wildem Fleisch, Augenentzündungen usw., ist neben dem inneren Gebrauch die äußerliche Anwendung sehr zweckmäßig."

## 22 3.3 Allgemeines zur Anwendung

Diese Salben und Gele unterscheiden sich von den zuvor beschriebenen Mineralsalzen v.a. durch den *„Arzneiträger"*, die etwas geringere Konzentration an Wirkstoffen und die fast ausnahmslos **äußerliche** Anwendung. In Funktion und Anwendungsbereichen sind daher naturgemäß große Ähnlichkeiten vorhanden.

Die Cremes geben ihre Wirkstoffe über die Haut an den Körper ab – auch an die darunterliegenden Organe. So ist es erklärlich, dass mithilfe von Mineralstoffcremes auch bei inneren Erkrankungen eine Besserung erzielt werden kann.

### Anwendungsarten

- Zur Körperpflege: nur leicht und sanft (streichelnd) auftragen und einwirken lassen,
- leichtes Einmassieren, Einreibungen,
- Massagen in Verbindung mit Massage-Cremes oder -Ölen. Um den für eine Massage notwendigen *Gleiteffekt* zu erzielen, kann nach dem Eindringen der biochemischen Salben ein Massage-Öl verwendet werden.
- Bei Massagen mit **Mineralstoffcremes** erreicht man eine *Tiefenwirkung*,
- mit Umschlägen oder als Wickel, wenn bei größeren Haut- oder organischen Problemen eine intensivere Wirkung erwünscht ist.

Grundsätzlich können alle Salben und Gele auch in Form von **Mischungen** angewendet werden. Man trägt sie entweder *übereinander* direkt auf der Haut auf, oder mischt sie vorher zusammen.

Mithilfe eines *„Okklusiv-Verbandes"* lässt sich evtl. eine intensivere Resorption der Mineralstoffe erzielen. (Die behandelten Stellen werden dabei mit einer *Folie* abgedeckt, um die Wirkung der verwendeten Mittel zu verstärken.)

### Empfehlung

Die hier vorgeschlagenen Mischungen sind in erster Linie als *Anregungen* gedacht: verschiedene Hauttypen reagieren möglicherweise unterschiedlich oder benötigen auf Grund von Mineralstoffmängeln einfach andere Wirkstoffe. Deshalb sollten Sie auch selbst versuchen, die für Sie optimale Zusammenstellung zu finden. Wählen Sie aus den jeweils vorgeschlagenen Salben die für Sie zutreffendsten aus. Das erfordert zwar einiges Probieren, aber Sie werden rasch merken, was für Sie passt. Wie bei den Mineralsalz-Pastillen gilt auch für die Mineralstoffcremes: Achten Sie auch auf Ihre Intuition!

**Wenn Sie die Salben zur Erreichung einer Heilwirkung anwenden wollen, empfehle ich Ihnen, gleichzeitig auch die entsprechenden Mineralsalz-Pastillen einzunehmen!**

**! Achtung**

In den folgenden Beschreibungen wird **ausschließlich** die Anwendung der Salben, Cremes und Gele erläutert!

523 ## 3.4 Calcium fluoratum Nr. 1

Ausgezeichnetes **Massagemittel** bei Bindegewebsschwäche (v.a. bei Schwangerschaft: Schwangerschaftsstreifen, -risse an Brust, Bauch)

### Anwendungsgebiete (mit Vorschlägen für Salbenmischungen)

Bei allen Haut- und Bindegewebe-Problemen hauptsächlich mit **Nr. 11** kombinieren!

- Ohrensausen: hinter der Ohrmuschel mit Nr. 1 und 3 einreiben,
- Verhärtungen, Risse, Schrunden, übermäßige Hornhautbildung: 2x tägl. eincremen,
- Schuppenflechte (Psoriasis), Neurodermitis; Ekzeme und eiternde Fisteln,
- zur Kräftigung und Erhaltung der Elastizität bei Drüsen- und Lymphknotenverhärtungen und -entzündungen (z. B. Brustdrüsen); Kropf (sehr **vorsichtig einreiben!**),
- zur Straffung der Gesichtshaut, Faltenglättung: Nr. 1, 6, 8, 11;
- Nagelverwachsungen, Nagelfalzeiterungen; Haut- und Nagelpilz: Nr. 1, 3, 4, 5, 6, 8,10, 11; zusätzlich über längere Zeit in *Lapacho-Tee* baden und mit *Teebaumöl* oder *Grapefruitkern-Extrakt* einreiben,
- bei Narben und Narbenwülsten: Nr. 1, 8, 11 und etwas Nr. 5 (glättet und erweicht das Narbengewebe),
- Warzen: Nr. 1, 4, 10;
- bei Bandscheiben- und Wirbelsäulenbeschwerden: Nr. 1, 5, 8, 11;
- **Gelenkcreme: Nr. 1, 2, 8, 9, 11**; Erschlaffung elastischer Fasern und allgemeine Bänderschwäche (Schlottergelenke, Luxationen, Organsenkungen und -verlagerungen, Leisten und Nabelbrüche),
- Zellulitis: Nr. 1, 8, 9, 10 und 11 – immer nach oben massieren!
- Bei Krampfadern, Besenreisern (Couperose): Nr. 1, 4, 7, 9, 11, dazu morgens 10 Pastillen **Natrium sulfuricum** Nr. 10 in heißem Wasser; Hämorrhoiden nur leicht eincremen,
  **Körper unbedingt entsäuern!**

## 3.5 Calcium phosphoricum Nr. 2 5

Sehr gutes Hilfsmittel zur **Kräftigungsmassage** bei chronischen Leiden aller Art, besonders bei Knochenschwäche der Kinder.

### Anwendungsgebiete (mit Vorschlägen für Salbenmischungen)

- Erkältung, Halsschmerzen: Nr. 2, 3, 4 und 8,
- Bronchitis: Hals- und Brustwickel mit Nr. 2, 3, 4, 6, 7,
- Krämpfe und Muskelverspannungen, zur Entspannung und Kräftigung,
- Flechten und Schuppen der Haut; eitrige Hautausschläge, Ekzeme mit weiß-gelblicher, krustenbildender Absonderung; weiche Hautnarben,
- Gelenkergüsse; Knochenschmerzen (von Wachstumsschüben),
- Knochenschwäche und verzögerte Knochenregenerierung; Rückenschwäche,
- Wetterfühligkeit nach Knochenbrüchen,
- Taubheitsgefühl und Kribbeln (besonders bei kaltem Wetter),
- Mangel an Eigenwärme, Blutarmut,
- Wundliegen (Dekubitus), Wundsein der Säuglinge, Ernährungsstörungen der Haut,
- Afterjucken: Nr. 2, 7, 8,
- übermäßige Schweißbildung an Händen und Füßen: kombinieren mit Nr. 11,
- Überbein: Nr. 1, 2, 3, 11,
- Schleimbeutelentzündung, Lymphdrüsenschwellung: Nr. 2, 4, 8 und 11.

## 5 3.6 Ferrum phosphoricum Nr. 3

Wird hauptsächlich für frische und entzündliche Verletzungen, Quetschungen, Prellungen, Blutergüsse, Schürf- und Schnittwunden, Weichteilverletzungen und Verstauchungen angewendet (gut kombinierbar mit **Arnica-Salbe** und **-Tinktur!** Anschließend mit **Calcium phosphoricum** Nr. 2 fortsetzen).

**Gutes Massagemittel** bei steifem Nacken durch Zugluft, kalten Füßen und nach Überbeanspruchung; (Gelenke und Muskeln eincremen bzw. einmassieren).

**Mischung für Wunden** (**Pflaster oder Gele**)
- Nr. 1, 3, 4, 8, 10, 11

### Anwendungsgebiete (mit Vorschlägen für Salbenmischungen)

- Rote, brennende überanstrengte Augen: auf Lider sanft einmassieren,
- trockener, bellender Husten: Brust und zwischen den Schulterblättern einreiben,
- Sonnenbrand, Verbrennungen 1. Grades ohne Blasenbildung: Nr. 2, 3, 4, 6, 8, 12,
- Insektenstiche: Nr. 3 und 8,
- Akne: Nr. 3, 4, 5, 8, 9,
- juckende, nesselsuchtartige Hautausschläge: Nr. 3, 7 und 8,
- akute Entzündungen mit Rötung, Schwellung, Brennen und Druckempfindlichkeit (z. B. Nerven-, Gelenk-, Sehnenscheiden-, Magenentzündung) sowie von Lymphgefäßen und -knoten, Halsentzündung, Bronchitis usw.,
- zur Resorption von wässrigen Ergüssen: Nr. 3 und Nr. 11,
  bei frischen blauen Flecken sofort Nr. 3,
  bei blau-grünen (alten) Flecken Nr. 4 und 11;
- Blutergüsse: Nr. 3, 4, 11; bei Quetschungen diese Mischung *dick auftragen*, mit Pflasterverband,
- Brennen, Spannungsgefühl in der Muskulatur: Nr. 2, 3, 7, 11;
- Muskelkater: Nr. 3, 5, 6, 8, 10; Nr. 3 wirkt auch sehr gut *vorbeugend*,
- Ischias: Nr. 2, 3, 5, 7, 8, 9, 10, 11 (auch Ergänzungssalze: Nr. 13, 16, 19, 20).

## 3.7 Kalium chloratum Nr. 4 526

Eignet sich gut für die zweite Entzündungsstufe; Wundfläche mit weißgrauer mehlartiger Verfärbung, nach Operationen verhindert es Verklebungen und Verwachsungen. Es unterstützt die Drüsen bei der Entgiftung des Körpers und wirkt auch bei Abmagerung des Bindegewebes, weil das Eiweiß durch **Kalium-chloratum**-Mangel nicht ordnungsgemäß eingebaut werden kann.

### Anwendungsgebiete (mit Vorschlägen für Salbenmischungen)

- Muttermilch: reguliert die Milchmenge,
- Wangenschwellung bei Zahnschmerzen,
- Ohrenschmerzen und Ohrentzündungen: Nr. 3, 4, 6, 8, 10; auch das *„Reböl“* von Wala und *Ohrkerzen* sind bewährte Anwendungen,
- Hals- und Mandelentzündung, Heiserkeit: Nr. 3, 4, 8,
- Drüsen- und Lymphdrüsenschwellungen, Mumps,
- Husten mit zähem, milchigem Schleim: Brustwickel mit Nr. 3 und 4, bei krampfartigen Zuständen noch zusätzlich Nr. 2 und 7,
- bei hartnäckigen Entzündungen,
- für Verletzungen mit nachfolgender Schwellung,
- trockene Hautausschläge, Kopfschuppen, Schuppenflechte: Nr. 1, 2, 3, 4, 6, 7, 8,
- herpesartige Bläschen-Ausschläge mit zähflüssigem Inhalt,
- wildes Fleisch, geschwollene Narben, -wucherungen, Nagelfalzwucherungen,
- Verbrennungen mit Schwellung: zuvor Nr. 3 anwenden!
- Hautgrieß; Warzen, Hühneraugen: Nr. 1, 4, 8, 10, 11 und etwas Nr. 5,
- nach Impfungen (Hautausschläge), nach Narkose: Nr. 4 und Nr. 10,
- Schleimbeutel-, Sehnenscheiden- und Gelenkentzündungen (Umschläge); auch chronische Formen; Verrenkung und Verstauchung: zusätzlich Nr. 3,
- Besenreiser (Couperose) und Venenprobleme: Nr. 1, 4, 9, 11.

527 

## 3.8 Kalium phosphoricum Nr. 5

Bekannt als gutes Hilfsmittel zur **leichten Massage**, als **Vorbeugung** vor körperlichen Anstrengungen (z. B. Sport); bewährt als Herz- und Nervensalbe!

### Anwendungsgebiete (mit Vorschlägen für Salbenmischungen)

- Haarausfall, auch kreisrunder: Nr. 5, 7, 10,
- bei Asthma das Brustbein leicht einmassieren,
- Entzündungen, Kopfschmerzen,
- Herzbeschwerden: Herzgegend einreiben,
- bei nervöser Magenschleimhautentzündung: über der Magengegend einmassieren,
- Nesselfieber (Urticaria),
- nesselsuchtartige, eitrige Hautausschläge (Bläscheninhalt stinkend, krustenbildend),
- bei Lähmungen nach Schlaganfall,
- bei Gemütsverstimmung: Sonnengeflecht unterhalb des Brustbeins einreiben,
- nervliche Erschöpfung, Nervosität und Gereiztheit,
- Blasenbeschwerden,
- Nervenschmerzen und -entzündungen, Ischias: Nr. 2, 3, 5, 7, 8, 9, 10, 11,
- Windeldermatosen; Karbunkel: vorher Nr. 1 anwenden,
- Krampfadergeschwüre: Nr. 1, 4, 5, 7, 9, 11, morgens 10 Pastillen **Natrium sulfuricum** Nr. 10 in heißem Wasser,
- Beingeschwüre, schlecht schließende und andere hartnäckige Wunden, primär mit gelbschleimigen, übel riechenden Absonderungen, Erysipel (Wundrose): Nr. 3, 5, 9, 10,
- nach Überanstrengung der Extremitäten durch einseitiges Training: z. B. Muskelkrämpfe, Schreib-, Wadenkrampf, Tennisarm, Golfschulter: häufige Gaben von Kalium-phosphoricum-Pastillen und zusätzlich Nr. 2, 3, 5, 6, 7, 10.

## 3.9 Kalium sulfuricum Nr. 6 5

Sehr gutes **Massagemittel** bei wandernden rheumatischen Nacken-, Rücken- und Gliederschmerzen, Gelenkentzündungen, Muskelkater; bei Magen- und Leber-Galle-Problemen. **Vorzügliches Hautpflegemittel bei allen Oberhautveränderungen.**

### Anwendungsgebiete (mit Vorschlägen für Salbenmischungen)

- Lidrandentzündung,
- chronische Ohr- und Nasenentzündung mit gelbem Schleim (Stirn-, Kiefer-, Nebenhöhlen): Nr. 6 und Nr. 3,
- Ohrenschmalz (Cerumen) vermehrt oder käsig riechendes: Nr. 6, 9, 10,
- hartnäckiger Husten mit ockergelbem Auswurf,
- unreine, trockene, brennende Haut, Hautjucken,
- Hautschuppen; klebrige Abschuppungen; schlecht heilende Wunden,
- eitriger Bläschenausschlag, bei Brennen mit Salbenumschlägen,
- Magendrücken, Druckgefühl nach dem Essen: Magengegend einreiben,
- zur Unterstützung der Leberfunktion bei Leberbeschwerden: Lebergegend unter dem rechten Rippenbogen einreiben,
- Psoriasis, Neurodermitis, Ekzeme, knötchenartige Hautausschläge,
- Wachstumsstörungen der Nägel: Nr. 1, 6, 11; eingerissene Finger: Nr. 6 und Nr. 3,
- Analekzem (**nicht** bei akutem, nässendem): Nr. 6, 7, 8.

## 3.10 Magnesium phosphoricum Nr. 7 5

Reduziert die Muskelspannung und reguliert die Impulsübertragung der Muskelnerven. Zur Bauch- und Entspannungs-Massage, vor und nach sportlicher Betätigung (Muskelkater), bei Krämpfen oder krampfartigen Zuständen aller Art.

### Anwendungsgebiete (mit Vorschlägen für Salbenmischungen)

- Leichte Krämpfe der Augenlider,
- Kopf- und Nackenschmerzen, Migräne, besonders im Anfangsstadium: Nr. 2 und Nr. 7 (stündlich Stirn, Nacken, Schläfen einreiben),
- hektische Flecken am Dekolleté bei Aufregung: zusätzlich Nr. 3,
- Einschlafstörungen: im Solarplexusbereich und an den Oberarmen auftragen,
- Herzstechen, Angina pectoris; Durchblutungsstörung infolge Verkrampfung,
- Krampfzustände der quergestreiften (willkürlichen) Muskulatur,
- reißende, schießende, stechende, bohrende Schmerzen oder Nervenschmerzen, Neuralgien aller Art: Nr. 2, 3, 5, 7, 8, 9, 10 und 11 (z. B. bei Ischias entlang der gesamten Nervenbahn einreiben); im **Akutfall** 10 Pastillen Nr. 7 aufgelöst in wenig Wasser als *Brei-Umschlag*,
- Muskelkrämpfe und krampfartige Zustände der Arme und Beine; nächtliche Armschmerzen; Schulter-Arm-Syndrom (Nr. 3 und 7); Wadenkrampf (Nr. 5 und 7),
- Hautjucken (v.a. im Alter), nervöses Hautjucken, Juckreiz äußerlich (Brustbeinbereich), Afterjucken, Schuppenflechte: Nr. 7 und 8,
- Nabel- oder Bauchkrämpfe (gut mit *roter Kupfersalbe von Wala* kombinierbar),
- kalte Füße, Durchblutungsstörungen: zusätzlich mit Nr. 3 eincremen – wirkt sofort; langfristig auch Nr. 8.

## 30 3.11 Natrium chloratum Nr. 8

Bei allen wässrigen, nässenden, die Flüssigkeitsregulierung betreffenden und/oder durch Übersäuerung entstandenen Leiden, Ergüssen, Schwellungen, Blasen, Verbrennungen, Austrocknung, Einrissen; Gelenk- und Schleimhaut-Problemen, Entgiftung.

### Anwendungsgebiete (mit Vorschlägen für Salbenmischungen)

- Bei hartnäckigem Schnupfen, brennender Nase und Fließschnupfen etwas Gel auf der Schleimhaut verteilen,
- trockener Husten, stechende Halsschmerzen: Nr. 2, 4, 7, 8, dazu Hals- und Brustwickel,
- harte Drüsenschwellungen: Nr. 1, 4, 8, 9, 10,
- nervöses Stechen in der Lebergegend,
- Bandscheiben- und Wirbelsäulenbeschwerden,
- Ergüsse und teigige Schwellungen im Bereich größerer Gelenke,
- Müdigkeit und Knacken in den Gelenken,
- Sehnen-, Bänder- und Knorpelprobleme, Sehnenscheidenentzündung: Nr. 2, 3, 4, 8, zusätzlich Quark-(Topfen-)Auflagen,
- Schleimbeutelentzündung: Nr. 8, 2, 4, 11,
- Rheuma: Nr. 8 und 9.

### Anwendung bei Hautproblemen

- Eingerissene Mundwinkel, Afterfissuren,
- trockene, weiß abschilfernde Hautschuppen,
- wässrige Flechten und Absonderungen der Haut *(Salzfluss)*; Gürtelrose,
- Akne: Nr. 3, 4, 5, 8, 9; Mitesser: Nr. 4, 8, 9, 11,
- Hautpilzerkrankungen: Nr. 1, 3, 4, 5, 6, 8, 10, 11,
- Nagelfalzeiterungen, spröde Fingernägel, Narben: Nr. 1, 8 und etwas Nr. 5,
- Schuppenflechte (Psoriasis): Nr. 2, 3, 6, 7, 8, evtl. auch noch Nr. 1 und 4,
- alle nässenden Wunden und Geschwüre (nur am Rand der Wunde auftragen),
- Hühneraugen: Nr. 1, 4, 8, 10, 11,
- Insektenstiche, Bläschen an den Lippen; Blasen an Händen und Füßen durch Reibung: Nr. 3 und Nr. 8,
- Wundsein kleiner Kinder.

- Bei nässenden Hautausschlägen sollte man besser auf wässrige Lösungen ausweichen – s. auch im Abschnitt **I**/ *„Anwendungsmöglichkeiten und Dosierung“* und im Anhang *„Bäder, Wickel und Kompressen“*.

- **Verbrennungen; Sonnenbrand; Fieber- und Brandblasen:** Bei **Verbrennungen nie Salbe auf verbrannte Stellen**, denn dadurch werden die Hautporen noch zusätzlich verklebt! Salben Nr. 3 und Nr. 8 erst **nach Abklingen der Akutphase** anwenden – siehe Absatz Nr. 296 **„Erste Hilfe bei Verbrennungen“.**

531 ## 3.12 Natrium phosphoricum Nr. 9

**Drüsensalbe.** Besonders angezeigt auch bei fettiger, großporiger, unreiner Haut, saurem Schweiß, Furunkulose (im Stadium der Eiterbildung); bei Übersäuerungskrankheiten, Fett- und Zuckerstoffwechsel-Problemen.

### Anwendungsgebiete (mit Vorschlägen für Salbenmischungen)

- Pickel, Mitesser, Akne: Nr. 3, 4, 5, 8, 9; Milchschorf (evtl. noch Nr. 2 und 10),
- Schwellung der Talgdrüsen (Talg ist minderwertiges Fett, das vom Körper abgestoßen wird), Brustdrüsenentzündung, Hühneraugen, bei Abszessen zusätzlich Nr. 11,
- weiche Lymphdrüsenschwellung und -eiterung,
- Lymphknotenschwellung, mit weichen, also nicht verhärteten Knoten,
- zur leichten Massage bei rheumatischen Gelenkschmerzen – auch mit Schwellungen – geeignet, desgleichen bei Druckgefühl in der Lebergegend, Leberbeschwerden,
- Erysipel (Wundrose): Nr. 3, 5, 9 und 10,
- rheumatische Gelenkschwellungen; Sehnenscheidenentzündung: Nr. 4, 9, 11.

532 ## 3.13 Natrium sulfuricum Nr. 10

Bewährt bei nässenden Ekzemen und Flechten mit grünlich-gelber Absonderung, gelben Schuppen, Hautjucken, Hautpilzerkrankungen (Nr. 1, 3, 4, 5, 6, 8, 10, 11), eitrigen Hautausschlägen, Wolf, periodisch im Frühjahr auftretenden Hautleiden.

### Anwendungsgebiete (mit Vorschlägen für Salbenmischungen)

- Fieberblasen: Nr. 4, 8, 10, 11,
- Milchschorf: Nr. 2, 9, 10,
- Stockschnupfen mit Druckgefühl in der Nase, Fließschnupfen: Nr. 1, 6, 10, 11,
- Frostbeulen: nach dem Waschen sorgfältig abtrocknen und Nr. 10 unter leichtem Reiben auftragen, besonders zur Nacht,
- Warzen: Nr. 1, 2, 4, 8, 10, 11, evtl. noch Nr. 5,
- zur unterstützenden Behandlung von Erysipel (Wundrose): Nr. 3, 5, 9, 10,
- Verdauungsstörungen, Bauchschmerzen, Blähungen, Koliken: zusätzlich Nr. 6, 7, 9,
- zur Unterstützung der Leberfunktion wird die **Natrium-sulfuricum**-Salbe in der Lebergegend am unteren Rippenbereich am Rücken aufgetragen; zusätzlich Nr. 6, 8, 9,
- Nervenschmerzen, Hühneraugen,
- Ischias: Nr. 2, 3, 5, 7, 8, 9, 10, viel Nr. 11,
- Ödeme, geschwollene Beine, Krampfadern: Nr. 1, 4, 7, 9, 11; zusätzlich tägl. morgens 10 Pastillen **Natrium sulfuricum** Nr. 10 in heißem Wasser,
- Unterschenkelgeschwüre: Nr. 5 und 9,
- Zellulitis: Nr. 1, 8, 9, 10, 11.

## 3.14 Silicea Nr. 11 53

**Stärkt und reinigt das Bindegewebe** und ist daher gut einzusetzen bei Bindegewebs- und Bänderschwäche, auch ausgezeichnet als **Nährcreme** bei trockener Haut mit Faltenbildung – immer in Kombination mit Nr. **1**.

- Fördert in Kombination mit Nr. **9** das Ausreifen von entzündlichen Eiterungen aller Art.
- Bei Eiterungen mit *Abfluss* zusätzlich Nr. **12** rund um den Entzündungsherd auftragen.

### Anwendungsgebiete (mit Vorschlägen für Salbenmischungen)

- Nacken- und Schläfenkopfschmerz, nervöse Zuckungen Nr. 7 und 11,
- Fließschnupfen: Nr. 1, 3, 6, 8, 10, 11,

- Fisteln, Geschwüre, Karbunkel, Furunkel, Nägel (brüchig, eitrig, gespalten): Nr. 1, 3, 4, 11; auch bei Nagelgeschwüren, Nagelfalzeiterungen und -entzündungen (Panaritium); entzündlichen Fußschwielen,
- Schleimbeutelentzündung: Nr. 8, 2, 4, 11,
- eitrige Drüsenentzündungen (z. B. Brustdrüse),
- unreine Haut mit Pusteln und Mitessern,
- Fingernägel: rissig, splitternd, brüchig, fleckig, verdickt – zusätzlich Nr. 1,
- nässende Ekzeme an Händen und Füßen, schlecht schließende Wunden mit Neigung zu Eiterpusteln, gelb-eitrige Krusten Nr. 3, 5, 6, 8, 9, 10, 11,
- Bluterguss: Nr. 3, 4, 8, 10, 11 sowie **Arnica** D 4 in häufigen Gaben (auch Bäder oder Wickel unterstützen die Aufsaugung,
- Neigung zu Leisten- und Nabelbrüchen, Bindegewebsrissen (Schwangerschaftsstreifen) und Zellulitis: Nr. 1, 8, 9, 10, 11,
- **Gelenkcreme:** Nr. 1, 2, 8, 9, 11; chronische Gicht, degenerative Gelenkkapsel-Erkrankungen (Gonarthrose, Coxarthrose ...),
- Krampfadern: Nr. 1, 4, 7, 9, 11 sowie morgens 10 Pastillen **Natrium sulfuricum** Nr. 10 in heißem Wasser,
- bei Bandscheiben- und Wirbelsäulenbeschwerden: Nr. 1, 5, 8, und 11,
- Fußschweiß mit Zwischenzehenpilz; Pilzbefall auf der Großzehe, Nagelpsoriasis: Nr. 1, 3, 4, 5, 6, 8, 10, 11;
- Hühneraugen: Nr. 1, 4, 5, 8, 10, 11,
- Verhärtungen, Narben: Nr. 1, 8, 11, etwas Nr. 5,
- Überbein: Nr. 1, 2, 3, 11,
- Wetterfühligkeit, Schmerzen in alten Knochenbrüchen: Nr. 1, viel Nr. 2, 3, 5, 11.

## 3.15 Calcium sulfuricum Nr. 12 534

Vor allem zur **Reinigung** bei säureüberlasteten Geweben, zur Ausleitung von Eiter, zur rascheren **Regenerierung** und Wundheilung.

### Anwendungsgebiete (mit Vorschlägen für Salbenmischungen)

- Stirn- und Nebenhöhlenprobleme: Nasenwurzel, Stirn und Nasenflügel einreiben,
- alle Arten von Fisteln, Eiterungen, Geschwüren; Abszesse, Furunkel, Karbunkel: vorher Nr. **11** anwenden!
- Blasen- und Nierenentzündung,
- entzündliche Wunden, Lymphknotenentzündung,
- Bindegewebsschwäche; alle säureüberlasteten Gewebe,
- rheumatische Beschwerden,
- brennende Fußsohlen.

# 4 Spezielle Anwendungen

## 4.1 Die Funktion der Mineralsalze im Überblick

| | |
|---|---|
| **Nervensalze: Nr. 2, 5, 7, 8, 9, 11, 26** | |
| **Calc. phos.** Nr. 2 | Beruhigung, Entspannung, dämpft übergroße Erregbarkeit der Nerven |
| **Kal. phos.** Nr. 5, **Natr. chlor.** Nr. 8 | bei Nervenschwäche |
| **Natr. phos.** Nr. 9, **Silicea** Nr. 11 | gereizte Nerven |
| **Magn. phos.** Nr. 7 („Heiße 7") | innere Unruhe |
| **Selenium** Nr. 26 | Zellschutz, Abbau schädlicher Stoffe |
| **Blutsalze: Nr. 2, 3, 5, 8, 9, 10** | |
| **Calc. phos.** Nr. 2 | hält Eiweißmoleküle in den Zellen |
| **Ferr. phos.** Nr. 3 | Sauerstoffübertragung |
| **Kal. phos.** Nr. 5 | verhindert Zellzerfall, bildet Blut mit Lecithin |
| **Kal. chlor.** Nr. 4 | Entgiftung durch Wasseraufnahme (Hydrolyse) |
| **Natr. chlor.** Nr. 8 | Regulierung des Wasserhaushaltes im Blut |
| **Natr. phos.** Nr. 9 | Zerlegung aller Säuren in C und $H_2O$ (Endprodukt) |
| **Natr. sulf.** Nr. 10 | entzieht altersschwachen Geweben und Blutkörperchen das Wasser, bringt sie zum Zerfall und zur Ausscheidung |
| **blutbildend:** | **Calc. phos.** Nr. 2, **Kal. phos.** Nr. 5, **Natr. chlor.** Nr. 8, **Mang. sulf.** Nr. 17 |
| **bluterhaltend:** | **Ferr. phos.** Nr. 3, **Kal. chlor.** Nr. 4, **Kal. phos.** Nr. 5, **Natr. phos.** Nr. 9, **Natr. sulf.** Nr. 10 |
| **Knochensalze: Nr. 1, 2, 7, 8, 11** | |
| **Calc. phos.** Nr. 2 | Bildung der Knochenzellen |
| **Calc. fluor.** Nr. 1, **Magn. phos.** Nr. 7 | Festigkeit der äußeren Knochenhülle |
| **Calc. fluor.** Nr. 1, **Magn. phos.** Nr. 7, **Natr. chlor.** Nr. 8, **Silicea** Nr. 11 | Zähne |
| **Muskelsalze: Nr. 1, 2, 3, 5, 6, 7, 11** | |
| **Calc. fluor.** Nr. 1 | Elastizität |
| **Calc. phos.** Nr. 2 | Beruhigung, Entkrampfung |
| **Ferr. phos.** Nr. 3 | Sauerstofftransport, Verbrennung; erstes Entzündungsstadium |
| **Kal. phos.** Nr. 5 | Anregung der Muskeltätigkeit, baut Energie auf; |
| **Kal. sulf.** Nr. 6 | Sauerstoffübertragung, Neubildung von Muskelzellen, stoffwechselfördernd |
| **Magn. phos.** Nr. 7 | beruhigend bei Muskelkrämpfen und wichtig für die automatische Tätigkeit der unwillkürlichen Muskulatur; |
| **Silicea** Nr. 11 | festigt das Muskelgewebe |
| **Calc. sulf.** Nr. 12 | Mittel zur Bildung von Stütz- und Bindegewebe |

| | |
|---|---|
| **Salze in den Bändern: Nr. 1, 11, 12** | |
| **Calc. fluor.** Nr. 1 | elastische Fasern |
| **Silicea** Nr. 11, **Calc. sulf.** Nr. 12 | stärkt schwache Gewebe |
| **Salze der Schutzorgane: Nr. 1, 6, 8, 11** | |
| **Calc. fluor.** Nr. 1 | Hornstoffe (Finger- und Zehennägel) |
| **Kal. sulf.** Nr. 6 | Haut |
| **Natr. chlor.** Nr. 8 | verhindert das Austrocknen der Haut |
| **Silicea** Nr. 11 | Haare, Haut |
| **Calc. sulf.** Nr. 12 | entzündungshemmend, lösend, ausscheidend, regenerierend |
| **Salze der Blutgefäße: Nr. 1, 3, 7, 11** | |
| **Calc. fluor.** Nr. 1 | elastische Fasern in den Ringmuskeln |
| **Ferr. phos.** Nr. 3 | Sauerstofftransport für die Arbeit der Gefäße |
| **Magn. phos.** Nr. 7 | Arbeit der unwillkürlichen Muskulatur |
| **Silicea** Nr. 11 | vor allem Bindegewebe; wirkt regulierend auf Stoffwechsel |
| **Salze zur Fäulnisverhütung: Nr. 3, 5, 7, 8, 11, 12** | |
| **Ferr. phos.** Nr. 3, **Natr. chlor.** Nr. 8 | Wiederaufbau, Zellteilung |
| **Kal. phos.** Nr. 5 | verhütet Gewebezerfall |
| **Natr. chlor.** Nr. 8 | Abtransport zerfallenen Gewebes |
| **Magn. phos.** Nr. 7 | Abbau der Fäulnisprodukte und Entgasen |
| **Silicea** Nr. 11 | hilft beim Abbau von Fäulnisgiften |
| **Calc. sulf.** Nr. 12 | Abtransport von Fäulnisgiften und Toxinen |
| **Drüsensalze: Nr. 1, 2, 3, 4, 7, 8, 9, 11, 12** | |
| **Calc. fluor.** Nr. 1 | bei verhärteten Drüsen |
| **Calc. phos.** Nr. 2 | bei Drüsenschwellung |
| **Ferr. phos.** Nr. 3 | Drüsenentzündungen |
| **Kal. chlor.** Nr. 4 | Tilgung von Fremdstoffen, Entgiftung (einige Tage vor der Impfung) |
| **Kal. sulf.** Nr. 6 | weiche geschwollene Drüsen |
| **Magn. phos.** Nr. 7 | Drüsen, unwillkürliche Tätigkeit |
| **Natr. chlor.** Nr. 8 | metallische Arzneigifte, regelt Wasserhaushalt |
| **Natr. phos.** Nr. 9 | Verhütung und Beseitigung der Gerinnung von Eiweißstoffen der Lymphe (dadurch keine Eitergeschwülste) |
| **Silicea** Nr. 11 | Abszesse, Resorbierung von Eiter |
| **Calc. sulf.** Nr. 12 | Drüseneiterung mit Abfluss; verhärtet bei Diabetes |
| **Entzündungssalze: Nr. 3, 4, 6** | |
| **Ferr. phos.** Nr. 3 | 1. Entzündungsstadium – Hitze und Wärme |
| **Kal. chlor.** Nr. 4 | 2. Entzündungsstadium – Ausscheidung |
| **Kal. sulf.** Nr. 6 | 3. Entzündungsstadium – Wiederherstellung |

| Energiesalze: Nr. 2, 3, 5, 6, 7, 8, 11 | |
|---|---|
| **Energie bildend:** | **Calc. phos.** Nr. 2, **Ferr. phos.** Nr. 3, **Kal. phos.** Nr. 5, **Magn. phos.** Nr. 7 |
| **Energie erhaltend** | **Calc. phos.** Nr. 2, **Kal. sulf.** Nr. 6, **Natr. chlor.** Nr. 8, **Silicea** Nr. 11 |

## 4.2 Kuren

### Frühjahrsmischung (nach Preimesberger und Thurn)

Diese Kur im Frühjahr *zweimal* durchführen, sie ist eine sehr gute Unterstützung zur *Fastenkur.*

4 Tage lang vormittags/nachmittags jeweils 3 x 2 Pastillen wie folgt:

*Blutreinigung:*
- vormittags 3 x 2 Pastillen **Ferrum phosphoricum** Nr. 3
- nachmittags 3 x 2 Pastillen **Kalium sulfuricum** Nr. 6.

**Fortsetzung** (wieder jeweils 4 Tage) mit

*Entgiftung:*
- vormittags 3 x 2 Pastillen **Natrium phosphoricum** Nr. 9
- nachmittags 3 x 2 Pastillen **Natrium sulfuricum** Nr. 10.

**Fortsetzung** (wieder jeweils 4 Tage) mit

*Zellregenerierung:*
- vormittags 3 x 2 Pastillen **Calcium phosphoricum** Nr. 2
- nachmittags 3 x 2 Pastillen **Silicea** Nr. 11.

### Wintermischung (Originalrezept nach *Thurn*)

Tägl. je 5 Pastillen in einem Glas heißen Wassers (gemeinsam) auflösen und **vor dem Frühstück** *langsam, schluckweise* trinken:

**Ferr. phos. Nr.** 3 **D 12**, **Magn. phos. Nr.** 7 **D 6**

**Kal. phos.** Nr. 5 **D 6**, **Natr. sulf. Nr.** 10 **D 6**

### Entsäuerung

3 x tägl. (morgens, mittags, abends) – entweder im Mund zergehen lassen oder als Cocktail:

- je 2 Pastillen **Kalium sulfuricum** Nr. 6 + **Kalium aluminium sulfuricum** Nr. 20 (gemeinsame Einnahme möglich).

Weiter nach etwa 15–20 Minuten:

- je 2 Pastillen **Natr. phos.** Nr. 9 + **Natr. sulf.** Nr. 10 + **Natr. bicarb.** Nr. 23 (gemeinsame Einnahme möglich).

### Entgiftung (Blutreinigung und Leberstärkung nach ISO)

- Morgens: 10 Pastillen **Natrium phosphoricum Nr.** 9 heiß getrunken,
- mittags: 10 Pastillen **Natrium sulfuricum Nr.** 10 heiß getrunken,
- abends: 4 Pastillen **Silicea** Nr. 11 langsam im Mund zergehen lassen.

### Ausleitung

- Morgens: 10 Pastillen **Natrium phosphoricum** Nr. 9 in heißem Wasser,
- mittags: 10 Pastillen **Natrium sulfuricum** Nr. 10 in heißem Wasser,
- abends: 10 Pastillen **Silicea** Nr. 11 in heißem Wasser.

### Kalte Hände und Füße

- Über einen längeren Zeitraum tägl. jeweils 3 x 2 Pastillen **Natrium chloratum Nr.** 8 und **Silicea Nr.** 11 sowie zusätzlich 2 Wochen lang morgens vor dem Frühstück eine **„Heiße 7“.**

**Energiebalance, Aktivierung**

- Morgens: 10 Pastillen **Calcium phosphoricum** Nr. 2 in heißem Wasser,
- mittags: 10 Pastillen **Kalium phosphoricum** Nr. 5 in heißem Wasser,
- abends: 10 Pastillen **Magnesium phosphoricum** Nr. 7 in heißem Wasser.

## 4.3 Verlauf und Formen von Entzündungen

Entzündliche Prozesse kommen häufig und in verschiedensten Variationen und Erscheinungsbildern vor. Keine Entzündung entsteht ohne einen entsprechenden *Entzündungsreiz.*

### 4.3.1 Ursachen von Entzündungen

Jede Entzündung ist eine Reaktion des Bindegewebes auf eine Reihe von auslösenden Reizen, sog. Noxen = Stoffe, die eine schädigende, pathogene Wirkung auf den Organismus ausüben.

Wir kennen verschiedene Arten:

- Infektiös: Bakterien, Viren, diverse Keime,
- physikalisch: Hitze, Kälte,
- chemisch: Säuren, Laugen; Gifte,
- immunologisch: Allergene, Insektenstiche, Toxine,
- mechanisch: Schnitte, Risse, Quetschungen, Zerrungen, ...
- zirkulatorisch: gestörte Durchblutung.

Der Organismus bildet „Antikörper" um die Entzündung unschädlich zu machen.

Wir unterscheiden vom zeitlichen Ablauf und ihren Auswirkungen nach: akute, subakute, perakute, chronische, subchronische, Degeneration von Gewebe und von Gelenken, Allergien.

*Schlummernde* Entzündungen (Focus = Entzündungsherde) können dem Körper Schaden zufügen. Ständige chronische Entzündungen können Giftstoffe bilden und somit den gesamten Organismus belasten oder schädigen.

**Entzündungen aktivieren die Lebenskraft des Körpers, Allergien hemmen die Lebenskraft des Körpers.** Das Milieu der Allergie ist das Bindegewebe.

### 4.3.2 Allergien

Als Allergie bezeichnet man eine angeborene oder erworbene spezifische Änderung der Reaktionsfähigkeit des Immunsystems gegenüber körperfremden, an sich unschädlichen Substanzen (Allergene). Förderlich für die Anfälligkeit gegenüber Allergien ist eine erhöhte Durchlässigkeit der Schleimhäute und/oder psychische Labilität.

**Auslöser** für Allergien sind:

- Inhalationsallergene: Blütenstaub, Dampf, Staub, ...
- Nahrungsallergene: z. B. Milch, Weizen ...; wirken auf oder aus Hals, Nase; Magen, Darm,
- Infektionsallergene: verzögerte Reaktionen; kann zu rheumatischen Erkrankungen, entzündlichen Gefäßerkrankungen führen,
- Iatro-Allergene: Arzneimittel-Allergie, Impfseren, Penicillin, Cortison, ...

**Immunpathologische Entzündungsformen**

- Veränderte Reaktionsfähigkeit im Sinne einer Übersteigerung gegenüber äußeren Einflüssen,
- erworbene, immunologisch bedingte Überempfindlichkeit des Organismus nach Konfrontation seines Immunsystems mit einem Antigen,
- es gibt eine unmittelbare Form (Heuschnupfen, Asthma) und eine verzögerte Form der Entzündung.

Ob und wie stark eine entzündliche Reaktion erfolgt, ist abhängig von der Irritabilität (Störanfälligkeit) des Systems.

### 4.3.3 Normaler Ablauf einer Entzündung

**Entwicklung einer akuten Entzündung**

Hitze → Rötung → Schwellung → Schmerz → eingeschränkte Funktion

**Subakute Entzündung**

Durch Irritation beginnender Schmerz, Ansteckungsgefahr, der Körper wird mit einem Erreger konfrontiert.

↓

**Akute Entzündung**

Durchlaufen der **Entzündungsstadien** (Hitze, Rötung, Schwellung, Schmerz);
Abwehrkörper, körpereigene Erreger treten in Funktion.

**Erstes Entzündungsstadium –**
**Phase der krankhaften Veränderung der Zelle:**

**Gestörte Zirkulation** (Verringerung oder Stillstand der Durchblutung) → **erhöhter Stoffwechsel** → **Gefäßerweiterung, Rötung** (Dauer: maximal 24 Stunden)

⇓

**Zweites Entzündungsstadium –**
**Ausscheidungsphase:**

Absonderung von Sekreten oder Ausschwitzung von eiweißhaltigen Flüssigkeiten (Fibrin, Faserstoffe). Beginn des Gerinnungsprozesses (Einbeziehung des Lymphsystems in die Körperabwehr) zur Beseitigung der Entzündungsursachen.

⇓

**Drittes Entzündungsstadium –**
**Phase des massiven Zellwachstums im Gewebe:**

Der Organismus versucht durch verstärkte Bildung von Bindegewebszellen das geschädigte Gewebe abzudecken (Abgang von gelblichem Schleim aus abgestorbenen Zellen, abgetöteten Eiterbakterien, Sekreten).

Gleichzeitig beschleunigt **Kal. sulf.** durch Begünstigung der Sauerstoffzufuhr die Neubildung von Epidermis- und Epithelzellen, durch welche die in ihrem Verband bereits gelockerten Zellen abgestoßen werden.

↓

**Subchronische Entzündung**

Der Körper muss die Restschadstoffe verarbeiten und die Ausscheidung fördern – die Übersäuerung muss neutralisiert oder entfernt werden!

**Abb. 2.1** Entzündungsstadien.

- Hitze: Gewebe wird heiß, Fieber,
- Rötung: Gefäße stauen, Hyperämie,
- Fieber: Art von Entzündung, die üblicherweise zur Gesundung führt,
- Schwellung: Ergebnis von Blutstau und Ausschwitzungen = vordergründiges Symptom einer akuten Entzündung. Sie kann blutig, eitrig oder ödematös sein (ödematöse Schwellung),
- Schmerz: Die Schwellung und die betroffenen Gelenke schmerzen.

**Hinweis**

Der Einfachheit halber und aus Platzgründen wurden die anzuwendenden Mineralstoffe in diesem Kapitel nur mehr mit ihrer (üblichen) Nummerierung bezeichnet, z. B. Nr. **7, 10, 11**.

## 4.3.4 Entwicklung zu chronischen Entzündungen, Katarrhen

- Rückgang von Hitze und Rötung,
- Rückgang und Verminderung der Schwellung,
- Veränderung des Schmerzes: nicht mehr stechend, sondern nur mehr Druckgefühl,
- Veränderung der Funktionsfähigkeit: Beweglichkeit, Gelenke; Folge: veränderte Gewebsstimmung,
- nur mehr sehr geringe Bildung von neuen Gefäßen,
- Abgang von fibrinösen Exsudaten (z. B. Rheuma, Arthritis, Lungenfibrose, ...): **Nr. 4**,
- Gewebeschäden durch Sauerstoffverlust,
- herabgesetzte Atmungsfunktion der Zellen.

## 4.3.5 Auswirkungen chronisch eitriger Entzündungen

**„Versteckte", eitrige Appendizitis**

- Lokale Verwachsungen,
- empfindlicher Magen,
- Lumbalgie, Ischialgie,
- nervöse vegetative Umstimmung,
- Galle- und Bauchspeicheldrüsenbeschwerden,
- Durchfall durch Störung der Lymphgefäße,
- Gasentwicklung.

### Zahngranulom, Mandeleiterung

- Infektanfälligkeit: Nr. **4, 10,**
- rheumatische Entzündungen: Nr. **4, 6, 8,**
- Herzkomplikationen,
- renale (Nieren-) Komplikationen,
- Allergenisierung.

## 4.3.6 Entzündliche Ausschwitzungen

### Seröse (aus Blutserum bestehende) Entzündungen

Sieht aus wie Kruste aus Eiklar: **Nr. 2**

### Fibröse Entzündungen der serösen Häute

Als Mitreaktion an der Grundkrankheit, an den Schleimhäuten, ulzerierende (geschwürige), flache Narbenbildungen,

- weiß-grau fadenziehende Exsudate: **Nr. 4, 8,**
- Schleimhaut-Schwellung: **Nr. 4**, zusätzlich **Nr. 2,**
- Abschuppung: **Nr. 2, 6,**
- festsitzender Husten, Auswürgen von zähem Schleim, Stockschnupfen, Schleimstraße auf der Zunge: **Nr. 4,**
- Husten mit Erstickungsanfällen: **Nr. 4, 7,**
- lokaler Gewebszerfall: **Nr. 4, 5,**
- schlechte Abheilung: **Nr. 4**, zusätzlich **Nr. 1,**
- Verhärtungen mit Kalkeinlagen (Narben): **Nr. 1**, zusätzlich **Nr. 4.**

### Eitrige und bakterielle Entzündungen

- Eiterung an den Schleimhäuten,
- Eiter in Hohlräumen,
- Eiterausbreitung im Bindegewebe,
- Abszess (abgekapselte Eiteransammlung),
- eitrige Entzündungen der Haut (Furunkel, Karbunkel, Akne),
- Eiter dünnflüssig, stinkend, dick, grünlich.

### Beispiele

- Stinknase, Eiter am Bindegewebe, z. B. Gerstenkorn: **Nr. 11,**
- Eiter blutig und stinkend: **Nr. 5,**
- Eiter ohne natürlichen Ausgang (mit Wärme unterstützen): **Nr. 11,**
- Phlegmone: **Nr. 9, 11,**
- chronische Nebenhöhlenaffektionen: **Nr. 12**, zusätzlich **Nr. 8,**
- ständiges Ablaufen an der Rachenrückwand, Blut im Auswurf (Bronchien), Eiterung mit Abfluss, Fisteln, blutig, Mandelentzündung, dick, gelblich; klebrige Kopfschuppen; Eiter am Lidrand, gelb-grünlich, chronische Nagelbetteiterung: **Nr. 12,**
- Karbunkel mit Gewebsdefekt: **Nr. 12**, zusätzlich **Nr. 5,**
- chronische Eiterungen (meist durch Übersäuerung): **Nr. 11**, zusätzlich **Nr. 9.**

### Gangränöse Entzündungen

- Mundfäule, heißer Brand, Angina; aashafte Gerüche,
- Hauptmittel ist **Nr. 5**, dazu **Nr. 9, 10** zur Ausscheidung, **Nr. 6** zur Wiederherstellung.

### Hämorrhagisch, fieberhafte Infektionen mit Blut und Eiter

- Hohes Fieber: **Nr. 5,**
- Eiter dick, blutig: **Nr. 12,**
- zähe Blutklümpchen: **Nr. 4, 8,**
- Infektion – Fieber bis 38 °C : **Nr. 3**, zusätzlich **Nr. 2.**

### Katarrhalische Entzündungen

| | |
|---|---|
| **Nr. 2** | serös-katarrhalisch: transparent, fadenziehend (Gastritis, Darm, Schnupfen), |
| **Nr. 4** | fibrinös-katarrhalisch: weißgrau, undurchsichtig, zäh, |
| **Nr. 5** | dünn, schmierig, jauchig, |
| **Nr. 6** | gelb-schleimig, dünnflüssig, |
| **Nr. 8** | wässrig, schleimig, hell-durchsichtig, blass-schleimig, scharf-wundmachend (Fließschnupfen, trockene Augen, Durchfälle mit Brennen am After). |

### Eitrig-katarrhalische Entzündungen

| | |
|---|---|
| **Nr. 9** | goldgelb, rahmig, dick, |
| **Nr. 10** | gelbgrün, wässrig, |
| **Nr. 11** | gelb, muffig, scharf, |
| **Nr. 12** | auch blutig. |

### 4.3.7 Erweiterungsmittel bei entzündlichen Prozessen

Nr. **3**, **4**, **6** sind die Basis einer Therapie bei entzündlichen Prozessen. Die zusätzliche Anwendung der nachstehenden Erweiterungsmittel kann eine wesentliche Besserung im Befinden und bei der Heilung entzündlicher Zustände bewirken:

**Nr. 13** Darm-, Bindehaut-, Magenschleimhaut-, Knochenhautentzündung, Sommerdurchfall bei Kindern,
**Nr. 14** skrofulöse Kinder, bei geringer Hitze und Fieber, trockenen Schleimhäuten, Tubenkatarrh,
**Nr. 15** universellstes Erweiterungsmittel bei Entzündungen. Reaktive Reizzustände, Abwehrschwäche, ödematöse Schwellungen, Augen- und Schleimhautentzündungen, scharfwässrige Sekrete (z. B. Rachen), Gelenkschwellungen, Gicht, Knochenhautentzündung (mit Nr. 1 kombinieren), Knieschwellungen im Spätklimakterium, Hornhaut- und Rippenfellentzündung,
**Nr. 17** Antiallergikum; hemmt das Wachstum von Bakterien, tonisiert die Blutgefäße; bei Neigung zu Erkältungskrankheiten, langwieriger Heiserkeit, Polyarthritis,
**Nr. 18** bei Gelenk-, Sehnen- und Bänderproblemen, hartnäckigen Hautleiden (bis Gewebszerfall),
**Nr. 19** bei Virusgrippe, Hepatitis, chronischen Haut- und Schleimhautproblemen, Durchfall, Bronchitis, Asthma, Venenentzündung,
**Nr. 21** Beschleunigung der Wundheilung; Entzündungen der Blase und des Nervensystems,
**Nr. 20** Gastritis, Enddarmentzündungen,
**Nr. 24** wirkt dämpfend auf Ergüsse, hemmt entzündliche Prozesse im Bronchialgebiet; bei allen allergischen Erkrankungen, Eiterungen der Oberhaut, chronischer Bronchitis, Lungenentzündung, Fieber mit grau-gelbem Auswurf, monatelanger Husten, Asthma, chronische Sehnenscheidenentzündung.

### 4.3.8 Erweiterungsmittel bei akuten Entzündungen

**Hauptmittel beim 1. Entzündungsstadium: Nr. 3 = Hitze und Wärme**

Zusätzlich können noch folgende Erweiterungsmittel eingesetzt werden:

**Nr. 15** Schwäche der Körperabwehr,
**Nr. 17** trockene Mundschleimhaut, Ohrenschmerzen,
**Nr. 19** Darmprobleme, Venenentzündung.

**Hauptmittel beim 2. Entzündungsstadium: Nr. 4 = Ausscheidung**

Zusätzlich können noch folgende Erweiterungsmittel eingesetzt werden:

**Nr. 13** Hautleiden, Magen- und Darmschleimhaut,
**Nr. 15** katarrhalische Entzündungen der Schleimhaut, Kehlkopf, Magen, Darm,
**Nr. 23** Aktivierung des Stoffwechsels.

**Hauptmittel beim 3. Entzündungsstadium: Nr. 6 = Wiederherstellung**

Zusätzlich können noch folgende Erweiterungsmittel eingesetzt werden:

**Nr. 13** Hautreizungszustände,
**Nr. 14** bei schleichenden Entzündungen, Tonsillitis,
**Nr. 15** Schwellungen der Gelenke, Knie,
**Nr. 16** trockener Schnupfen,
**Nr. 17** Rötung, Schwellung, Schmerz, chronischer Schnupfen,
**Nr. 20** Katarrhe mit milden, gelben Absonderungen,
**Nr. 22** herabsteigende nasale Katarrhe, Dickdarmentzündung,
**Nr. 24** akuter Schnupfen.

Die vorstehenden Informationen wurden vom *ISO*-Arbeitskreis für Biochemie zusammengefasst und hier auszugsweise vorgestellt.

## 4.4 Schwangerschaft

Während der ganzen Schwangerschaft ist auf eine gute Ernährung (ausreichend Folsäure und Vitamine) sowie eine effektive Entsäuerung und Entgiftung zu achten (Nr. 8, 9, 10).

Außerdem empfiehlt es sich, die Hauptsalze in der Schwangerschaft (Nr. 1, 2, 3, 6, 7, 11, 22, 26) durchzunehmen.

### 4.4.1 Während der Schwangerschaft

Folgende **Probleme** tauchen häufig während einer Schwangerschaft auf:

#### Erstes Drittel

**Vor Beginn der Schwangerschaft: Calc.fluor.** Nr. 1 (1–2 x tägl. für die Dehnbarkeit).

**Vom 2. Schwangerschaftsmonat bis Ende der Stillzeit:** Nr. 1, 2, 3, 7, 8, 11.

**Frühe Wehen zu Schwangerschaftsbeginn:** Nr. 7

**Müdigkeit, schlapp**: Nr. 3, 5, 11.
Aromatherapie: Zitronella, Eisenkraut, Geranie, Lavendel, Lemongras, Neroli, Rosenholz, Rosmarin (für Blutdruck), Wacholder, Zitrone.[9]

**Kreislauf stärkend**: Nr. 1, 3, 5, 8.
Aromatherapie: Eisenkraut, Rosmarin, Speiklavendel, Ysop;

**Starke Blutung**: Nr. 3, 17.
Homöopathie: Arnica C 200.
Bachblüten: Notfall-(Rescue-)Tropfen.
Phytotherapie: Hirtentäschel (oder als spagyrisches Präparat).

**Leicht erhöhte Temperatur**: Nr. 3.

**Schwangerschaftsstreifen:** Nr. 1, 11 (besonders auch in der äußerlichen Anwendung).
Aromatherapie: Lavendelöl, Neroli, Rose, Rosenholz.

**Erbrechen:** Nr. 2, Heiße 7, 19, 23.
Aromatherapie: Dill, Minze, Lavendel.

**Übelkeit:** Nr. 3, 5, 8, 9.
Homöopathie: Ipecacuanha.

**Schwangerschaftserbrechen** oder **Erbrechen von Säuglingen nach dem Trinken:** 2x **„Heiße 7"** und 2 Pastillen **Cupr.arsenic.** Nr. 19.

Bei **Übelkeit,** evtl. mit **Erbrechen: Ferr.phos.** Nr. 3.

**Sodbrennen:** Nr. 9.
Homöopathie: Kresotum.

Bei **Sodbrennen: Natr.chlor.** Nr. 8.
Homöopathische Unterstützung: Kresotum D 6, Ipecacuanha D 6.

**Mundgeruch**: Nr. 5.
Aromatherapie: Basilikum, Bergamotte, Fenchel, Minze, Myrrhe, Rose.

**Wadenkrämpfe:** Nr. 2, 7.

**Schwangerschaftsflecken**: Nr. 6.

**Neigung zu schwachem Bindegewebe, Risse**: Nr. 1, 5, 8, 11.
Entgiftung und Energiezufuhr: Segiunpflaster (Bambus).

**Juckreiz:** Nr. 1, 7, 10.

#### Zweites Drittel

**Bei Krampfadern:** Nr. 1, 11; über mehrere Monate **regelmäßig**;
Äußerlich: Mineralstoffcremes (**Calc. fluor.** Nr. 1, **Silicea** Nr. 11).
Homöopathische Unterstützung: Hamamelis D 3.

**Bei Venenentzündung: Ferr.phos.** Nr. 3 und **Kal.phos.** Nr. 5.
Außerlich: Symbiosoncreme.

**Eisenmangel:** Nr. 3, 17, 19.
Orthomolekular: Basenpulver, Eisenpräparate (Vorsicht evtl. Verstopfung, Magenschmerzen), Folsäure.

**Leber stärken:** Nr. 6 (bis zum Schluss, als Entgiftungshilfe).
Entgiftung: Leberwickel (Nr. 6, 7, 9, 10, 11).

**Blutverbessernd:** Nr. 6, 10 (besonders wichtig gegen Ende der Schwangerschaft → Leberbelastung durch Fetalkreislauf!).

---

[9] Die Kombination von Schüßlersalzen, Homöopathie, Aromatherapie, Bachblüten und orthomolekularer Therapie ist hier sehr effektiv.

**Homöopathie:** Eugen'sche Kur.
Phytotherapie: Thuja, Pappel (Miasmen-Therapie).

**Angst vor der Geburt:** Nr. 2, 7;
zusätzlich Bachblüten (Mimulus).

**Erwartung von Fehlschlägen**: Bach-Blüten-Essenzen (Larch).

### Drittes Drittel

Wenigstens die letzten 2–3 Monate vor der Geburt **2–3 x tägl. abwechselnd Magn. phos.** Nr. 7 (10 Pastillen in heißem Wasser auflösen – **keinen Metall-Löffel!**) plus 4 Pastillen **Calc. fluor.** Nr. 1.

**Ödeme**: Nr. 8, 10; schwere Fälle: zusätzlich Nr. 5, 11.

Ödeme der Augenlider, Finger bes. morgens: Nr. 10.
Generell: Nieren aktivieren, viel trinken!

**Blutdruck zu hoch** (psych. Druck in der Beziehung): Nr. 7, 11, 15.

## 4.4.2 Geburt

Für die Geburt werden 25 Pastillen **Magn.phos.** Nr. 7 in heißem Wasser aufgelöst und in einer Thermoskanne bereitgestellt. **Während des Geburtsvorganges immer wieder schluckweise einnehmen.**

**! Achtung**

**Magn. phos. D 12 fördert** die Wehen zum Zeitpunkt der Geburt.
**Unpotenziertes** (grobstoffliches) Magnesium wirkt dagegen **wehenhemmend.**
Bei Eintritt der Wehen bei Bedarf in kurzen Abständen die **„Heiße 7"** geben (siehe oben).
**Zusätzlich**: Nr. 1, 5, 8.
**Erleichterung** durch Nr. 1, 2, 7, sowie zusätzlich Umschläge mit den gelösten Mineralsalzen auf Arme und Gesicht.

**Bei Wehenschwäche:** alle 5 Minuten Nr. 5.
**Homöopathische Unterstützung**: Pulsatilla D 6 etwa 4–6 Wochen vor Geburtstermin.

**Vorbereitung**:
Nr. 1, 2, 3, 5, 8, 11 – je 10 Stk.
Nr. 7 – 20–30 Stk./Tag (z. B. als „Heiße 7" in Thermoskanne)

Lange vorzeitige Wehen, ohne Öffnung der Portio (Portio soll weich werden und aufgehen): öfter Heiße 7 und Nr. 1.

**Wehenbeginn**: regelmäßig starke Wehen: Nr. 7.

**Schnelle Eröffnungsphase**: Nr. 7 (als „Heiße 7" in Thermoskanne).

**Wehenschwäche**: Nr. 5, 7.

## 4.4.3 Nachgeburt

**Abgang des Mutterkuchens:** 3 x 5 Pastillen Nr. 1, 5.

**Starke Blutung**: Nr. 3, 17.
Homöopathie: Arnica C 200.
Bachblüten: Notfall-(Rescue-)Tropfen.
Phytotherapie: Hirtentäschel (oder als spagyrisches Präparat).

**Nachwehen:** Nr. 1, 5, 7.

Wenn Wehenschwäche bei Geburt, auch hier Nr. 5, 7.

**Geburtsschock: Aur.mur.natron.** Nr. 25 in **D 12.**

**Ins Badewasser des Säuglings**

- **Natr.sulf.** Nr. 10 zum Abbau eines möglichen Hirn-Ödems,
- **Ferr.phos.** Nr. 3 gegen (evtl. unsichtbare) Verletzungen,
- **Kal.phos.** Nr. 5 gegen den Geburts-Stress (zur Nervenberuhigung),
- **Silicea** Nr. 11 zur Verbesserung der Heilungsprozesse,
- **Kal.sulf.** Nr. 6 gegen den Sauerstoffmangel,
- **Natr.chlor.** Nr. 8 zur Umstellung des Wasserhaushaltes,
- Bachblüten-**Notfalltropfen.**

### 4.4.4 Brust

**Brustdrüsenentzündung:** Nr. 3, 4, 9 und Nr. 1 (bei harten Knoten).
Homöopathische Unterstützung: Sulfur jodatum D 3 bei Geschwulst; Calcium jodatum D 3 bei Verhärtung.

**Geschwürbildung an der Brust, mit roten Stellen oder Streifen:** Nr. 3.
Homöopathische Unterstützung: Phosphorus D 12.

**Knoten und Stauungen:** Nr. 4, 7.

**Harte und/oder heiße Brust** (z. B. Milchstau, Verkühlung, ...): Nr. 3.

**Brustwarzen-Entzündung:** Nr. 2, 3, 11; auch **äußerlich** (Mineralstoffcremes).
Homöopathische Unterstützung: Acidum nitricum D 6 bei Ekzemen.

**Bei rissigen, aufgesprungenen Brustwarzen:** Nr. 1.
Homöopathische Unterstützung: Graphites D 8; Phytolacca D 4 – besonders für stillende Mütter; auch bei eiternden Brüsten.

**Strapazierte, überanstrengte Drüsen:** Nr. 7.

**Milchmangel:** Nr. 2, 4, 7, 8.

**Milchüberschuss, Abstillen: Natr. sulf.** Nr. 10.

**Milch salzig, wässrig:** Nr. 8.

### 4.4.5 Wochenbett

**Erbrechen von Säuglingen nach dem Trinken:** 2 x „**Heiße 7**" und 2 Pastillen **Cupr. arsenic.** Nr. 19.

**Wochenbett:** Arnica D 4, Caulophyllum thalictroides D 4 reguliert die Wehen.

**Starke Blutung:** Nr. 3, 17.
Homöopathie: Arnica C 200.
Bachblüten: Notfall-(Rescue-)Tropfen.
Phytotherapie: Hirtentäschel (oder als spagyrisches Präparat).

**Schwächezustände:** Nr. 1, 2, 7, 8.

**Zur raschen Rückbildung der Gebärmutter:** Nr. 1, 3.

**Unterstützung mit Bach-Blüten-Essenzen**
- **Mustard** bei Schwermut und Verzweiflung,
- **Olive** bei Erschöpfung,
- **Wild Rose** bei Passivität,
- **Gorse** bei Hoffnungslosigkeit.

## 4.5 Kopfschmerz

Weil es so viele Kopfschmerz-Varianten gibt, finden Sie im Folgenden eine Übersicht, die aus Teil II zusammengestellt wurde. Diese soll Ihnen ein schnelles Auffinden, für welchen Kopfschmerz welches Salz am besten wirkt, ermöglichen. Gerade für Klienten, die regelmäßig starke Kopfschmerzmittel nehmen müssen, könnte dies eine große Erleichterung bzw. Reduktion der Medikation bewirken.

#### Calcium fluoratum Nr. 1

**Gehirn**

Die *Ganglien* sollten in ständiger Vibration sein. Bei Elastizitätsverlust bzw. Verhärtungen der Arachnoidea und des Gewebes zwischen den Gehirnhälften:

- Schwindel, Konzentrations- und Lernschwierigkeiten,
- Vergesslichkeit, aussetzende Gedanken (bleibt im Text stecken, *„Brett vor dem Kopf"*),
- Kopfschmerzen mit Benommenheit in sämtlichen Teilen des Kopfes:
  **Besserung**: durch frische Luft, Kopf in kaltes Wasser eintauchen oder kalt waschen sowie durch Druck,
  **Verschlimmerung:** durch Bücken, Hitze, Sonneneinstrahlung, schwüles Wetter, Treppensteigen, Abwärtsfahren im Fahrstuhl, Alkoholgenuss.

**Nervensystem**

- Gefühl von *„Krachen"* im Kopf, am Einschlafen hindernd, Kältegefühl im Kopf.

**Psyche/Gemütszustand**

(Geistig-seelische Funktionsstörungen)

Durch den Mangel an **Calcium fluoratum** haben in vielen Fällen die Gewebe des Gehirns und der Organe ihren Tonus verloren und sind ohne **Calcium-fluoratum**-Zufuhr nicht in der Lage, wieder ihre normale Spannkraft zu erlangen. Die Folge sind

- Müdigkeit und Erschöpfung, auch lange Ruhepausen helfen nicht; Benommenheit im Kopf; Konzentrationsschwäche, besonders bei Kindern,
- Vergesslichkeit, Gedanken, die mitten im Satz abbrechen; die geistige Konzentration wird durch *Essen* verbessert,
- geistig wenig flexibel, passt sich schwer an, abgestumpft, Unzufriedenheit, wenig Antrieb und Arbeitslust oder übertriebener Ehrgeiz, verschlossen, starrsinnig, stur, rachsüchtig, leicht erregbar, ungeduldig, fahrig, reizbar, gereizt,
- ▶ unbegründete Furcht; tiefliegende unbewusste Ängste (z. B. Angst vor Armut), schreckhaft, ängstlich-depressiv (zusätzlich **Lithium chloratum** Nr. 16).

### Calcium phosphoricum Nr. 2

- Kopfschmerz bei körperlicher Anstrengung durch Bücken und bei Bewegung, v. a. jedoch nach jeder geistigen Betätigung,
- Migräne und neuralgische Beschwerden im Kopfbereich.

### Ferrum phosphoricum Nr. 3

- Kopfschmerz, stechend, drückend oder klopfend; **schlimmer** durch jede Bewegung, Kopfschütteln, Bücken; Nasenbluten lindert; Empfindlichkeit der behaarten Kopfhaut,
- Migräne, **schlimmer** nach geistiger Anstrengung; Spannungskopfschmerz über dem Auge, Kopfschmerzen der Kinder, Konzentrationsschwäche,
- Schwindel infolge Blutandranges zum Kopf.

### Kalium chloratum Nr. 4

- ▶ Kopfschmerzen, am Nacken beginnend: zusätzlich **Silicea** Nr. 11,
- Genickstarre, epidemische,
- Gehirnerschütterung; beginnende Gehirnerweichung,
- Kopfschmerzen blasser, empfindlicher, reizbarer Personen; mit nervöser Überempfindlichkeit,
- Schmerz im Nacken und Hinterkopf mit allgemeiner Reizbarkeit, Verzweiflung, Unruhe,
- ▶ Stirnkopfschmerz, **besser** durch langsame Bewegung an frischer Luft, zusätzlich **Kalium sulfuricum** Nr. 6,
- Schwindel, nervöser, **schlimmer** durch Bücken.

### Kalium phosphoricum Nr. 5

- Gehirnerschütterung; beginnende Gehirnerweichung,
- Kopfschmerzen blasser, empfindlicher, reizbarer Personen; mit nervöser Überempfindlichkeit,
- Schmerz im Nacken und Hinterkopf mit allgemeiner Reizbarkeit, Verzweiflung, Unruhe,
- ▶ Stirnkopfschmerz, **besser** durch langsame Bewegung an frischer Luft, zusätzlich **Kalium sulfuricum** Nr. 6,
- Schwindel, nervöser, **schlimmer** durch Bücken.

### Kalium sulfuricum Nr. 6

- Schwindel; rheumatischer Kopfschmerz, durch Wärme **verschlimmert**,
- stechende Schmerzen, welche die Stelle wechseln; (**schlimmer** im warmen Zimmer und abends; **besser** in freier, kühler Luft).

### Magnesium phosphoricum Nr. 7

- Im Hinterkopf beginnende Schmerzen, **besser** durch äußere Wärme und Druck; die Schmerzen haben *einschießenden Charakter*, wie elektrische Schläge,
- Kopfschmerzen in der Schule, mit gerötetem Gesicht,
- neuralgische Schmerzen im Gesicht, in Augen und Ohren,
- Blutüberfüllung des Gehirns; Migräne mit Sehstörungen,
- Gehirnerschütterung mit nachbleibenden Sehstörungen,

- **Schmerzen, Krämpfe,** auch **Lähmungen,** halbseitige Lähmungen; Lähmungen aller Art (zusätzlich **Kalium phosphoricum** Nr. 5).
Die Schmerzen sind lebhaft, **blitzartig schießend, krampfartig, schneidend, durchdringend, bohrend, stechend.** Sie folgen meist den Nervenbahnen, kommen in *Anfällen*, machen *Pausen, wechseln* manchmal die Stelle (wandern).
- **Krampfbeschwerden aller Art, nervöse Krämpfe:**
(Jeder Krampf basiert auf **Übersäuerung!**),
- **Neuralgien aller Art** und in allen Körperregionen, v. a. im Gesicht, aber auch in Zähnen, Schädel, Brustkorb, Herz und Gliedmaßen.
- Kopfschmerzen; **besser** durch festes Umbinden, Wärme und im Dunkeln; halbseitiger Kopfschmerz (auch am Hinterkopf) mit blassem Gesicht.

### Natrium chloratum Nr. 8

Frost vormittags mit Durst, berstendem Kopfschmerz; reichlicher Schweiß (siehe auch Natrium sulfuricum Nr. 10).

- Kopfschmerz, chronischer, kongestiv, klopfend, wie zum Bersten; kommt in Anfällen; auch halbseitig, meist morgens oder vormittags, mit Übelkeit und Schwindel; mittags am heftigsten; Schmerzen werden gegen Nachmittag und durch Hinlegen besser; lassen nach Sonnenuntergang nach; sie verschlechtern sich durch Kälte;
- periodisch auftretende Kopfschmerzen; steigen und fallen mit dem Sonnenlauf;
- Migräne; Schmerzen mit der Sonne steigend;
- Kopfschmerzen beim Denken und Sprechen;
- rasender Stirnkopfschmerz; oft mit Sehstörungen, Gesichtsverdunkelung;
- Kopf und Genickschmerzen: zusätzlich **Kalium chloratum** Nr. 4 und **Silicea** Nr. 11;
- Kopf- und Gesichtsschmerz als Ausdruck eines verlarvten Wechselfiebers;
- Schmerzen schlimmer durch jede Bewegung, auch der Augen; Gesichtsfarbe blass oder schwach gerötet;
- Blitzen und Flimmern vor den Augen mit Übelkeit; Kopfschmerz durch Augenanstrengung; nach der Menstruation, besser beim Niederlegen;
- Schwindelgefühl durch Blutleere im Kopf: zusätzlich **Ferrum phosphoricum** Nr. 3 und **Kalium phosphoricum** Nr. 5.

### Natrium phosphoricum Nr. 9

- Kopfschmerzen am Schädeldach.

### Natrium sulfuricum Nr. 10

- Benommenheit im Kopf, besonders morgens,
- nervöser, dumpfer Kopfschmerz mit Schwindel,
- Druck in der Stirn und auf dem Scheitel; neuralgische Kopf- und Gesichtsschmerzen,
- heftiger Schmerz im Hinterkopf und auf dem Scheitel mit Blutandrang; **besser** in Ruhe,
- Kopf- und Gesichtsschmerzen als Äußerung eines verlarvten Wechselfiebers.

### Silicea Nr. 11

- Kopfschmerzen, mit Lichtempfindlichkeit; **bessern** sich durch Einhüllen des Kopfes; **verschlimmern** sich bei geistiger Anstrengung und Lärm; Schweregefühl,
- Kopfschmerzen über den Rücken zum Nacken aufsteigend bis zu Stirn und Augen,
- unklare Schwächeerscheinungen mit viel Schwindel und Gedächtnisermüdung,
- Migräne mit klopfendem Schmerz, meist über dem rechten Auge, mit Übelkeit und Ohnmachtsgefühl, Verdunkelung des Gesichtes („*schwarz vor den Augen*"); die **Besserung** ist verbunden mit Entleerung reichlichen, hellen Urins,
- chronische Kopfschmerzen, nachts oder morgens.

### Nervensystem

Regulierung der Leitfähigkeit der Nerven:

**Silicea** wird nicht eingebaut, sondern wirkt als *Katalysator*. Bei **Silicea**-Mangel werden Nervenimpulse an den Synapsen zu wenig gedämpft und „*schlagen durch*". Dadurch werden normal starke Licht- und Schallreize als überstark empfunden. **Silicea** ist (möglicherweise) bei den Synapsen an der Bildung von *Azetylcholin* und am *Kalium-Natrium-Potential* beteiligt.

Die Leitfähigkeit der Nerven wird auch durch **Natrium phosphoricum** Nr. 9 verbessert. Fehlt **Natrium phosphoricum** über längere Zeit, setzt sich Harnsäure auch im Nervengewebe fest. Um die Übermittlung der Nervensignale gewährleisten zu können, wird **Silicea** zum Abbau der Säure gebraucht. Dadurch erhalten die Nervenfäden wieder ihre Leitfähigkeit zurück.

**Silicea** ist gut mit **Natrium phosphoricum** Nr. 9 zu kombinieren.

- Erschöpfung mit erhöhter Nervenerregbarkeit; Gereiztheit, Überempfindlichkeit, Zerstreutheit,
- Kopfschmerz mit Frösteln, **schlimmer** durch geistige Anstrengung, Bewegung, Geräusche, Berührung, kalte Luft, **besser** durch warmes Einhüllen,
- ▶ blitzartige Schmerzen vom Nacken bis zum Scheitel hoch: zusätzlich **Magnesium phosphoricum** Nr. 7,
- heftiger Kopfschmerz, der meist im Nacken beginnt, nach dem Scheitel sich ausbreitet und sich in der Stirn und über dem rechten Auge festsetzt,
- Migräne, klopfender Schmerz über dem rechten Auge, mit Übelkeit und Ohnmachtsgefühl, Gesichtsverdunkelung; **Besserung** bei Entleerung reichlichen Urins,
- chronischer Kopfschmerz nachts oder morgens,
- Kopfhaut empfindlich gegen Hutdruck,
- Zustände von Gehirnermüdung; beginnende Gehirnerweichung,
- Schwindel, vom Rückgrat in den Nacken und Scheitel steigend, mit Neigung nach vorn oder nach links zu fallen. Schwindel beim Bücken,
- Epilepsie; nächtliche Anfälle; **schlimmer** bei Neu- bzw. Vollmond,
- Schlaganfall; nächtliche Krampfanfälle,
- Phantomschmerz; Glieder schlafen ein, wenn man darauf liegt,
- vom Rückenmark ausgehender, fortschreitender Muskelschwund,
- Rückenmarksreizung mit Lähmungserscheinungen; Lähmungen nach unterdrücktem Fußschweiß auch von beginnenden Gehirn- und Rückenmarksleiden,
- Schmerzen in Lenden und Beinen; hinunterschießend; Neuralgien, Ischialgie,
- Zuckungen und Schlagen der Gliedmaßen, v. a. im Schlaf; krampfhaftes Augenzucken; nervöses Finger- oder Fersenklopfen; schreckhaftes Zusammenfahren beim geringsten Anlass.

#### Schwindel

Vom Genick in Nacken und Scheitel steigend, besonders beim Aufwärtssehen, mit Neigung nach vorne oder nach links zu fallen; beim Bücken.

### Calcium sulfuricum Nr. 12

#### Nervensystem

- Schlaflosigkeit, Gedächtnisschwäche, Schwindel,
- geringe neuralgische Schmerzen und Zuckungen; Neuralgien,
- heftige Hitzewallungen, Erröten, Pulsieren und Pochen im ganzen Körper.

### Kalium jodatum Nr. 15

- Kopf- und Augenschmerzen; schmerzende Wangenknochen.

### Kalium bromatum Nr. 14

- Kopfschmerzen, die sich durch Essen bessern.

### Cuprum arsenicosum Nr. 19

- Kopfschmerzen; schießend, chronisch,
- Tinnitus, Ohrgeräusche (Brausen, Klingen, Sausen, …).

### Kalium aluminium sulfuricum Nr. 20

- Schwindelgefühl, Kopfschmerzen, Erschöpfung.

### Zincum chloratum Nr. 21

- Nervenkrankheiten, nervöse Schlaflosigkeit, evtl. mit Unruhe in den Beinen,

- Hirnreizungszustände, Nervenschwäche; Geräuschempfindlichkeit; schwaches Gedächtnis; Kopfschmerzen mit Druck auf Nasenwurzel.

### Natrium bicarbonicum Nr. 23

- Kopfschmerzen durch Hitze und Schwüle; Nachtschweiß.

### Aurum muriaticum natronatum Nr. 25

- Blutandrang zum Kopf, nächtliche Kopfschmerzen
  Bluthochdruck, Infarkt, Arterienverkalkung.

# 5 Praktische Anwendung

**Hinweis zur Arbeit mit diesem Kapitel**

Bei der praktischen Anwendung sollten vor allem die Hinweise in den Kapiteln 7.5.1 (Besondere Hinweise), 7.5.2. (Faustregel) und 7.4 (Anwendungsmöglichkeiten und Dosierung) beachtet werden. Dies betrifft vor allem jene Anwendungen, bei welchen eine größere Anzahl verschiedener Mineralsalze empfohlen wird. Eine getrennte Einnahme ist nicht unbedingt erforderlich, wäre aber möglicherweise wirkungsvoller (siehe Teil I, Kap. 5.2.2) Es ist auch zu empfehlen, die einzelnen Salze miteinander zu vergleichen. Unter Umständen reduziert sich die Einnahme dann auf ein einziges Salz, wenn dies das eindeutig passende sein sollte.
Das umfangreiche Stichwortverzeichnis kann ebenfalls eine sehr gute Hilfe bieten.

## A

| | |
|---|---|
| Abmagerung | Calc. phos. Nr. 2, Ferr. phos. Nr. 3, Kal. phos. Nr. 5, Natr. chlor. Nr. 8, Natr. phos. Nr. 9, Silicea Nr. 11<br>Evtl. ärztliche Abklärung! |
| Abstillen | Natr. sulf. Nr. 10 , Mag. phos. Nr. 7, Urtica D6 |
| Abszesse | Natr. phos. Nr. 9, Silicea Nr. 11, Calc. sulf. Nr. 12 |
| Abwehrkräfte stärken | Calc. phos. Nr. 2, Ferr. phos. Nr. 3, Kal. chlor. Nr. 4, Kal. phos. Nr. 5, Kal. sulf. Nr. 6, Magn. phos. Nr. 7, Natr. chlor. Nr. 8, Natr. phos. Nr. 9, Natr. sulf. Nr. 10, Silicea Nr. 11, Natr. bicarb. Nr. 23, Aur. mur. natr. Nr. 25<br>Wechselduschen, Bürstenmassagen, Atemübungen; Bewegung in frischer Luft und Vitamine |
| Alkohol | |
| – Kater nach durchfeierter Nacht | Kal. sulf. Nr. 6, Natr. phos. Nr. 9, Natr. sulf. Nr. 10<br>Ferr. phos. Nr. 3, Kal. chlor. Nr. 4, Kal. sulf. Nr. 6, Natr. sulf. Nr. 10 |
| – Entwöhnung | Magn. phos. Nr. 7, Natr. chlor. Nr. 8, Natr. sulf. Nr. 10 |
| – Sucht, Verlangen | Kal. chlor. Nr. 4, Natr. chlor. Nr. 8, Natr. sulf. Nr. 10 |
| Alkoholvergiftung | Kal. chlor. Nr. 4, Natr. chlor. Nr. 8, Natr. phos. Nr. 9, Natr. sulf. Nr. 10, Silicea Nr. 11, Calc. sulf. Nr. 12 |
| Allergie | |
| – Kälte | Calc. phos. Nr. 2, Ferr. phos. Nr. 3, Mag. phos. Nr. 7, Natr. chlor. Nr. 8, Silicea Nr. 11, Arsen. jod. Nr. 24 |
| – Konservierungsmittel | Calc. phos. Nr. 2, Kal. chlor. Nr. 4, Natr. chlor. Nr. 8, Natr. sulf. Nr. 10, Silicea Nr. 11 |
| – Nahrungsmittel, diverse | Kal. chlor. Nr. 4, Kal. sulf. Nr. 6, Natr. chlor. Nr. 8, Natr. sulf. Nr. 10 |
| – Pollen | Ferr. phos. Nr. 3, Natr. chlor. Nr. 8, Kal. phos. Nr. 5 (eventuell) |
| – Tierhaare | Calc. phos. Nr. 2, Ferr. phos. Nr. 3, Kal. sulf. Nr. 6, Natr. chlor. Nr. 8, Natr. sulf. Nr. 10, Silicea Nr. 11 |
| – Waschmittel | Ferr. phos. Nr. 3, Kal. chlor. Nr. 4, Kal. sulf. Nr. 6, Natr. chlor. Nr. 8, Natr. sulf. Nr. 10, Silicea Nr. 11 |

| | |
|---|---|
| – mit asthmatischen Zuständen | Kal. phos. Nr. 5 und Magn. phos. Nr. 7 abwechselnd |
| – allgemein | Calc. phos. Nr. 2, Ferr. phos. Nr. 3, Magn. phos. Nr. 7, Natr. chlor. Nr. 8, Natr. sulf. Nr. 10, Ars. jod. Nr. 24, Selenium Nr. 26<br>Bei allen Allergien grundsätzlich Entsäuerung! |
| Analekzem | Kal. sulf. Nr. 6, Magn. phos. Nr. 7, Natr. chlor. Nr. 8, Silicea Nr. 11<br>Eincremen (nicht bei nässendem Ekzem) |
| Angina | Ferr. phos. Nr. 3, Kal. chlor. Nr. 4, Natr. chlor. Nr. 8, Natr. phos. Nr. 9, Silicea Nr. 11, Kal. ars. Nr. 13<br>Zusätzl. Gurgeln mit Salbei-Tee, Salzwasser und Halswickel (Quark/Topfen oder Zitrone) |
| Angina pectoris | Ferr. phos. Nr. 3, Kal. chlor. Nr. 4, Kal. phos. Nr. 5, Kal. sulf. Nr. 6, Magn. phos. Nr. 7, Silicea Nr. 11 |
| Angst | |
| – innere Unruhe, ängstlich | Magn. phos. Nr. 7, Kal. jod. Nr. 15, Ars. jod. Nr. 14, Cu. ars. Nr. 19 |
| – Prüfungen, Lampenfieber | Magn. phos. Nr. 7 |
| – Klaustrophobie | Calc. phos. Nr. 2, Kal. sulf. Nr. 6 |
| Angstzustände, diverse | Calc. fluor. Nr. 1, Calc. phos. Nr. 2, Kal. chlor. Nr. 4, Kal. phos. Nr. 5, Magn. phos. Nr. 7, Natr. phos. Nr. 9, Silicea Nr. 11 |
| Anspannung, Aufregung | Calc. phos. Nr. 2, Magn. phos. Nr. 7, Kal. jod. Nr. 15 |
| Antriebsschwäche | Kal. phos. Nr. 5, Ars. jod. Nr. 14 |
| Appetit | |
| – allgemein | Calc. phos. Nr. 2, Magn. phos. Nr. 7, Kal. ars. Nr. 13 |
| – übermäßiger | Calc. fluor. Nr. 1 (Ausbleiben des Sättigungsgefühls), Natr. chlor. Nr. 8, Natr. phos. Nr. 9, Kal. bichr. Nr. 27, |
| Appetitlosigkeit | Calc. phos. Nr. 2, Kal. chlor. Nr. 4, Kal. phos. Nr. 5, Kal. sulf. Nr. 6, Natr. chlor. Nr. 8, Natr. phos. Nr. 9, Silicea Nr. 11 |
| Ärger | |
| – allgemein | Calc. phos. Nr. 2, Kal. phos. Nr. 5, Kal. sulf. Nr. 6, Magn. phos. Nr. 7, Natr. chlor. Nr. 8, Natr. phos. Nr. 9, Silicea Nr. 11 |
| – Vorbeugung und danach | Kal. sulf. Nr. 6, Magn. phos. Nr. 7, Natr. phos. Nr. 9, Natr. sulf. Nr. 10 |
| Arteriosklerose | Calc. fluor. Nr. 1, Calc. phos. Nr. 2, Magn. phos. Nr. 7, Natr. chlor. Nr. 8, Natr. phos. Nr. 9, Silcea Nr. 11, Kal. brom. Nr. 14, Kal. jod. Nr. 15, Lith. chlor. Nr. 16, Zinc. chlor. Nr. 21, Calc. carb. Nr. 22 |
| Asthma | Ferr. phos. Nr. 3, Kal. chlor. Nr. 4, Kal. phos. Nr. 5, Kal. sulf. Nr. 6, Natr. sulf. Nr. 10, Kal. brom. Nr. 14, Zinc. chlor. Nr. 21, Calc. carb. Nr. 22, Ars. jod. Nr. 24 |
| Astigmatismus | Calc. fluor. Nr. 1, Calc. phos. Nr. 2, Kal. phos. Nr. 5, Magn. phos. Nr. 7, Natr. chlor. Nr. 8, Silicea Nr. 11 und Nanolutein |
| Aufstoßen | |
| – bitter | Natr. sulf. Nr. 10 |
| – mit Völlegefühl | Kal. sulf. Nr. 6, Natr. chlor. Nr. 8, Natr. phos. Nr. 9 |
| – ätzend | Natr. chlor. Nr. 8 |
| – sauer | Natr. phos. Nr. 9 |
| – von Luft | Magn. phos. Nr. 7 |

| | |
|---|---|
| – von unverdauten Speisen | Ferr. phos. Nr. 3 |
| Augen | Grundsätzlich Mineralstoff-Tropfen |
| – allgemein | Selen Nr. 26 und Nanolutein |
| – Funkensehen | Kal. phos. Nr. 5, Magn. phos. Nr. 7, Natr. phos. Nr. 9, Natr. sulf. Nr. 10, Silicea Nr. 11 |
| – tränende (besonders im Freien) | Magn. phos. Nr. 7, Natr. chlor. Nr. 8, Silicea Nr. 11 |
| – trocken wie Sand | Natr. chlor. Nr. 8<br>Zusätzl. feuchte Auflagen mit Nr. 3, 8, Tropfen |
| – Bindehaut-entzündung | Calc. fluor. Nr. 1, Ferr. phos. Nr. 3, Kal. chlor. Nr. 4, Kal. sulf. Nr. 6, Natr. chlor. Nr. 8, Natr. phos. Nr. 9, Natr. sulf. Nr. 10, Silicea Nr. 11, Calc. sulf. Nr. 12, Kal. jod. Nr. 15, Ars. jod. Nr. 24, Selen Nr. 26<br>Umschläge (Kamillen- oder Augentrost-Tee) |
| – – eitrige | Kal. sulf. Nr. 6, Natr. phos. Nr. 9, Silicea Nr. 11, Calc. sulf. Nr. 12 |
| – Bindehautkatarrh, verklebte Augenlider, gelbe Borken | Ferr. phos. Nr. 3, Kal. chlor. Nr. 4, Kal. sulf. Nr. 6, Natr. chlor. Nr. 8, Natr. phos. Nr. 9 |
| – müde | Kal. phos. Nr. 5 |
| – Brennen | Calc. fluor. Nr. 1, Natr. chlor. Nr. 8, Calc. sulf. Nr. 12, Kal. jod. Nr. 15<br>Kühlende Umschläge |
| – Entzündung, bei Neugeborenen | Kal. sulf. Nr. 6 |
| – Hornhautentzündung | Calc. phos. Nr. 2<br>Zusätzl. feuchte Auflagen mit Tropfen Calc. phos. Nr. 2 und Ferr. phos. Nr. 3. |
| – Juckreiz | Magn. phos. Nr. 7, Natr. chlor. Nr. 8<br>Zusätzl. feuchte Auflagen (Nr. 7, 8), Tropfen |
| – Lichtempfindlichkeit | Natr. phos. Nr. 9, Silicea Nr. 11<br>Zusätzl. dunkle Sonnenbrillen |
| – Mückensehen | Natr. phos. Nr. 9 Silicea Nr. 11<br>Entsäuerung! |
| – Netzhautentzündung | Ferr. phos. Nr. 3, Kal. chlor. Nr. 4, Calc. sulf. Nr. 12, Natr. chlor. Nr. 8, Natr. sulf. Nr. 10<br>Dunkel halten, dunkle Sonnenbrillen |
| – Regenbogenhautent-zündung | Ferr. phos. Nr. 3, Kal. chlor. Nr. 4, Natr. chlor. Nr. 8, Calc. sulf. Nr. 12<br>Bei roten Augen Ferr. phos. Nr. 3, Kal. chlor. Nr. 4, Natr. chlor. Nr. 8, Ars. jod. Nr. 24.<br>Lider mit Mineralstoffcreme Nr. 3 sanft eincremen |
| – Schmerzen, durch Überanstrengung | Calc. fluor. Nr. 1, Kal. phos. Nr. 5, Mag. phos. Nr. 7, Natr. chlor. Nr. 8, Silicea Nr. 11, Kal. brom. Nr. 14, Ars. jod. Nr. 24<br>Zusätzl. feuchte Auflagen (Nr. 3, 5, 8), Tropfen |
| – – heftig bohrende | Magn. phos. Nr. 7<br>Feuchte Auflagen (Nr. 3, 7), Tropfen |
| – – Schneeblindheit | Natr. chlor. Nr. 8<br>Zusätzl. dunkle, dicht schließende Sonnenbrillen; Augenspülung mit Kochsalzlösung, Tropfen |
| – Tränenkanal-Katarrh | Ferr. phos. Nr. 3, Kal. chlor. Nr. 4, Kal. sulf. Nr. 6, Silicea Nr. 11 |
| – Überdruck | Natr. sulf. Nr. 10 |

| | |
|---|---|
| Augenlid | |
| – Entzündung, Gerstenkorn | Ferr. phos. Nr. 3, Kal. chlor. Nr. 4, Natr. chlor. Nr. 8, Natr. phos. Nr. 9, Mang. sulf. Nr. 17<br>Umschläge (Kamille) |
| – Krampf und Zuckungen | Calc. phos. Nr. 2, Ferr. phos. Nr. 3, Kal. phos. Nr. 5, Magn. phos. Nr. 7, Natr. chlor. Nr. 8, Silicea Nr. 11<br>Umschläge (Kamille) |
| – Muskellähmung | Kal. phos. Nr. 5, Silicea Nr. 11 |
| – Muskelschwäche, -zittern | Ferr. phos. Nr. 3, Kal. phos. Nr. 5 |
| – Rötung | Ferr. phos. Nr. 3, Kal. chlor. Nr. 4, Natr. chlor. Nr. 8<br>Umschläge (Kamillen-, Augentrost-Tee) |
| – verhärtet | Silicea Nr. 11, Calc. fluor. Nr. 1 |
| – verklebt (honiggelb), eitrig | Kal. chlor. Nr. 4, Kal. sulf. Nr. 6, Natr. chlor. Nr. 8, Natr. phos. Nr. 9, Silicea Nr. 11, Calc. sulf. Nr. 12 |
| Ausdauervorbereitung (zusätzl. zum Training!) | Calc. fluor. Nr. 1, Ferr. phos. Nr. 3<br>Vor größeren Strapazen 8 Wochen vorher tägl. je 5 Pastillen plus Salbe (Muskeln eincremen) |

## B

| | |
|---|---|
| Bänder, -Verrenkung, Verdrehung | Calc. fluor. Nr. 1, Ferr. phos. Nr. 3, Kal. phos. Nr. 5, Natr. chlor. Nr. 8, Silicea Nr. 11, Calc. sulfurat. Nr. 18<br>Äußerlich kalte Arnica-Umschläge, Arnica D 6 bzw. D 30 |
| Bänderschwäche -Zerrung | Calc. fluor. Nr. 1, Ferr. phos. Nr. 3, Kal. phos. Nr. 5, Natr. chlor. Nr. 8, Silicea Nr. 11<br>Äußerlich Mineralstoffcremes oder -gele, kalte Umschläge |
| Bänderverletzungen, diverse, mit Schmerzen | Calc. fluor. Nr. 1, Calc. phos. Nr. 2, Magn. phos. Nr. 7, Natr. chlor. Nr. 8, Silicea Nr. 11, Arnica D 30 und Symphytum |
| Bandscheibenbeschwerden | Calc. fluor. Nr. 1, Kal. phos. Nr. 5, Natr. chlor. Nr. 8, Silicea Nr. 11, Kal. ars. Nr. 13, Kal. brom. Nr. 14, Mang. sulf. Nr. 17, Kal. al. sulf. Nr. 20, Zinc. chlor. Nr. 21<br>Massage mit Johanniskraut-Öl, Liegen in entlasteter Stellung; viel trinken! |
| Bandscheibenvorfall, -Teilvorfall | Calc. fluor. Nr. 1, Calc. phos. Nr. 2, Ferr. phos. Nr. 3, Natr. phos. Nr. 9, Silicea Nr. 11, Kal. ars. Nr. 13, Kal. jod. Nr. 15, Mang. sulf. Nr. 17, Kal. al. sulf. Nr. 20, Zinc. chlor. Nr. 21 |
| Bauchschmerzen | Kal. sulf. Nr. 6, Magn. phos. Nr. 7, Natr. phos. Nr. 9, Natr. sulf. Nr. 10 |
| Beruhigung, allgemeine (auch bei Schlaflosigkeit) | Magn. phos. Nr. 7, Kal. brom. Nr. 14 |
| Bindegewebe, -Stärkung, -Straffung, -Risse | Calc. fluor. Nr. 1, Silicea Nr. 11, Calc. sulf. Nr. 12<br>Äußerlich Mineralstoffcremes oder -gele |
| Bindegewebsverhärtung | Calc. fluor. Nr. 1, Kal. phos. Nr. 5, Natr. chlor. Nr. 8, Silicea Nr. 11<br>Äußerlich Mineralstoffcremes oder -gele |
| Bisse, diverse | Siehe unter den entsprechenden Begriffen (z. B. „Schlangenbisse“, etc.). Bei Schlangen- und Spinnenbissen unbedingt zum Arzt! |

| | |
|---|---|
| Blähungen | |
| – mit Druckschmerz | Kal. sulf. Nr. 6 |
| – nach dem Essen, mit Aufstoßen | Kal. chlor. Nr. 4, Kal. sulf. Nr. 6, Mag. phos. Nr. 7, Natr. chlor. Nr. 8, Natr. phos. Nr. 9 |
| – ohne besonderen Grund (wie faule Eier) | Magn. phos. Nr. 7, Natr. chlor. Nr. 8, Natr. phos. Nr. 9, Natr. sulf. Nr. 10<br>Je 4–6 Pastillen in heißem Wasser |
| Blähungskoliken, schmerzhafte | Kal. sulf. Nr. 6, Natr. phos. Nr. 9, Natr. sulf. Nr. 10 – je 4–6 Pastillen ; Magn. phos. Nr. 7 10 Pastillen in heißem Wasser |
| Blasenbeschwerden | Siehe unter „Harnblase" |
| Blausäure-Vergiftung | Calc. phos. Nr. 2, Kal. chlor. Nr. 4, Magn. phos. Nr. 7, Natr. chlor. Nr. 8, Silicea Nr. 11, Calc. sulfurat. Nr. 18, Selenium Nr. 26 |
| Blei-Vergiftung | Kal. chlor. Nr. 4, Selenium Nr. 26 |
| Blinddarm | |
| – allgemein | Pastillen in rascher Abfolge und sofort zum Arzt! Auf keinen Fall Einläufe! |
| – Eiterung | Ars. jod. Nr. 24<br>Pastillen in rascher Abfolge und sofort zum Arzt! Auf keinen Fall Einläufe! |
| – Entzündung | Calc. fluor. Nr. 1, Ferr. phos. Nr. 3, Kal. chlor. Nr. 4, Natr. chlor. Nr. 8, Silicea Nr. 11, Kal. ars. Nr. 13<br>Pastillen in rascher Abfolge und sofort zum Arzt! Auf keinen Fall Einläufe! |
| – mit Leibschmerzen | Calc. fluor. Nr. 1, Ferr. phos. Nr. 3, Kal. chlor. Nr. 4, Natr. chlor. Nr. 8, Natr. sulf. Nr. 10, Silicea Nr. 11<br>Pastillen in rascher Abfolge und sofort zum Arzt! Auf keinen Fall Einläufe! |
| – Reizung | Calc. fluor. Nr. 1, Ferr. phos. Nr. 3<br>Pastillen in rascher Abfolge und sofort zum Arzt! Auf keinen Fall Einläufe! |
| Blutdruck | |
| – hoher, zu hoch | Calc. fluor. Nr. 1, Calc. phos. Nr. 2, Kal. phos. Nr. 5, Magn. phos. Nr. 7, Natr. chlor. Nr. 8, Natr. phos. Nr. 9, Silicea Nr. 11, Kal. jod. Nr. 15, Aur. mur. natr. Nr. 25<br>Energieausgleich , Kneipp-Anwendungen |
| – niedriger, zu niedrig | Kal. phos. Nr. 5, Magn. phos. Nr. 7, Natr. chlor. Nr. 8, Natr. phos. Nr. 9, Silicea Nr. 11<br>Energieausgleich, Kneipp-Anwendungen |
| Blutergüsse | |
| – alte | Kal. chlor. Nr. 4, Silicea Nr. 11<br>Äußerlich Mineralstoffcremes oder -gele |
| – frische | Calc. fluor. Nr. 1, Ferr. phos. Nr. 3, Kal. chlor. Nr. 4, Natr. phos. Nr. 9, Silicea Nr. 11 (sehr viel)<br>Äußerlich Mineralstoffcremes oder -gele Nr. 3, 9, 11, dick auftragen plus kühlende Umschläge (Arnica) |
| Blutgefäße | |
| – erweiterte | Calc. fluor. Nr. 1, Ferr. phos. Nr. 3, Silicea Nr. 11 |
| – krampfhaft verengte | Calc. fluor. Nr. 1, Calc. phos. Nr. 2, Magn. phos. Nr. 7 |
| Blutgerinnung, schlechte | Calc. phos. Nr. 2, Kal. chlor. Nr. 4, Calc. sulf. Nr. 12 |

| | |
|---|---|
| Blutungen (z. B. Schnittwunden) | Ferr. phos. Nr. 3, Mang. sulf. Nr. 17<br>Evtl. Notfalltropfen; siehe auch unter „Wunden" |
| Blutvergiftung (Sepsis) | Kal. phos. Nr. 5<br>Auch zur Vorbeugung! |
| Blutverlust | Calc. phos. Nr. 2, Ferr. phos. Nr. 3, Kal. phos. Nr. 5, Natr. chlor. Nr. 8, zur rascheren Blutbildung |
| Brandblasen, | |
| – Behandlung (siehe auch unter „Verbrennungen") | Calc. fluor. Nr. 1, Ferr. phos. Nr. 3, Kal. phos. Nr. 5, Kal. sulf. Nr. 6, Magn. phos. Nr. 7, Natr. chlor. Nr. 8, Silicea Nr. 11<br>Innerlich + äußerlich, äußerlich nur Mineralstoffgele anwenden (keine Salben!) |
| – nach der Akutphase | Calc. fluor. Nr. 1, Calc. phos. Nr. 2, Ferr. phos. Nr. 3, Kal. chlor. Nr. 4, Natr. chlor. Nr. 8, Silicea Nr. 11<br>Innerlich + äußerlich, äußerlich nur Mineralstoffgele anwenden (keine Salben!) |
| Brandwunden | |
| – eiternde | Natr. phos. Nr. 9, Silicea Nr. 11, Calc. sulf. Nr. 12<br>Äußerlich nur Mineralstoffgele anwenden (keine Salben!) |
| – faulige | Kal. phos. Nr. 5, Natr. chlor. Nr. 8<br>Äußerlich nur Mineralstoffgele anwenden (keine Salben!) |
| Brechdurchfall | Natr. sulf. Nr. 10 |
| Brechreiz | Kal. phos. Nr. 5, Ipecacuanha D 6 |
| Brust | |
| – eitrige | Natr. phos. Nr. 9, Silicea Nr. 11, Calc. sulf. Nr. 12<br>Äußerlich Mineralstoffcremes oder -gele |
| – Juckreiz | Kal. sulf. Nr. 6, Magn. phos. Nr. 7, Natr. chlor. Nr. 8, Natr. sulf. Nr. 10, Silicea Nr. 11<br>Äußerlich Mineralstoffcremes oder -gele |
| – mit Knoten | Calc. fluor. Nr. 1 (harte), Natr. phos. Nr. 9, Silicea Nr. 11<br>Ärztlich abklären lassen! Äußerlich Mineralstoffcremes oder -gele |
| – schlaffe | Calc. fluor. Nr. 1<br>Auch äußerlich Mineralstoffcreme einmassieren |
| – Verhärtung | Calc. fluor. Nr. 1, Calc. phos. Nr. 2, Ferr. phos. Nr. 3, Kal. chlor. Nr. 4, Natr. sulf. Nr. 10<br>Dampfwickel und Mineralstoffcremen oder -gele |
| – weibliche | Calc. fluor. Nr. 1, Silicea Nr. 11 |
| Brustdrüsenschwellung und Schmerzen vor der Menstruation | Calc. fluor. Nr. 1, Ferr. phos. Nr. 3, Kal. chlor. Nr. 4, Magn. phos. Nr. 7, Natr. chlor. Nr. 8, Natr. sulf. Nr. 10, Kal. jod. Nr. 15<br>Nachtkerzenöl-Kapseln, äußerlich Mineralstoffcremes oder -gele |
| Brustentzündung | |
| – vom Stillen | Ferr. phos. Nr. 3, Natr. phos. Nr. 9<br>Äußerlich Mineralstoffcremes oder -gele, Luftzug meiden! |
| – allgemein | Ferr. phos. Nr. 3, Kal. chlor. Nr. 4, Natr. phos. Nr. 9, Silicea Nr. 11, Calc. sulf. Nr. 12<br>Äußerlich Mineralstoffcremes oder -gele, warme Auflagen |
| Brustwarzen, rissig, wund | Calc. fluor. Nr. 1, Ferr. phos. Nr. 3, Natr. chlor. Nr. 8<br>Äußerlich Mineralstoffcremes oder -gele |

## D

| | |
|---|---|
| Depression | Kal. phos. Nr. 5, Natr. chlor. Nr. 8, Kal. jod. Nr. 15, Ars. jod. Nr. 24 |
| – manisch-depressiv | Natr. chlor. Nr. 8, Lith. chlor. Nr. 16 |
| – Niedergedrücktheit | Calc. phos. Nr. 2, Kal. phos. Nr. 5, Kal. brom. Nr. 14, Kal. jod. Nr. 15, Lith. chlor. Nr. 16, Cu. ars. Nr. 19, Calc. carb. Nr. 22 |
| Diabetes | Magn. phos. Nr. 7, Natr. chlor. Nr. 8, Natr. sulf. Nr. 10, Zinc. chlor. Nr. 21, Calc. carb. Nr. 22, Selen Nr. 26, Kal. bichr. Nr. 27 |
| Drüsen | |
| – Störungen, diverse | Calc. phos. Nr. 2, Kal. chlor. Nr. 4, Natr. chlor. Nr. 8, Natr. phos. Nr. 9, Natr. sulf. Nr. 10, Silicea Nr. 11, Calc. sulf. Nr. 12, Kal. brom. Nr. 14, Kal. jod. Nr. 15, Calc. sulfurat. Nr. 18, Calc. carb. Nr. 22, Ars. jod. Nr. 24<br>Äußerlich Breiauflagen und/oder Mineralstoffcremes, -gele |
| – Entzündung | Calc. fluor. Nr. 1, Calc. phos. Nr. 2, Ferr. phos. Nr. 3, Kal. chlor. Nr. 4, Magn. phos. Nr. 7, Natr. chlor. Nr. 8, Natr. phos. Nr. 9, Natr. sulf. Nr. 10, Silicea Nr. 11, Calc. sulf. Nr. 12<br>Äußerlich Breiauflagen und/oder Mineralstoffcremes oder -gele |
| – Schwellung | Kal. chlor. Nr. 4, Magn. phos. Nr. 7, Natr. chlor. Nr. 8, Natr. phos. Nr. 9, Natr. sulf. Nr. 10, Silicea Nr. 11, Calc. carb. Nr. 22<br>Äußerlich Breiauflagen und/oder Mineralstoffcremes oder -gele |
| Durchfall, Darmkatarrh | Ferr. phos. Nr. 3, Kal. chlor. Nr. 4, Kal. phos. Nr. 5, Calc. sulf. Nr. 12 Kal. ars. Nr. 13, Lith. chlor. Nr. 16, Calc. carb. Nr. 22, Nat. bicarb. Nr. 23, Ars. jod. Nr. 24<br>Entlastungsdiät |
| – nach dem Essen | Ferr. phos. Nr. 3, Kal. sulf. Nr. 6, Magn. phos. Nr. 7, Natr. chlor. Nr. 8, Natr. phos. Nr. 9, Natr. sulf. Nr. 10<br>Pfefferminztee, Tausendgüldenkrauttee |

## E

| | |
|---|---|
| Eierstockentzündung | Ferr. phos. Nr. 3, Kal. chlor. Nr. 4, Calc. sulf. Nr. 12 Aur. mur. natr. Nr. 25<br>Ruhe und Wärme |
| Eiter, Eiterungen, allgemein (alles was eitert, z. B. Verletzungen) | Natr. phos. Nr. 9, Silicea Nr. 11, Calc. sulf. Nr. 12<br>Bei Verhärtungen zusätzl. Mineralstoffcreme Nr. 1.<br>Bei allen Eiterungen v.a. Entsäuern! |
| – übelriechender | Kal. phos. Nr. 5 |
| Ekzeme, Flechten | |
| – allgemein | Kal. sulf. Nr. 6, Natr. chlor. Nr. 8, Natr. sulf. Nr. 10, Silicea Nr. 11, Kal. ars. Nr. 13, Kal. brom. Nr. 14 |
| – nässend | viel Natr. sulf. Nr. 10 und Natr. bicarb. Nr. 23 |
| Entzündungen | |
| – akute | Ferr. phos. Nr. 3, Natr. phos. Nr. 9, Natr. sulf. Nr. 10 |
| – beginnende | Ferr. phos. Nr. 3, Natr. phos. Nr. 9, Natr. sulf. Nr. 10<br>Entschlackung! |
| – chronische | Ferr. phos. Nr. 3, Kal. chlor. Nr. 4, Natr. phos. Nr. 9, Calc. sulf. Nr. 12, Kal. brom. Nr. 14, Mang. sulf. Nr. 17, Natr. bicarb. Nr. 23<br>Zusätzl. Sulfur D 4 |

| | |
|---|---|
| Entzündungen | |
| – chronische, mit Eiterbildung | Ferr. phos. Nr. 3, Silicea Nr. 11, Calc. sulf. Nr. 12 |
| – mit Ergüssen (Aufsaugung) | Ferr. phos. Nr. 3, Kal. chlor. Nr. 4, Natr. sulf. Nr. 10, Silicea Nr. 11, Ars. jod. Nr. 24 |
| – mit Hautabschuppung | Ferr. phos. Nr. 3, Kal. sulf. Nr. 6, Kal. ars. Nr. 13 |
| – mit Schwellung | Ferr. phos. Nr. 3, Kal. chlor. Nr. 4, Natr. sulf. Nr. 10 |
| – schleichende | Ferr. phos. Nr. 3, Kal. brom. Nr. 14 |
| – zur Ausheilung | Ferr. phos. Nr. 3, Kal. phos. Nr. 5, Natr. chlor. Nr. 8, Silicea Nr. 11, Kal. ars. Nr. 13, Mang. sulf. Nr. 17, Ars. jod. Nr. 24 |
| Erfrierungen | |
| – alte und frische | Kal. phos. Nr. 5, Natr. phos. Nr. 9, und viel Natr. sulf. Nr. 10<br>Zuerst Breiumschläge, später Salben + Umschläge + Bäder mit Tormentillenwurzel |
| – brandige | Kal. phos. Nr. 5 |
| – mit Schmerzen (alte/frische) | Ferr. phos. Nr. 3, Natr. sulf. Nr. 10 |

## F

| | |
|---|---|
| Fersensporn | Calc. fluor. Nr. 1, Calc. phos. Nr. 2, Magn. phos. Nr. 7, Natr. phos. Nr. 9, Natr. sulf. Nr. 10, Silicea Nr. 11, Lith. chlor. Nr. 16, Cupr. arsenic. Nr. 19, Natr. bicarb. Nr. 23, Aur. mur. natr. Nr. 25<br>Entsäuerung! |
| Fieberblasen | |
| – abklingende, verkrustende | Calc. fluor. Nr. 1, Ferr. phos. Nr. 3, Kal. phos. Nr. 5, Kal. sulf. Nr. 6, Natr. chlor. Nr. 8, Silicea Nr. 11 |
| – beginnende | Ferr. phos. Nr. 3, Kal. chlor. Nr. 4, Natr. chlor. Nr. 8, Natr. sulf. Nr. 10, Silicea Nr. 11, Selen Nr. 26 |
| – erblühende (größer werdende) | Ferr. phos. Nr. 3, Natr. chlor. Nr. 8, Natr. phos. Nr. 9, Natr. sulf. Nr. 10 |
| Fingerwurm (Panaritium) | Calc. fluor. Nr. 1, Ferr. phos. Nr. 3, Kal. chlor. Nr. 4, Natr. chlor. Nr. 8, Natr. phos. Nr. 9, Silicea Nr. 11<br>Äußerlich Mineralstoffcremes oder -gele, heiße Bäder mit Kamille |
| Flecken, hektische, am Dekolleté | Ferr. phos. Nr. 3, Magn. phos. Nr. 7<br>Mit Mineralstoffcreme eincremen |
| Fleisch, wildes | Ferr. phos. Nr. 3, Kal. chlor. Nr. 4, Natr. chlor. Nr. 8, Natr. phos. Nr. 9, Natr. sulf. Nr. 10, Silicea Nr. 11 |

## G

| | |
|---|---|
| Gallenblase, stärkend | Kal. sulf. Nr. 6, Natr. phos. Nr. 9, Natr. sulf. Nr. 10, Kal. ars. Nr. 13, Mang. sulf. Nr. 17 |
| Gallenblasenentzündung | Ferr. phos. Nr. 3, Magn. phos. Nr. 7, Natr. sulf. Nr. 10 |
| Gallenfluss, vermehrt/vermindert | Natr. sulf. Nr. 10 |
| Gallensteine, -grieß | Calc. phos. Nr. 2, Magn. phos. Nr. 7, Natr. phos. Nr. 9, Silicea Nr. 11, Natr. bicarb. Nr. 23<br>Bei Kolik ständig „Heiße 7“ |

| | |
|---|---|
| Gastritis | |
| – allgemein | Ferr. phos. Nr. 3, Kal. chlor. Nr. 4, Magn. phos. Nr. 7, Natr. chlor. Nr. 8, Natr. phos. Nr. 9, Calc. sulf. Nr. 12, Kal. ars. Nr. 13, Cupr. arsenic. Nr. 19 |
| – mit Blähkoliken, -krampf | Magn. phos. Nr. 7, Lith. chlor. Nr. 16, Cupr. arsenic. Nr. 19<br>Mineralstoffcreme Nr. 7, „Rote Kupfersalbe" von Wala; Elha-nuvodyn-Salbe; feucht-heiße Wickel |
| – mit Durstgefühl, trockener Zunge | Natr. chlor. Nr. 8 |
| – mit Kräfteverlust | Calc. phos. Nr. 2, Kal. phos. Nr. 5, Natr. chlor. Nr. 8, Silicea Nr. 11 |
| – mit schlaffen Darmmuskeln | Calc. fluor. Nr. 1, Ferr. phos. Nr. 3 |
| – mit vermehrtem Speichelfluss | Natr. chlor. Nr. 8 |
| Gebärmutter, -senkung, -vorfall | Calc. fluor. Nr. 1, Silicea Nr. 11, Aur. mur. natr. Nr. 25 |
| Gebärmutterblutung | Calc. fluor. Nr. 1, Ferr. phos. Nr. 3, Kal. phos. Nr. 5, Silicea Nr. 11, bei dunklem Blut zusätzl. Kal. chlor. Nr. 4 |
| Gebärmutterentzündung | Ferr. phos. Nr. 3, Magn. phos. Nr. 7, Kal. jod. Nr. 15, Aur. mur. natr. Nr. 25 |
| – mit Geschwulst | Kal. chlor. Nr. 4, Aur. mur. natr. Nr. 25 |
| – eitrige | Natr. phos. Nr. 9, Silicea Nr. 11, Aur. mur. natr. Nr. 25 |
| Gedächtnisverlust | Kal. phos. Nr. 5, Natr. chlor. Nr. 8 |
| Gehirn(Gedächtnis-) | |
| – Ermüdung | Kal. phos. Nr. 5, Natr. chlor. Nr. 8 |
| – Lücken | Ferr. phos. Nr. 3, Kal. phos. Nr. 5, Natr. chlor. Nr. 8, Natr. sulf. Nr. 10, Silicea Nr. 11 |
| – Schwäche | Calc. phos. Nr. 2, Kal. phos. Nr. 5, Natr. chlor. Nr. 8, Silicea Nr. 11 |
| Gehirn(Gedanken-) Beruhigung | Calc. phos. Nr. 2, Kal. sulf. Nr. 6, Magn. phos. Nr. 7 |
| Gehirnerschütterung | Calc. fluor. Nr. 1, Ferr. phos. Nr. 3, Kal. phos. Nr. 5, Natr. chlor. Nr. 8<br>Unbedingt Notarzt konsultieren! |
| Gehirnhautentzündung | Calc. fluor. Nr. 1, Ferr. phos. Nr. 3, Kal. phos. Nr. 5, Natr. chlor. Nr. 8, Silicea Nr. 11, mit Genickstarre zusätzl. Calc. phos. Nr. 2 und Magn. phos. Nr. 7<br>Unbedingt zum Arzt! |
| Gehirnschlag | Calc. phos. Nr. 2, Kal. phos. Nr. 5, Natr. chlor. Nr. 8, Silicea Nr. 11<br>Unbedingt Arzt konsultieren! |
| – zur Blutstillung | Calc. phos. Nr. 2, Ferr. phos. Nr. 3 |
| – mit Blutfülle | Ferr. phos. Nr. 3, Magn. phos. Nr. 7 |
| – mit Lähmung | Kal. phos. Nr. 5, Natr. chlor. Nr. 8 |
| – Vorbeugung | Calc. fluor. Nr. 1, Natr. phos. Nr. 9, Silicea Nr. 11 |
| Gelenk(e), -stärkung | Calc. fluor. Nr. 1, Calc. phos. Nr. 2, Kal. phos. Nr. 5, Natr. chlor. Nr. 8, Natr. phos. Nr. 9, Silicea Nr. 11 |
| Gelenke, allgemein | Calc. fluor. Nr. 1, Calc. phos. Nr. 2, Natr. chlor. Nr. 8, Natr. phos. Nr. 9, Silicea Nr. 11 |

| | |
|---|---|
| Gelenk, -entzündung | Calc. fluor. Nr. 1, Calc. phos. Nr. 2, Ferr. phos. Nr. 3, Kal. sulf. Nr. 6, Natr. chlor. Nr. 8, Natr. phos. Nr. 9, Silicea Nr. 11<br>Äußerlich Breiumschläge, Mineralstoffcremes oder -gele |
| – Knacken | Natr. chlor. Nr. 8, Natr. sulf. Nr. 10 |
| – Schmerzen | Calc. fluor. Nr. 1, Calc. phos. Nr. 2, Ferr. phos. Nr. 3, Kal. chlor. Nr. 4, Magn. phos. Nr. 7, Natr. chlor. Nr. 8, Silicea Nr. 11 |
| – Schwellung | Calc. phos. Nr. 2, Kal. chlor. Nr. 4, Natr. phos. Nr. 9, Natr. sulf. Nr. 10, Silicea Nr. 11 |
| – Steifigkeit | Calc. fluor. Nr. 1, Calc. phos. Nr. 2, Natr. chlor. Nr. 8, Silicea Nr. 11 |
| – Überstreckbarkeit, Schlottergelenk | Calc. fluor. Nr. 1, Silicea Nr. 11 |
| Geschwüre (Unterschenkel) | Ferr. phos. Nr. 3, Kal. phos. Nr. 5, Kal. sulf. Nr. 6, Natr. phos. Nr. 9, Natr. sulf. Nr. 10<br>Äußerlich Mineralstoffcremes, -gele und/oder Breiauflagen; unbedingt Entsäuern! |
| Gicht, allgemein | Natr. chlor. Nr. 8, Natr. phos. Nr. 9, Natr. sulf. Nr. 10, Silicea Nr. 11, Calc. sulf. Nr. 12, Lith. chlor. Nr. 16, Natr. bicarb. Nr. 23, Aur. mur. natr. Nr. 25 |
| – Anfall | Ferr. phos. Nr. 3, Natr. chlor. Nr. 8, Natr. phos. Nr. 9, Natr. sulf. Nr. 10, Silicea Nr. 11, Calc. sulf. Nr. 12<br>Zusätzl. Brei-Auflagen, besonders Nr. 3, 8, 9, 10. Vor allem Entsäuerung! |
| Glieder | |
| – einschlafende, kribbelnde (Taubheitsgefühl, wie gelähmt) | Calc. phos. Nr. 2, Magn. phos. Nr. 7, Silicea Nr. 11 |
| – matt, schwer | Kal. phos. Nr. 5, Kal. sulf. Nr. 6, Natr. phos. Nr. 9 |
| – Schmerzen | Calc. phos. Nr. 2, Ferr. phos. Nr. 3, Kal. phos. Nr. 5, Magn. phos. Nr. 7 |
| – steife, schlaffe | Calc. fluor. Nr. 1, Silicea Nr. 11 |
| – Zittern, Zucken | Calc. phos. Nr. 2, Kal. phos. Nr. 5, Magn. phos. Nr. 7, Silicea Nr. 11 |
| Golfschulter | Calc. fluor. Nr. 1, Calc. phos. Nr. 2, Ferr. phos. Nr. 3, Kal. phos. Nr. 5, Natr. chlor. Nr. 8, Silicea Nr. 11<br>Äußerlich Mineralstoffcreme Nr. 5 |
| Grippe, Fieber | Calc. phos. Nr. 2, Ferr. phos. Nr. 3, Kal. chlor. Nr. 4, Kal. phos. Nr. 5, Kal. sulf. Nr. 6, Natr. chlor. Nr. 8, Natr. sulf. Nr. 10, Silicea Nr. 11 |
| Gürtelrose | Kal. chlor. Nr. 4, Natr. chlor. Nr. 8<br>Ärztliche Beratung notwendig! |

## H

| | |
|---|---|
| Haar(e), allgemein | Calc. phos. Nr. 2, Kal. phos. Nr. 5, Natr. chlor. Nr. 8, Natr. phos. Nr. 9, Silicea Nr. 11 |
| – Ergrauen | Calc. fluor. Nr. 1, Calc. phos. Nr. 2, Kal. phos. Nr. 5, Natr. chlor. Nr. 8, Natr. phos. Nr. 9, Silicea Nr. 11 |
| Haarausfall | Calc. fluor. Nr. 1, Calc. phos. Nr. 2, Magn. phos. Nr. 7, Natr. chlor. Nr. 8, Natr. phos. Nr. 9, Silicea Nr. 11 |
| – kreisrund | Kal. phos. Nr. 5, Silicea Nr. 11 |
| Haarboden, schmerzender | Silicea Nr. 11 |

| | |
|---|---|
| Haarspitzen brechen und spalten sich | Calc. fluor. Nr. 1, Natr. phos. Nr. 9, Silicea Nr. 11 |
| Hals | |
| – eitriger | Natr. phos. Nr. 9, Silicea Nr. 11, Calc. sulf. Nr. 12 |
| – entzündet | Calc. fluor. Nr. 1, Ferr. phos. Nr. 3, Kal. chlor. Nr. 4, Kal. sulf. Nr. 6, Natr. chlor. Nr. 8, Natr. sulf. Nr. 10, Calc. sulf. Nr. 12, Kal. ars. Nr. 13, Kal. brom. Nr. 14 |
| – Heiserkeit | Calc. phos. Nr. 2, Kal. chlor. Nr. 4, Magn. phos. Nr. 7, Natr. sulf. Nr. 10, Kal. jod. Nr. 15, Mang. sulf. Nr. 17<br>Zusätzl. Linden- oder Holunderblütentee |
| – Kehlkopfentzündung | Ferr. phos. Nr. 3, Kal. chlor. Nr. 4, Kal. sulf. Nr. 6, Natr. chlor. Nr. 8, Natr. phos. Nr. 9, Silicea Nr. 11, Kal. jod. Nr. 15<br>Inhalationen mit Majoran-Öl |
| – Mandeln, gerötet | Ferr. phos. Nr. 3, Natr. phos. Nr. 9 |
| – –, schmerzend | Calc. phos. Nr. 2, Natr. phos. Nr. 9 |
| – –, verhärtet | Calc. fluor. Nr. 1 |
| – Hals, rauer | Calc. fluor. Nr. 1, Ferr. phos. Nr. 3, Natr. chlor. Nr. 8 |
| – Schluckbeschwerden | Ferr. phos. Nr. 3, Natr. chlor. Nr. 8, Natr. sulf. Nr. 10 |
| – Schmerzen, Trockenheit | Calc. phos. Nr. 2, Ferr. phos. Nr. 3, Kal. chlor. Nr. 4, Natr. chlor. Nr. 8<br>Dazu Gurgeln mit stark verdünnter Salzlösung |
| Haltungsschwäche | Calc. fluor. Nr. 1, Calc. phos. Nr. 2, Silicea Nr. 11<br>Heilgymnastik, Massage mit Mineralstoffcremes oder -gelen |
| Hämorrhoiden | Calc. fluor. Nr. 1, Kal. chlor. Nr. 4, Natr. phos. Nr. 9, Silicea Nr. 11, Calc. sulfurat. Nr. 18, Ars. jod. Nr. 24<br>Entsäuern, Bäder, Salbenauflage |
| Harn, blutiger | Calc. fluor. Nr. 1, Ferr. phos. Nr. 3, Natr. phos. Nr. 9, Silicea Nr. 11 |
| Harnausscheidung, anregend | Kal. phos. Nr. 5, Magn. phos. Nr. 7, Natr. chlor. Nr. 8, Natr. phos. Nr. 9, Natr. sulf. Nr. 10, Silicea Nr. 11<br>Brennnesselblättertee, äußerlich Mineralstoffcremes oder -gele |
| Harnblase | |
| – brennend | Ferr. phos. Nr. 3, Natr. chlor. Nr. 8<br>Bärentraubenblättertee, dazu Mineralstoffcremes oder -gele |
| – nervöse, auch Reizblase | Ferr. phos. Nr. 3, Kal. phos. Nr. 5, Magn. phos. Nr. 7, Natr. phos. Nr. 9, Natr. sulf. Nr. 10<br>Entspannungsübungen |
| – Entzündung | Ferr. phos. Nr. 3, Kal. chlor. Nr. 4, Kal. sulf. Nr. 6, Natr. chlor. Nr. 8, Natr. phos. Nr. 9, Calc. sulf. Nr. 12<br>Äußerlich Mineralstoffcremes oder -gele, Bäder mit Kamille |
| – –, chronisch | Kal. sulf. Nr. 6, Silicea Nr. 11, Calc. sulf. Nr. 12<br>Äußerlich Mineralstoffcremes oder -gele, warme Wickel |
| – Katarrh | Ferr. phos. Nr. 3, Magn. phos. Nr. 7, Natr. chlor. Nr. 8, Silicea Nr. 11, Lith. chlor. Nr. 16<br>Äußerlich Mineralstoffcremes oder -gele, heiße Wickel |
| – Kolik-Vorbeugung | Calc. phos. Nr. 2, Magn. phos. Nr. 7, Natr. phos. Nr. 9, Silicea Nr. 11, Natr. bicarb. Nr. 23<br>Äußerlich Mineralstoffcremes oder -gele |
| – Krampf | Calc. phos. Nr. 2, Ferr. phos. Nr. 3, Magn. phos. Nr. 7<br>Äußerlich Mineralstoffcremes oder -gele, heiße Wickel |

| | |
|---|---|
| Harnblase, Reizung (Schwimmen) | Ferr. phos. Nr. 3, Magn. phos. Nr. 7, Natr. chlor. Nr. 8, Natr. phos. Nr. 9, Lith. chlor. Nr. 16, Mang. sulf. Nr. 17<br>Nach dem Baden für trockene Bekleidung sorgen! |
| – Schmerzen, Kolik | Calc. phos. Nr. 2, Magn. phos. Nr. 7, Natr. phos. Nr. 9, Silicea Nr. 11<br>Äußerlich Mineralstoffcremes oder -gele, heiße Wickel, Bäder |
| – Stärkung | Ferr. phos. Nr. 3, Magn. phos. Nr. 7, Natr. chlor. Nr. 8, Natr. sulf. Nr. 10, Calc. sulf. Nr. 12<br>Äußerlich Mineralstoffcremes oder -gele |
| – Steine | Calc. phos. Nr. 2, Magn. phos. Nr. 7, Natr. phos. Nr. 9, sehr viel trinken<br>Äußerlich Mineralstoffcremes oder -gele |
| Harndrang, plötzlicher, Reizblase | Ferr. phos. Nr. 3, Natr. chlor. Nr. 8, Natr. phos. Nr. 9<br>Wärmezuführung! |
| Harngrieß | Calc. phos. Nr. 2, Magn. phos. Nr. 7, Natr. phos. Nr. 9, Silicea Nr. 11, Lith. chlor. Nr. 16 |
| Harninkontinenz | Calc. fluor. Nr. 1, Ferr. phos. Nr. 3, Kal. phos. Nr. 5, Magn. phos. Nr. 7, Natr. chlor. Nr. 8, Natr. phos. Nr. 9, Natr. sulf. Nr. 10, Silicea Nr. 11, Kal. al. sulf. Nr. 20, Zinc. chlor. Nr. 21<br>Beckenbodengymnastik! Äußerlich Mineralstoffcremes oder -gele |
| – beim Lachen, Husten, Niesen | Natr. chlor. Nr. 8 |
| Harnröhre | |
| – empfindl., brennend | Ferr. phos. Nr. 3, Natr. chlor. Nr. 8, Lith. chlor. Nr. 16, nach Besserung Kal. chlor. Nr. 4 |
| – mit geschwollenen Schleimhäuten | Calc. fluor. Nr. 1, Ferr. phos. Nr. 3, Magn. phos. Nr. 7, Natr. chlor. Nr. 8, Natr. phos. Nr. 9, Natr. sulf. Nr. 10<br>Alle 10 Min. 10 Pastillen; die Beschwerden sollten in ca. 2 Stunden beendet sein. |
| Harnstau | Natr. chlor. Nr. 8 |
| Harnsteinbildung, vorbeugend | Calc. phos. Nr. 2, Natr. phos. Nr. 9, Silicea Nr. 11, Natr. bicarb. Nr. 23 |
| Harnvergiftung | Kal. chlor. Nr. 4, Kal. phos. Nr. 5, Magn. phos. Nr. 7, Natr. phos. Nr. 9, Natr. sulf. Nr. 10, Silicea Nr. 11 |
| Harnverhaltung | Calc. phos. Nr. 2, Ferr. phos. Nr. 3, Kal. phos. Nr. 5, Magn. phos. Nr. 7, Natr. phos. Nr. 9, Natr. sulf. Nr. 10<br>Siehe „Harninkontinenz“ |
| Haut | |
| – Entzündung | Kal. phos. Nr. 5, Natr. chlor. Nr. 8 |
| – Jucken (evtl. mit Abschuppung) | Ferr. phos. Nr. 3, Kal. sulf. Nr. 6, Magn. phos. Nr. 7, Natr. sulf. Nr. 10, Ars. jod. Nr. 24<br>Äußerlich Mineralstoffcremes oder -gele Nr. 1, 2, 5, 6, 7, 11 |
| – Muttermal | Kal. phos. Nr. 5, Kal. sulf. Nr. 6, Natr. chlor. Nr. 8, Natr. sulf. Nr. 10<br>Äußerlich Mineralstoffcremes oder -gele |
| – offene, empfindliche | Ferr. phos. Nr. 3, Natr. chlor. Nr. 8, Silicea Nr. 11<br>Mineralsalzpulver |
| – Reizung, nässend | Calc. phos. Nr. 2, Natr. chlor. Nr. 8, Natr. phos. Nr. 9, Natr. sulf. Nr. 10, bei Juckreiz zusätzl. Nr. 7, 11 |

| | |
|---|---|
| Haut, Schuppen | Calc. fluor. Nr. 1, Kal. chlor. Nr. 4, Kal. sulf. Nr. 6, Natr. chlor. Nr. 8, Silicea Nr. 11 |
| – Unreinheiten, Akne | Ferr. phos. Nr. 3, Kal. chlor. Nr. 4, Natr. chlor. Nr. 8, Natr. phos. Nr. 9, Natr. sulf. Nr. 10, Silicea Nr. 11, Calc. sulf. Nr. 12, Ars. jod. Nr. 14, Cu. ars. Nr. 19<br>Sehr gründliche Gesichtsreinigung; Gesichtsdampfbäder; Entsäuerung + säurearme Diät |
| – Veränderungen, ekzemartige | Ferr. phos. Nr. 3, Kal. chlor. Nr. 4, Silicea Nr. 11<br>Kalte Waschungen (Umschläge), auch Puder |
| – Dermatitis (Jucken u. Bläschen) | Kal. phos. Nr. 5, Magn. phos. Nr. 7, Natr. chlor. Nr. 8, Silicea Nr. 11<br>Eichenrinde abkochen und damit waschen |
| – empfindlich, gerötet | Ferr. phos. Nr. 3<br>Kein Fett (!), Mineralstoffpulver, -gele oder -puder anwenden |
| – Schrunden, Risse, Hornhaut | Calc. fluor. Nr. 1, Ferr. phos. Nr. 3, Natr. chlor. Nr. 8, Silicea Nr. 11<br>Dicke Salbenauflagen mit Mineralstoffcremes oder -gelen |
| Hautblasen (Nesselfieber) | Ferr. phos. Nr. 3, Kal. chlor. Nr. 4, Magn. phos. Nr. 7, Natr. sulf. Nr. 10 |
| – Inhalt blutig-wässrig | Kal. phos. Nr. 5, Silicea Nr. 11 |
| – Inhalt gelblich-wässrig | Natr. sulf. Nr. 10 |
| – Inhalt wässrig | Natr. chlor. Nr. 8 |
| – offene (z. B. nach Wanderung) | Ferr. phos. Nr. 3, Kal. phos. Nr. 5, Natr. chlor. Nr. 8<br>Vorsichtig säubern, verkleben; äußerlich möglichst nur Mineralstoffgele anwenden (keine Salben!) evtl. auch als Brei auflegen (nicht im Schuh!) |
| Hautschwielen, Hühneraugen | Calc. fluor. Nr. 1, Kal. chlor. Nr. 4, Kal. phos. Nr. 5, Kal. sulf. Nr. 6, Natr. chlor. Nr. 8, Natr. sulf. Nr. 10, Silicea Nr. 11<br>Äußerlich Salben Nr. 4, 8, 9, 10, 11, Fußbäder |
| Heißhunger | Calc. fluor. Nr. 1 |
| Herz, -Aufregung, -Rasen | Calc. phos. Nr. 2, Kal. jod. Nr. 15 |
| – Beklemmungsgefühl | Ferr. phos. Nr. 3, Kal. phos. Nr. 5, Kal. sulf. Nr. 6, Magn. phos. Nr. 7, Silicea Nr. 11 |
| – Beschwerden, mit Kältegefühl | Calc. phos. Nr. 2, Ferr. phos. Nr. 3, Natr. chlor. Nr. 8 |
| – – in Gliedern | Calc. phos. Nr. 2, Natr. chlor. Nr. 8 |
| – – am Kopf, Haut | Calc. phos. Nr. 2 |
| – – entlang der Wirbelsäule | Natr. chlor. Nr. 8 |
| – – und Schüttelfrost | Calc. phos. Nr. 2, Ferr. phos. Nr. 3, Kal. phos. Nr. 5, Magn. phos. Nr. 7, Natr. sulf. Nr. 10 |
| – diverse Beschwerden | Bei allen Herzbeschwerden grundsätzlich den Arzt konsultieren! Äußerliche Anwendung der Mineralstoffcremes oder -gele in der Herzgegend, an den Pulsstellen und an der Innenseite der Oberarme! |
| – Entzündung | Ferr. phos. Nr. 3, Kal. phos. Nr. 5, Magn. phos. Nr. 7, Natr. chlor. Nr. 8, Natr. phos. Nr. 9 |
| – Erschlaffung, -Ermüdung | Calc. fluor. Nr. 1, Kal. phos. Nr. 5, Magn. phos. Nr. 7, Silicea Nr. 11, Kal. ars. Nr. 13 |
| – Infarkt | Calc. fluor. Nr. 1, Ferr. phos. Nr. 3, Kal. phos. Nr. 5, Kal. sulf. Nr. 6, Magn. phos. Nr. 7 |
| – –, Vorbeugung | Calc. fluor. Nr. 1, Calc. phos. Nr. 2, Ferr. phos. Nr. 3, Kal. phos. Nr. 5, Natr. chlor. Nr. 8, Silicea Nr. 11 |

| | |
|---|---|
| – Klopfen, mit Kältegefühl | Ferr. phos. Nr. 3, Kal. phos. Nr. 5, Natr. chlor. Nr. 8, Silicea Nr. 11 |
| – – – nachts | Calc. phos. Nr. 2, Kal. sulf. Nr. 6 |
| – – starkes, hämmernd, den ganzen Körper erschütternd | Natr. chlor. Nr. 8, Silicea Nr. 11, Kal. ars. Nr. 13, Lith. chlor. Nr. 16 |
| – Kreislaufschwäche | Ferr. phos. Nr. 3, Kal. phos. Nr. 5, Magn. phos. Nr. 7, Natr. chlor. Nr. 8, Kal. ars. Nr. 13, Mang. sulf. Nr. 17, Kal. al. sulf. Nr. 20 |
| – – – mit Ohnmachtsgefühl | Calc. phos. Nr. 2, Ferr. phos. Nr. 3, Kal. phos. Nr. 5, Natr. chlor. Nr. 8, Silicea Nr. 11<br>Bei Krämpfen zusätzl. „Heiße 7“ |
| – – – mit Wetterfühligkeit | Calc. phos. Nr. 2, Magn. phos. Nr. 7, Silicea Nr. 11 |
| – Rhythmusstörungen | Calc. phos. Nr. 2, Magn. phos. Nr. 7, Natr. chlor. Nr. 8 |
| – Schwäche | Kal. phos. Nr. 5, Magn. phos. Nr. 7, Kal. ars. Nr. 13 |
| – Stechen, -Flattern, -Zittern, -Rasen | Calc. phos. Nr. 2, Natr. chlor. Nr. 8, Kal. jod. Nr. 15, Lith. chlor. Nr. 16 |
| Heuschnupfen | Ferr. phos. Nr. 3, Kal. chlor. Nr. 4, Kal. phos. Nr. 5, Magn. phos. Nr. 7, Natr. chlor. Nr. 8, Natr. sulf. Nr. 10, Ars. jod. Nr. 24<br>Auch zur Vorbeugung! |
| Hexenschuss | Calc. fluor. Nr. 1, Calc. phos. Nr. 2, Ferr. phos. Nr. 3, Kal. chlor. Nr. 4, Magn. phos. Nr. 7, Natr. phos. Nr. 9, Silicea Nr. 11, Kal. ars. Nr. 13<br>Wärme, Ruhigstellung, Entsäuerung |
| Hitzebeschwerden | |
| – allgemeiner Art, diverse | Ferr. phos. Nr. 3, Natr. chlor. Nr. 8, Kal. phos. Nr. 5, Kal. sulf. Nr. 6, Magn. phos. Nr. 7, Natr. sulf. Nr. 10, Silicea Nr. 11,Calc. sulf. Nr. 12<br>Kühlende Bäder oder Wickel; viel Trinken! |
| – durch heiße, trockene Luft, Sonne | Natr. chlor. Nr. 8 |
| Hitzschlag | Ferr. phos. Nr. 3, Kal. phos. Nr. 5, Natr. chlor. Nr. 8, Silicea Nr. 11<br>Kühle Waschungen mit Nr. 8 |
| Hoden, | |
| – Bruch, -Verhärtung | Calc. fluor. Nr. 1, Silicea Nr. 11 |
| – Entzündung | Calc. phos. Nr. 2, Ferr. phos. Nr. 3, Kal. chlor. Nr. 4, Kal. jod. Nr. 15 |
| – Vergrößerung | Calc. fluor. Nr. 1, Kal. chlor. Nr. 4, Kal. jod. Nr. 15 |
| Hungergefühl ohne Grund (Geräuchertes, Scharfes) | Magn. phos. Nr. 7, Natr. phos. Nr. 9 |
| Husten | Inhalationen und Brustwickel mit Mineralstoffcremes oder -gelen, Hirschzungenfarnelixier (H. v. Bingen) |
| – allgemein | Calc. phos. Nr. 2, Ferr. phos. Nr. 3, Kal. chlor. Nr. 4, Mag. phos. Nr. 7, Silicea Nr. 11 |
| – bellend | Calc. phos. Nr. 2 |
| – entzündl. chronische Katarrhe der Luftröhre und Bronchien | Kal. jod. Nr. 15, Mang. sulf. Nr. 17, Cupr. arsenic. Nr. 19, Kal. al. sulf. Nr. 20, Calc. carb. Nr. 22, Ars. jod. Nr. 24 |
| – mit schleimigem Auswurf | Kal. chlor. Nr. 4, Ars. jod. Nr. 24 |
| – mit Wundheitsgefühl | Ferr. phos. Nr. 3, Ars. jod. Nr. 24 |
| – morgendlicher | Kal. chlor. Nr. 4, Natr. chlor. Nr. 8, Kal. al. sulf. Nr. 20 |
| – Reiz, trockener | Natr. chlor. Nr. 8, Kal. brom. Nr. 14 |

## I

| | |
|---|---|
| Impfungen | Kal. phos. Nr. 5, Magn. phos. Nr. 7, Natr. chlor. Nr. 8, Selenium Nr. 26 |
| Insektenbisse, -Stiche | Kal. chlor. Nr. 4, Natr. chlor. Nr. 8 |
| – mit Schwellung (Bienen, Wespen, Zecken/Gelsen) | Äußerlich Breiumschläge, Mineralstoffcremes oder -gele, kalte Umschläge evtl. mit Essig oder Salmiak, evtl. auch mit Zwiebel oder Tomaten |
| – mit Sepsis-Verdacht | Kal. chlor. Nr. 4, Kal. phos. Nr. 5, Natr. sulf. Nr. 10<br>Äußerlich Breiumschläge oder Mineralstoffcremes bzw. -gele |
| Ischias | Calc. phos. Nr. 2, Ferr. phos. Nr. 3, Kal. phos. Nr. 5, Magn. phos. Nr. 7, Natr. chlor. Nr. 8, Natr. phos. Nr. 9, Silicea Nr. 11, Kal. ars. Nr. 13, Kal. jod. Nr. 15, Mang. sulf. Nr. 17, Cupr. arsenic. Nr. 19, Kal. al. sulf. Nr. 20<br>Entsäuern, Energieausgleich |

## J

| | |
|---|---|
| Jetlag (Zeitumstellung) | Calc. phos. Nr. 2, Ferr. phos. Nr. 3, Kal. phos. Nr. 5, Natr. chlor. Nr. 8<br>1 Woche vorher und nachher. Aufenthalt im Freien unterstützt die Umstellung der Organuhr! |
| Jucken | |
| – am After | Kal. sulf. Nr. 6, Natr. chlor. Nr. 8, Natr. phos. Nr. 9, Silicea Nr. 11, Ars. jod. Nr. 24 |
| – bei Abschuppung | Calc. fluor. Nr. 1, Kal. sulf. Nr. 6, Silicea Nr. 11 |
| – bei Erkrankungen der Gallenblase | Natr. sulf. Nr. 10 |
| – bei Hämorrhoiden | Calc. fluor. Nr. 1, Ferr. phos. Nr. 3, Silicea Nr. 11, Natr. chlor. Nr. 8, Calc. sulfurat. Nr. 18 |
| – bei Übersäuerung | Natr. phos. Nr. 9, Silicea Nr. 11 |
| – durch Bläschen | Natr. chlor. Nr. 8 |
| – durch Quallen, Nesselsucht | Kal. phos. Nr. 5, Magn. phos. Nr. 7, Natr. chlor. Nr. 8, Natr. sulf. Nr. 10<br>Dazu mit Essigwasser waschen |
| – durch Würmer | Kal. chlor. Nr. 4, Natr. chlor. Nr. 8, Natr. phos. Nr. 9 |
| – große Wärme, saurer Schweiß | Natr. phos. Nr. 9 |
| – nächtliches | Calc. phos. Nr. 2 |
| – nässende, empfindliche Haut | Calc. phos. Nr. 2, Natr. chlor. Nr. 8, Natr. phos. Nr. 9, Silicea Nr. 11 |
| – nervös bedingt | Calc. phos. Nr. 2, Magn. phos. Nr. 7 |
| – Nesselsucht (Urticaria) | Kal. chlor. Nr. 4, Kal. phos. Nr. 5, Magn. phos. Nr. 7, Natr. chlor. Nr. 8, Natr. sulf. Nr. 10 |
| – Scheidenjuckreiz | Kal. sulf. Nr. 6, Natr. chlor. Nr. 8, Natr. sulf. Nr. 10 |
| – allgemein | Magn. phos. Nr. 7<br>Viel klares, abgekochtes Wasser trinken – unterstützt die Entschlackung! |

## K

| | |
|---|---|
| Karies | Calc. fluor. Nr. 1, Kal. phos. Nr. 5, Magn. phos. Nr. 7, Silicea Nr. 11<br>Besonders auf gute Zahnpflege achten! |
| Knochen, Bruch, akut | Calc. fluor. Nr. 1, Calc. phos. Nr. 2, Ferr. phos. Nr. 3, Kal. phos. Nr. 5, Natr. chlor. Nr. 8, Silicea Nr. 11, Calc. carb. Nr. 22, mit Wetterfühligkeit zusätzl. Nr. 5, Arnika D 30 |
| – Bruchstellen, mit Schwellung | Calc. fluor. Nr. 1, Calc. phos. Nr. 2, Ferr. phos. Nr. 3, Kal. phos. Nr. 5, Natr. chlor. Nr. 8, Silicea Nr. 11, Calc. carb. Nr. 22, zusätzl. evtl. Nr. 4, Arnika D 30, Symphytum D 30 |
| – alter, mit Schmerzen | Calc. phos. Nr. 2, Ferr. phos. Nr. 3, Kal. phos. Nr. 5, Magn. phos. Nr. 7, Natr. chlor. Nr. 8, Natr. phos. Nr. 9, Silicea Nr. 11, Calc. carb. Nr. 22 |
| – Eiterung, -Fisteln | Calc. fluor. Nr. 1, Natr. chlor. Nr. 8, Natr. phos. Nr. 9, Natr. sulf. Nr. 10, Silicea Nr. 11, Calc. sulf. Nr. 12 |
| – Hautentzündung | Calc. fluor. Nr. 1, Ferr. phos. Nr. 3, Kal. chlor. Nr. 4, Kal. phos. Nr. 5, Silicea Nr. 11, Kal. ars. Nr. 13 |
| – Schmerzen | Calc. fluor. Nr. 1, Ferr. phos. Nr. 3, Magn. phos. Nr. 7, Silicea Nr. 11, Kal. ars. Nr. 13 |
| – Schwäche (bei Kindern) | Calc. phos. Nr. 2, Kal. phos. Nr. 5, Magn. phos. Nr. 7, Natr. chlor. Nr. 8 |
| Knorpelschäden, diverse | Calc. fluor. Nr. 1, Kal. chlor. Nr. 4, Natr. chlor. Nr. 8, Natr. sulf. Nr. 10, Silicea Nr. 11, Calc. carb. Nr. 22, Glukosamine |
| Koffeinentwöhnung | Kal. phos. Nr. 5, Magn. phos. Nr. 7, Natr. chlor. Nr. 8, Natr. sulf. Nr. 10 |
| Koliken | Magn. phos. Nr. 7, Natr. phos. Nr. 9, Lith. chlor. Nr. 16, Cupr. arsenic. Nr. 19<br>Je 4–6 Pastillen in heißem Wasser |
| Konzentrationsschwäche | Ferr. phos. Nr. 3, Kal. phos. Nr. 5, Natr. chlor. Nr. 8<br>$^{1}/_{2}$-stündlich (z. B. bei langen Autofahrten) |
| Kopf | |
| – Blutandrang (Kongestion pochend, klopfend) | Ferr. phos. Nr. 3, Aur. mur. natr. Nr. 25 |
| – heiß, rot trotz Kältegefühl | Calc. carb. Nr. 22 |
| Kopfschmerzen | siehe auch S. 227 ff. |
| – Nacken-, Schläfenkopfschmerz | Calc. phos. Nr. 2, Ferr. phos. Nr. 3, Magn. phos. Nr. 7, Silicea Nr. 11 |
| – dumpf (auch durch erhöhten Augendruck möglich) | Natr. sulf. Nr. 10 |
| – durch Essen gebessert | Lith. chlor. Nr. 16 |
| – durch Hitze, Schwüle | Ferr. phos. Nr. 3, Magn. phos. Nr. 7, Natr. bicarb. Nr. 23 |
| – durch Hutdruck | Calc. phos. Nr. 2 |
| – Hinterkopfschmerz | Calc. phos. Nr. 2, Magn. phos. Nr. 7 |
| – migräneartig | Magn. phos. Nr. 7, Natr. chlor. Nr. 8 |
| – mit abendlicher Verschlimmerung | Kal. sulf. Nr. 6<br>Verlangen nach frischer Luft |
| – mit Druck auf Nasenwurzel | Magn. phos. Nr. 7, Silicea Nr. 11, Zinc. chlor. Nr. 21 |

| | |
|---|---|
| Kopfschmerzen | |
| – mit Druckgefühl, Angst durchzudrehen | Natr. phos. Nr. 9 |
| – mit großer Schwäche | Kal. phos. Nr. 5<br>Entspannung und Erholung sind wichtig |
| – mit Schwindel, Erschöpfung | Kal. al. sulf. Nr. 20 |
| – mit Wallungen im Kopf | Ferr. phos. Nr. 3, Magn. phos. Nr. 7 |
| – nach geistiger Überanstrengung | Calc. phos. Nr. 2, Kal. phos. Nr. 5, Natr. chlor. Nr. 8, Silicea Nr. 11 |
| – vom Nacken zum Hinterhaupt | Natr. chlor. Nr. 8 |
| – rasende | Natr. chlor. Nr. 8 |
| – ringförmig | Silicea Nr. 11 |
| – Schädeldachkopfschmerz | Natr. sulf. Nr. 10 |
| – schießend; eventuell chronisch | Cupr. arsenic. Nr. 19 |
| – Schulkopfschmerz | Calc. phos. Nr. 2, Ferr. phos. Nr. 3, Kal. phos. Nr. 5, Zinc. chlor. Nr. 21 |
| – stechende, schießende | Magn. phos. Nr. 7 |
| – Stirnkopfschmerz | Natr. phos. Nr. 9 |
| – wandernde | Magn. phos. Nr. 7 |
| Kopfschuppen | |
| – gelb, klebrig | Kal. sulf. Nr. 6 |
| – mit fettem Grund | Natr. phos. Nr. 9, Natr. phos. Nr. 9 |
| – weiß | Natr. chlor. Nr. 8 |
| Krampfadern, auch mit geschwollenen Beinen | Calc. fluor. Nr. 1, Calc. phos. Nr. 2, Kal. chlor. Nr. 4, Kal. phos. Nr. 5, Magn. phos. Nr. 7, Natr. phos. Nr. 9, Silicea Nr. 11, Calc. sulfurat. Nr. 18<br>Äußerlich Mineralstoffcremes oder -gele, zusätzl. evtl. morgens 10 Pastillen von Nr. 10 in heißem Wasser auflösen und einnehmen; Entsäuerung |

## L

| | |
|---|---|
| Leber, – Beschwerden | Kal. chlor. Nr. 4, Kal. sulf. Nr. 6, Magn. phos. Nr. 7, Natr. phos. Nr. 9, Natr. sulf. Nr. 10, Silicea Nr. 11, Calc. sulf. Nr. 12, Mang. sulf. Nr. 17, Cupr. arsenic. Nr. 19, Kal. al. sulf. Nr. 20<br>Mineralstoffcremes oder -gele besonders Nr. 6, 9, 10 – unter dem rechten Rippenbogen dick auftragen und feucht-heiße Leberwickel über Nacht anlegen |
| – Entzündung | Ferr. phos. Nr. 3, Kal. chlor. Nr. 4, Kal. phos. Nr. 5, Kal. sulf. Nr. 6, Magn. phos. Nr. 7, Natr. sulf. Nr. 10, mit Fieber Nr. 3; mit hohem Fieber Nr. 5 und 8 |
| – Flecken | Kal. sulf. Nr. 6, Natr. sulf. Nr. 10 |
| – Schwellung | Kal. chlor. Nr. 4, Kal. sulf. Nr. 6, Magn. phos. Nr. 7, Natr. sulf. Nr. 10 |
| – Stechen, nervöses, in der Lebergegend | Kal. phos. Nr. 5, Natr. chlor. Nr. 8<br>Mineralstoffcremes oder -gele auch unter dem rechten Rippenbogen einmassieren |

| | |
|---|---|
| Leber, Stoffwechsel, allgemein | Natr. sulf. Nr. 10 |
| – Störung, allgemeine | Kal. chlor. Nr. 4, Kal. sulf. Nr. 6, Natr. sulf. Nr. 10, Cupr. arsenic. Nr. 19, Kal. al. sulf. Nr. 20 |
| – Trägheit | Kal. sulf. Nr. 6, Magn. phos. Nr. 7, Natr. sulf. Nr. 10 |
| – Verhärtung | Calc. fluor. Nr. 1, Magn. phos. Nr. 7, Natr. phos. Nr. 9, Natr. sulf. Nr. 10, Silicea Nr. 11 |
| – Zirrhose | Calc. fluor. Nr. 1, Kal. chlor. Nr. 4, Kal. phos. Nr. 5, Kal. sulf. Nr. 6, Natr. chlor. Nr. 8, Natr. sulf. Nr. 10 |
| Leistenbruch | Calc. fluor. Nr. 1, Silicea Nr. 11<br>Mineralstoffcremes oder -gele |
| Lernmischung | Ferr. phos. Nr. 3, Kal. phos. Nr. 5, Kal. sulf. Nr. 6, Natr. chlor. Nr. 8, Silicea Nr. 11<br>Zusätzl. abends „Heiße 7" |
| Lippen | |
| – aufgerissene (bei Herpes) | Ferr. phos. Nr. 3, Kal. chlor. Nr. 4<br>Mineralstoffcremes oder -gele |
| – Herpes labialis (bei Rötung) | Kal. sulf. Nr. 6 |
| – mit Fieberblasen | Siehe unter „Fieberblasen" |
| – rissig und trocken | Calc. fluor. Nr. 1, Natr. chlor. Nr. 8 |
| Lippenbläschen | |
| – gelb gefüllt (Aphten) | Natr. phos. Nr. 9, Silicea Nr. 11, Calc. sulf. Nr. 12, Als Brei auftragen (-tupfen) |
| – mit hellrotem Rand auf Mundschleimhaut und Zunge | Natr. chlor. Nr. 8 |
| – brennend auf Mundschleimhaut und Zunge | Calc. fluor. Nr. 1, Natr. chlor. Nr. 8, Natr. sulf. Nr. 10, Silicea Nr. 11 |
| Lymphdrüsen | |
| – eiternde | Natr. phos. Nr. 9, Silicea Nr. 11 |
| – Entzündung | Ferr. phos. Nr. 3, Kal. chlor. Nr. 4, Kal. phos. Nr. 5, Natr. phos. Nr. 9, Calc. sulf. Nr. 12 |
| – Schwellung | Calc. fluor. Nr. 1, Calc. phos. Nr. 2, Kal. chlor. Nr. 4, Magn. phos. Nr. 7, Natr. phos. Nr. 9, Natr. sulf. Nr. 10, Silicea Nr. 11, Calc. sulf. Nr. 12, Kal. ars. Nr. 13, Calc. carb. Nr. 22 |
| – verhärtete | Calc. fluor. Nr. 1, Kal. chlor. Nr. 4, Natr. chlor. Nr. 8, Natr. phos. Nr. 9, Natr. sulf. Nr. 10, Silicea Nr. 11 |
| Lymphgefäße | |
| – entzündete | Calc. phos. Nr. 2, Ferr. phos. Nr. 3, Kal. chlor. Nr. 4, Kal. phos. Nr. 5, Natr. phos. Nr. 9, Natr. sulf. Nr. 10, Silicea Nr. 11<br>Ärztliche Beratung ist notwendig! |
| – – geschwollene | Calc. phos. Nr. 2, Natr. phos. Nr. 9, Natr. sulf. Nr. 10, Calc. sulf. Nr. 12 |
| Lymphklärung | Kal. chlor. Nr. 4, Natr. sulf. Nr. 10, Calc. sulf. Nr. 12 |
| Lymphknoten, verhärtet | Calc. fluor. Nr. 1, Silicea Nr. 11 |
| Lymphstau | Calc. fluor. Nr. 1, Calc. phos. Nr. 2 |
| – verstärkt | Kal. chlor. Nr. 4, Natr. phos. Nr. 9, Silicea Nr. 11 |
| Lymphsystem, -Entlastung | Kal. chlor. Nr. 4, Natr. chlor. Nr. 8 |

## M

| | |
|---|---|
| Morbus Scheuermann | Calc. fluor. Nr. 1, Calc. phos. Nr. 2, Natr. chlor. Nr. 8<br>Heilgymnastik, Massage mit Mineralstoffcremes oder -gelen |
| Magen | |
| – Druck und schmerzempfindlich | Ferr. phos. Nr. 3, Magn. phos. Nr. 7, Natr. phos. Nr. 9, Lith. chlor. Nr. 16 |
| – – nagendes Gefühl (wie Hunger) | Natr. phos. Nr. 9 |
| – nervöser | Natr. phos. Nr. 9 |
| – verdorbener | Ferr. phos. Nr. 3, Kal. sulf. Nr. 6, Zinc. chlor. Nr. 21 |
| – Beschwerden,<br>– mit Beteiligung der Leber | Kal. sulf. Nr. 6, Magn. phos. Nr. 7, Natr. phos. Nr. 9, Natr. sulf. Nr. 10, Kal. ars. Nr. 13, Mang. sulf. Nr. 17, Cupr. arsenic. Nr. 19, Calc. carb. Nr. 22 |
| – – mit Brennen im Schlund | Natr. chlor. Nr. 8, Calc. sulf. Nr. 12 |
| – – mit Leere-Gefühl | Magn. phos. Nr. 7, Natr. chlor. Nr. 8, Natr. phos. Nr. 9, Silicea Nr. 11 |
| – – mit Schwindelgefühl | Kal. phos. Nr. 5, Magn. phos. Nr. 7, Natr. chlor. Nr. 8, Natr. phos. Nr. 9, Silicea Nr. 11, Calc. sulf. Nr. 12, Kal. brom. Nr. 14, Kal. jod. Nr. 15<br>Magengegend mit Mineralstoffcreme Nr. 5 einreiben |
| – – mit Sodbrennen | Ferr. phos. Nr. 3, Natr. phos. Nr. 9, Calc. sulf. Nr. 12, Ars. jod. Nr. 24 |
| – Blutungen | Calc. phos. Nr. 2, Ferr. phos. Nr. 3, Kal. phos. Nr. 5 |
| – Geschwür | Ferr. phos. Nr. 3, Kal. phos. Nr. 5, Natr. chlor. Nr. 8, Natr. phos. Nr. 9, Silicea Nr. 11, Calc. sulf. Nr. 12 |
| – Katarrh, akut | Calc. phos. Nr. 2, Ferr. phos. Nr. 3, Kal. chlor. Nr. 4, Magn. phos. Nr. 7, Natr. chlor. Nr. 8, Calc. sulf. Nr. 12, Kal. ars. Nr. 13, Kal. jod. Nr. 15, Lith. chlor. Nr. 16, Cupr. arsenic. Nr. 19 |
| – – chronisch | Kal. chlor. Nr. 4, Kal. sulf. Nr. 6, Calc. sulf. Nr. 12, Kal. ars. Nr. 13, Lith. chlor. Nr. 16, Cupr. arsenic. Nr. 19 |
| – Krampf | Calc. phos. Nr. 2, Magn. phos. Nr. 7, Silicea Nr. 11 |
| – Reizung | Ferr. phos. Nr. 3, Kal. chlor. Nr. 4, Kal. jod. Nr. 15 |
| – Saft, vermehrter | Vor dem Essen Magn. phos. Nr. 7, nach dem Essen Natr. phos. Nr. 9 |
| – Säure, fehlende | Vor dem Essen Natr. chlor. Nr. 8 |
| – Schmerzen, durch zu viel oder falsches Essen | 10 Stück Natr. phos. Nr. 9, in heißem Wasser auflösen („Heiße 9“) |
| – – mit Erbrechen | Natr. chlor. Nr. 8<br>Feucht-heiße Wickel |
| – – mit Völlegefühl | Kal. sulf. Nr. 6 |
| – – nach fetten Speisen | Natr. phos. Nr. 9, Natr. sulf. Nr. 10 |
| – – nach Unverdaulichem („Stein im Magen“) | Natr. chlor. Nr. 8 |

| | |
|---|---|
| Menstruation, Beschwerden, allgemein | Calc. phos. Nr. 2, Ferr. phos. Nr. 3, Kal. brom. Nr. 14 |
| – mit Kopfschmerzen | Ferr. phos. Nr. 3, Magn. phos. Nr. 7, Natr. chlor. Nr. 8, Natr. sulf. Nr. 10<br>Öfter „Heiße 7" |
| – mit Krämpfen | Magn. phos. Nr. 7, Zinc. chlor. Nr. 21<br>Bettruhe, Wärme, Schafgarben-, Frauenmanteltee |
| – mit Zwischenblutungen | Calc. fluor. Nr. 1, Magn. phos. Nr. 7, Silicea Nr. 11 |
| – verspätet | Ferr. phos. Nr. 3, Kal. brom. Nr. 14, |
| – zu früh | Calc. phos. Nr. 2, Kal. brom. Nr. 14 |
| Menstruationsblut | |
| – dunkel | Kal. chlor. Nr. 4 |
| – wässrig, dünn nicht gerinnend | Kal. phos. Nr. 5, Natr. chlor. Nr. 8 |
| Milchschorf | Calc. phos. Nr. 2, Natr. phos. Nr. 9, Calc. sulf. Nr. 12 |
| Milz | |
| – geschwollen | Ferr. phos. Nr. 3, Kal. chlor. Nr. 4, Kal. phos. Nr. 5, Magn. phos. Nr. 7, Natr. chlor. Nr. 8, Calc. carb. Nr. 22 |
| – verhärtet | Calc. fluor. Nr. 1, Silicea Nr. 11 |
| Milzbeschwerden | Ferr. phos. Nr. 3, Kal. phos. Nr. 5, Magn. phos. Nr. 7, Natr. chlor. Nr. 8 |
| – mit Seitenstechen | Kal. phos. Nr. 5, Magn. phos. Nr. 7, Calc. carb. Nr. 22<br>Energieausgleich und „Heiße 7" |
| Müdigkeit | Calc. fluor. Nr. 1, Ferr. phos. Nr. 3, Silicea Nr. 11<br>Äußerlich Mineralstoffcremes oder -gele einmassieren |
| – nach dem Essen | Calc. fluor. Nr. 1, Calc. phos. Nr. 2, Ferr. phos. Nr. 3, Kal. phos. Nr. 5, Natr. chlor. Nr. 8, Natr. phos. Nr. 9 |
| Mund- und Kiefersperre | Kal. phos. Nr. 5, Magn. phos. Nr. 7, Natr. chlor. Nr. 8, Natr. phos. Nr. 9, Silicea Nr. 11 |
| Mund, - Geruch | Kal. phos. Nr. 5 |
| – Schleimhautentzündung | Ferr. phos. Nr. 3, Kal. phos. Nr. 5, Natr. chlor. Nr. 8 |
| Mundwinkel | |
| – eingerissene | Calc. fluor. Nr. 1, Ferr. phos. Nr. 3, Natr. chlor. Nr. 8, Natr. phos. Nr. 9<br>Äußerlich Mineralstoffcremes oder -gele Nr. 1, 3, 8 |
| – wunde | Calc. fluor. Nr. 1, Ferr. phos. Nr. 3, Natr. chlor. Nr. 8 |
| Muskel, -Entzündung | Ferr. phos. Nr. 3 |
| – Kater | Ferr. phos. Nr. 3, Kal. phos. Nr. 5, Kal. sulf. Nr. 6, Magn. phos. Nr. 7, Natr. chlor. Nr. 8, Natr. phos. Nr. 9, Natr. sulf. Nr. 10, Silicea Nr. 11<br>Warmes Bad mit je 25 Pastillen Nr. 3, 6 und 9 |
| – Knoten, -Verhärtungen | Tagsüber Natr. sulf. Nr. 10 (Pastillen + Mineralstoffcreme), abends Silicea Nr. 11 (Pastillen + Mineralstoffcreme) |
| – Krämpfe, diverse | Calc. phos. Nr. 2, Ferr. phos. Nr. 3, Magn. phos. Nr. 7, Cupr. arsenic. Nr. 19 |
| – Lähmung | Kal. phos. Nr. 5, Kal. sulf. Nr. 6, Magn. phos. Nr. 7 |
| – Schlaffheit | Ferr. phos. Nr. 3 |
| – Rheumatismus | Ferr. phos. Nr. 3, Kal. sulf. Nr. 6, Natr. phos. Nr. 9, Silicea Nr. 11<br>Äußerlich Mineralstoffcremes oder -gele Nr. 3, 5, 6, 9, 11 |

| | |
|---|---|
| – Riss | Calc. fluor. Nr. 1, Calc. phos. Nr. 2, Ferr. phos. Nr. 3, Kal. phos. Nr. 5, Natr. chlor. Nr. 8, Silicea Nr. 11<br>Arzt! |
| – Schmerzen | Ferr. phos. Nr. 3, Magn. phos. Nr. 7, Mang. sulf. Nr. 17 |
| – Schwäche | Calc. phos. Nr. 2, Ferr. phos. Nr. 3, Kal. phos. Nr. 5, Kal. sulf. Nr. 6, Natr. chlor. Nr. 8, Natr. sulf. Nr. 10 |
| – Schwund | Calc. phos. Nr. 2, Kal. phos. Nr. 5, Natr. chlor. Nr. 8, Silicea Nr. 11 |
| – Überanstrengung | Ferr. phos. Nr. 3, Kal. phos. Nr. 5, Natr. chlor. Nr. 8, Kal. ars. Nr. 13<br>Vorbeugende Massagen mit Mineralstoffcreme Nr. 3 |
| – – allgemeine | Ferr. phos. Nr. 3, Magn. phos. Nr. 7, Kal. phos. Nr. 5 (wenn Nr. 7 nicht mehr hilft) |
| – Überdehnung | Calc. fluor. Nr. 1, Ferr. phos. Nr. 3, Silicea Nr. 11 |
| – Verhärtung, Verspannung | Calc. fluor. Nr. 1, Kal. sulf. Nr. 6 |
| – Zucken, Zittern | Calc. phos. Nr. 2, Silicea Nr. 11, Kal. brom. Nr. 14, Mang. sulf. Nr. 17 |
| Muttermilch | |
| – regulierend | Kal. chlor. Nr. 4 |
| – zu viel und zum Abstillen | Natr. sulf. Nr. 10<br>Wenig Trinken |
| – zu wenig | Calc. phos. Nr. 2, Kal. chlor. Nr. 4, Natr. chlor. Nr. 8<br>Viel Trinken |
| Myom | Calc. fluor. Nr. 1, Kal. chlor. Nr. 4, Natr. sulf. Nr. 10, Aur. mur. Nr. 25<br>Ärztliche Abklärung! Energieausgleich |

## N

| | |
|---|---|
| Nabelbruch | Ferr. phos. Nr. 3, Natr. chlor. Nr. 8, Natr. phos. Nr. 9, Natr. sulf. Nr. 10 |
| Nabelkrämpfe | Calc. phos. Nr. 2, Magn. phos. Nr. 7<br>Mineralstoffcremes, „Rote Kupfersalbe" von Wala oder „Elhanuvodyn"-Salbe und heiße Wickel, Ruhe |
| Nackenschmerzen | Calc. phos. Nr. 2, Ferr. phos. Nr. 3, Magn. phos. Nr. 7, Silicea Nr. 11, Mang. sulf. Nr. 17 |
| Nackensteifheit | Calc. fluor. Nr. 1, Calc. phos. Nr. 2, Magn. phos. Nr. 7 |
| Nagel, brüchig, gespalten, verformt | Calc. fluor. Nr. 1, Silicea Nr. 11<br>Zusätzl. Teebaumöl oder Grapefruitkern-Extrakt; Entsäuerung!<br>Äußerlich Mineralstoffcremes oder -gele; |
| – eingewachsen | Kal. chlor. Nr. 4 |
| – Pflege | Calc. fluor. Nr. 1, Calc. phos. Nr. 2, Ferr. phos. Nr. 3, Kal. chlor. Nr. 4, Kal. phos. Nr. 5, Kal. sulf. Nr. 6, Natr. chlor. Nr. 8, Natr. phos. Nr. 9, Natr. sulf. Nr. 10, Silicea Nr. 11 |
| – Pilz | Calc. fluor. Nr. 1, Calc. phos. Nr. 2, Ferr. phos. Nr. 3, Kal. chlor. Nr. 4, Kal. phos. Nr. 5, Kal. sulf. Nr. 6, Natr. chlor. Nr. 8, Silicea Nr. 11<br>Siehe auch „Fingerwurm" |
| – verpilzte Großzehe | Calc. fluor. Nr. 1, Kal. phos. Nr. 5, Natr. chlor. Nr. 8, Silicea Nr. 11 |
| Nagelbettentzündung | Ferr. phos. Nr. 3, Silicea Nr. 11, Calc. sulf. Nr. 12 |
| – eitrige | Silicea Nr. 11, Calc. sulf. Nr. 12 |

| | |
|---|---|
| Narben, geschmeidighalten von Narben | Calc. fluor. Nr. 1, Kal. chlor. Nr. 4<br>Fördert die Heilung |
| – Narbenwülste | Calc. fluor. Nr. 1, Calc. phos. Nr. 2, Ferr. phos. Nr. 3, Kal. chlor. Nr. 4, Silicea Nr. 11<br>Breiumschläge bzw. Mineralstoffcremes oder -gele |
| Narkose, Medikamente | Kal. chlor. Nr. 4, Lymphreinigungsmittel |
| Nase | |
| – offene, wunde | Ferr. phos. Nr. 3, Kal. chlor. Nr. 4, Natr. chlor. Nr. 8, Silicea Nr. 11<br>Äußerlich Mineralstoffcremes oder -gele Nr. 3, 4, 11 |
| – bei älteren Personen | Calc. fluor. Nr. 1, Ferr. phos. Nr. 3, Kal. chlor. Nr. 4, Kal. sulf. Nr. 6, Natr. chlor. Nr. 8, Silicea Nr. 11 |
| – bei Kindern | Calc. phos. Nr. 2, Ferr. phos. Nr. 3, Kal. chlor. Nr. 4, Kal. sulf. Nr. 6, Natr. chlor. Nr. 8 |
| – bei/durch Verletzung | Ferr. phos. Nr. 3, Natr. chlor. Nr. 8 |
| Nasenjucken (Magenübersäuerung) | Natr. chlor. Nr. 8, Natr. phos. Nr. 9, Silicea Nr. 11 |
| Nebenhöhlen-Eiterung (Kiefer-, Stirn-) | |
| – akut | Natr. phos. Nr. 9, Silicea Nr. 11, Calc. sulf. Nr. 12 |
| – chronisch | Calc. fluor. Nr. 1, Kal. chlor. Nr. 4, Kal. sulf. Nr. 6, Natr. phos. Nr. 9, Natr. sulf. Nr. 10, Silicea Nr. 11, Kal. jod. Nr. 15, Calc. sulfurat. Nr. 18, Cupr. arsenic. Nr. 19, wenn Abfluss zusätzl. Calc. sulf. Nr. 12 |
| – mit Schwellung, Druck | Kal. chlor. Nr. 4, Kal. sulf. Nr. 6, Natr. chlor. Nr. 8, Natr. sulf. Nr. 10, Calc. sulf. Nr. 12, bei Schmerzen zusätzl. Magn. phos. Nr. 7 |
| Nebenhöhlen-Entzündung (Kiefer-, Stirn-) | Ferr. phos. Nr. 3, Kal. chlor. Nr. 4, Kal. sulf. Nr. 6, Natr. chlor. Nr. 8, Natr. sulf. Nr. 10, Calc. sulf. Nr. 12, Ars. jod. Nr. 24 |
| Nerven | |
| – allgemein | Calc. fluor. Nr. 1, Calc. phos. Nr. 2, Magn. phos. Nr. 7, Natr. phos. Nr. 9, Silicea Nr. 11, Kal. ars. Nr. 13, Kal. brom. Nr. 14, Zinc. chlor. Nr. 21 |
| – gereizte | Silicea Nr. 11 |
| – Beruhigung | Calc. fluor. Nr. 1, Calc. phos. Nr. 2, Magn. phos. Nr. 7, Kal. ars. Nr. 13, Zinc. chlor. Nr. 21 |
| – Entzündung | Calc. fluor. Nr. 1, Ferr. phos. Nr. 3, Kal. phos. Nr. 5, Cupr. arsenic. Nr. 19 |
| – Erschöpfung, allgemeine | Ferr. phos. Nr. 3, Kal. phos. Nr. 5, Silicea Nr. 11 |
|   – nervöse | Calc. phos. Nr. 2, Kal. phos. Nr. 5, Magn. phos. Nr. 7, Silicea Nr. 11, Zinc. chlor. Nr. 21 |
| – Lähmung | Kal. phos. Nr. 5, Magn. phos. Nr. 7, Kal. ars. Nr. 13, Zinc. chlor. Nr. 21 |
| – Probleme durch Übersäuerung | Kal. phos. Nr. 5, Natr. phos. Nr. 9, Silicea Nr. 11 |
| – Schmerzen, Neuralgie | Kal. phos. Nr. 5, Magn. phos. Nr. 7, Natr. chlor. Nr. 8, Natr. phos. Nr. 9, Silicea Nr. 11, Cupr. arsenic. Nr. 19<br>Äußerlich Mineralstoffcremes oder -gele |
| – Schwäche | Kal. phos. Nr. 5, Natr. chlor. Nr. 8, Kal. ars. Nr. 13, Kal. brom. Nr. 14, Lith. chlor. Nr. 16, Mang. sulf. Nr. 17 |
| – Stärkung | Calc. phos. Nr. 2, Kal. phos. Nr. 5, Magn. phos. Nr. 7, Natr. chlor. Nr. 8, Natr. phos. Nr. 9, Silicea Nr. 11, Zinc. chlor. Nr. 21 |
| – System, Irritation des | Kal. al. sulf. Nr. 20 |

| | |
|---|---|
| Nervosität, allgemeine | Calc. phos. Nr. 2, Kal. phos. Nr. 5, Magn. phos. Nr. 7, Natr. chlor. Nr. 8, Natr. phos. Nr. 9, Silicea Nr. 11, Kal. brom. Nr. 14, Kal. jod. Nr. 15 |
| Nieren | |
| – Entzündung | Ferr. phos. Nr. 3, Natr. phos. Nr. 9, Natr. sulf. Nr. 10, Lith. chlor. Nr. 16, mit hohem Fieber zusätzl. Kal. phos. Nr. 5 |
| – Grieß, Steine | Magn. phos. Nr. 7, Natr. phos. Nr. 9, Natr. sulf. Nr. 10, Silicea Nr. 11 |
| – Kolik | Calc. fluor. Nr. 1, Magn. phos. Nr. 7 |
| – Schmerzen | Kal. chlor. Nr. 4, Natr. chlor. Nr. 8, Natr. sulf. Nr. 10 |
| – Stärkung (allgemein) | Kal. chlor. Nr. 4, Kal. sulf. Nr. 6, Natr. chlor. Nr. 8 |
| Nierenbecken (-Entzündung) | Kal. chlor. Nr. 4, Lith. chlor. Nr. 16 |
| Nikotin (-Rauch) | Kal. chlor. Nr. 4, Magn. phos. Nr. 7, Natr. chlor. Nr. 8, Natr. sulf. Nr. 10 (zur Entwöhnung Nr. 7) |

## O

| | |
|---|---|
| Ohren, Absonderungen dick, gelb-grün | Kal. sulf. Nr. 6, Natr. phos. Nr. 9, Natr. sulf. Nr. 10, Silicea Nr. 11, Kal. jod. Nr. 15, Mang. sulf. Nr. 17, Calc. sulfurat. Nr. 18 |
| – Druck (-Gefühl) | Natr. sulf. Nr. 10<br>Zusätzl. Inhalationen |
| – Entzündung | Ferr. phos. Nr. 3, Kal. chlor. Nr. 4, Kal. phos. Nr. 5, Kal. sulf. Nr. 6, Natr. sulf. Nr. 10, Silicea Nr. 11, Kal. brom. Nr. 14, Calc. carb. Nr. 22, Ars. jod. Nr. 24<br>Inhalationen, Bestrahlung, |
| – Schmerzen, mit Schwellung | Ferr. phos. Nr. 3, Kal. chlor. Nr. 4, Magn. phos. Nr. 7, Natr. sulf. Nr. 10, Mang. sulf. Nr. 17, Ars. jod. Nr. 24 |
| – – blitzartig, stechend, pulsierend, klopfend | Ferr. phos. Nr. 3, Magn. phos. Nr. 7, Natr. sulf. Nr. 10, Mang. sulf. Nr. 17, Ars. jod. Nr. 24 |
| – – scharf, schneidend | Ferr. phos. Nr. 3, Kal. sulf. Nr. 6, Magn. phos. Nr. 7, Natr. sulf. Nr. 10, Ars. jod. Nr. 24 |
| Osteoporose | Calc. fluor. Nr. 1, Calc. phos. Nr. 2, Magn. phos. Nr. 7, Natr. chlor. Nr. 8, Natr. phos. Nr. 9, Silicea Nr. 11, Calc. carb. Nr. 22<br>Entsäuerung, gesunde, ausgewogene Ernährung; viel Bewegung an frischer Luft, Entspannung |

## P

| | |
|---|---|
| Prellung (Schlag, Stoß) | Ferr. phos. Nr. 3, Kal. chlor. Nr. 4, bei Verhärtung zusätzl. Calc. fluor. Nr. 1 |
| Prostata, -Vergrößerung | Calc. fluor. Nr. 1, Kal. chlor. Nr. 4, Kal. phos. Nr. 5, Magn. phos. Nr. 7, Natr. chlor. Nr. 8, Natr. sulf. Nr. 10, Kal. jod. Nr. 15<br>Weidenröschentee, Kürbiskerne |
| Psoriasis | Calc. fluor. Nr. 1, Calc. phos. Nr. 2, Ferr. phos. Nr. 3, Kal. sulf. Nr. 6, Magn. phos. Nr. 7, Natr. chlor. Nr. 8, Kal. ars. Nr. 13, Ars. jod. Nr. 14 |

## Q

| | |
|---|---|
| Quecksilber (Amalgam) | Magn. phos. Nr. 7, Natr. chlor. Nr. 8, Natr. sulf. Nr. 10, Calc. sulfurat. Nr. 18, Selenium Nr. 26 |
| Quetschung mit Schwellung | Ferr. phos. Nr. 3, Kal. chlor. Nr. 4, Silicea Nr. 11, mit Eiterung zusätzl. Natr. phos. Nr. 9 |

## R

| | |
|---|---|
| Reisekrankheit (Autofahren) | Magn. phos. Nr. 7, Natr. chlor. Nr. 8 |
| Rheuma | Calc. phos. Nr. 2, Ferr. phos. Nr. 3, Kal. chlor. Nr. 4, Kal. sulf. Nr. 6, Natr. chlor. Nr. 8, Natr. phos. Nr. 9, Natr. sulf. Nr. 10, Silicea Nr. 11, Kal. ars. Nr. 13, Lith. chlor. Nr. 16, Mang. sulf. Nr. 17<br>Auch mit Brei-Auflagen! Entsäuerung! |
| Rücken, -Probleme, diverse | Calc. fluor. Nr. 1, Calc. phos. Nr. 2, Kal. phos. Nr. 5, Natr. chlor. Nr. 8, Natr. phos. Nr. 9, Silicea Nr. 11<br>Äußerlich Mineralstoffcremes oder -gele |

## S

| | |
|---|---|
| Schlaflosigkeit (kommt morgens nicht hoch – abends fit) | Natr. phos. Nr. 9, Silicea Nr. 11, Calc. sulf. Nr. 12 |
| – bei heißem Kopf | Ferr. phos. Nr. 3 |
| – bei innerer Unruhe | Magn. phos. Nr. 7, Natr. chlor. Nr. 8, Kal. jod. Nr. 15 |
| – bei Kribbeln und Taubheitsgefühl, Unruhe des Herzens | Calc. phos. Nr. 2 |
| – bei Nackenschmerzen im Hinterkopf | Calc. phos. Nr. 2, Natr. chlor. Nr. 8 |
| – durch Übermüdung und Überreizung | Calc. phos. Nr. 2, Kal. phos. Nr. 5, Magn. phos. Nr. 7, Natr. chlor. Nr. 8, Silicea Nr. 11 |
| – mit gereizten Nerven und hoher Erregbarkeit, Unruhe in den Beinen | Natr. phos. Nr. 9, Silicea Nr. 11, Zinc. chlor. Nr. 21 |
| – mit Schläfrigkeit am Tag | Ferr. phos. Nr. 3, Kal. phos. Nr. 5, Natr. chlor. Nr. 8, Natr. phos. Nr. 9, Natr. sulf. Nr. 10 |
| – mit Schweißausbrüchen | Natr. chlor. Nr. 8 |
| – mit Verlangen nach frischer Luft | Kal. sulf. Nr. 6 |
| – mit Zerschlagenheit am Morgen | Natr. sulf. Nr. 10, Silicea Nr. 11 |
| – mit Zuckungen im Halbschlaf | Natr. phos. Nr. 9, Silicea Nr. 11 |
| – allgemeine | Calc. phos. Nr. 2, Ferr. phos. Nr. 3, Silicea Nr. 11 – je 5 Past.; Kal. brom. Nr. 14, Zinc. chlor. Nr. 21, Calc. carb. Nr. 22 – je 2–3 Past.; Magn. phos. Nr. 7 – 10 Past. in Heißem Cocktail |
| Schlaflosigkeit, zur Beruhigung bei | Magn. phos. Nr. 7, Kal. brom. Nr. 14 |

| | |
|---|---|
| Schlangenbisse | Kal. phos. Nr. 5, Natr. chlor. Nr. 8<br>Auf jeden Fall zum Arzt! Äußerlich Brei-Umschläge bzw. Mineralstoffcremes oder -gele |
| Schleimbeutelentzündung | Calc. fluor. Nr. 1, Ferr. phos. Nr. 3, Kal. chlor. Nr. 4, Natr. chlor. Nr. 8, Natr. phos. Nr. 9, Natr. sulf. Nr. 10, Silicea Nr. 11 |
| Schluckauf | Magn. phos. Nr. 7, Kal. ars. Nr. 13, Kal. jod. Nr. 15, Mang. sulf. Nr. 17<br>Atem anhalten und schlucken |
| Schneeblindheit | Natr. chlor. Nr. 8<br>Zusätzl. dunkle, dicht schließende Sonnenbrillen; Augenspülung mit Kochsalzlösung, Tropfen |
| Schnupfen | |
| – Absonderungen dick-eitrig | Magn. phos. Nr. 7, Natr. phos. Nr. 9, Silicea Nr. 11, Kal. jod. Nr. 15 |
| – Absonderungen gelb, mit Verlangen nach frischer Luft | Calc. phos. Nr. 2, Ferr. phos. Nr. 3, Kal. sulf. Nr. 6, Natr. chlor. Nr. 8 |
| – Absonderungen grün-eitrig | Natr. sulf. Nr. 10, Silicea Nr. 11, Kal. jod. Nr. 15, Calc. sulfurat. Nr. 18 |
| – akut und chronisch, mit Beteiligung der Nebenhöhlen | Natr. phos. Nr. 9, Silicea Nr. 11, Calc. sulf. Nr. 12, Cupr. arsenic. Nr. 19, Kal. al. sulf. Nr. 20, Calc. carb. Nr. 22 |
| – Fließschnupfen, stärker im Freien | Calc. phos. Nr. 2, Ferr. phos. Nr. 3, Natr. chlor. Nr. 8, bei Niesen zusätzl. Kal. jod. Nr. 15 |
| – Stockschnupfen, mit Druck in der Nase | Kal. chlor. Nr. 4, Natr. sulf. Nr. 10, Lith. chlor. Nr. 16, Calc. carb. Nr. 22 |
| – allgemein | Inhalationen mit entzündungshemmenden ätherischen Ölen, Kräutern |
| Schorf bei Herpes | Calc. fluor. Nr. 1, Ferr. phos. Nr. 3, Kal. chlor. Nr. 4, Silicea Nr. 11, Kal. brom. Nr. 14, Calc. sulfurat. Nr. 18, Calc. carb. Nr. 22<br>Äußerlich Mineralstoffcremes oder -gele Nr. 3, 4, 11 |
| Schürfwunden | Kal. chlor. Nr. 4, Silicea Nr. 11 |
| Schwangerschaftsstreifen | Calc. fluor. Nr. 1 und viel Silicea Nr. 11<br>Cremen |
| Schwindel, Drehschwindel | Calc. fluor. Nr. 1, Calc. phos. Nr. 2, Ferr. phos. Nr. 3, Kal. phos. Nr. 5, Magn. phos. Nr. 7, Silicea Nr. 11 |
| Seekrankheit | Magn. phos. Nr. 7, Natr. phos. Nr. 9, Silicea Nr. 11 |
| Sehnenriss | Calc. fluor. Nr. 1, Ferr. phos. Nr. 3, Silicea Nr. 11<br>Notfalltropfen, Arnica D 30, Symphytum D 30 |
| Sehnenscheidenentzündung | Natr. sulf. Nr. 10, Ars. jod. Nr. 24<br>Alle 10 Min jeweils 2 Pastillen |
| Sehnenschmerzen (Überlastung) | Calc. fluor. Nr. 1, Kal. phos. Nr. 5, Natr. chlor. Nr. 8, Natr. phos. Nr. 9, Silicea Nr. 11 |
| Sehschwäche | Calc. fluor. Nr. 1, Kal. phos. Nr. 5, Mang. sulf. Nr. 17 |
| Sehstörungen, nervöse | Calc. fluor. Nr. 1, Kal. phos. Nr. 5, Kal. brom. Nr. 14 |
| Seitenstechen | Calc. phos. Nr. 2, Kal. phos. Nr. 5, Magn. phos. Nr. 7, Natr. chlor. Nr. 8 |

| | |
|---|---|
| Skoliose (WS-Verkrümmung) | Calc. fluor. Nr. 1, Calc. phos. Nr. 2, Magn. phos. Nr. 7, Silicea Nr. 11, Calc. carb. Nr. 22<br>Heilgymnastik, Mineralstoffcremes oder -gele |
| Sonnenallergie | Calc. fluor. Nr. 1, Ferr. phos. Nr. 3, Kal. sulf. Nr. 6, Natr. chlor. Nr. 8, Natr. sulf. Nr. 10<br>Sonne, Fett & Emulgatoren meiden! Äußerlich Mineralstoffcremes, -gele oder -Cremegele! |
| Sonnenallergie-Vorbeugung | Calc. fluor. Nr. 1, Calc. phos. Nr. 2, Ferr. phos. Nr. 3, Kal. phos. Nr. 5, Kal. sulf. Nr. 6, Natr. chlor. Nr. 8, Natr. sulf. Nr. 10, Silicea Nr. 11, Selenium Nr. 26<br>Dazu spezielle Sonnenschutzmittel (Schutzfaktor beachten!) |
| Sonnenbrand | Calc. phos. Nr. 2, Ferr. phos. Nr. 3, Natr. chlor. Nr. 8<br>Äußerlich nur Mineralstoffgele anwenden (keine Salben!) Nr. 2, 3, 8 |
| Sonnenstich | Ferr. phos. Nr. 3, Natr. chlor. Nr. 8<br>Kühlende Anwendungen (Wickel, Bäder, kühle Räume etc.) |
| – mit Übelkeit, Erbrechen | Kal. phos. Nr. 5, Natr. chlor. Nr. 8 |
| Speichelfluss | Natr. chlor. Nr. 8 |
| Spinnenbisse | Calc. phos. Nr. 2, Natr. chlor. Nr. 8<br>Äußerlich Brei-Umschläge bzw. Mineralstoffcremes oder -gele<br>Arzt!!! |
| Stauungen, Schwellungen, Ödeme | |
| – durch Talgdrüsen | Kal. chlor. Nr. 4, und viel Natr. phos. Nr. 9<br>Äußerlich Mineralstoffcremes oder -gele |
| – durch Verletzungen | Ferr. phos. Nr. 3, Kal. chlor. Nr. 4, Natr. chlor. Nr. 8<br>Äußerlich Mineralstoffcremes oder -gele plus kalte Wickel |
| – mit/durch Herzleiden | Calc. fluor. Nr. 1, Silicea Nr. 11 |
| – allgemein | Calc. fluor. Nr. 1, Calc. phos. Nr. 2, Kal. chlor. Nr. 4, Magn. phos. Nr. 7, Natr. chlor. Nr. 8, Natr. phos. Nr. 9, Natr. sulf. Nr. 10, Silicea Nr. 11, Kal. ars. Nr. 13 |
| Stiche (von Insekten) | Siehe unter „Insektenbisse“ |
| Stuhl | |
| – grün, wässrig | Natr. sulf. Nr. 10 |
| – sauer, gelblich grün (Kinder) | Natr. phos. Nr. 9 |
| – wässriger | Natr. chlor. Nr. 8 |
| Suchtgifte | Kal. chlor. Nr. 4, Natr. chlor. Nr. 8, Natr. sulf. Nr. 10 |

## T

| | |
|---|---|
| Tennisarm | Calc. fluor. Nr. 1, Calc. phos. Nr. 2, Ferr. phos. Nr. 3, Kal. phos. Nr. 5, Natr. chlor. Nr. 8, Silicea Nr. 11<br>Äußerlich Mineralstoffcreme Nr. 5 |
| Trigeminus-Neuralgie | Kal. phos. Nr. 5, Natr. chlor. Nr. 8 |

## U

| | |
|---|---|
| Übelkeit | |
| – morgens | Kal. phos. Nr. 5 |
| – nach dem Essen | Ferr. phos. Nr. 3, Kal. chlor. Nr. 4, Kal. sulf. Nr. 6 |
| Überbein | Calc. fluor. Nr. 1, Calc. phos. Nr. 2, Ferr. phos. Nr. 3, Silicea Nr. 11<br>Äußerlich Mineralstoffcremes oder -gele |
| Übersäuerung | Ferr. phos. Nr. 3, Magn. phos. Nr. 7, Natr. chlor. Nr. 8, Natr. phos. Nr. 9, Natr. sulf. Nr. 10, Calc. sulf. Nr. 12, Calc. sulfurat. Nr. 18, Natr. bicarb. Nr. 23<br>Ernährungsumstellung! |
| Übersäuerungskrämpfe | Calc. phos. Nr. 2, Ferr. phos. Nr. 3, Magn. phos. Nr. 7, Natr. phos. Nr. 9, Natr. bicarb. Nr. 23<br>Feucht-heiße Wickel; Entsäuern! |
| Umweltgifte (Ozon) | Kal. phos. Nr. 5 |

## V

| | |
|---|---|
| Venen, Probleme, diverse | Calc. fluor. Nr. 1, Kal. chlor. Nr. 4, Natr. phos. Nr. 9, Natr. sulf. Nr. 10, Silicea Nr. 11 |
| – Besenreiser | Calc. fluor. Nr. 1, Kal. chlor. Nr. 4, Natr. phos. Nr. 9, Silicea Nr. 11, Calc. sulfurat. Nr. 18, morgens 10 Pastillen Nr. 10 in heißem Wasser auflösen und einnehmen;<br>Entsäuerung; äußerlich Mineralstoffcremes oder -gele |
| – blutende | Ferr. phos. Nr. 3, Kal. chlor. Nr. 4, Kal. phos. Nr. 5 |
| – gestaute | Calc. fluor. Nr. 1, Calc. phos. Nr. 2, Ferr. phos. Nr. 3, Magn. phos. Nr. 7 |
| – juckende | Magn. phos. Nr. 7, Silicea Nr. 11, |
| – Embolie, bei Herzbeschwerden | Kal. chlor. Nr. 4, Kal. phos. Nr. 5 |
| – bei Krampfadern | Calc. fluor. Nr. 1, Ferr. phos. Nr. 3, Kal. chlor. Nr. 4, Kal. sulf. Nr. 6 |
| – venöse Stauungen | Kal. chlor. Nr. 4, Kal. sulf. Nr. 6 |
| – Entzündung | Calc. fluor. Nr. 1, Ferr. phos. Nr. 3, Kal. chlor. Nr. 4, Natr. phos. Nr. 9, Silicea Nr. 11 |
| – mit Knoten | Calc. fluor. Nr. 1, Kal. sulf. Nr. 6, Natr. phos. Nr. 9, Silicea Nr. 11<br>Äußerlich Nr. 1, 3, 6, 7, 9, 11; zusätzl. bei Schmerzen Nr. 3, 7 |
| – Schmerz, brennend, ätzend | Calc. fluor. Nr. 1, Natr. chlor. Nr. 8 |
| – Schwellung, Stauung | Kal. chlor. Nr. 4, Natr. sulf. Nr. 10 |
| – Thrombose | Calc. phos. Nr. 2, Ferr. phos. Nr. 3, Kal. chlor. Nr. 4, Kal. phos. Nr. 5, Natr. chlor. Nr. 8, Natr. phos. Nr. 9, Natr. sulf. Nr. 10, Silicea Nr. 11, Lith. chlor. Nr. 16<br>Unbedingt zum Arzt! |
| Verbrennungen | |
| – mit Blasenbildung | Calc. fluor. Nr. 1, Calc. phos. Nr. 2, Ferr. phos. Nr. 3, Kal. chlor. Nr. 4, Natr. chlor. Nr. 8<br>Äußerlich nur Mineralstoffgele anwenden (keine Salben!) Nr. 1, 3, 5, 6, 8, 11<br>Siehe auch unter „Brandblasen, -Wunden“ |
| – mit Rötung | Calc. phos. Nr. 2, Ferr. phos. Nr. 3, Natr. chlor. Nr. 8<br>Äußerlich kalte Bäder, Umschläge, Mineralstoffgele (keine Salben!) |

| | |
|---|---|
| – allgemein | Calc. fluor. Nr. 1, Calc. phos. Nr. 2, Ferr. phos. Nr. 3, Kal. chlor. Nr. 4, Natr. chlor. Nr. 8<br>In rascher Folge einnehmen; äußerlich eiskaltes Wasser, „3 er“ und „8 er“-Bad, Breiauflagen bzw. Mineralstoffgele; Salben erst nach der Akutphase! |
| Verrenkung, Verstauchung | Kal. chlor. Nr. 4, Natr. chlor. Nr. 8, Selenium Nr. 26 |
| Verstopfung (Obstipation) | Calc. fluor. Nr. 1, Ferr. phos. Nr. 3, Kal. chlor. Nr. 4, Silicea Nr. 11, Calc. sulfurat. Nr. 18<br>Äußerlich kalte Arnica-Umschläge, Arnica D 30 |
| – nach Reiseumstellung | Ferr. phos. Nr. 3, Kal. chlor. Nr. 4, Magn. phos. Nr. 7, Natr. chlor. Nr. 8, Natr. phos. Nr. 9 |

## W

| | |
|---|---|
| Wallungen | Ferr. phos. Nr. 3, Magn. phos. Nr. 7, Silicea Nr. 11 |
| Warzen | Calc. fluor. Nr. 1, Kal. chlor. Nr. 4, Natr. sulf. Nr. 10, Aur. mur. Nr. 25 |
| Windel-Dermatitis | Calc. fluor. Nr. 1, Ferr. phos. Nr. 3, Kal. phos. Nr. 5, Natr. chlor. Nr. 8<br>Äußerlich Mineralstoffcreme Nr. 8 |
| Wunden | |
| – Abschürfung | Kal. chlor. Nr. 4, Silicea Nr. 11 |
| – diverse | Calc. fluor. Nr. 1, Kal. chlor. Nr. 4, Natr. sulf. Nr. 10, Silicea Nr. 11<br>Äußerlich Mineralstoffcremes oder -gele (nicht auf offene Wunden!) |
| – frische | Natr. phos. Nr. 9, Silicea Nr. 11, Calc. sulf. Nr. 12 |
| – offene | Calc. fluor. Nr. 1, Ferr. phos. Nr. 3, Kal. phos. Nr. 5, Natr. chlor. Nr. 8, Silicea Nr. 11<br>Plus Arnica D 4, D 6, D 12 |
| – schlecht heilende | Calc. fluor. Nr. 1 |
| – wildes Fleisch, Schwellung | Ferr. phos. Nr. 3, Kal. chlor. Nr. 4, Natr. chlor. Nr. 8, Natr. phos. Nr. 9, Natr. sulf. Nr. 10, Silicea Nr. 11, Calc. sulf. Nr. 12 |
| Wundheilung, allgemein | Calc. fluor. Nr. 1, Ferr. phos. Nr. 3, Kal. phos. Nr. 5, Natr. chlor. Nr. 8, Silicea Nr. 11<br>Zusätzl. Arnica D 30, äußerlich sehr viel Ferr. phos. Nr. 3 in Form von Brei-Auflagen oder Mineralstoffgelen (keine Salben – verklebt zuviel) |
| Wundrand, hart | Ferr. phos. Nr. 3, Kal. phos. Nr. 5, Mang. sulf. Nr. 17<br>Wundstarrkrampf-Gefahr! Tetanus-Impfung! |
| Wundrose (Erysipel) | Calc. fluor. Nr. 1, Ferr. phos. Nr. 3, Kal. phos. Nr. 5, Natr. chlor. Nr. 8, Natr. phos. Nr. 9<br>Breiumschläge mit Nr. 3 fördern die Hautbildung |
| Wundsein | |
| – eiternd | Natr. phos. Nr. 9, Calc. sulf. Nr. 12 |
| – gewöhnliches | Natr. phos. Nr. 9, Silicea Nr. 11, Calc. sulf. Nr. 12 |

## Z

| | |
|---|---|
| Zahn, „langer" (Gefühl als sei der Zahn zu lang) | Calc. fluor. Nr. 1 |
| Zähne | |
| – beherdete (mit Karies) | Kal. phos. Nr. 5, Silicea Nr. 11, Calc. sulf. Nr. 12<br>Täglich morgens 15–20 Minuten mit 1 Eßlöffel Sonnenblumenöl im Mund ziehen lassen, ausspucken und Mund gut reinigen („Ölziehen")! |
| – empfindliche | Ferr. phos. Nr. 3, Kal. phos. Nr. 5, Magn. phos. Nr. 7, Natr. chlor. Nr. 8 |
| – lockere | Calc. fluor. Nr. 1, Silicea Nr. 11 |
| – Schmerzen allgemein | Ferr. phos. Nr. 3, Kal. phos. Nr. 5, Natr. phos. Nr. 9, Natr. sulf. Nr. 10<br>Äußerlich kühlende Breiumschläge und Mineralstoffcremes oder -gele<br>Arzt konsultieren! |
| Zähneknirschen | Calc. phos. Nr. 2, Magn. phos. Nr. 7, Natr. phos. Nr. 9 (zur Entspannung) |
| Zahnen kleiner Kinder | Calc. fluor. Nr. 1, Ferr. phos. Nr. 3, Kal. phos. Nr. 5, Magn. phos. Nr. 7, Natr. chlor. Nr. 8, Silicea Nr. 11, Calc. carb. Nr. 22 |
| Zahnextraktion | Calc. fluor. Nr. 1, Ferr. phos. Nr. 3, Kal. phos. Nr. 5, Magn. phos. Nr. 7, Natr. chlor. Nr. 8<br>Vorwiegend Nr. 3 (zur Wundbehandlung !) |
| Zahnfleisch | Bei allen Zahnfleischproblemen Spülungen mit Salbeitee und Entsäuerung, Rebaschenspülung (H. v. Bingen)<br>Täglich morgens 1 Eßlöffel Sonnenblumenöl einnehmen, 15–20 Min im Mund ziehen lassen, danach ausspucken und Mund gut reinigen („Ölziehen")! |
| – Bluten, mit Mundgeruch | Kal. phos. Nr. 5; bei Schwellung Kal. chlor. Nr. 4 |
| – schwammig | Ferr. phos. Nr. 3, Kal. chlor. Nr. 4, Kal. phos. Nr. 5, Natr. chlor. Nr. 8 |
| – Entzündung | Ferr. phos. Nr. 3, Kal. chlor. Nr. 4, Kal. phos. Nr. 5, Calc. sulf. Nr. 12 |
| – Schwund | Calc. fluor. Nr. 1, Kal. phos. Nr. 5, Natr. chlor. Nr. 8 |
| Zahnrheuma | Calc. fluor. Nr. 1, Calc. phos. Nr. 2, Natr. chlor. Nr. 8<br>Bertramwurzeltee |
| Zahnschmerzen, allgemein | Ferr. phos. Nr. 3, Mang. sulf. Nr. 17 |
| – bei Berührung schmerzhaft | Calc. fluor. Nr. 1, Silicea Nr. 11 |
| – besser an frischer Luft | Kal. sulf. Nr. 6 |
| – besser durch Druck | Magn. phos. Nr. 7 |
| – besser durch Kälte | Ferr. phos. Nr. 3 |
| – besser durch Wärme | Magn. phos. Nr. 7 |
| – die Stelle wechselnd | Calc. fluor. Nr. 1, Calc. phos. Nr. 2, Magn. phos. Nr. 7 |
| – gegen Abend schlimmer | Kal. sulf. Nr. 6 |
| – mit Speichel, erhöhtem Tränenfluss | Natr. chlor. Nr. 8 |
| – schießend, reißend, pulsierend | Ferr. phos. Nr. 3, Magn. phos. Nr. 7 |

| | |
|---|---|
| Zahnstein, -Bildung | Calc. phos. Nr. 2, Kal. phos. Nr. 5, Natr. chlor. Nr. 8, Natr. phos. Nr. 9 |
| Zellulitis | Calc. fluor. Nr. 1, Natr. chlor. Nr. 8, Natr. phos. Nr. 9, Natr. sulf. Nr. 10, Silicea Nr. 11<br>Aufwärts massieren |
| Zwischenzehenpilz | Calc. fluor. Nr. 1, Calc. phos. Nr. 2, Ferr. phos. Nr. 3, Kal. chlor. Nr. 4, Kal. phos. Nr. 5, Kal. sulf. Nr. 6, Natr. chlor. Nr. 8, Natr. phos. Nr. 9, Natr. sulf. Nr. 10, Silicea Nr. 11 |

# Anhang

# 1 Antlitzanalyse-Tabellen

## 1.1 Einnahmetabelle der Mineralsalze nach Antlitzzeichen

Name: ______________________ Datum: ______________________

*Einnahme:* ab dem 4. Tag wieder von vorne beginnen
*Kontrolle:* etwa alle 6 Wochen, bei deutlichen Veränderungen auch früher

Tab. 3.1 Mineralsalze als Pastillen, Pulver oder Dilution (Einnahmetabelle).

| Nr. | **Mineralsalze** oder **Mineralstoffpulver** | **Potenz** | **1. Tag** | **2. Tag** | **3. Tag** | **4. Tag** | **Zeichen:** (streichen/hinzufügen) | **Kontrolle:** (alle 6 Wochen) |
|---|---|---|---|---|---|---|---|---|
| 1 | **Calc. fluor.** | *D12* | | | | | Würfelfalten, Fächerfalten | |
| | | | | | | | Firnisglanz (meist auf der Stirn) | |
| | | | | | | | rötlich-schwärzlich (unter den Würfelfalten) | |
| 2 | **Calc. phos.** | *D6* | | | | | wächsern (rötlich-gelbliches Weiß) | |
| 3 | **Ferr. phos.** | *D12* | | | | | Ferrum-Röte | |
| | | | | | | | Ferrum-Schatten (schwarz-bläulich) | |
| 4 | **Kal. chlor.** | *D6* | | | | | käsig (milchig-bläuliches Weiß) | |
| 5 | **Kal. phos.** | *D6* | | | | | aschgrau (äußere Augenlidwinkel) | |
| | | | | | | | um die Lippen: Herzschwäche! | |
| | | | | | | | eingefallene Schläfen, Kinn | |
| 6 | **Kal. sulf.** | *D6* | | | | | braune Flecken | |
| | | | | | | | A-Form (Nasenwurzel) | |
| 7 | **Magn. phos.*** | *D6* | | | | | Magnesia-Röte (li/re des Nasensattels) | |
| 8 | **Natr. chlor.** | *D6* | | | | | Gelatine-Glanz (Poren geöffnet) | |
| | | | | | | | gedunsen, bleichsüchtig | |
| | | | | | | | schmieriger Lidrand, erweiterte Poren | |
| | | | | | | | Platzbacken, aufgesprungene Lippen | |
| | | | | | | | gelbe Punkte (Mund-, Augenwinkel) | |
| 9 | **Natr. phos.** | *D6* | | | | | Fettglanz, käsig, fahl, gelblich | |
| | | | | | | | Mitesser, Fettbacken | |
| 10 | **Natr. sulf.** | *D6* | | | | | grünlich-gelb (oder Flecken im Gesicht) | |
| | | | | | | | entzündliche Röte (bläulich) | |
| | | | | | | | gelber Firnisglanz | |
| 11 | **Silicea** | *D12* | | | | | Glasurglanz (Poren kaum sichtbar) | |
| | | | | | | | Firnisglanz (meist auf der Stirn) | |
| | | | | | | | Krähenfüße | |
| | | | | | | | Lidhöhlen (Bereich des Oberlids) | |
| 12 | **Calc. sulf.** | *D12* | | | | | wächsern, braungefleckt bis gelb | |
| | | | | | | | Alterspigmente, Leberflecken | |

* **Magn. phos.** 15 min vor dem Essen *schluckweise* trinken *(so heiß wie erträglich*; letzte Gabe abends vor dem Schlafen)

Tab. 3.1 (Fortsetzung).

| Nr. | Erweiterungssalze | Potenz | 1. Tag | 2. Tag | 3. Tag | 4. Tag | **Zeichen:** (notieren) **Kontrolle:** (alle 6 Wochen) | | | | | |
|---|---|---|---|---|---|---|---|---|---|---|---|---|
| 13 | **Kal. arsenicos.** | *D12* | | | | | | | | | | |
| 14 | **Kal. bromat.** | *D12* | | | | | | | | | | |
| 15 | **Kal. jodat.** | *D12* | | | | | | | | | | |
| 16 | **Lith. chlor.** | *D12* | | | | | | | | | | |
| 17 | **Mang. sulf.** | *D12* | | | | | | | | | | |
| 18 | **Calc. sulfurat.** | *D12* | | | | | | | | | | |
| 19 | **Cupr. arsenic.** | *D12* | | | | | | | | | | |
| 20 | **Kal. alum.sulf.** | *D12* | | | | | | | | | | |
| 21 | **Zinc. chlorat.** | *D12* | | | | | | | | | | |
| 22 | **Calc. carbonic.** | *D12* | | | | | | | | | | |
| 23 | **Natr. bicarb.** | *D12* | | | | | | | | | | |
| 24 | **Ars. jodat.** | *D12* | | | | | | | | | | |
| 25 | **Aur. mur. natr.** | *D12* | | | | | | | | | | |
| 26 | **Selenium** | *D12* | | | | | | | | | | |
| 27 | **Kalium bichromicum** | *D12* | | | | | | | | | | |

## 1.2 Anwendungstabelle der Mineralsalze als Salben, Cremes oder Gele nach Körperzeichen

Tab. 3.2 Mineralsalze als Salben, Cremes oder Gele (Anwendungstabelle).

| Nr. | Biochemische Salben, Cremes, Gele | 1. Tag | 2. Tag | 3. Tag | 4. Tag | **Zeichen:** (streichen/hinzufügen) **Kontrolle:** (alle 6 Wochen) | | | | | |
|---|---|---|---|---|---|---|---|---|---|---|---|
| 1 | **Calc. fluor.** | | | | | Verhärtungen, Risse, Schrunden, Krampfadern, Zellulitis, Schnupfen, Ohrensausen; Falten; Narben | | | | | |
| 2 | **Calc. phos.** | | | | | Jucken, Husten, Schleimbeutel, Sehnenscheidenentzündung, Schuppen, Lymphdrüsenschwellung, Knochenschwäche, Kälteempfindung, Wundsein (Säugling), Haut, Flechten | | | | | |
| 3 | **Ferr. phos.** | | | | | Blutungen, Quetschungen, Verbrennungen, Entzündungen, juckende Nesselausschläge, Massage bei steifem Nacken, Überbeanspruchung | | | | | |
| 4 | **Kal. chlor.** | | | | | Schwellungen, Warzen, trockene Hautausschläge, hartnäckige Entzündungen, Husten, Hautgrieß, Bluterguss, Nägel | | | | | |
| 5 | **Kal. phos.** | | | | | Nervenentzündung, Herz, Kopfschmerz | | | | | |
| 6 | **Kal. sulf.** | | | | | Wunden mit gelbschleimigen Absonderungen, Hautjucken, -schuppen, Lidrandentzündung, Schnupfen, Kieferhöhlen, Gliederschmerzen, Leberbeschwerden, steifer Nacken, Lymphknotenschwellung | | | | | |

Tab. 3.2 (Fortsetzung).

| Nr. | Biochemische Salben, Cremes, Gele | 1. Tag | 2. Tag | 3. Tag | 4. Tag | Zeichen: (streichen/hinzufügen) | Kontrolle: (alle 6 Wochen) | | | | |
|---|---|---|---|---|---|---|---|---|---|---|---|
| 7 | **Magn. phos.** | | | | | Krämpfe, Kopfschmerzen, reißende, bohrende, schießende Schmerzen, Herzstechen, Hautjucken, Husten | | | | | |
| 8 | **Natr. chlor.** | | | | | Verbrennungen, Bläschen, Fieberblasen, Schwellung, Akne, Mitesser, große Poren | | | | | |
| 9 | **Natr. phos.** | | | | | Knorpelgewebe, Schleimbeutelentzündung, Rheuma, Milchschorf; Haut rissig, trocken, Leber, Lymphknotenschwellung | | | | | |
| 10 | **Natr. sulf.** | | | | | Milchschorf, Hühneraugen, Ekzeme, Leber, Ischias, Zellulitis, Fieberblasen | | | | | |
| 11 | **Silicea** | | | | | Krampfadern, Bandscheiben, Bänder- und Bindegewebsschwäche, Eiterungen, Falten, Haut, Haare, Zellulitis; Schnupfen | | | | | |
| 12 | **Calc. sulf.** | | | | | chronische Eiterungen, Geschwüre | | | | | |

# 1.3 Einnahmetabelle für Mineralsalze

## (Übersicht für die tägliche oder wöchentliche Einnahme)

Tab. 3.3 Einnahmetabelle für Mineralsalze.

| Einnahmezeit | Nr. 1 | Nr. 2 | Nr. 3 | Nr. 4 | Nr. 5 | Nr. 6 | Nr. 7 | Nr. 8 | Nr. 9 | Nr. 10 | Nr. 11 | Nr. 12 | Nr. | Nr. | Nr. | Nr. | Nr. | Anmerkung |
|---|---|---|---|---|---|---|---|---|---|---|---|---|---|---|---|---|---|---|
| früh | | | | | | | | | | | | | | | | | | |
| **vor** dem Frühstück | | | | | | | | | | | | | | | | | | |
| **nach** dem Frühstück | | | | | | | | | | | | | | | | | | |
| vormittags | | | | | | | | | | | | | | | | | | |
| **vor** dem Mittagessen | | | | | | | | | | | | | | | | | | |
| **nach** dem Mittagessen | | | | | | | | | | | | | | | | | | |
| nachmittags | | | | | | | | | | | | | | | | | | |
| später Nachmittag | | | | | | | | | | | | | | | | | | |
| abends | | | | | | | | | | | | | | | | | | |
| nachts | | | | | | | | | | | | | | | | | | |
| jederzeit | | | | | | | | | | | | | | | | | | |

## Erweiterungssalze

Tab. 3.4 Einnahmetabelle für Erweiterungssalze.

| Einnahmezeit | Nr. 13 | Nr. 14 | Nr. 15 | Nr. 16 | Nr. 17 | Nr. 18 | Nr. 19 | Nr. 20 | Nr. 21 | Nr. 22 | Nr. 23 | Nr. 24 | Nr. 25 | Nr. 26 | Nr. 27 | Nr. | Nr. | Anmerkung |
|---|---|---|---|---|---|---|---|---|---|---|---|---|---|---|---|---|---|---|
| früh | | | | | | | | | | | | | | | | | | |
| **vor** dem Frühstück | | | | | | | | | | | | | | | | | | |
| **nach** dem Frühstück | | | | | | | | | | | | | | | | | | |
| vormittags | | | | | | | | | | | | | | | | | | |
| **vor** dem Mittagessen | | | | | | | | | | | | | | | | | | |
| **nach** dem Mittagessen | | | | | | | | | | | | | | | | | | |
| nachmittags | | | | | | | | | | | | | | | | | | |
| später Nachmittag | | | | | | | | | | | | | | | | | | |
| abends | | | | | | | | | | | | | | | | | | |
| nachts | | | | | | | | | | | | | | | | | | |
| jederzeit | | | | | | | | | | | | | | | | | | |

## 1.4 Antlitzanalytische Merkmale

(Zum Festhalten für spätere Vergleiche)

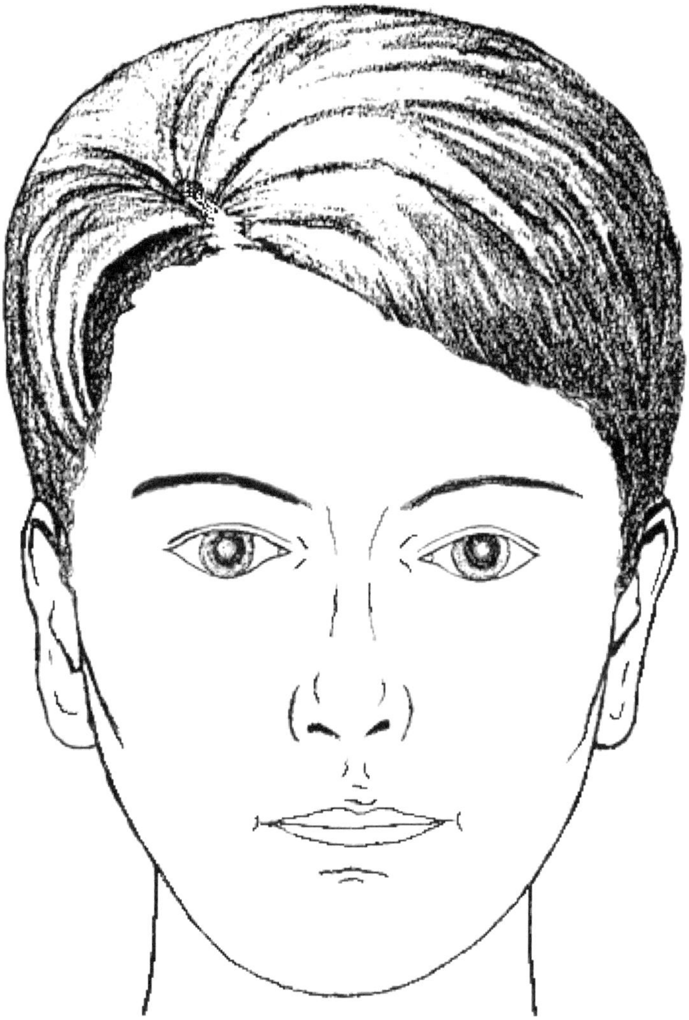

Name: ______________________ Datum: ______________________

# 2 Einfach und gut: Bäder, Wickel, Kompressen, Waschungen

Wickel, Kompressen, Bäder und Waschungen sind äußerliche Anwendungen.

Man verwendet sie in **Akutfällen**, um die Wirkung von eingenommenen Mineralsalzen zusätzlich zu unterstützen, bzw. dort, wo eine Einnahme nicht möglich ist (z. B. bei Säuglingen, Brechreiz, Diabetes, Milchzuckerallergie), eine Aufnahme über die Haut zu erreichen.

Krämpfe, innere und äußere Verletzungen, Entzündungen und Schwellungen, Neuralgien, Ekzeme und diverse Ausschläge können über die *äußerliche* Anwendung von Mineralsalzen direkt behandelt werden. Belastende Stoffe können dadurch sofort abtransportiert, evtl. Schmerzen gelindert und die Regenerierung beschleunigt werden.

## 2.1 Zur Unterscheidung

**Wickel: „Einwickeln"** – Fachlich gesehen bezeichnet man die *zirkuläre Umhüllung* eines Körperteils mit 2 oder mehreren Tüchern, wovon das innerste mit einer Wickellösung getränkt und/oder mit einem Zusatz bestrichen wird, als **Wickel**. Die **Benennung** erfolgt nach dem behandelten **Körperteil** oder nach dem **Wickelzusatz** (z. B. *Fuß-*, *Waden-*, *Quark-/Topfen*wickel ...)

**Umschläge, Kompressen** oder **Auflagen:** Wenn das innerste Tuch mit Wickellösung oder -zusatz **nicht rundherum** gewickelt, sondern nur auf die betreffende Körperstelle **aufgelegt** wird.

In der Praxis werden die Bezeichnungen oft nicht auseinander gehalten. Ein sog. *„Brustwickel"* ist demnach meist nur ein **„Umschlag"** oder eine **„Auflage"**.

*Kataplasmen* sind **Breiumschläge.** Der *Wickelzusatz* besteht aus zu *Brei* verarbeiteten Wirkstoffen (z. B. Senf, Leinsamen o. ä.), welche in erster Linie auch Hautreizung bewirken sollen. Das damit bestrichene Umschlagtuch wird auf die zu behandelnde Stelle gelegt und je nach Erfordernis befestigt.

## 2.2 Anwendungsarten

Wickel, Umschläge, Kompressen und Kataplasmen können sowohl mit **Salben** als auch mit in Wasser aufgelösten Pastillen durchgeführt werden. Die entsprechenden Mineralstoffe werden im Wasser aufgelöst, und

- entweder zu einem **Brei** verrührt und als **Wickel** oder **Kompresse** angelegt,
- oder als Bad zubereitet.
- **Salbenanwendungen sind vorzuziehen**, wenn die fachgerechte Anfertigung eines Wickels nicht möglich ist.

### 2.2.1 Kühle Anwendungen

Es empfiehlt sich, Salben aufzutragen oder Bäder, Wickel mit

- **eiskalten Kompressen** (mit einem trockenen Handtuch) darüber aufzulegen,
- **kaltem Wasser** (mit darin aufgelösten 10–20 Pastillen je Mineralsalz),
- **Quark-/Topfenwickel** mit aufgestreuten (pulverisierten) Mineralsalzen und Notfalltropfen,
- **Arnika-**, **Ringelblumen-**, **Beinwell-Alkoholwickel** mit Mineralsalz-Breiauflage.

### 2.2.2 Warme Anwendungen

- Warme *Bäder* für die zu behandelnden Körperteile (bis 38 °C).
- Salben auftragen und heiße Kompressen oder Wickel auflegen (bis 40 °C).

**Die Wassertemperatur ist individuell.**

- **Bei Fieber**: etwa **2 °C unter** der zuvor gemessenen Körpertemperatur,
- **Kühle Wickel**: Leitungswassertemperatur (ca. **17** °C),
- **Warme Wickel**: knapp über Körpertemperatur,
- **Heiße Wickel**: so heiß wie erträglich (sehr gut auswringen!), heiße Rolle.

**Voraussetzung für alle Wickel-Anwendungen sind immer warme Füße!** (Sonst verbraucht der Körper die Wärme der Wickel für die Erwärmung der Füße.)

**Ferner sollte man während der Einwirkungszeit des Wickels ruhig liegen, auf die Regeneration bedacht sein und sich entspannen!** (**Nachruhen** ca. **20** Minuten!)

Wenn Sie sich eingehender mit diesem Thema befassen wollen, empfehle ich Ihnen z. B. *Wohltuende Wickel* von Maya Thüler oder von Annegret Sonn *Wickel und Auflagen*.

# 3 Übersichtstabellen: Kombination von Mineralsalzen und anderen Therapieformen

## 3.1 Kombination von Mineralsalzen und homöopathischen Mitteln

**Tab. 3.5** Mineralsalze und homöopathische Mittel.

| Min.salz Nr. | Homöopathische Mittel |
|---|---|
| 1 | Acidum hydrofluoricum, Arnica, Aurum metallicum, Bryonia, Pulsatilla, Rhus toxicodendron |
| 2 | Acidum phosphoricum, Avena sativa, China, Kalium carbonicum |
| 3 | Aconitum, Arnica, Belladonna, Gelsemium |
| 4 | Bryonia, Carbo vegetabilis, Hydrastis, Sulfur |
| 5 | Arnica, Gelsemium, Lycopodium, Phosphorus |
| 6 | Hepar sulfuris, Hydrastis, Pulsatilla, Rhus toxicodendron |
| 7 | Belladonna, Chamomilla, Cuprum metallicum, Gelsemium, Veratrum album, Zincum metallicum |
| 8 | Bryonia, Nux vomica, Pulsatilla, Sulfur |
| 9 | Chelidonium, Colchicum, Lycopodium |
| 10 | Bryonia, Dulcamara, Nux vomica, Thuja |
| 11 | Graphites, Phosphorus, Sulfur, Thuja |
| 12 | Berberis, Hepar sulfuris |

**Tab. 3.6** Homöopathische Mittel und korrespondierende Mineralsalze.

| Homöopathisches Mittel | Min.salz Nr. |
|---|---|
| Acidum hydrofluoricum | 1 |
| Acidum phosphoricum | 2 |
| Aconitum | 3 |
| Arnica | 1, 3, 5 |
| Aurum metallicum | 1 |
| Avena sativa | 2 |
| Belladonna | 3, 7 |
| Berberis | 12 |
| Bryonia | 1, 4, 8, 10 |
| Carbo vegetabilis | 4 |
| Chamomilla | 7 |
| Chelidonium | 9 |
| China | 2 |
| Colchicum | 9 |
| Cuprum metallicum | 7 |
| Dulcamara | 10 |
| Gelsemium | 3, 5, 7 |
| Graphites | 11 |
| Hepar sulfuris | 6, 12 |
| Hydrastis | 4, 6 |
| Kalium carbonicum | 2 |
| Lycopodium | 5, 9 |
| Nux vomica | 8, 10 |
| Phosphorus | 5, 11 |
| Pulsatilla | 1, 6, 8 |
| Rhus toxicodendron | 1, 6 |
| Sulfur | 4, 8, 11 |
| Thuja | 10, 11 |
| Veratrum album | 7 |
| Zincum metallicum | 7 |

## 3.2 Kombination von Mineralstoffen und Bach-Blüten

Tab. 3.7 Mineralsalze und Bach-Blüten.

| Min.salz Nr. | Bachblüten-essenz | Nr. | Leitsymptom |
|---|---|---|---|
| 1 | Red Chestnut | (Nr. 25) | Angst; Sorge um andere; Gelassenheit, Vertrauen Beruhigung während einer Krise |
| | Rock Rose | (Nr. 26) | Einsamkeit; Beziehungsfähigkeit, Zuhören, |
| | Heather | (Nr. 14) | Geduld, innere Ruhe, |
| | Impatiens | (Nr. 18) | Mutlosigkeit u. Verzweiflung; Aussöhnung, Vergeben, |
| | Willow | (Nr. 38) | Selbstverantwortung |
| 2 | Impatiens | (Nr. 18) | Einsamkeit; Geduld, Zeit, innere Ruhe |
| | Walnut | (Nr. 33) | Überempfindlichkeit für Ideen u. Einflüsse; Durchbruch, Neubeginn, Schutz |
| 3 | Rescue | | Notfalltropfen, Schock |
| 4 | Gentian | (Nr. 12) | Unsicherheit; Mut, Glaube, Gottvertrauen, |
| | Gorse | (Nr. 13) | Hoffnung |
| | Sclerantus | (Nr. 28) | Entschlossenheit |
| | Wild Oat | (Nr. 36) | Wesentliches erkennen, Selbstverwirklichung |
| | Walnut | (Nr. 33) | Überempfkt. f. Ideen u. Einflüsse, Neubeginn, |
| | Beech | (Nr. 3) | Übertriebene Sorge; Verständnis, Toleranz |
| | Chicory | (Nr. 8) | Loslassen |
| | Vine | (Nr. 32) | Rücksichtsnahme, Dienen |
| 5 | Gorse | (Nr. 13) | Unsicherheit; |
| | Hornbeam | (Nr. 17) | Freude, Vitalität, Wachheit |
| | Olive | (Nr. 23) | Manglnd. Intresse f.d. Ggwrt.; Kraft, Regeneration |
| | Oak | (Nr. 22) | Nachgeben, Loslassen |
| | Chicory | (Nr. 8) | Übertr. Sorge u. d. Wohl d. anderen, Loslassen |
| 6 | Chestnut bud | (Nr. 7) | Mangelnd. Interesse f. Ggwrt.; Lernfähigkeit |
| | Honeysuckle | (Nr. 16) | Loslassen der Vergangenheit |
| | White chestnut | (Nr. 35) | Im Kreis denken, Sammlung, Konzentration |
| 7 | Centaury | (Nr. 4) | Überempfindlkt.; Abgrenzung, Durchsetzung, Liebe |
| | Holly | (Nr. 15) | Vertrauen |
| 8 | Crabe apple | (Nr. 10) | Mutlosigkeit; Reinigung, Selbstliebe |
| | Elm | (Nr. 11) | Mut, Zuversicht, Zutrauen |
| | Star of Betlehem | (Nr. 29) | Schock, Regeneration traumatischer Erlebnisse |
| 9 | Mustard | (Nr. 21) | Mangelndes Interesse f. Gegenwart; Sinnfindung, Wandlung, Erleichterung, Trost |
| | Wild Rose | (Nr. 37) | Wesentliches erkennen, Selbstverwirklichung |
| 10 | Aspen | (Nr. 1) | Angst; Vertrauen, Furchtlosigkeit |
| | Mimulus | (Nr. 20) | Mut, Zuversicht, Tapferkeit |
| | Elm | (Nr. 11) | Mutlosigkeit, Verzweiflung; Mut, Zuversicht |
| | Larch | (Nr. 19) | Selbstvertrauen, Kreativität |
| | Pine | (Nr. 24) | Loslassen v. Schuldgefühlen; Selbstachtung, Existenzberechtigung |
| 11 | Hornbeam | (Nr. 17) | Unsicherheit; Freude, Vitalität, Wachheit |
| | Wild Oat | (Nr. 36) | Wesentliches erkennen, Selbstverwirklichung |
| 12 | Cherry plum | (Nr .6) | Angst; konstruktives Umgehen m. Aggression |
| | Red Chestnut | (Nr. 25) | Sorge u. d. anderen; Gelassenheit, Vertrauen |
| | Gentian | (Nr. 12) | Unsicherheit; Mut, Glaube Gottvertrauen, Erleichterung |
| | Hornbeam | (Nr. 17) | Unsicherheit; Freude, Vitalität, Wachheit |
| | Wild Oat | (Nr. 36) | Wesentliches erkennen, Selbstverwirklichung |

**Tab. 3.8** Bach-Blüten und korrespondierende Mineralsalze.

| Bach-Blüte | Nr. | Leitsymptom | Min.salz Nr. |
|---|---|---|---|
| Aspen | (Nr. 1) | Angst | 10 |
| Beech | (Nr. 3) | Übertriebene Sorge | 4 |
| Centaury | (Nr. 4) | Überempfindlichkeit | 7 |
| Cherry Plum | (Nr. 6) | Angst | 12 |
| Chestnut Bud | (Nr. 7) | Mangelndes Interesse für Gegenwart | 6 |
| Chicory | (Nr. 8) | Übertriebene Sorge<br>Übertriebene Sorge um das Wohl anderer | 4<br>5 |
| Crab Apple | (Nr. 10) | Mutlosigkeit | 8 |
| Elm | (Nr. 11) | Mutlosigkeit<br>Mutlosigkeit und Verzweiflung | 8<br>10 |
| Gentian | (Nr. 12) | Unsicherheit | 4, 12 |
| Gorse | (Nr. 13) | Unsicherheit | 4, 5 |
| Heather | (Nr. 14) | Einsamkeit | 1 |
| Holly | (Nr. 15) | Überempfindlichkeit | 7 |
| Honeysuckle | (Nr. 16) | Mangelndes Interesse für Gegenwart | 6 |
| Hornbeam | (Nr. 17) | Unsicherheit | 5, 11, 12 |
| Impatiens | (Nr. 18) | Einsamkeit | 1, 2 |
| Larch | (Nr. 19) | Mutlosigkeit und Verzweiflung | 10 |
| Mimulus | (Nr. 20) | Angst | 10 |
| Mustard | (Nr. 21) | Mangelndes Interesse für die Gegenwart | 9 |
| Oak | (Nr. 22) | Mutlosigkeit und Verzweiflung | 5 |
| Olive | (Nr. 23) | Mangelndes Interesse für Gegenwart | 5 |
| Pine | (Nr. 24) | Mutlosigkeit und Verzweiflung | 10 |
| Red Chestnut | (Nr. 25) | Angst | 1, 12 |
| Rock Rose | (Nr. 26) | Angst | 1 |
| Scleranthus | (Nr. 28) | Unsicherheit | 4 |
| Star of Bethlehem | (Nr. 29) | Mutlosigkeit | 8 |
| Vine | (Nr. 32) | Übertriebene Sorge | 4 |
| Walnut | (Nr. 33) | Überempfindlichkeit für Ideen und Einflüsse | 4 |
| White Chestnut | (Nr. 35) | Mangelndes Interesse für Gegenwart | 6 |
| Wild Oat | (Nr. 36) | Unsicherheit | 4, 11, 12 |
| Wild Rose | (Nr. 37) | Mangelndes Interesse für die Gegenwart | 9 |
| Willow | (Nr. 38) | Mutlosigkeit, Verzweiflung | 1 |
| Rescue Remedy, Notfalltropfen | | | 3, 7 |

## 3.3 Kombination von Mineralsalzen und Farbtherapie (Übersicht)

Tab. 3.9 Mineralsalze und Farbtherapie.

| Min.salz Nr. | Farbe | Bestrahlungsort | Leitsymptom |
|---|---|---|---|
| 1 | gelb | Akupunkturpunkt KG 15 | Angst, mangelndes Interesse für die Gegenwart, stärkt Verdauungsorgane, Drüsensystem, aufheiternd, geistig, energetisch anregend |
| | grün | Mitte des Rückens | Einsamkeit, ausgleichend, heilend, bringt Zufriedenheit, beruhigend u. entzündungshemmend |
| 2 | grün | Mitte des Rückens | Einsamkeit, ausgleichend, heilend, bringt Zufriedenheit, beruhigend u. entzündungshemmend |
| 3 | grün | Mitte des Rückens; **Achtung:** maximal 1 Minute bestrahlen! | Entzündung oder Infektbeginn |
| 3 | rot | Rand des Schulterblatts; **Achtung:** maximal 1 Minute bestrahlen! | Förderung der Eisenbildung Durchblutungsfördernd, anregend, bei stagnierenden chronischen Beschwerden |
| 4 | grün; rot | Mitte des Rückens; Unterhalb des Brustbeins | Unsicherheit Durchblutungsfördernd, anregend, bei stagnierenden chronischen Beschwerden |
| 4 | blau | Nacken | Überempfindlichkeit für Ideen und Einflüsse Ruhe, Entspannung, regulierend, kühlend, besänftigend |
| 5 | grün; rot | Mitte des Rückens; Unterhalb des Brustbeins | Unsicherheit Durchblutungsfördernd, anregend, bei stagnierenden chronischen Beschwerden |
| 5 | gelb; | Unterhalb des Brustbeins; | Mangelndes Interesse für die Gegenwart, Angst; stärkt Verdauungsorgane, Drüsensystem, aufheiternd, geistig, energetisch anregend |
| | türkis | Kehlkopfbereich | Mental, emotional ausgleichend, erfrischend, kühlend |
| 5 | orange | Zwischen den Schulterblättern | Mutlosigkeit, Frohsinn, Morgenmuffel, Kraft, Freude, Heiterkeit |
| 6 | gelb; | Unterhalb des Brustbeins; | Angst; stärkt Verdauungsorgane, Drüsensystem, aufheiternd, geistig, energetisch anregend |
| | türkis | Kehlkopfbereich | Mental, emotional ausgleichend, erfrischend, kühlend |
| 7 | blau; | Nacken; | Wenn Bachblüte „Holly" passt; Ruhe, Entspannung, regulierend, kühlend, besänftigend |
| | orange | Mitte der oberen Schamhaargrenze | Frohsinn, Morgenmuffel, Kraft, Freude, Heiterkeit, |
| 8 | orange; | Zwischen den Schulterblättern; Mitte der oberen Schamhaargrenze und | Wenn Bachblüte „Crape Apple" passt; Heiterkeit, Frohsinn, f. Morgenmuffel, Kraft, Freude, |
| | violett | oben am Scheitelpunkt (Kronenchakra) | gefühlsregulierend, geistige Kraft, Erkenntnisse, Inspiration, reinigend |
| 9 | gelb; | Unterhalb des Brustbeins; | Aufheiternd, stärkt Verdauung, Drüsen; geistig u. energetisch anregend |
| | türkis | Kehlkopfbereich | Mental, emotional ausgleichend, erfrischend |

**Tab. 3.9** Mineralsalze und Farbtherapie (Fortsetzung).

| Min.salz Nr. | Farbe | Bestrahlungsort | Leitsymptom |
|---|---|---|---|
| 10 | gelb | Akupunkturpunkt KG 15 | Angst, stärkt Verdauungsorgane, Drüsensystem, aufheiternd, geistig, energetisch anregend |
| 10 | orange | Zwischen den Schulterblättern | Mutlosigkeit und Verzweiflung, Frohsinn, Morgenmuffel, Kraft, Freude, Heiterkeit |
| 11 | grün; | Mitte des Rückens; | Ausgleichend, heilend, bringt Zufriedenheit, beruhigend u. entzündungshemmend |
| | rot | Unter dem Brustbein | Durchblutungsfördernd, anregend, bei stagnierenden chronischen Beschwerden |
| 12 | grün; | Mitte des Rückens; | Unsicherheit, ausgleichend, heilend, entzündungshemmend. |
| | rot | Unterhalb des Brustbeins | Durchblutungsfördernd, anregend, bei stagnierenden chronischen Beschwerden |
| 12 | gelb | am Akupunkturpunkt KG 15 | Ängstlichkeit, aufheiternd, geistig, energetisch anregend |

## 3.4 Kombination von Mineralsalzen und TCM-Behandlung

**Tab. 3.10** Mineralsalze und TCM-Anwendungen.

| Min. salz Nr. | Meridian | Funktionskreis | Wirkungen bzw. Anwendungen |
|---|---|---|---|
| 1 | Herz/Dünndarm | Feuer | Morgendliche Gelenksschmerzen, Spannungsschmerzen, Ohrprobleme |
| | Lunge/Dickdarm | Metall | Energiestau des Dickdarms stärkt den Darmtonus |
| | Leber/Galle | Holz | Durch gestaute Leberenergie Verhärtung an Nägeln, Sehnen und Bändern sichtbar. |
| 2 | Herz/Dünndarm | Feuer | Fördert die Blutbildung und stärkt die Herzkraft |
| | Lunge/Dickdarm | Metall | Stärkt die Lungenenergie |
| | Magen/Milz-Pankreas | Erde | Stärkt die Aufbauenergie, gibt sichtbar Substanz (Muskelkraft) |
| | Niere-Blase | Wasser | Bei kalten Extremitäten (oft auch Hinweis auf Blutmangel) |
| 3 | Magen/Milz-Pankreas | Erde | Kältestau in der Mitte, nach zu viel energetisch kühlenden Nahrungsmitteln. |
| | Leber-Galle | Holz | Senkt die nach oben steigende Energie ab (Energiestau mit rotem Kopf und roten Augen) |
| | Lunge-Dickdarm | Metall | Leitet Hitze aus |
| | Niere-Blase | Wasser | Beseitigt Hitze in der Blase; stärkt die Blasenmuskulatur, Bettnässen |
| 4 | Leber-Galle | Holz | Gallestau bedingt durch Wut und Ärger |
| | Magen/Milz-Pankreas | Erde | Verdauungsblockaden durch Schleimabsonderung |
| | Lunge-Dickdarm | Metall | Erkrankungen durch Kälte, verflüssigt den Schleim |
| 5 | Herz-Dünndarm | Feuer | Stärkt die Kraft des Herzens, gibt geistige Klarheit und Lebensfreude, beruhigt aufsteigende Energie, stärkt das Gedächtnis |
| | Magen/Milz-Pankreas | Erde | Bei Milzschwäche durch geistige Überarbeitung und Grübeln |
| 6 | Milz-Pankreas | Erde | Kältegefühl, Schmerzen, Krämpfe im Bauch, Nasenbluten |
| | Leber/Galle | Holz | Gallestau bedingt durch Wut und Ärger |
| 7 | Gallenblase | Holz | Krämpfe, Koliken, Tinnitus, Kopf-, Kreuz-, Gelenk-, Muskelschmerzen, Beklemmung |
| | Herz/Dünndarm | Feuer | Normalisiert den Herzrhythmus |
| 8 | Niere/Blase | Wasser | Stärkt das Yin, reguliert den Wasserhaushalt |
| 9 | Herz/Dünndarm | Feuer | Aufstoßen, Brechreiz, Reizbarkeit,Verdauungsstörungen |
| | Leber/Galle | Holz | Regt den Fettstoffwechsel an und hält die Harnsäure in Lösung |
| 10 | Leber/Galle | Holz | Kühlt, schwemmt Nässe und Hitze aus Leber und Gallenblase und verdünnt den Gallenfluss |
| | Herz/Dünndarm | Feuer | Bei bitterem Mundgeschmack und Schlaflosigkeit (Schleimblockaden der Herzleitbahn), leitet Hitze aus |
| | Lunge/Dickdarm | Metall | Bei Fülle in der Brust, Abhusten mit grünlichem Schleim, bei Darmhitze (übelriechende Blähungen) |
| | Niere/Blase | Wasser | Bei Gift- und Wasseransammlungen im Gewebe, fördert die Ausscheidung, Blutergüsse |
| 11 | Nieren/Blase | Wasser | Schmerzen und Spannungsgefühl in der Körpermitte, Nervosität, Schlaflosigkeit |
| | Niere/Blase | Wasser | Bei wackelnden Zähnen (Hinweis auf Nieren-Yin-Leere) |
| 12 | Lunge/Dickdarm | Metall | Die reinigende Funktion klärt den Darm und Lunge bes. Schleim und Energieblockaden. |

## 3.5 Kombination von Mineralsalzen und Lithotherapie

**Tab. 3.11** Mineralsalze und Lithotherapie.

| Min. salz Nr. | Heilsteine |
|---|---|
| 1 | Apatit, Aventurin, Chrysokoll, Chrysopras, Howlit, Katzenauge, Larimar, Peridot, rote Koralle, Smaragd, Topas,Türkis |
| 2 | Achat, Apatit, Azurit-Malachit, Bergkristall, Calcedon, Calcit, Falkenauge, Fluorit, weiße und rote Koralle, Larimar, Malachit, Moosachat, Onyx, Rauchquarz, Sardonyx, schw. und roter Turmalin |
| 3 | Grüner Achat, Amethyst, Aquamarin, Calcedon, Fluorit, Granat, Hämatit, Mondstein, Opal, Sugilith |
| 4 | Adalar, Bernstein, Carneol, Goldtopas, Peridot (Olivin), Rosenquarz, Saphier, Sodalith, blauer Topas, Silvin, Zitrin |
| 5 | Amazonit, Carneol, Chrysopras, Granat, Weiß- und Goldtopas, Hämatit, Peridot, Rhodochrosit, Rhodonit, Rosenquarz, roter Jaspis, Rubin, Sugilith, grüner u. roter Turmalin |
| 6 | Azurit-Malachit, Goldtopas, Howlith, Jaspis, Katzenauge, Mookait, Pyrit, Sardonyx, Tigerauge, Zitrin |
| 7 | Bergkristall, Chrysopras Coelestin, Dentriten-Quarz, Diamant, Dioptsid, Serpentin, Silber, Smaragd, Tigerauge, weißer Topas, Edeltopas |
| 8 | Amazonit, Aquamarin, blauer Achat, Falkenauge, Howlith, Katzenauge, Onyx, blauer Topas, Türkis, schw. Turmalin |
| 9 | Apatit, Aquamarin, Baumachat, Chyta, Howlith, Jade, Lapislazuli, Magnesit, Obsidian, Rauchquarz, grüner Turmalin |
| 10 | Achat, Azurit-Malachit, Carneol, blauer Chalcedon, Chyta, Diamant, Fluorit, Glimmer, Goldtopas, Granat, Hämatit, Howlith, rosa Koralle, Rhodonit, Rodochrosit, Rosenquarz, Rubin, Saphir, Sodalith, Topas, Zitrin |
| 11 | Amethyst, Ametrin, Aventurin, Azurit, Baumachat, Bergkristall, Calcedon, Chrysopras, Jaspis, Katzenauge, rote u. schwarze Koralle, Lapislazuli, Larimar, Malachit, Saphir, Sodalith, Topas (Edeltopas), roter Turmalin |
| 12 | Carneol, Gips, Hämatit, Howlith, Rauchquarz, roter Turmalin |

**Tab. 3.12** Heilsteine und korrespondierende Mineralsalze.

| | | | |
|---|---|---|---|
| Achat | Min. salz Nr. 10 | Baumachat | 9 |
| Achat, blau | 8 | Bergkristall | 2, 7 |
| Achat, grün | 3 | Bernstein | 2, 4 |
| Amazonit | 5, 8 | Dentriten-Quarz | 7 |
| Amethyst | 3, 11 | Calcedon | 3, 11 |
| Ametrin | 11 | Calcit | 2 |
| Apatit | 1, 9 | Carneol | 4, 5, 10, 12 |
| Aquamarin | 3, 8, 9 | Chrysokoll | 1 |
| Aventurin | 1 | Chrysopras | 1 |
| Azurit | 2, 11 | Chyta | 9, 10 |
| Azurit-Malachit | 6, 10 | Coelestin | 7 |

Tab. 3.12 (Fortsetzung).

| | | | |
|---|---|---|---|
| Diamant | Min. salz Nr. 7 | Opal | 3 |
| Falkenauge | 8 | Peridot (= Olivin) | 1 |
| Fluorit | 3 | Pyrit | 6 |
| Glimmer | 10 | Rauchquarz | 9 |
| Goldtopas | 4, 5, 6, 10 | Rhodochrosit | 10 |
| Hämatit | 3, 5, 12 | Rhodonit | 10 |
| Howlit | 1, 6, 9, 10 | Rosenquarz | 10 |
| Jade | 9 | Rubin | 5 |
| Jaspis | 6, 11 | Saphir | 11 |
| Jaspis, rot | 5 | Sardonyx | 2, 6 |
| Katzenauge | 6 | Smaragd | 1 |
| Koralle, rosa | 10 | Sodalith | 11 |
| Koralle, weiß | 2 | Sugilith | 3, 5, 11 |
| Lapislazuli | 9, 11 | Tigerauge | 6, 7 |
| Larimar | 1 | Topas | 1 |
| Magnesit | 9 | Topas (Edeltopas) | 7, 11 |
| Malachit | 2 | Topas, blau | 8 |
| Mondstein | 3 | Türkis | 8 |
| Mookait | 6 | Turmalin, grün | 9 |
| Moosachat | 2 | Turmalin, rot | 12 |
| Obsidian | 9 | Turmalin, schwarz | 2 |
| Onyx | 2, 8 | Zitrin | 4, 6 |

## 3.6 Kombination von Mineralsalzen und Heilpflanzen

Tab. 3.13 Mineralsalze und Heilpflanzen.

| Min. salz Nr. | Wurzel | Kraut |
|---|---|---|
| 1 | Sarnicel, Beinwell (spag.), Gelbwurz | Frauenmantel |
| 2 | Calmus | Schafgarbe, Angelika |
| 3 | Arnika (Kraftwurz), Blutwurz | Wiesenknopf |
| 4 | Breit-, Spitzwegerich | Huflattich |
| 5 | Baldrian (Mondwurz) | Johanniskraut |
| 6 | Schöllkraut (Goldwurz) | Erdrauch |
| 7 | Pestwurz | Goldmelisse, Schafgarbe |
| 8 | Klette, Zwiebel | Gänseblümchen |
| 9 | Wegwarte | Gänsefingerkraut |
| 10 | Ringelblume, Löwenzahn | Ringelblume |
| 11 | Brennnessel | Schachtelhalm |
| 12 | Gelber Enzian | Brunnenkresse (Saft) |

**Tab. 3.14** Heilpflanzen und korrespondierende Mineralsalze.

| Heilpflanze | Wurzel | Kraut | Min. salz Nr. |
|---|---|---|---|
| Angelika | | x | 2 |
| Arnika (Kraftwurz) | x | | 3 |
| Baldrian (Mondwurz) | | x | 5 |
| Beinwell (spag.), | x | | 1 |
| Blutwurz | x | | 3 |
| Breit-, Spitzwegerich | x | | 4 |
| Brennnessel | x | | 11 |
| Brunnenkresse (Saft) | | x | 12 |
| Calmus | x | | 2 |
| Enzian, gelber | x | | 12 |
| Erdrauch | | x | 6 |
| Frauenmantel | | x | 1 |
| Gänseblümchen | | x | 8 |
| Gänsefingerkraut | | x | 9 |
| Gelbwurz | x | | 1 |
| Goldmelisse | x | | 7 |
| Huflattich | | x | 4 |
| Johanniskraut | | x | 5 |
| Klette | x | | 8 |
| Löwenzahn | x | | 10 |
| Pestwurz | x | | 7 |
| Ringelblume | x | x | 10 |
| Sarnicel | x | | 1 |
| Schachtelhalm | | x | 11 |
| Schafgarbe | | x | 2, 7 |
| Schöllkraut (Goldwurz) | x | | 6 |
| Wegwarte | x | | 9 |
| Wiesenknopf | | x | 3 |
| Zwiebel | x | | 8 |

## 3.7 Kombination von Mineralstoffen und Aura-Soma-Therapie

**Tab. 3.15** Mineralsalze und Aura-Soma-Öle.

| Min. salze | Balanceöl Nr. | Farbe | Wichtige Themen | Tierkreis-zeichen | Element |
|---|---|---|---|---|---|
| **Nr. 1** Calc. fluor. | Nr. 41 Weisheits-flasche | Gold | Ekstase und Einheit | Krebs | Wasser |
| **Nr. 2** Calc. phos. | Nr. 96 Erzengel Raphael | Königsblau | Intuition und Objek-tivität | Steinbock | Erde |
| **Nr. 3** Ferr. phos. | Nr. 67 Göttliche Liebe | Magenta | Mitgefühl und Nah-rung | Fische | Wasser |
| **Nr. 4** Kal.chlor. | Nr. 26 Schockflasche | Orange | Erregung und Wärme | Zwilling | Luft |
| **Nr. 5** Kal. phos. | Nr. 6 Energie-flasche | Rot | Leben und Energie | Widder | Feuer |
| **Nr. 6** Kal. sulf. | Nr. 91 Weibliche Führer-schaft | Oliv | Liebe und Raum | Jungfrau | Erde |
| **Nr. 7** Mag. phos. | Nr. 42 Ernte | Gelb | Licht und Ausstrah-lung | Löwe | Feuer |
| **Nr. 8** Nat. chl. | Nr. 16 Das violette Gewand | Violett | Hingabe und Dienst | Wassermann | Luft |
| **Nr. 9** Nat. phos. | Nr. 10 „Geh, umarme einen Baum“ | Grün | Wahrheit und Gleichgewicht | Waage | Luft |
| **Nr. 10** Nat. sulf. | Nr. 87 Weisheit der Liebe | Koralle | Spontanität und Akzeptanz | Stier | Erde |
| **Nr. 11** Silicea | Nr. 2 Friedensflasche | Blau | Ruhe und Frieden | Schütze | Feuer |
| **Nr. 12** Calc. sulf. | Nr. 43 Kreativität | Türkis | Kommunikation und Kreativer Ausdruck | Skorpion | Wasser |

**Tab. 3.16** Aura-Soma-Öle und korrespondierende Mineralsalze.

| Balanceöl Nr. | Farbe | Min. salze | Wichtige Themen | Tierkreis-zeichen | Element |
|---|---|---|---|---|---|
| Nr. 2 Friedensflasche | Blau | **Nr. 11** Silicea | Ruhe und Frieden | Schütze | Feuer |
| Nr. 6 Energieflasche | Rot | **Nr. 5** Kal. phos. | Leben und Energie | Widder | Feuer |
| Nr. 10 „Geh, umarme einen Baum“ | Grün | **Nr. 9** Nat. phos. | Wahrheit und Gleich-gewicht | Waage | Luft |
| Nr. 16 Das violette Gewand | Violett | **Nr. 8** Nat. chl. | Hingabe und Dienst | Wasser-mann | Luft |
| Nr. 26 Schockflasche N | Orange | **Nr. 4** Kal. chlor. | Erregung und Wärme | Zwilling | Luft |
| Nr. 41 Weisheitsflasche | Gold | **Nr. 1** Calc. fluor | Ekstase und Einheit | Krebs | Wasse |
| Nr. 42 Ernte | Gelb | **Nr. 7** Mag. phos. | Licht und Ausstrahlung | Löwe | Feuer |
| Nr. 43 Kreativität | Türkis | **Nr. 12** Calc. sulf. | Kommunikation und kreativer Ausdruck | Skorpion | Wasser |
| Nr. 67 Göttliche Liebe | Magenta | **Nr. 3** Ferr. phos. | Mitgefühl und Nahrung | Fische | Wasser |
| Nr. 87 Die Weisheit der Liebe | Koralle | **Nr. 10** Nat. sulf. | Spontaneität und Ak-zeptanz | Stier | Erde |
| Nr. 91 Weibliche Führerschaft | Oliv | **Nr. 6** Kal. sulf. | Liebe und Raum | Jungfrau | Erde |
| Nr. 96 Erzengel Raphael | Königs-blau | Nr. 2 Calc. phos. | Intuition und Objek-tivität | Steinbock | Erde |

# 4 Anwendung der Mineralsalze nach der Astro-Biochemie

In der sog. „Astro-Biochemie“ geht man davon aus, dass der Mensch einen stärkeren Verbrauch von jenem Mineral hat, das seinem Sternzeichen zugeordnet ist. Erfahrungsgemäß haben Menschen eines bestimmten Sternzeichens häufig auch ähnliche körperliche Schwachstellen, sodass man als Therapeut unter Umständen ruhig einmal diesen Ansatz in die Mittelfindung einbeziehen sollte.

Zusätzlich sollte zum eigentlich zugeordneten Mineralsalz aber immer auch noch das Salz des „polaren Gegenübers“ gegeben werden. Im Sinne der Polarisation benötigt der Mensch (besonders der Kranke) immer beide Salze, z. B. Löwe → Wassermann; Krebs → Steinbock etc.

## 4.1 Die Mineralsalze und ihre Zuordnung zu Sternzeichen

| | |
|---|---|
| Steinbock | 22.12.–20.1. |
| Wassermann | 21.01.–19.02. |
| Fische | 20.02.–20.03. |
| Widder | 21.03.–20.04. |
| Stier | 21.04.–21.05. |
| Zwilling | 22.05.–21.06. |
| Krebs | 22.06.–22.07. |
| Löwe | 23.07.–23.08. |
| Jungfrau | 24.08.–23.09. |
| Waage | 24.09.–23.10. |
| Skorpion | 24.10.–22.11. |
| Schütze | 23.11.–21.12. |

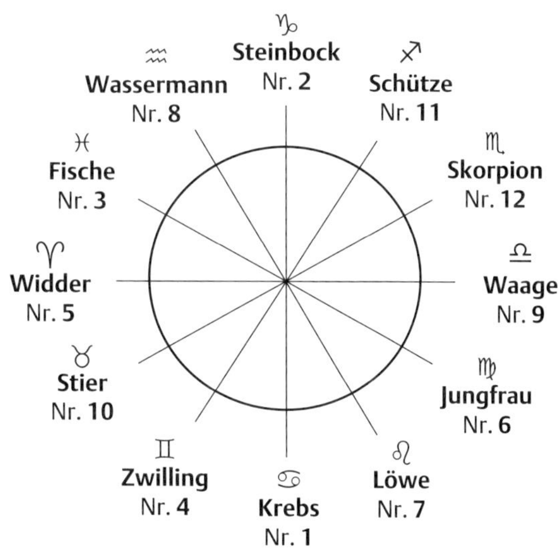


**Abb. 3.1** Zuordnung der Mineralstoffe und Sternzeichen.

Tab. 3.17 Mineralsalze und Sternzeichen.

| Min. salz | Potenz | Sternzeichen | Polares Gegenüber |
|---|---|---|---|
| Calc. fluor. Nr. 1 | D 12 | Krebs | Steinbock |
| Calc. phos. Nr. 2 | D 6 | Steinbock | Krebs |
| Ferr. phos. Nr. 3 | D 12 | Fische | Jungfrau |
| Kal. chlor. Nr. 4 | D 6 | Zwilling | Schütze |
| Kal. phos. Nr. 5 | D 6 | Widder | Waage |
| Kal. sulf. Nr. 6 | D 6 | Jungfrau | Fische |
| Magn. phos. Nr. 7 | D 12 | Löwe | Wassermann |
| Natr. chlor. Nr. 8 | D 6 | Wassermann | Löwe |
| Natr. phos. Nr. 9 | D 6 | Waage | Widder |
| Natr. sulf. Nr. 10 | D 6 | Stier | Skorpion |
| Silicea Nr. 11 | D 12 | Schütze | Zwilling |
| Calc. sulf. Nr. 12 | D 6 | Skorpion | Stier |

### Calcium fluoratum Nr. 1 Krebs/Steinbock

- **Sternzeichen Krebs**: Magen – Milz – Brust „Mutterzeichen“
  Die Sonnenstrahlen geben Leben, sie fließen horizontal und ermöglichen das Himmelwärtswachsen der Pflanzen. Die Strahlen des Mondes aber ermöglichen das Wachstum selbst und die Fruchtbarkeit.
- Eine Pflanze, welche nur der Sonne, nicht aber dem Mond ausgesetzt ist, trägt keine Frucht und bildet keine Samen. Daran erkennen wir, warum Krebs das „Große Mutterzeichen“ genannt wird.
- Calcium fluoratum hat eine Beziehung zu den Organen, die Flüssigkeit absondern: Brust (Muttermilch), Magen (Saft), Milz (Lymphozyten; in der Milz werden die Erythrozyten auf den Abbau vorbereitet, wichtiges Organ des RES [= retikuloendotheliales System = Stoffwechsel- und Abwehrsystem]).
- **Gegenspieler Steinbock:** Calcium phosphoricum Nr. 2 – Knochengerüst
  Die Nr. 2 ist eines der wichtigsten Salze überhaupt. Es ist das Hauptsalz unseres Knochengerüstes sowie des Gerüstes jeder einzelnen Körperzelle. Als Kombination ist Kalium phosphoricum Nr. 5 wichtig, denn beide Salze arbeiten zusammen.

### Calcium phosphoricum Nr. 2 Steinbock/Krebs

- **Sternzeichen Steinbock:** Calcium phosphoricum Nr. 2 – Knochengerüst
- **Gegenspieler Krebs:** Calcium fluoratum Nr. 1 – Magen, Milz, Brust;
  Calcium fluoratum sollte in der homöopathischen Verreibung niemals in niedrigerer Potenz als D 3 gegeben werden (siehe Calcium fluoratum Nr. 1).

### Ferrum phosphoricum Nr. 3 Fische/Jungfrau

- **Sternzeichen Fische:** Füße
  Die Aufgabe des Eisens in unserem Körper ist der Transport, vergleichbar unseren Füßen. Je größer ein Eisenmangel ist, umso mehr muss der Körper leisten. Diese Leistung geht nicht nur auf Kosten des Herzens, sondern auch des Kreislaufs. Ein Krankheitsherd benötigt ebenfalls Eisen, damit Gifte abtransportiert werden können.
  Ferrum phosphoricum ist im Kreis des Zodiaks (des Tierkreises) das letzte Salz und steht in engem Zusammenhang mit dem ersten Salz des Kreises, dem Widder-Salz, Kalium phosphoricum Nr. 5: Das Feuer

des Kaliums kann erst durch das sauerstoffanziehende Eisen richtig entflammt werden!

- **Gegenspieler Jungfrau:** Solarplexus, Pfortader, Gedärme (siehe Kalium sulfuricum Nr. 6).

### Kalium chloratum Nr. 4 Zwilling/Schütze

- **Sternzeichen Zwilling:** Lunge, Arme
  Der Zwilling macht sich zu viele Sorgen und Gedanken, was zu Nervosität führt. Tatsächlich sind die meisten Gesundheitsstörungen im Zeichen Zwilling nervösen Ursprungs. Er muss lernen, sich zu entspannen, er braucht viel frische Luft und viel Schlaf. Am anfälligsten ist bei ihm die Lunge (wie bei keinem anderen Zeichen außer dem Schützen). Besonders Raucher sollten darauf achten! Selbst mit Tbc muss veranlagungsbedingt bei entsprechenden Verhältnissen gerechnet werden. Anfällig sind auch die Arme, Hände, Finger …
  *Ein Rat für Zwillingskinder:* Kinder, die in diesem Zeichen geboren wurden, sind sehr wissbegierig und sollten alle Fragen ehrlich und vollständig beantwortet haben. Damit erreicht man, dass der kluge Zwillings-Mensch auch einmal ein ehrlicher Mensch wird. Bei vagen, unklaren Erziehungsmethoden ist dies nicht immer gewährleistet!
- **Gegenspieler Schütze:** Silicea Nr. 11 – Hüfte, Oberschenkel, Bindegewebe, Blutgefäße, Geist
  Im Zeichen des Schützen überanspruchт man oft gerne seine Kräfte. Dies führt nicht nur zu Bluterkrankungen und nervlichen Störungen, sondern auch zu häufig wiederkehrenden Darmstörungen und schlechter Verdauung.

### Kalium phosphoricum Nr. 5 Widder/Waage

- **Sternzeichen Widder:** Cerebrum
  Kalium phosphoricum ist bei nahezu allen Leiden indiziert.
- **Gegenspieler Waage:** Natrium phosphoricum Nr. 9 – Niere
  Natrium phosphoricum ist bei allen Gesundheitsstörungen angezeigt, die aus einem Säureüberschuss entstehen.

### Kalium sulfuricum Nr. 6 Jungfrau/Fische

- **Sternzeichen Jungfrau:** Solarplexus
  Der Solarplexus (= kleiner Zodiak, unteres Gehirn) liegt direkt hinter dem Magen. Von ihm entspringen zwölf Ganglienzellen, deren Leitungen in alle Richtungen verlaufen. Dadurch entstand der Name Solarplexus. Jeder einzelne Teil des Sonnengeflechts ist wiederum einem bestimmten Körperteil zugeordnet, somit einem bestimmten Zeichen des Zodiaks.
  *„Unteres Gehirn“:* Die Gedärme vervollständigen die Verstoffwechselung der Nahrung, sodass sie vom Blut assimiliert werden kann. Der Solarplexus – durch seine Nervenganglien mit allen Teilen des Körpers verbunden – vermittelt so ein Spiegelbild der gesamten Körperkonstitution. Daher wirken sich alle Emotionen des Gehirns auf Magen und Darm aus.
  Deshalb können die negativen Eigenschaften der Jungfrau-Geborenen (Skepsis, Selbstsucht, Selbstmitleid) Leiden wie Verdauungsstörungen, Magen- und Darmerkrankungen, schlechte Blutzirkulation etc. hervorrufen.
  Darum täten wir alle gut daran, alle positiven Eigenschaften zu fördern und zu verstärken und unsere sog. „negativen“ Seiten dadurch zu überwinden.
  Wenn wir an die Bedeutung des Wortes „Jungfrau“ = „rein“ denken, dann verstehen wir auch, warum Jungfrau-Menschen durch verdorbene Lebensmittel oder verunreinigte Speisen viel leichter in körperliche Unordnung geraten als andere Zeichen. (Sie sollten immer reinen Apfelessig bei sich haben, von dem sie im Notfall 1 Esslöffel voll mit einem Glas Wasser [evtl. mit 1 Teelöffel Honig] trinken sollten! Das beugt einer Nahrungsmittelvergiftung vor.)
- **Gegenspieler Fische:** Ferrum phosphoricum Nr. 3 – Füße, Blutbildung
  Jede Gesundheitsstörung braucht Eisen. Das Feuer des Kaliums kann erst durch das sauerstoffanziehende Eisen richtig entflammen, deshalb ist es wichtig, immer beide Salze zusammen zu geben. (Alles weitere siehe Ferrum phosphoricum Nr. 3.)

### Magnesium phosphoricum Nr. 7 Löwe/Wassermann

- **Sternzeichen Löwe:** Herz/Sonne;
  Die meisten der Gesundheitsstörungen, die im Zeichen Löwe auftreten, stammen von angespannten Nerven und Spannungen überhaupt. *Magnesium phosphoricum dient der Entspannung!*
  *Tipps für „Löwen“:*
  3 x tägl. *vor* dem Essen Kalium phosphoricum Nr. 5,
  3 x tägl. *nach* dem Essen Ferrum phosphoricum Nr. 3,
  3 x tägl. morgens, nachmittags, abends Magnesium Phosphoricum Nr. 7 (= Prophylaxe gegen Müdigkeit durch Überarbeitung, Erschöpfung, Anämie, Neuralgien, Krämpfe, Spasmen und Schlaflosigkeit)
- **Gegenspieler Wassermann:** Natrium chloratum Nr. 8 – Fußknöchel, Fractura
  Natrium chloratum Nr. 8, das Wassermann-Salz, entnimmt dem Blut die Flüssigkeit, gibt es an die Zellen weiter und ist somit maßgeblich an der Zellteilung beteiligt.
  Natrium phosphoricum Nr. 9, das Waage-Salz, erhält das Säure-Basen-Gleichgewicht konstant.
  Natrium sulfuricum Nr. 10, das Stier-Salz, wirkt stark hygroskopisch, ausscheidend, auf natürlichem Weg über Nieren und Haut.

### Natrium chloratum Nr. 8 Wassermann/Löwe

- **Sternzeichen Wassermann:** Fußknöchel, Fractura
  Wo immer zu wenig oder zu viel Flüssigkeit im Körper vorhanden ist, leistet das „8er-Salz“ seine ausgleichende Arbeit. Da der Wassermann und sein biochemisches Salz mit Wasser zu tun haben, ist es verständlich, dass Symptome, welche aus Natrium-chloratum-Mangel entstehen, ebenfalls mit Wasser verbunden sind.
- **Gegenspieler Löwe:** Magn. phos. Nr. 7 – Herz
  Die Nr. 7 ist das Schmerzsalz der Biochemie und bei allen Krämpfen sowie immer dann, wenn Wärme lindert, indiziert.

### Natrium phosphoricum Nr. 9 Waage/Widder

- **Sternzeichen Waage:** Natrium phosphoricum Nr. 9 – Nieren, Entgiftung, Entsäuerung.
  Die Aufgabe von Natrium phosphoricum ist es, das Gleichgewicht zwischen den Körperflüssigkeiten zu erhalten.
  Die der Waage zugeordneten Körperteile sind die Nieren. Das griechische Wort „Newphros“ stammt aus dem Hebräischen und bedeutet „Ausschütteln wie Regen“. Genau das tun die Nieren. Es ist ihre Aufgabe, das Säure-Basen-Gleichgewicht zu erhalten.
  Nahezu alle Gesundheitsstörungen, die aus einem Säureüberschuss entstehen, sind auf einen Natrium-phosphoricum-Mangel zurückzuführen.
- **Gegenspieler Widder:** Kal. phos. Nr. 6 – Cerebrum, Entgiftung
  Bei Nervenleiden durch Übersäuerung muss auch das polare Gegenüber Kalium phosphoricum Nr. 5 gegeben werden. Kalium phosphoricum ist das große Entgiftungssalz der Biochemie. (Da die beiden Salze Nr. 6 und Nr. 9 Gegenspieler sind, müssen sie *wechselweise* gegeben werden.) Ein Mangel an Kalium phosphoricum, aber auch an Natrium phosphoricum, verursacht Schwäche, Übermüdung und Überreizung.
  Für die Wahl des richtigen Mittels ist es wichtig zu unterscheiden, ob diese Zustände durch Ansammlung von Giftstoffen (→ Kalium phosphoricum Nr. 5) oder durch Übersäuerung (→ Natrium phosphoricum Nr. 10) entstanden sind. Dabei kann uns die Astro-Biochemie helfen: Bei Widder-Menschen handelt es sich eher um Kalium phosphoricum Nr. 5. Bei den Waage-Menschen hingegen ist häufig Natrium phosphoricum Nr. 9 angezeigt.
  Auch hier gilt: *Wenn ein Natriumsalz indiziert ist, dann sind meist alle drei Natriumsalze notwendig!*

### Natrium sulfuricum Nr. 10 Stier/Skorpion

- **Sternzeichen Stier:** Cerebellum, Hals, Nacken, Ohren, Unterkiefer, Leber, Galle
  Stier-Menschen haben oft und viel Hals-

schmerzen und Erkältungen (besonders durch schlecht funktionierende Verdauungsorgane).
Wenn ein Stier-Mensch gerne salzig isst, dann ist sein Wasserzeichen „Salz". Ist er unausgeglichen und unzufrieden, dann benötigt er zusätzlich das Waage-Salz Natrium phosphoricum Nr. 9 und Silicea Nr. 11 (tagsüber 3–8 Pastillen).

- **Gegenspieler Skorpion:** Calcium sulfuricum Nr. 12 – Harnblase, Prostata, Leistengegend, Rektum, Nasengänge, Erkrankungen des Herzens und der Wirbelsäule, Fortpflanzungsorgane
Bei Calcium-sulfuricum-Mangel ist auch kein ausreichender Schutz für die Keimzellen gegeben.
Skorpione sollten Gewürze und Reizmittel meiden, damit sie ihre Leber entgiften und funktionsfähig erhalten.

### Silicea Nr. 11 Schütze/Zwilling

- **Sternzeichen Schütze:** Hüfte, Oberschenkel, Bindegewebe, Geist (Verstand)
Schützen überschätzen gerne ihre Kräfte, das führt nicht nur zu Bluterkrankungen und nervlichen Störungen, sondern auch zu häufig wiederkehrenden Darmstörungen und schlechter Verdauung. Schütze-Menschen sollten lange Spaziergänge machen. Das stärkt Hüften und Oberschenkel und erfordert tiefes Atmen, was zugleich Lungenschäden vorbeugt. Das polare Gegenüber ist der Zwilling, der Bezug zur Lunge hat – weshalb auch der Schütze-Mensch lungenanfällig ist. Bei ihm ist das Zwillingssalz Kalium chloratum Nr. 4 ebenfalls indiziert ist.
Schütze-Menschen sind sehr intuitiv und ihre Prophezeiungen treffen oftmals ein. Sie sollten sich vor Überanstrengungen jeder Art hüten, denn dann werden sie leicht ruhelos, ärgerlich und reizbar und das kann sich auf die in ihrer Umgebung lebenden Menschen negativ auswirken.
- **Gegenspieler Zwilling:** Kalium chloratum Nr. 4 – Lunge, Arme
Der Zwillings-Mensch muss lernen, sich zu entspannen und braucht viel frische Luft und viel Schlaf (siehe Kalium chloratum Nr. 4).

### Calcium sulfuricum Nr. 12 Skorpion/Stier

- **Sternzeichen Skorpion:** Fortpflanzungsorgane
Dieses Salz ist zu jeder Regeneration notwendig.
Skorpione sollten Gewürze und Reizmittel meiden, damit sie ihre Leber entgiftend und funktionstüchtig erhalten.
- **Gegenspieler Stier:** Natrium sulfuricum Nr. 10 – Nacken, Hals, Leber, Galle, Ohren, Unterkiefer, Cerebellum
Die negativen Charakterzüge des sonst so tatkräftigen, verlässlichen Stier-Menschen sind auf einen Natrium-Mangel zurückzuführen. Wenn ein Natriumsalz indiziert ist und ihm zusätzlich Natrium chloratum Nr. 8 fehlt, dann sind fast immer alle drei Natriumsalze indiziert.
Ist er unausgeglichen und unzufrieden, dann benötigt er zusätzlich das Waage-Salz Natrium phosphoricum Nr. 9.

Tab. 3.18 Typische Beschwerden der einzelnen Tierkreiszeichen.

| Tierkreiszeichen | Häufige körperliche Beschwerden | Allgemeine Empfehlungen |
|---|---|---|
| **Widder** | Kopf, Gesicht; Kopfschmerz, Migräne, Entzündungen d. Stirn- u. Kieferhöhlen | Viel Wasser trinken, Kaffee u. Schokolade meiden. |
| **Stier** | Hals, Mandeln, Stimmbänder, Kehlkopf, Schilddrüse, Kiefer, Zähne, Nacken, Ohren | Braucht meist alle 3 Natriumsalze, wenn er sich nicht wohl fühlt. |
| **Zwilling** | Schulter, Arme, Hände, Finger (Nervenentzündungen, Rheuma ) | Braucht viel Entspannung, frische Luft und Schlaf |

Tab. 3.18 (Fortsetzung)

| Tierkreiszeichen | Häufige körperliche Beschwerden | Allgemeine Empfehlungen |
|---|---|---|
| **Krebs** | Lunge, Magen, Nervensystem (Verdauungsstörung), Bauchspeicheldrüse, Gallenblase, Leber, | Soll sich Sonne und Mond „aussetzen". Viel Trinken und auf gutes, ausgewogenes Essen achten. |
| **Löwe** | Rücken, Herz, Kreislauf | Überanstrengung meiden |
| **Jungfrau** | Stoffwechsel, Verdauung, Verstopfung | Auf ballaststoffreiche Kost achten |
| **Waage** | Hüften, Nieren, Blase, Leberprobleme | Unterkühlung vermeiden |
| **Skorpion** | Sexualorgane, Harnleiter (Infektionen des Unterleibs, Harnleiter, leichter möglich) | Sollte nicht zu viel von phosphorhaltigen Speisen und Getränken zu sich nehmen. |
| **Schütze** | Oberschenkel, Venenentzündungen in den Beinen. Durchblutungsstörungen, Krampfadern | Fuß- u. Wechselbäder u. Gymnastik wirken sehr gut |
| **Steinbock** | Skelett, Gelenke, bes. Knie, Haut, Allergien | |
| **Wassermann** | Unterschenkel, Venen- u. Drüsensystem | Unterschenkel-, Wechselbäder, Güsse und Salben u. Cremes wirken bes. gut |
| **Fische** | Gliedmaßen, Füße, Zehen, Nervensystem | Gute Erholung durch Fußbäder; Alkohol u. Medikamente wirken bes. stark |

## 4.2 Schüßlerkuren nach den Sternzeichen

Die Wirkung der Schüßlersalze kann noch effizienter an den bestimmten Tagen im Tierkreis ausgenutzt werden. Hierzu sollte man sie kurmäßig anwenden.

Eine 4-Wochen-Kur zum Entschlacken oder Reinigen sollte in der abnehmenden Mondphase gleich nach Vollmond beginnen

Eine 4-Wochen-Kur zum Aufbau sollte in der zunehmenden Mondphase gleich nach Neumond beginnen.

Tab. 3.19 Kuren mit Schüßlersalzen nach den Tierkreiszeichen.

| Min. salze | *Beste Aufnahmezeit* zunehmender Mond | *Beste Entschlackung* abnehmender Mond |
|---|---|---|
| Calcium fluoratum Nr. 1 | **Krebs** (Januar–Juli) u. **Steinbock** (Juli–Januar) | **Krebs** (Juli–Januar) u. **Steinbock** (Januar–Juli) |
| Calcium phosphoricum Nr. 2 | **Steinbock** (Juli–Januar) u. **Krebs** (Januar–Juli) | **Steinbock** (Januar–Juli) u. **Krebs** (Juli–Januar) |
| Ferrum phosphoricum Nr. 3 | **Fisch** (Sept.–März) u. **Jungfrau** (März–Sept.) | **Fisch** (März–September) u. **Jungfrau** (September–März) |
| Kalium chloratum Nr. 4 | **Zwilling** (Dezember–Juni) u. **Schütze** (Juni–Dezember) | **Zwilling** (Juni–Dezember) u. **Schütze** (Dezember–Juni) |
| Kalium phosphoricum Nr. 5 | **Widder** (Oktober–April) u. **Waage** (April–Oktober) | **Widder** (April–Oktober) u. **Waage** (Oktober–April) |
| Kalium sulfuricum Nr. 6 | **Jungfrau** (März–Sept.) u. **Fisch** (September–März) | **Jungfrau** (September–März) u. **Fisch** (März–September) |

Tab. 3.19 (Fortsetzung)

| Mineralsalze | *Beste Aufnahmezeit* **zunehmender Mond** | *Beste Entschlackung* **abnehmender Mond** |
|---|---|---|
| Magnesium phosphoricum Nr. 7 | **Löwe** (Feb.–August) u. **Wassermann** (August–Februar) | **Löwe** (August–Februar u. **Wassermann** (Februar–August) |
| Natrium chloratum Nr. 8 | **Wassermann** (August–September) u. **Löwe** (Februar–August) | **Wassermann** (Februar–August) u. **Löwe** (August–Februar) |
| Natrium phosphoricum Nr. 9 | **Waage** (April–Oktober) u. **Widder** (Oktober–April) | **Waage** (Oktober–April) u. **Widder** (April–Oktober ) |
| Natrium sulfuricum Nr. 10 | **Stier** (November–Mai) u. **Skorpion** (Mai–November) | **Stier** (Mai–November) u. **Skorpion** (November–Mai) |
| Silicea Nr. 11 | **Schütze** (Juni–Dezember) u. **Zwilling** (Dezember–Juni) | **Schütze** (Dezember–Juni) u. **Zwilling** (Juni–Dezember) |
| Chalcium sulfuricum Nr. 12 | **Skorpion** (Mai–November) u. **Stier** (November–Mai) | Skorpion (November–Mai) u. **Stier** (Mai–November) |

# 5 Über die Autoren

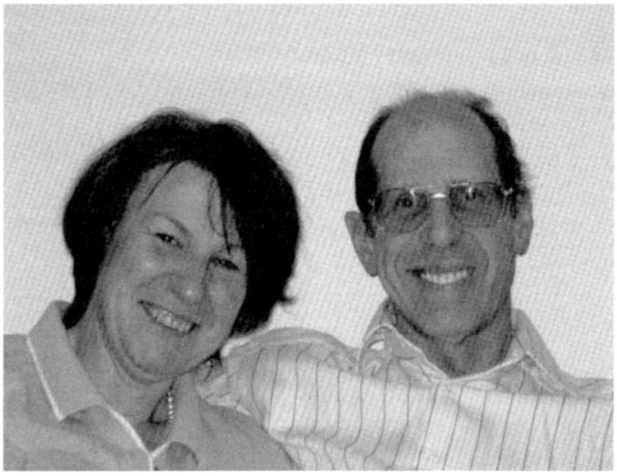

**Eveline Tichy**, Naturheiltherapeutin, beschäftigt sich seit mehr als 30 Jahren mit verschiedenen komplementären Behandlungsmethoden. Besonders intensiv setzt sie sich mit Schüßlersalzen, Phytotherapie, Bachblüten und Homöopathie auseinander. Ebenso befasst sie sich umfassend mit den Themen Bewegung, Spiraldynamik, Bewusstsein, Wahrnehmung, Körperarbeit nach Dr. Milton Trager und diversen Massagetechniken. Seit 1996 unterrichtet sie als Gesundheitstrainerin an der Volkshochschule Salzburg, hält regelmäßig Vorträge und veranstaltet Seminare und Apothekenschulungen im deutschsprachigen Raum. Ihr Kursangebot für Fachpersonal und Laien beschreibt ein breites Spektrum: von Prävention, dynamisch gesunder Lebensführung bis hin zu Kursen über Selbsterkenntnis, Lebensfreude, Lachyoga, Ernährung und Gesundheitscoaching in Betrieben. Seit einigen Jahren liegt ihr Schwerpunkt auf Vorträgen und Seminaren der Mineralsalze nach Dr. Schüßler und der Anlitzanalyse nach Dr. Hickethier.

**Klaus Tichy** unterstützte seine Frau bei der Entstehung des Buches, indem er die Schreibarbeiten übernahm. Die intensive Auseinandersetzung mit dem Thema – bereits während der Arbeit an der ersten Auflage des Buches (2001) – und viele positive Selbsterfahrungen der umfassenden Wirkung der Mineralsalze haben ihn von den vielfältigen Möglichkeiten der Schüßlersalze überzeugt.

**Kontaktadresse**
Eveline Tichy
Klaus Tichy
Raschenbergstr. 24
A-5020 Salzburg
Website: www.tichy-energy.com
Email: info@tichy-energy.com

# 6 Quellenverzeichnis und weiterführende Literatur

## 6.1 Bücher


Aihara H: Säuren und Basen. 4. Aufl. Holthausen/ü. Münster: Mahajiva; 1995.

Bach F.: Die heilende Natur. 5. Aufl. München: Heyne; 1992.
Bach HD: Sprechende Gesichter. 8. Aufl. Tutzing: Bio Verlag Ritter; 2002.
Beuchelt H: Konstitutions- und Reaktionstypen in der Medizin. 4. Aufl. Heidelberg: Haug; 1971.
Bingen H: Ursache und Behandlung der Krankheiten. 7. Aufl. Heidelberg: Haug; 1992.
Böhmig U: Naturheilpraxis für zu Hause. Wien: Orac; 1988.
Broy J: Die Biochemie nach Dr. Schüßler. München: Klaus Foitzik; 1995.
Bruker MO: Zucker, Zucker. Lahnstein: emu; 1991.
Bruker MO: Stuhlverstopfung in 3 Tagen heilbar – ohne Abführmittel. 16. Aufl. Lahnstein: emu; 1989.
Bruker MO: Unsere Nahrung, unser Schicksal. 38. Aufl. Lahnstein: emu; 2004.
Burgerstein UP: Handbuch Nährstoffe. 10. Aufl. Stuttgart: Haug; 2002

Carper J: Nahrung ist die beste Medizin. 16. Aufl. Düsseldorf-Wien-New York: ECON; 1995.
Chang St: Das Tao der Ernährung. Genf: Ariston; 1993.
Chopra D: Die heilende Kraft. München: Knaur-TB; 1995.
Chopra D: Die Körperzeit. Bergisch-Gladbach: Lübbe; 1994.
Cooper KH: Die neuen Gesundmacher Antioxidantien. München: dtv; 1997.

D'Adamo, Whitney C: 4 Blutgruppen. 7. Aufl. München: Piper; 1999.
Dahlke R: Krankheit als Sprache der Seele. 6. Aufl. München: Bertelsmann; 1992.
Dahlke R: Lebenskrisen als Entwicklungschancen. 3. Aufl. München: Bertelsmann; 1990.
Dahlke R, Ehrenberger D: Wege der Reinigung. 3. Aufl. München: Hugendubel; 1998.
Day C: Homöopathie in der Kleintierpraxis. Stuttgart: Sonntag; 2004.
Deters H: Handbuch der Dr. Schüßlerschen Biochemie. Radeburg: Madaus; 1926.
Dethlefsen T: Krankheit als Weg. 23. Aufl. München: Bertelsmann; 1988.
Dethlefsen, T: Schicksal als Chance. 26. Aufl. München: Goldmann; 1989.
Diamond H & M: Fit fürs Leben. Bd. 1+2. Ritterhude: Waldthausen; 1985.
Diamond H & M: Neue Esskultur mit Sonnenkost. München: Goldmann; 1991.

Edition Methusalem: Das Große Lexikon der Heilsteine, Düfte und Kräuter. 3. Aufl. Neu-Ulm: Methusalem; 2000.

Faller A: Der Körper des Menschen. 14. Aufl. Stuttgart: Thieme; 2004.
Feichtinger T, Niedan S: Gesund durchs Jahr mit Schüßler-Salzen. Heidelberg: Haug; 2001.
Feichtinger T, Mandl E, Niedan-Feichtinger S: Handbuch der Biochemie nach Dr. Schüßler. 4. Aufl. Heidelberg: Haug; 2005.
Feichtinger T, Niedan-Feichtinger S, Schaub B: Erweiterungsmittel in der Biochemie nach Dr. Schüßler. Stuttgart: Haug; 2009.
Feichtinger T, Niedan-Feichtinger S: Antlitzanalyse in der Biochemie nach Dr. Schüßler. 3. Aufl. Stuttgart: Haug; 2007.
Flemmer A: Mood-Food-Glücksnahrung. Hannover: Schlütersche; 2009.
Flemmer A: Nervennahrung. Hannover: Schlütersche; 2009.
Flower Essence Society: Blütenessenzen. 2. Aufl. München: H. Thelesklaf; 1988.

Gäbler H: Wesen und Anwendung der Biochemie. Karlsruhe: DHU; 1988.
Geiger GE: Die Schüßler Mineralsalze. München: Delphi bei Drömer; 1999.
Gillessen B: Das Energieprogramm der Fünf Tibeter. München: Integral; 1997.
Gillessen B & W: Erfahrungen mit den Fünf Tibetern. 8. Aufl. München: Integral; 1993.

Haas EM: Gesund durch alle 4 Jahreszeiten. Darmstadt: C. Habel; o.J.
Haiduk VH: Die 15 Ergänzungssalze in der Schüßlertherapie. München: Knaur; 2008.
Haiduk VH: Gesichtsdiagnose. 3. Aufl. München: GU; 2009.
Hay L: Gesundheit für Körper und Seele. 5. Aufl. München: Heyne; 1984.

Hayfield R: Familienhandbuch der Homöopathie. Rheda-Wiedenbrück: Bertelsmann;1994
Heepen G: Schüßlersalze. 7. Aufl. München: GU; 2004.
Heepen G: Quickfinder Schüßler-Salze. München: GU; 2007.
Heinke D: Sanft heilen mit Bach-Blüten. 4. Aufl. München: Südwest; 1997.
Helmke Hausen M: Lebensquell Schüßlersalze. 2. Aufl. Freiburg i.Br.: Bauer; 2001.
Helmke Hausen M: Lichtkräfte unserer Nahrung. 2. Aufl. Freiburg i. Br.: Bauer; 2002.
Helmke Hausen M: Die Botschaft der Früchte. Freiburg i.Br.: Bauer; 1998.
Hickethier K: Sonner-Schau, Lehrbuch der Antlitz-Diagnostik. 7. Aufl. Kemmenau: Ch. Depke; 1988.
Hickethier K.: Lehrbuch der Biochemie. 10. Aufl. Kemmenau: Ch. Depke Verlag; 1994.
Hollomey-Gärner S, Gärner J: Einfach gesund mit Essen und Sport. 2. Aufl. Graz: Leykam; 1992.

Jaedicke HG: Dr. Schüßler's Biochemie. 26. Aufl. Frankfurt: A. Fröhlich; 1995.
Jentschura P, Lohkämper J: Gesundheit durch Entschlackung. 2. Aufl. Münster: Jentschura; 1999.
Jopp A: Risikofaktor Vitaminmangel. 2. Auflage. Stuttgart: Karl F. Haug; 2002.

Keller G, Novotny U, Wiesenauer M: 12 Salze, 12 Typen. Hofheim: Midena Vlg.2002,
Kellenberger R, Kopsche F: Mineralstoffe nach Dr. Schüßler. 3. Aufl. CH-Aarau: ATM; 2002.
Kirchmann K: Biochemie-Lexikon nach Dr. Schüßler. 5. Aufl. Hamburg: E. Kirchmann; 1976.
Koerber K, Männle T, Leitzmann C: Vollwert-Ernährung. Konzeption einer zeitgemäßen und nachhaltigen Ernährung. 10. Aufl. Stuttgart: Haug; 2004.
Koerber K, Männle T, Leitzmann C: Vollwert-Ernährung. 10. Aufl. Stuttgart: Karl F. Haug; 2004.
Kraaz von Rohr IS, von Rohr W: Die richtige Schwingung heilt. 3. Aufl. München: Goldmann; 1989.
Kraaz von Rohr IS: Die Farben Deiner Seele. München: Goldmann; 1991.
Krack N: Biochemischer Leitfaden mit Signaturlehre. Schorndorf: WBV; 1984.
Krämer D: Neue Therapien mit Bachblüten, Bd. 1–3. CH-Interlaken: Ansata; 1989, 1991, 1992.
Krebs CT, van Hoorn B: Nährstoffe für ein leistungsfähiges Gehirn. 3. Aufl. Kirchzarten: VAK; 2004.
Kübler H: Schüßler-Salze für Hunde. 6. Aufl. München: GU; 2007.

Maly I: Bach-Blüten als Chance und Hilfe. A-Salzburg: Eigenverlag; 1991.
Mandl P: 40 neue Therapien mit der Farbpunktur. 3. Aufl. Heidelberg: Energie Verlag; 1990.
Massoth P & E: Das aktive Gesundheitsbuch. München: Goldmann; 1987.
Mezger J: Gesichtete homöopathische Arzneimittellehre. 5. Aufl. Heidelberg: 1981.
Mindell E: Die Nährstoff Bibel. München: Heyne; 1999.
Müller-Frahling M, Kasperzig B: Biochemie nach Dr. Schüßler: Grundlagen, Praxis, Antlitzanalyse. 2. Aufl. Stuttgart: Deutscher Apotheker Verlag; 2007.
Müller-Frahling M: mindCards Schüßler-Salze Ergänzungsmittel. Stuttgart: Deutscher Apotheker Verlag; 2010.

Pahlow M: Das große Buch der Heilpflanzen. Augsburg: Bechtermünz; 2000.
Possin R: Vom richtigen Essen. München: Hugendubel; 1995.

Rappenecker W: Fünf Elemente und 12 Meridiane. 2. Aufl. Waldeck: F. Hübner; 1998.
Robbins A: Das Power Prinzip. 6. Aufl. München: Heyne; 1991.
Rochlitz S: Die fehlende Dimension: Energiebalance. München: Knaur; 1989.
Rosival V: Wegweiser zur Naturheilkunde. München: Dr. Vera Rosival; 1990.
Rückert A: Schüßlersalze. Niedernhausen/Ts: Falken-TB; 1999.

Scharl H: Lehrbuch der modernen Antlitzdiagnose. München: Müller-Steinicke; 1991.
Scheffer M: Original Bach-Blütentherapie. München: Hugendubel; 2004.
Scheffer M: Praxis der Original Bach-Blütentherapie. München: Irisiana; 2000.
Schiegl H: Color-Therapie. 4. Aufl. Freiburg i. Br.: Bauer; 1988.
Schleimer J: Salze des Lebens. 4. Aufl. Stuttgart: Sonntag; 2002.
Schmid R: Weizengrassaft. 6. Aufl. München: Ernährung & Gesundheit; 1998.
Schneider R: Holistisches Heilen. O.O.: MG & Reinhold Schneider; 1998.
Schüßler W: Eine abgekürzte Therapie. 31. Aufl. Oldenburg/Leipzig: Schulze; 1904.
Schütz E, Rothschuh KE: Bau und Funktion des Menschlichen Körpers. 15. Aufl. München-Berlin-Wien: Urban & Schwarzenberg; 1976.
Sonn A u. a.: Wickel und Auflagen. Mit DVD. 2. Aufl. Stuttgart: Thieme; 2004.
Sonneck H: Dr. Schüßlers Biochemie und bewährte Homöopathie. 3. Aufl. A-Wien: Sonneckverlag.
Sonneck H: Dr. Schüßler's Mineralsalze. 2. Aufl. A-Wien: Sonneckverlag; 1992.

Sprissler B: Das Tao der Medizin. Grundwissen und Geheimnisse der TCM. München: Knaur-TB; 2001.
Strobl A: Die Zungendiagnostik als Hilfsmittel des praktischen Arztes. 9. Aufl. Heidelberg: Haug; 1992.
Strunz U, Jopp A: Fit mit Fett. München: Heyne; 2002.
Strunz U, Jopp A: Mineralien. Das Erfolgsprogramm. München: Heyne; 2003.
Stumpf W: Homöopathie. 7. Aufl. München: GU; 1994.

Tepperwein K: Die Botschaft deines Körpers. 16. Aufl. München: MVGM; 2005.
Tepperwein K: Krankheiten aus dem Gesicht erkennen. Landsberg/Lech: mvg; 1987.
Thelen B: Bach-Blüten und Kalifornische Blüten in der Kinderheilkunde. Stuttgart: Sonntag; 1999.
Thüler M: Wohltuende Wickel. 9. Aufl. CH-Worb: Maya Thüler; 2003.
Tietze HG: Organsprache von A–Z (Bd. 1+2). München: Knaur; 1993.
Till M: Die Heilkraft des Atems. München: Goldmann; 1988.
Tompkins P, Bird Ch: Das geheime Leben der Pflanzen. Frankfurt a.M.: Fischer TB; 1997.

Vinod V: Ayurveda. München: Heyne; 1992.
Vithoulkas G: Medizin der Zukunft. 20. Aufl. Kassel: G. Wenderoth; 2002.

Wagner H: Heilen mit Schüßler-Salben & Co. München: Südwest; 2008.
Weber M, Küllenberg B: Die typgerechte Ernährung. 2. Aufl. München: Südwest; 1996.
Weikert W: In der Krankheit spricht die Seele. München: Südwest; 1996.
Weise D: Harmonische Ernährung. München: Goldmann; 1992.
Weyrer-Haid H: Das Tao der Selbstheilung. A-Salzburg: o.V; 1995.
Weyrer-Haid H: Typologie und Ernährungsberatung. A-Salzburg: o.V; 1995.
Wigmore A: Lebendige Nahrung ist die beste Medizin. München: Drömer-Knaur; 1990.
Wolff HG: Unsere Katze – gesund durch Homöopathie. 10. Aufl. Stuttgart: Sonntag; 2005.

Zimmermann W: Homöopathische Arzneitherapie. Stuttgart: Sonntag; 1984

## 6.2 Skripten und Zeitschriften

Egger H: Die Biochemie nach Dr. Schüßler. A-Wörgl: VNL; 1990/6 und 1991.
Feichtinger T, Niedan-Feichtinger S: gba-news 2005–2010.
Georg K: Du selber bist der beste Arzt. Zeitschrift „Wege zur Gesundheit“, Biochemischer Bund Deutschlands e. V.
Pöck F: Antlitzanalyse. A-Villach: Gesundheitsstudio Pöck; 1995.
Schenner H: Biochemie und Antlitzdiagnose. A-Wörgl: VNL; 1991.
Weg zur Gesundheit. Zeitschrift für Biochemie und natürliche Gesundheitspflege. (Zeitschrift der Biochemischen Gesundheitsvereine.)

# 7 Stichwortverzeichnisse

## Benutzerhinweise zu den Stichwortverzeichnissen

Im Stichwortverzeichnis sind alle erfassten Begriffe in alphabetischer Reihenfolge angeführt. Fallen unter diesen Begriff verschiedene Ergänzungen oder Eigenschaften, so ist der entsprechende *Sammelbegriff* **fettgedruckt** (z. B. **Absonderungen**), darunter sind die jeweiligen Ergänzungen oder Eigenschaften (z. B. -ätzend, -dünn, -grünlich, -schleimig, usw.) angeführt.

Die Zahlen des Stichwortverzeichnisses entsprechen den Nummern der Absätze in den Mineralsalzbeschreibungen des **Teils II** (Außenrand), in denen die gesuchten Begriffe ***vorkommen***.

**Fettgedruckte Nummern** im Suchregister zeigen an, dass in diesen Absätzen **wichtige Hinweise**, wie z. B. *zusätzliche Informationen*, *Behandlungs-* und/oder *Einnahmeempfehlungen* angeführt sind.

**Beispiel:**

a) **Einschlaf**(en), allgemein 237, s. auch unter „***Schlaf***" oder „***Schlafstörungen***"
b) -Mittel **82,** 237, **263, 264,** 303, **502,** 529, siehe auch unter „***Schlafmittel***"
c) -Mittel für **Kinder** siehe Anhang „***Kinderkrankheiten/Zustände*** *und….*"

**Für Ihre Suche bedeutet dies, dass**

a) im Absatz *237* – ***allgemeine Informationen*** über **Einschlafen** zu finden sind und Sie auch unter *„Schlaf"* oder *„Schlafstörungen"* fündig werden,
b) in den Absätzen ***82,*** *237,* etc., ***schlaffördernde Mittel*** angeführt sind. Die **fettgedruckten** Absätze Nr. ***263, 264*** und ***502*** enthalten diesbezügliche ***detaillierte Informationen, Behandlungs-*** oder ***Einnahmehinweise***.
c) **Einschlafmittel für Kinder** sind im Anhang *„Kinderkrankheiten/Zustände"* zu finden.

Im **Teil I** und im **Anhang** wurde auf die Verwendung von Absatznummern verzichtet.

## 7.1 Allgemeines Stichwortverzeichnis

**Zahlen ≙ Absatznummern am Außenrand** in Teil **II**, S. 81–217
**Zahlen in fett** ≙ spezielle Absätze

### A

## B

## C



## D

## E

## G

## H

## M

## N

## S

## T



## U

## W

## X



## Y



## Z

## 7.2 Stichwortverzeichnis Kinderkrankheiten

In diesem Abschnitt sind ausschließlich Bezeichnungen angeführt, welche in den Mineralsalzbeschreibungen als für ***Kinder zutreffend*** behandelt wurden. Hier nicht enthaltene Begriffe (*wie z. B. eine detailliertere Auflistung von „Bauch- oder Zahnschmerzen"*) finden Sie als *Allgemeinerkrankungen* im vorangehenden **„Allgemeinen Stichwortverzeichnis"**.
Zahlen ≙ Absatznummern am Außenrand in Teil II, S. 81–217